正倉院の香薬

材質調査から保存へ

米田該典 著

思文閣出版

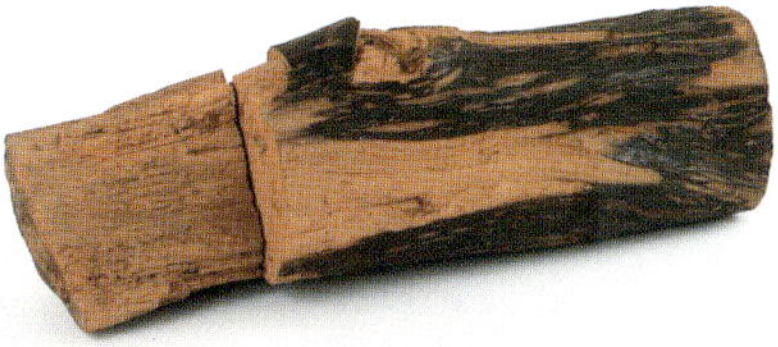

口絵 1　「全浅香」全形

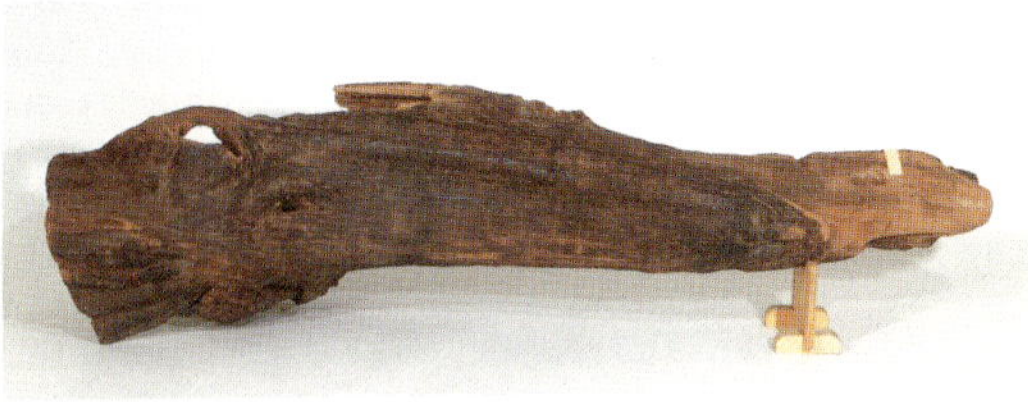

口絵 2　「黄熟香」全形（裏面から）

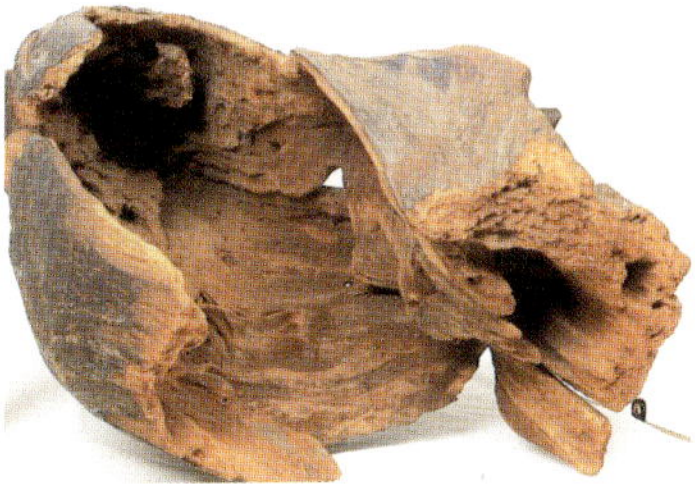

口絵 4　「黄熟香」の切断面

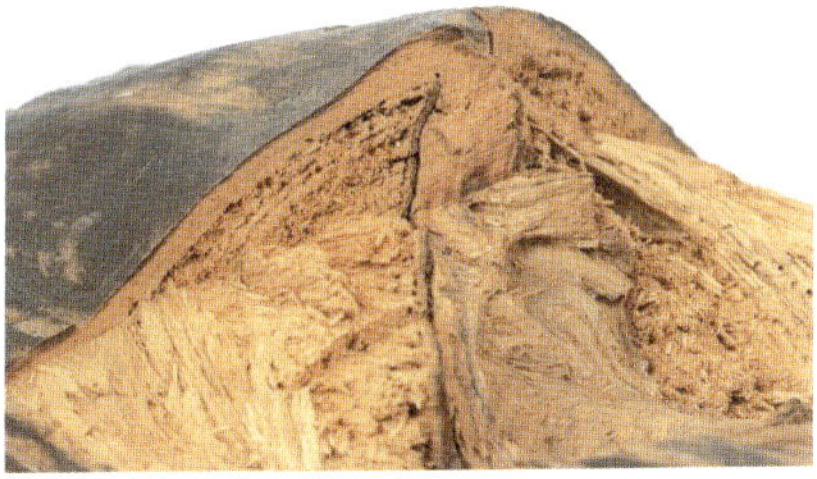

口絵 3　「全浅香」の切断面

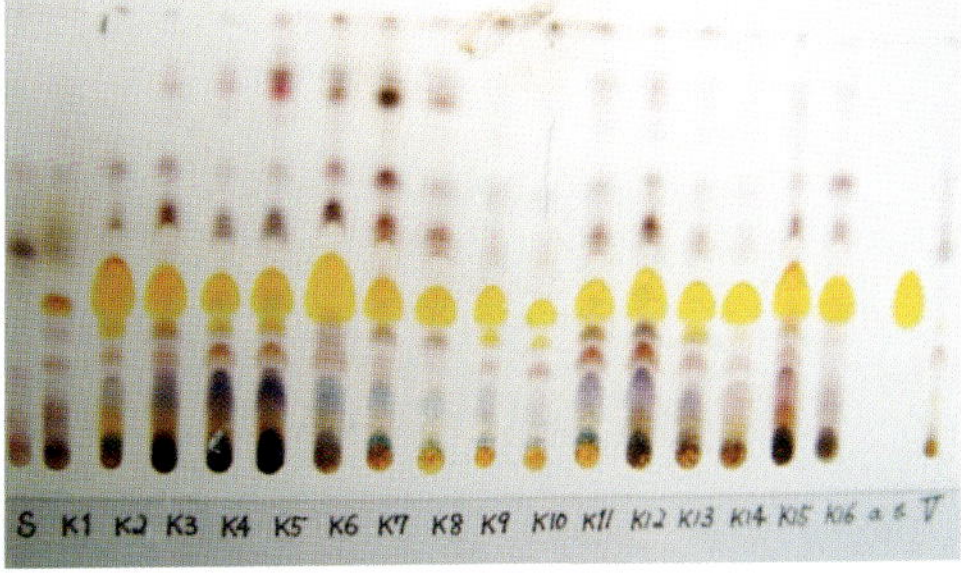

口絵 5　伽羅の TLC 図
（共通して黄色のスポットを強める）

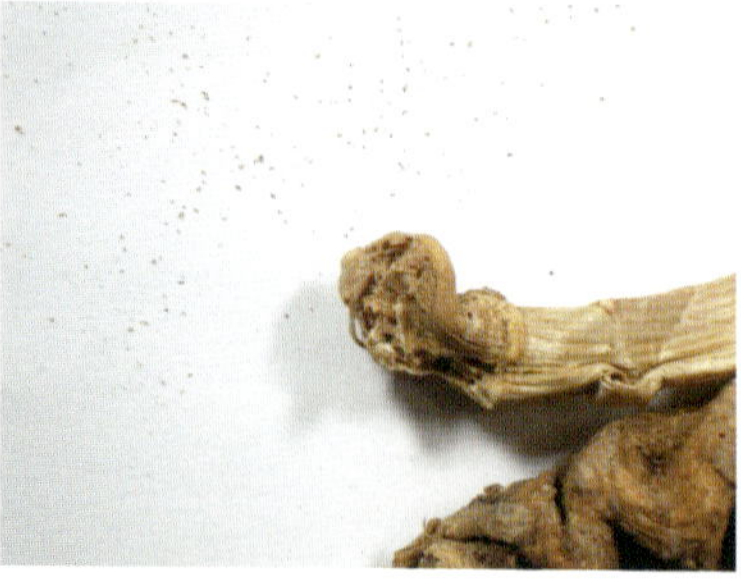

口絵６　「人參」と新たに生じた「人參塵」

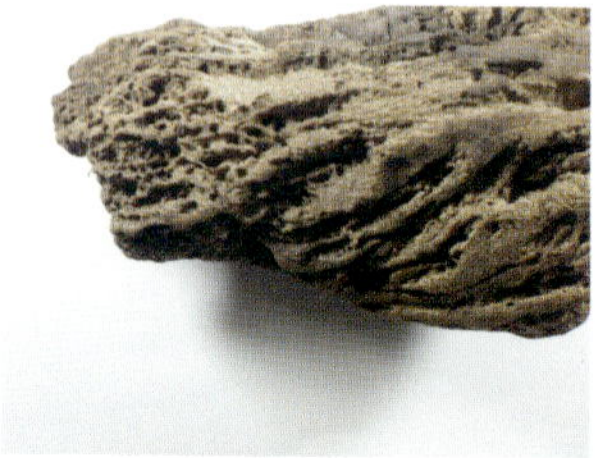

口絵７　「大黄」 崩壊の拡大

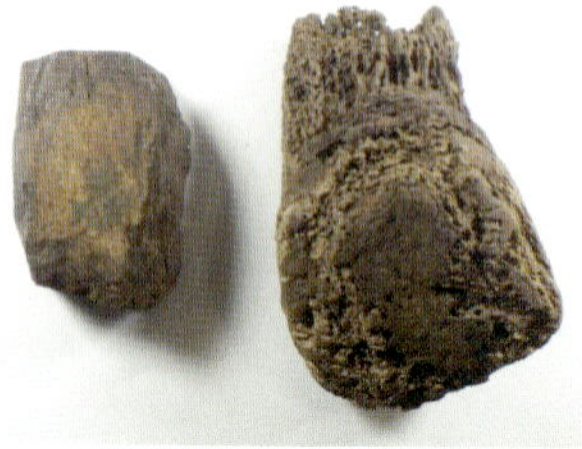

口絵８　「大黄」 形状を異にする
（左：崩壊なし　右：崩壊あり）

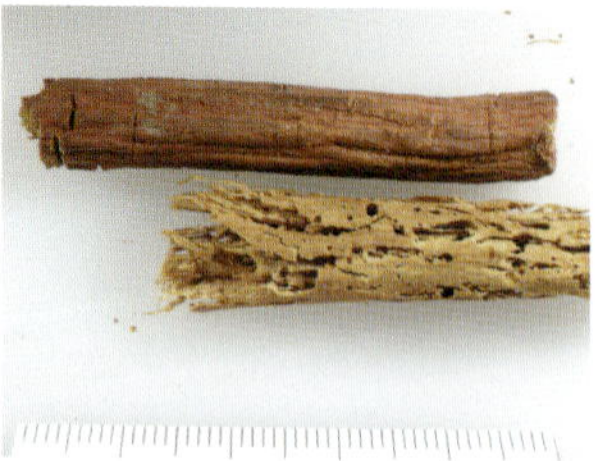

口絵９　「甘草」 自然崩壊した例

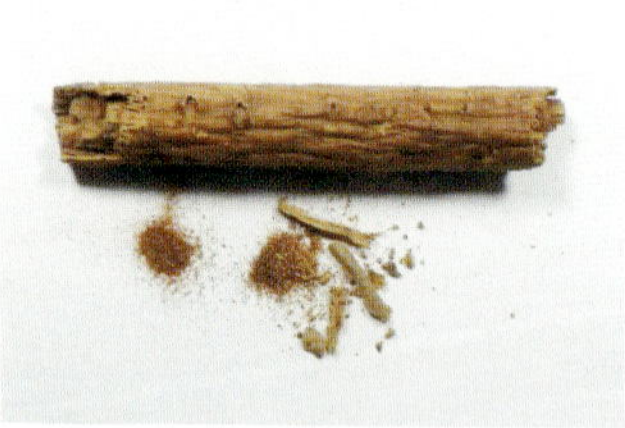

口絵10　「甘草」と甘草塵

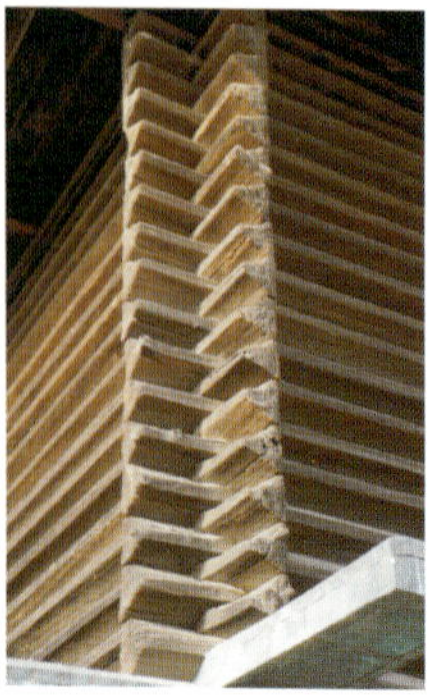

口絵11　正倉の校倉木

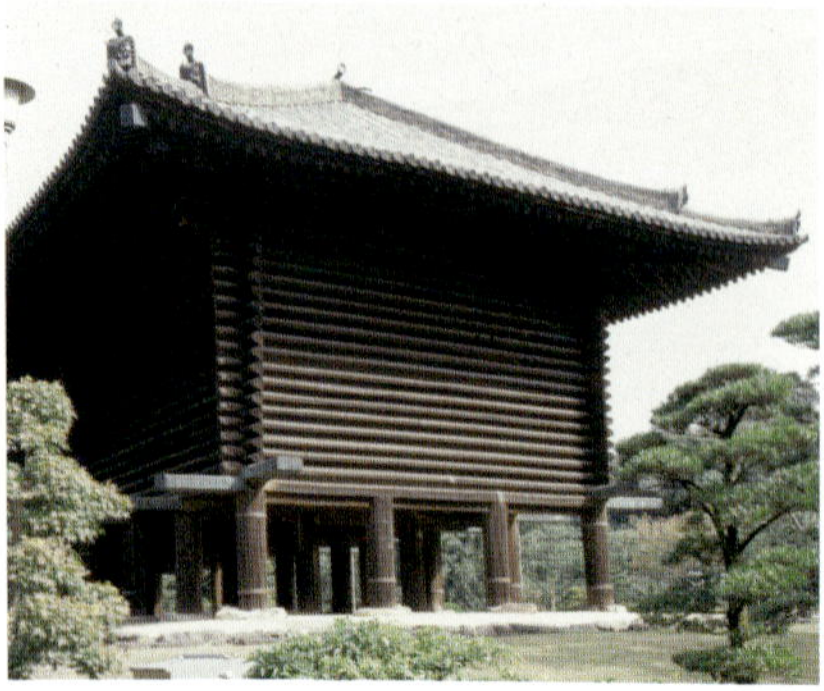

口絵12　正倉（南面から）

はじめに

正倉院に多くの宝物が献納されてから既に千二百五十年が過ぎている。その間に生じたであろう様々な有為転変に影響されてきたはずだが、本来の姿を今日に伝えていることは広く知られている。献納された宝物には官物（永久保存）と資財（消費材）との二様があることが正倉院文書の中に記録されている。そんな献納された多種の宝物の中に多量の香薬がある。それは資財だろうが、今日にその姿を伝えている。

正倉院にあっては献納から三十年後に「香薬」を主として保存調査（曝涼）を行ったことが曝涼帳と通称される記録に残されている。この記事が本書の表題に香薬の語を用いた出発点である。そして献納から五十年後の曝涼帳には庫内の香薬の品質に触れ、多くの香薬は中品であるが上品や下品とする薬物が存在することを記録している。このことは香薬が保存中に変質をすることを示したこととして関心を払ってきた。しかし、献納からほぼ百年を経てからは香薬のことでの調査は行われなかったようである。

その後、昭和期にいたって庫内の薬物の実情調査が繰り返し行われるようになった。当初は「種々薬帳」に記載の薬物の存否や残存量の調査に始まったが、昭和五〜六年に中尾万三は庫内の薬物の鑑定に始まる薬物調査を行い、『正倉院宝庫漢薬調査報告』を提出している。そこでは庫内で確認した薬物の保存についての提案をしているが、そこにいたった根拠は何も記していない。それは個々の薬物について外観から実視するだけで理科学情報がほとんどない状況では推断することも困難である。それだけに現在の視点からは理解し難いことも多々あるが、示唆に富んだ記事が多い。許可を得て本書第五章に引用紹介した。

正倉院薬物について理科学的な知識（情報）を総合した本格的な調査は昭和二三〜二六年に行われた薬物総合調査（現在は第一次薬物調査と通称）に始まることで、その第二次薬物調査が行われたのは平成六〜七年のことである。その間には四十年余の時間が経過していた。香薬の理科学調査に応用できる機器の技術革新はすさまじく、より高機能となった機器が短時日に相次いで登場しては、それを使うどころか、得られるデータ、情報の解析さえ手に負えなくなっている。筆者が参加したのは第二次調査である。現在ではそれからも二十年が経っている。

薬物の調査に際して、正倉院からは各調査員には調査目的として四項目が呈示されている。その四番目に庫内の宝物の保存のことが記されていた。しかし、過去の調査報告書には、保存に関する記事はない。保存の研究に必要なことは過去の調査結果と比較することである。そのためには比較できるデータを得られる機器であることが望ましい。とのことを拠り所に第二次調査時に応用したのは先端機器ばかりではない。

文化財の調査は材質を知ることに始まるとの思いから、第二次調査にあって筆者が行ったのは香薬の現状（材質）を理化学的に分析し、調査することであった。本調査の二年間だけでは、保存のことにまで視点は及ばなかった。その後に追加調査の機会を得たことで若干ながら保存を考える上での情報をも得ることができた。調査を行ったのは香薬と称する素材だけである。しかし、そのことだけでも記録しておくべきであると信じて「材質調査から保存へ」を副題として本書を著すこととした。

以上が本書を著した意図で、理系の者には馴染みの横書でなく縦書としたことで、やはりつらい文章になってしまったがご寛容のほどお願い致します。

凡例

・正倉院宝物である文書、香薬などを記する時その名称（通称を含む）には原則として「　」を付した。
・比較試料とした市場品、文書、時代を異にする物などは名称（通称を含む）のみとした。
・写真等の図版にあっても、名称に「　」を付したものはすべて正倉院宝物である。個々に（正倉院宝物）との記載はしていない。
・図表などは付記がない限り著者の作成によるものである。
・本書に採用した度量衡単位は、右のとおりである。

大　一斤　＝　小　三斤

小　一斤　＝　十六両　＝　二二三グラム

一両　＝　四分　＝　一五グラム

一分　＝　三・七五グラム

（引用した「正倉院文書」類に記された重量が単に「斤」とあるときは小斤のこととした）

目次

正倉院の香薬

材質調査から保存へ

第一章　香薬とその調査

はじめに

正倉院薬物の理科学的な調査は昭和二三年（一九四八）から行われた正倉院薬物調査（以下、本書では第一次（薬物）調査と呼ぶ）に始まったことで、宝庫内に伝存する薬物の実情が明らかにされた。その調査の概要は『正倉院薬物』（朝比奈泰彦編修、昭和三〇年＝一九五五、植物文献刊行会）として報告・公刊された。さらに平成六年（一九九四）には第二次（薬物）調査が行われ、その概容は『正倉院紀要』第二〇号（平成一〇年＝一九九八）[1]そして『図説 正倉院薬物』（柴田承二監修、平成一二年＝二〇〇〇、中央公論新社）では薬物個々の写真を付して公刊された。顧みるに第一次調査が始まった昭和二三年は、正倉院宝物の科学的な調査の始まりの年であるとしてもよいのかもしれない。

ところが本書や本章の題言は歴代の調査時に使用されてきた「正倉院薬物」ではなく、「正倉院の香薬」としている。香薬の語は、伝統的な薬物と香（一般にお香と呼ぶ）の材料は同類で多くの点で共通することから、今日にあっても広く使われ

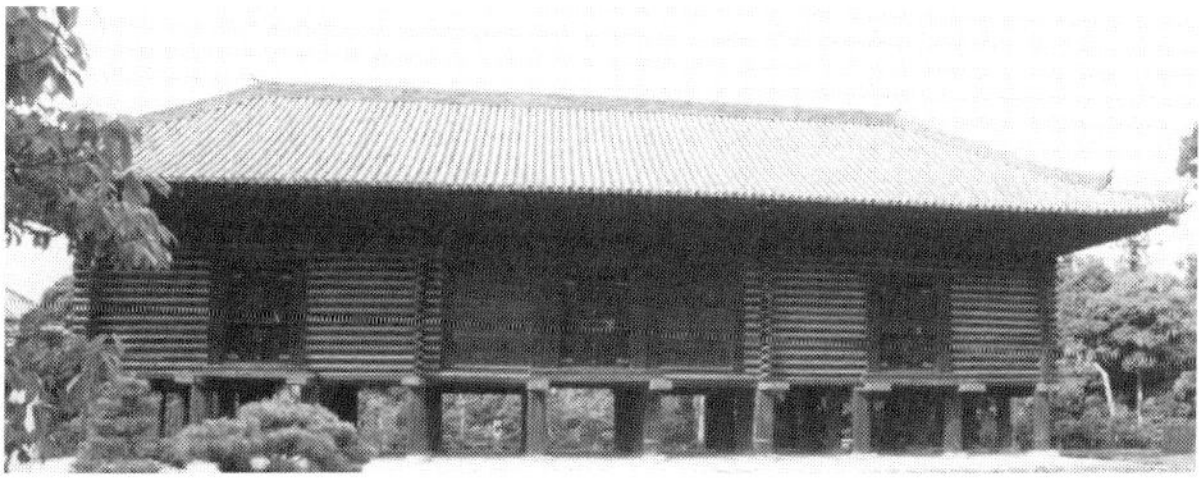

図1　正倉院「正倉」全景

る用語だがそれが何時に始まるかは判らない。ところが後述するように、正倉院では宝物の献納後にあって曝涼と呼ぶ点検調査を行っていて、その主旨について香薬を点検したと曝涼帳に記録されていることが判った。その後の曝涼帳には「香薬を点検する……」との趣旨が記されている。加えて第二次調査にあって、筆者は庫内の薬物に加えて香や香材の調査をも担当したことから、本書では曝涼帳に倣って香薬の語を使用することとした。

一　正倉院宝物とは

正倉院〔図1〕は校倉造りの木造高床式建造物で、長さ三三メートル、奥行き九・四メートル、総高約一四・二メートル、床高約二・七メートルで内面積は二八〇平方メートルにも及ぶ。また、建物（正倉）を支える床下の束柱は四〇本に及び、径約六〇センチで自然石を礎石として建っている。総ヒノキ造りの木造建造物である。『東大寺要録』(2)によれば、正倉のある地域には、双倉以外の複数の倉庫や管理施設などが並んでいたとあるが、現在は正倉一棟を残すのみである。

天平勝宝八歳（七五六）五月二日に崩御された聖武天皇の四十九日の忌日（六月二一日）に、夫人の光明皇太后によって六五〇点あまりの宝物が盧遮那仏（東大寺・大仏）に奉献された。これらの品々は聖武天皇の遺愛の品々として広く知られていて、目録として献納帳が併納されている。現在、献納帳には次の五巻が知られている。

天平勝宝八歳六月二一日　東大寺献物帳（「国家珍宝帳」と通称）
天平勝宝八歳六月二一日　奉盧遮那仏種々薬（「種々薬帳」と通称）
天平勝宝八歳七月二六日　東大寺献物帳（「屛風等花氈等帳」と通称）
天平宝字二年六月一日　「大小王真跡帳」
天平宝字二年六月一日　「藤原公真跡屛風等帳」

はじめの二巻は忌日である六月二一日に行われた第一回の献納の記録で、ともに「東大寺献物帳」との表題を有するが、早期から「国家珍宝帳」「種々薬帳」と通称していたようで、今に受け継がれている。明治時代の宝物整理時に両帳には「天平勝宝八歳六月二十一日献物帳」とする表題が与えられ、管理上の品番もともに北倉一五八として不可分の帳とされている。

現存する献納帳〔図2〕は巻子で、巻いた状態での外表紙は標であって、裏打ちはない。献納帳の体裁、作法、書法などについては詳細に検討され、幾多の報告があるが、筆者にはよくは理解できない分野であることから、体裁などのことは割愛させていただきたい。

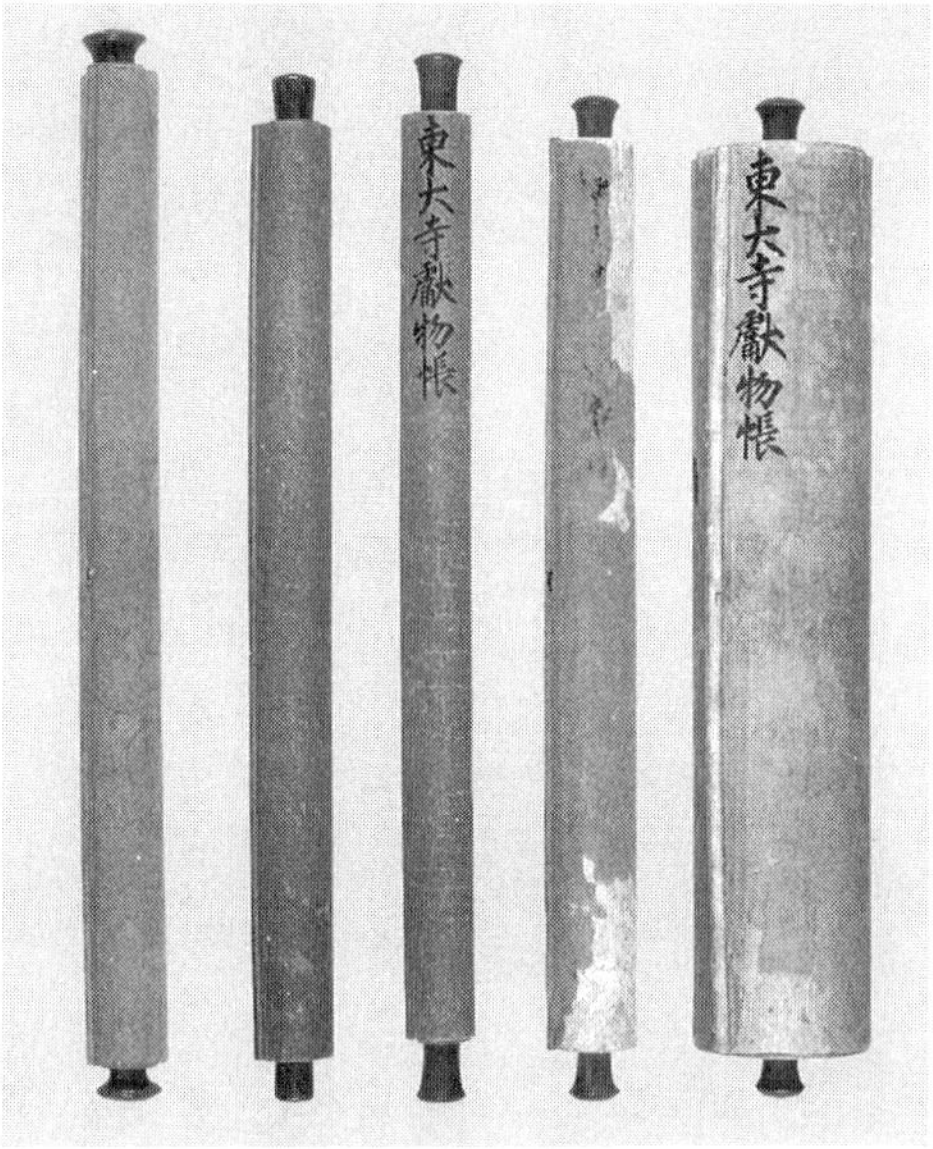

図2　「献納帳」各種

正倉院は北、中、南倉の三倉に分かれ、それぞれに収納されている宝物類の由来は異なるとされている。北倉には献納宝物とともに献納帳・曝涼帳、さらには様々な宝物の点検記録などが保存され、南倉には東大寺での法会・仏事などの関連財物が収納されている。中倉には北倉・南倉のどちらにも属さない財物が納められている。当初、財物は趣旨を異にしていたようだが、現在では北、中、南倉の宝物は区別することはなく正倉院宝物として管理されている。

献納帳に記されたすべての宝物は現存しているわけではない。たとえば「国家珍宝帳」には六五〇点余が記載されているが、現存の宝物で記載に相当すると判断されるのは二〇〇点余であるという。その一方で、庫内には献納帳に記載されない財物が伝存することも知られている。「種々薬帳」には六〇種の薬物名を見ることができるが、三七種の現存が確認されている。一次・二次の調査から、庫内には薬帳に記載されない香薬を含めて七十余種が伝存していることが判っている。正倉院宝物は多種多様で、その数は九〇〇〇件を数えるという。この数字は正倉院にて整理された件数であって、布帛の残闕などでは一件で数百点を数えることもあり、宝物の総数は数十万点ともいわれている。ちなみに、このように件数、点数と区別して表記する方法は、同類の標本を扱う上で参考になり、現在では要に応じてこの記載法が各所で採用されている。正倉院宝物の件数は固定したものではなく、調査の方法や調査の進展具合によって変動することがある。それは実数の確認を含めて個々の宝物について詳細な点検調査が今も絶えることなく続けられ、新たな発見が相次いでいるからだ。しかし、今後件数に関しては大きな変動はないだろう。

(1) 宝物の分類

正倉院宝物は多種多様であると表記するが、管理し調査を行うためには何らかの分類が必要である。当初は献納の趣旨などの違いから北中南と倉庫の位置をもって区分している。北倉の宝物に限れば「献納帳」には、宝物毎の判別を可能とするように、外観から確認できる特徴に基づくと思われる名称を記している。それは献納宝物の用途、様式、素材などに応じて命名しているようである。筆者の独断であるが、用途からみれば調度品、仏具、書籍・文房具、書画・屛風類、遊戯具、楽器、舞具、年中行事品、武器・武具、服飾類、飲食器・厨房具、工具、香薬、容器、原料・素材、その他などと区分することは可能なようである。さらに素材からみたとき、正倉院宝物のすべては天然素材を巧みに利用した財物であって、動植物など有機物に由来する素材からなる財物が少なくないことで、これは我が国の財物の特徴でもある。それだけに、宝物の調査は一様に行い得ないことは理解いた

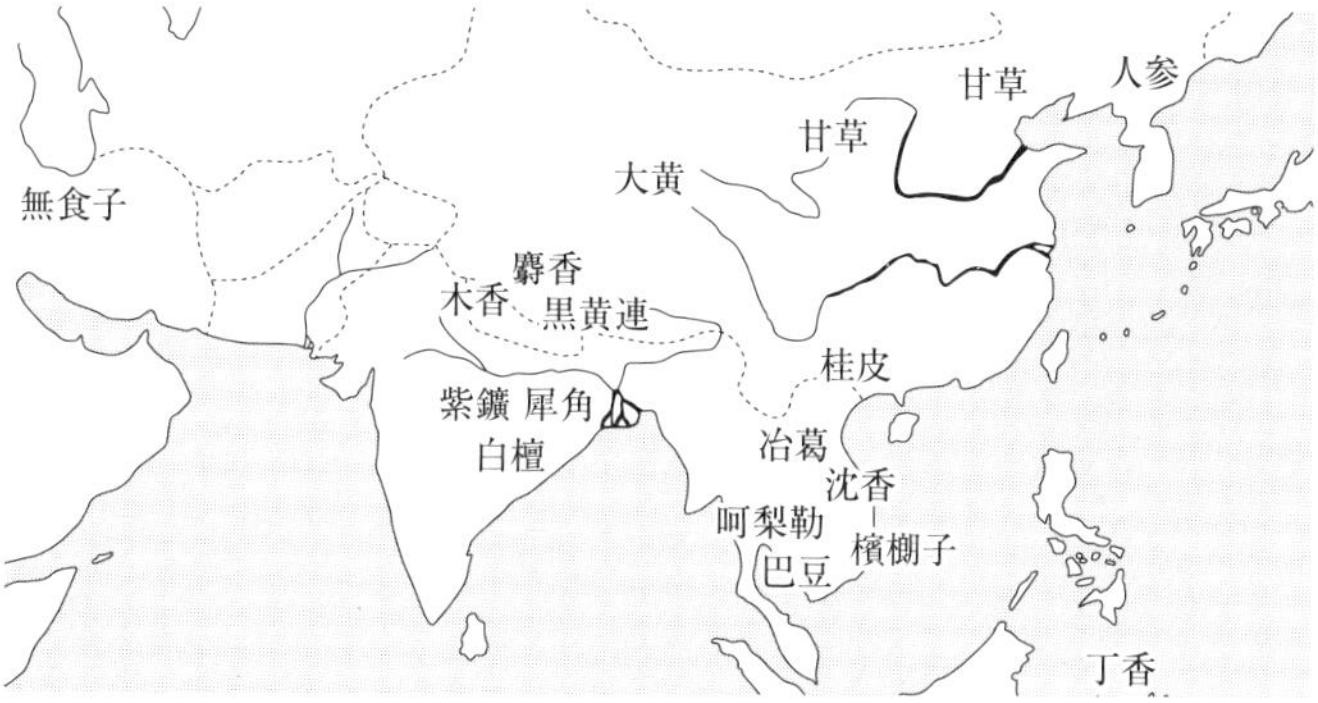

図3　正倉院香薬の産地

だけると思う。筆者が調査対象とし得たのは、庫内に伝存する原料・素材の類のうち薬材、香材、色材である。庫内には、宝物の断裂片を集積した「薬塵」（北倉一三五）がある。現在、一応整理分類はされているが、五百余点を数える。筆者は本調査に追加することとして「薬塵」の調査も行った。第三章で詳述するが、調査は今なお終了していない。

多くの宝物は多種の材料を組み合わせて製作されており、薬物のように単一の素材でつくられたものはほとんどない。たとえば、「沈香木画箱」（中倉一四二）は、多種多様の木材を組み合わせて作製されているが、その木材種のすべてが明らかではない。用材の原産地からみても、一地域、一国内で得られた材種から製作されたものはなく、各地から集められた多種の材を組み合わせて製作している。六、七世紀には、海上交通路は確保され、各地の産物——その多くは動植物素材であったろう——が我が国にももたらされていた。古代における素材の産地は生物学的にいう原産地に限ってもよいだろう。今なお、宝物の材種のすべてが明らかではなく、生産地を図式化できないが、「種々薬帳」に記す薬物の一部ではあるが、図3のように示すことができる。

献納された薬物には国内に産するものはない。このことは第一次調査時に既に確認されている。「種々薬帳」に記す薬物の多くは今日にあっても薬物としての価値を失っていないだけでなく、我が国への供給状況は現況とほとんど変わっていない。さらに帳外品である香や香材となると中国以南の熱帯地域に産するものが多く、現在にいたるまで国内で産したことはなく、原種・原木を導入したこともない。

⑵ 宝物の素材

宝物にはれぞれを識別するための番号が付されている。それは近代になってからのことで、それまでは、「献納帳」と同じく固有の名称が記録されている。たとえば、鏡類の場合円鏡、八角鏡などは一八枚を総称する一方で、個々の鏡には「平螺鈿背」（七枚）や「漆背金銀平脱」など素材のことを詳しく記すなど、素材の名や形状を冠して「献納帳」等に記されている事例も少なくない。宝物の材質調査にあたって、まず行うのは宝物に附されている名称から、その字義を解釈することである。多くは量質ともに代表的な素材の名を記していて、その名称は的確である。「献納帳」に宝物を記録した人々の科学知識、さらにはそれらを使い分けていた工人の知識の豊かさは計り知れない。

昭和二三年以来絶えることなく行われてきた正倉院宝物の材質調査は、多岐にわたっている。いずれの調査も素材の解明に始まると信じている。調査報告も多数にのぼることから、判明している動植物種のすべてを列記すべきだろうが、あまりにも多い一方で、今なお不明の物が多数あるため、列記は手に負いかねたことから次表1のように総括的に記すにとどめた。

素材の産地は日本国内をはじめ、中国や東南アジア各地、さらには西アジアまでにおよび広範である。鉱物類には、金、銀、銅、鉄、錫等が、石類には瑪瑙、翡翠、琥珀、トルコ石、ラピスラズリ、水晶などを見ることができる。素材に施された加工などの製作技術や技法も様々で、今日からみれば金工、鍛冶、木工、竹工、漆芸工、染色工、織工、陶工、角芸工と多種多様の工芸・技術家が動員されたことが推測される。

表1　正倉院宝物の材質

〈植物材〉
木本：アカメガシワ　アケビ　イスノキ　イチイ　ウメ　エゴノキ　カエデ　カキノキ　カシ　カシワ　カリン　キリ　クスノキ　クロモジ　クワ　コクタン　ココヤシ　コナラ　ケヤキ　サクラ　シタン　シナノキ　ジンコウ　スギ　タガヤサン　チョウジ　ツゲ　ツバキ　トウ　トネリコ　ナツメ　ヒノキ　ビャクダン　ビンロウジュ　ムクノキ　ヤシ類　ヤナギ
草本：アシ　イグサ　カヤ　カヤツリグサ科各種　コウヤボウキ　トウアズキ　ハス
竹類（マダケ　ハチク　モウソウチク　メダケ　ホウライチク　トウチク　ヤダケ　ハコネダケ　カンチク）
香料　薬料　染色料　紙料　油料　塗料　金漆　糊料（大豆　黄蜀葵　仙茅　糊空木など）
繊維料（麻　大麻　苧麻　木綿　楮など）
〈動物材〉
皮革類：牛皮　鹿皮　猪皮　熊皮　馬皮　アザラシ皮　モグラ皮　鮫皮　鹿毛　羊毛　馬毛　狸毛　兎毛　駱駝毛
角質材：タイマイ　アオウミガメ　獣角（犀角　水牛角　牛角　鹿角）　象牙　鯨骨　鯨髭
真珠・珊瑚：ヤコウガイ　アコヤガイ　アワビ　マダカアワビ　ナデシコガイ　ウメノハナガイ　イワカワチグサガイ
鳥毛：キジ　カケス　ヤマドリ
昆虫：タマムシ
〈その他〉
薬材　香材　装飾材　繊維材（絹糸　獣毛など）　器料　調度料　糊料　膠料　描画料（羽毛など）　着色料
〈鉱物・石類〉
薬料　ガラス料　顔料　器料　装飾料

（歴代の「正倉院宝物特別調査」報告『正倉院紀要』から作成）

たとえば、中尾万三（一八八二〜一九三二）は『正倉院宝庫漢薬調査報告』の中で、四八番目の薬物として「丹」（北第一四七）を取り上げ、古文献を渉猟し、その利用について詳細に検討している。「丹」は帳外品である。その文末に「此の如く古文書に於て明らかなる記載あるに関せず従来宝庫中の瓷器或は瑠璃玉を以て外国製の如くに想ふものあるは甚誤れり。今丹の事を調査するに当り誌して従来の疑惑を解く」と記し、個々の薬物の調査の総括の第六項に「（丹）に関する古文書は従来何人も注意せざるものなるが今回の調査により、丹が製造されたる事並び其工程、又其應用の途が何れにありしやを知り得たり。即ち硝子玉の製造と釉藥との製造に充てられ、現に宝庫中に蔵せらる、鉢、碗、盤の如きものが当時の製作に係るを確め得たり」と記している。しかし、中尾は原材料としての「丹」の産地には触れていない。同様に第一次調査の報告書にも丹の産地についての記載はない。過去の材質調査は国内特産の素材が様々な形で多くの宝物に使われていることを報告している。

近年のことであるが、正倉院宝物の生産地について関心を呼んだ発表があった。それは正倉院宝物の理科学調査についてのあるシンポジウムで正倉院宝物の九五％が国内産であるとの発表である。その数字のことはともかく、素材の視点から完整した宝物を眺めたとき、日本だけでなく海外各地から集められた素材を巧みに組み合わせているだけに、国内で作製されていたとすることは判りやすく、多くの点で納得できた。ただ、香薬の類は、成形・乾燥などの加工調製程度は原産地で行われ、素材のままの輸入品であることは今も昔も変わらない。

(3) 素材としての香薬

「種々薬帳」には六〇種にも及ぶ薬物が名称・数量・納器などを記していて、その名称と合致するものが庫内に多数現存している。庫内の薬物の調査は、昭和期以前にもしばしば行われ、「種々薬帳」に記載の薬物の存否や数量を点検することで、在庫や保存などの状況を記録している。そんな点検調査の始まりは献納（七五六年）

から三十年後に行われた曝涼調査に始まるようである。その後には薬物にとどまらず多くの宝物の曝涼や点検も行われている。その点検結果は「曝涼帳」と総称される五巻の記録によって知ることができる。

曝涼帳の最初は延暦六年（七八七）のことである。その時の曝涼帳は表題や巻頭の部分を欠くが、その巻末には、曝涼調査は太政官符によって「曝涼香薬并雑物……」とあり、曝涼の目的が「香薬」の点検調査にあったことが知れる。香薬は薬物に香や香材を包含した用語であって、薬物を広義に解釈した語として使用されている。そして献納帳に名を見ない数種の香薬を購入したことは「出入り帳」や「買い物帳」など「正倉院文書」と称される文書にて確認できる。同時に庫内に伝存する薬物の納袋（「帒」「裹」などと記されるが、多くは空袋である）にも墨痕鮮やかに記された香薬名を見る。袋に記された記文からはかつては庫内に存在し、その量を知ることもあるが、入庫の経緯のことは判らない。

延暦一二年（七九三）の曝涼調査の記録である「延暦十二年曝涼使解」の内題は「東大寺使解　申曝涼香薬等事」とある。その後の曝涼帳にも香薬の語を見るように、香材と薬材は一括して表現され、今日に受け継がれている。しかし、その四十年足らず前の献納帳には香薬の語を見ないだけでなく、記された香や香材は「裛衣香」や「全浅香」に限られている。献納帳が書かれた時には薬と香は区別されていたとみるべきだろう。ところで、「弘仁二年（八一一）九月二十五日勘物使解」には、延暦一三年以降の出用の状況を一括して記した後に、調査の趣意を「……為検彼寺資財并官物差件人等……」と記している。このことから、正倉院の宝物に「官物」「資財」の二種があることが判る。資財や官物のことは既に律令に記載があり、それに従って資財は流動資産のこと、官物は永代保存を義務づけたこと、と解釈すれば「国家珍宝帳」に記す財物は官物、「種々薬帳」に記す財物は資財である、と理解することもできる。後述するように「種々薬帳」の末尾には献納の薬物ではあっても、出用を許していることから、官物と資財として献納帳も分けたのではないだろうか。

なお、当時の資財の記載例には平城京の大寺に伝存する「資財帳」と呼ばれる財産目録のことがある。そこには香や香材などの消耗品をはじめとして、常用の道具類などが記載されている。その品目を見る限り、永久保存を意図したものではないようである。

曝涼は資財の点検を主とする調査として始まったようだが、弘仁二年の曝涼帳の巻末には、「延暦十二年曝涼使等検帳用并遺所官物勘録申送……」と記していることから、曝涼調査は資財だけでなく官物の調査にも及ぶなど、調査自体の性格が異なったと理解している。

延暦一二年の曝涼の記録には翌一三年（七九四）からの薬物出用のことが附記の形で書きとどめられていて、この年を境に急激に増加したことが判る。延暦一三年は平安遷都の公式の年である。それ以前には正倉院宝物の管理は東大寺から宮中へと移動したことが推測される。それをうかがわせることに巻末に記される関係者の署名欄に、先の曝涼帳に連署していた造東大寺司の名がない。さらに、それまで個人への出用はなかったにもかかわらず小黒麻呂へは度重なる出用があったことが記録されている。なお、曝涼帳に記録されているのは献納帳に見る財物であるはずだが、献納帳に記載されない財物の名を二点ほど見る。

二　正倉院の香薬の調査——保存と利用から——

〝正倉院薬物〟の語の定義には薬学関係者の間にも議論はある。庫内に伝存するものに限ることは言うまでもないが、「種々薬帳」に記名の薬物のみとするか、「香薬」の語のように庫内に伝存する天然素材すべてと広義に解釈するか、との二点である。筆者は曝涼帳に香薬の語を見ることを拠り所に、庫内に現存する天然素材を広義に解釈して調査対象とさせていただいた。そこには献納帳をはじめ「正倉院文書」などに記載がない香薬も少なくない。その動機というか発意の拠り所は「薬塵」（北倉一二五）を拝見したときの思いである。「薬塵」は個々の量は少ないが、多数の品が一括して保管されている。その内実は多種多様との言葉通りの複雑さで、短期の調査ですべてに対応できるものではなかった。

正倉院宝物の点検は献納直後から頻繁に行われてきたが、そこに何らかの意図をもって調査を行ったとなると明治以降に始まることであろう。明治四年（一八七一）に政府は古文化財の保護についての法令を公布し、伝存する財物を点検し、適正な収蔵、展示公開などを求める一方で、修理・修復などにも配慮している。それを受けたことかどうかは承知しないが、明治八年には奈良博覧会を開催するのを機に大仏殿を会場にして、正倉院宝物を展示している。その翌年には、技術参考資料として、庫内に伝存する染織品の断爛が広く分与されたとの記録を見ることができる。それまでの保存管理からすれば驚嘆に値することである。その後にあっては基本では何も変わっていないことから、公開展示という未経験のことでの戸惑いだったのだろう。

その後、管理組織の移動や変転があったが、宝物に対しては現状を維持することを原則とし、一般に公開することはなかった。しかし、第二次大戦後の昭和二一年（一九四六）一〇月二一日から二十日間、正倉院特別展観として奈良帝室博物館（現　奈良国立博物館）で展示公開が行われている。それは戦時中に帝室博物館に疎開していた宝物から三三点を選び公開したことである。その後、秋季に行われる曝涼時の十日あまり現称の正倉院展として、展示公開されている。時には東京などで開かれたこともあるが概ね奈良で開催されてきた。その理由には様々な思惑もあろうが、宝物によっては遠隔地への搬送には物理的な損傷が生じるのでは、など幾多の懸念があったことにほかならない。

この曝涼期間中には伝存する宝物の材質調査を進めてきた。調査の担当者は正倉院が依嘱した外部の専門家と正倉院事務所のスタッフであった。宝物であろうとなかろうと、財物の取り扱いにはそれなりの経験と知識が求められる。汚損、破損、滅損につながるようなことがあってはならない。調査を担当した者には、宝物から得た知識・情報を広く発信することも求められている。調査員の責務としてなのだろうと思う。しかし、短期間に多数の宝物を調査することでは達しえないこと、懸念されることは少なくない。そのためには繰り返しの調査が必要である。

ところで、正倉院宝物の特徴とは何なのだろうか。

○多数の宝物は経年による収集ではなく、時期を限った献納物で、献納者の思いを具現化している。

○官物、資財と違いはあっても保存を目的として、絶えることなく地上の空間で守られてきた。

○宝物は大仏と共にあって、本来の場所を確保して当初から動くことはなかった。

このような三点の意義を併せ持つ財物群を他には知らない。その意味ではきわめて希有な一群の財物である。正倉院宝物に限らず財物の保存は現存品を後世に伝えることだけでなく、それに関わってきた人々の知識や技術、そして財物への思い、さらには財物ができるまでなど、取り巻く周辺事情などを承知しておくことが必要だろう。まさに、文化の保存・継承（伝承か）であって、後世に引き継ぎ、新たに語りかけることは多々あるはずであって、古の財物は常に新たな視点からの調査を求めているのである。

では、宝物の調査に求める情報とは何なのか。宝物全般に求められることは、より質の高い保存に必要なこととは何か、との一点に尽きるだろう。昭和の初めに薬物を総合的に概観した中尾万三は、その調査報告の中で四分の一を使用して保存のことでの提案をしている。理化学的に正倉院薬物の調査を行っていないが、経験則からの提案ではある。この報告は公表されることはなかった。しかし、昭和二〇年代以降には、宝物調査の報告は積極的に公開されるようになり、何らかの形で公表することを求めている。調査結果の多くは正倉院関係の公報（『正倉院紀要』）にて概要を公表し、必要に応じてさらに詳細な報告をしている。第二次薬物調査の場合、平成一〇年（一九九八）に柴田承二（調査班の代表）は調査員からの報告を集積して、正倉院に提出すると同時に、梗概を『正倉院紀要』第二〇号に「正倉院薬物第二次調査報告」として報告している。さらに、『図説 正倉院薬物』として、調査班員からの調査概要とともに正倉院事務所各位から薬物の歴史や保管など薬物に関する概説を付して刊行している。そこには第一次調査以来の懸案であった庫内の薬物全品のカラー写真を正倉院事務所から提供を受けて、附図としている。

第二次薬物調査について、柴田調査班代表は「第二次調査に於いては主として植物基原生薬に重点をおき、前回の調査に際して未完の部分、疑問点について特に再調査をすることになった」としている。(3) このことでは柴田が紀要で述べたように調査の目的はほぼ完了した。しかし、調査を終えたとはいえ今なお不明のことは多く、各調査員は残された課題を引っ張っている。各調査員による詳細な調査結果は『正倉院紀要』をはじめ、各員が所属する学会誌や研究専門誌などに公表している。

薬物調査の詳細は本章後半で順次記すとして、先に行われた第一次薬物調査から五十年近くを経て、第二次調査を行った。そこに示された調査目的のうち第一次調査時に示された四項目は継承された。柴田は一、二、三の事項に関しては報告書において完了したことを報告している。第二次薬物調査に参加した正倉院外からの調査員は、薬学領域の理科系研究者ばかりであった。香薬を理科学的に調査することで、現状は明らかになった。

第二次調査には、第一次調査と同様に四番目には保存のことが明記されていたが、このことにはなんら言及していない。筆者が本調査中から気になっていたのは保存のことで、本調査終了後も保存の視点から調査データを再検討し、必要に応じて追加調査を申請し、実施した。その結果、長期間の保存中に生じたであろう変化、変質を検討した。調査は多岐にわたったが、香薬の保存だけでなく、宝物の管理に役立つこともあろうと信じている。本書では保存の視点から調査結果を整理することとしたが、調査対象とした香薬に限ったことはお許し願いたい。

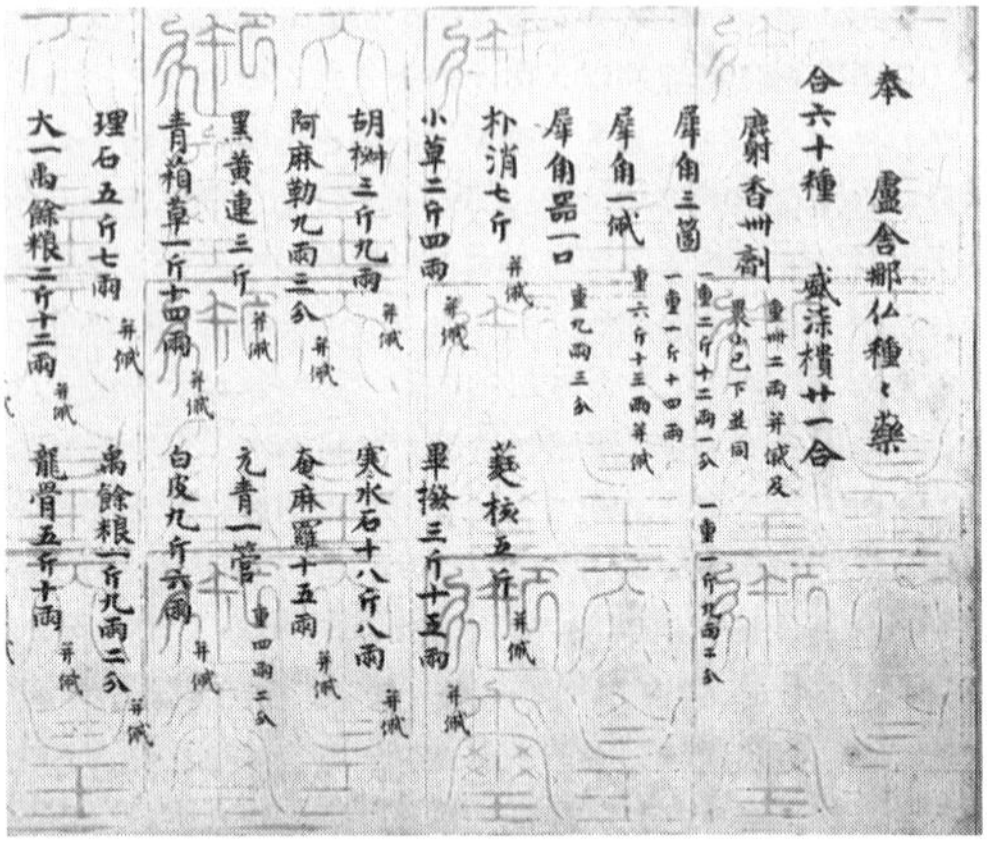

図4　「種々薬帳」の巻頭

(1)「種々薬帳」のこと

正倉院薬物の調査は「種々薬帳」〔図4〕を読むことから始まる。「種々薬帳」の形状は連続した長紙に書き連ねた一巻子である。標紙は褐色紙で、表紙には一紙片を貼付し外題を記していたようで、文字が記録されていたことは確認できるが、判読はできない。ただ、わずかに残された墨痕から「国家珍宝帳」の外題と同じく「東大寺献物帳」との記載であったと推測している。軸端は撥型の白檀製で、本紙は白麻紙三張が張り継がれている。全体に記されている文字は謹厳な楷書体で、現代の我々にも読みやすい書である。またその文字の上に、三段にわたって「天皇御璽」の印が総計四五押捺されている。

頭書は「奉　盧遮那仏種々薬」と記すことから、「種々薬帳」「薬帳」と通称するが、関係者などは献納日のことから「天平勝宝八歳六月二十一日献物帳」とも称している。この呼称は「国家珍宝帳」と同じであって、「国家珍宝帳」と「種々薬帳」は不可分の関係にあることが判る。

次いで「合六十種　盛漆櫃廿一合」と記し、麝香卌拾剤以下、六〇種の薬物を二一の櫃に収めて献納したと記している。薬物の記載は納庫された時点での記録であって、基本情報として名称・数量・納器、時には識別のための特徴など、納庫時に必要な項目が記されている。特に第一櫃には「種々薬帳」に記載する薬物の半数にあたる三〇種が納められ、第二櫃には八種の薬物が納められ、六〇種のうち半数が全二一櫃のうちの二櫃に納められている。続いて桂心、芫花、人参、大黄、甘草を三櫃ずつに、臈蜜を二櫃に納めたと記している。個々の薬物の献納量が違うからとて櫃の大きさに違いがあったとは考え難い。
「種々薬帳」に記された六〇種の薬物をいくつかの群に分かってみた。

1．当時の医療で常用する薬物
2．当時宮中にある人々から寄進された貴重な薬物
3．まれにしか輸入されることはなく、平時には入手困難な薬物
4．時に大流行する外来の諸病に対する治療薬
5．その他

としたものの、それでも理解できない薬物もある。たとえば、薬帳の末尾にある二種の「狼毒」「冶葛」である。古代にあって、これらは有毒性の薬物として広く認識されていた。『養老律令』（養老二年＝七一八）には、

凡以毒薬乃人乃売者絞即売買而未用者　以鴆毒冶葛烏頭附子之類

との記載があり、毒薬は他の薬物と別にして保管することを義務づけている。それに応じて第二十一櫃には毒薬二種（「狼毒」「冶葛」）だけを納めている。この規則は厳守されたようで、その後の曝涼帳からもうかがい知ることができる。現在、庫内には「冶葛壺」と題箋する須恵器が保存されていて、以前にはその中に「冶葛」が納められていた。なお、「狼毒」とする薬物は現在は庫内では確認されていない。しかし、「冶葛」「狼毒」を出庫したことを記す文書はあるが、毒物がなぜ献納され、出庫したかは判らない。ちなみに、庫内には「種々薬帳」にはその名を見ないが、帳外薬物とする香薬も伝存している。

ところで、薬物の名前が具体的に記された後に、薬物奉納の願文を記している。この願文の最後に、薬物献納の日付である「天平勝宝八歳（七五六）六月廿一日」と記し、以下に藤原朝臣仲麻呂、藤原朝臣永手、臣萬朝臣福信、賀茂朝臣角足、葛木連戸主の五名が連署している。この五名は「国家珍宝帳」にも署名している人物で、

藤原永手は左京大夫兼侍従大倭守であるが、残る四名は紫微中台の官人である。紫微中台は光明皇后が皇后宮職を皇太后宮職に改名した組織であることから、この四名は光明皇太后の家政機関に関わる者であった。役職のことは東大寺に宝物や薬種を献納した意図などを理解する上では解析しなければならないが、筆者には判らない。

「種々薬帳」には六〇種の薬物を列記したあと、次のように薬物を献納することの趣旨を記している。

以前安置堂内供養盧舎那仏若有縁病苦可用者並知僧羅後聴充用伏願興藥者萬病悉除千苦皆救諸善成就諸悪断却自非業道長無夭折遂使命終之後往生花蔵世界面奉盧舎那仏必欲證得遍法界位

（以て前のものを堂内に安置し、盧舎那仏に供養せんとする。もし病苦に縁って用いるべきものあり、ならびに僧綱に知らしめ、後に充て用いることを聴（許）せ。伏して願わくは、この薬を服さば万病ことごとく除き、千苦皆救い、諸々の善を成就し、諸々の悪を断却し、非業の道より、長く夭折することなく、遂に命終わらしめるの後、（蓮）花蔵の世界に往生し、盧舎那仏に面い奉らしめ、必ず遍く法界の位を証得せんと欲す。）

これによると、東大寺大仏に献納した薬物であるが、薬物を必要とする人がいるなら、僧綱の許可を得て、薬物を出蔵し使用することを認める、との趣旨である。この方針は直ちに実践されたようで、献納後間もない時から薬物はしばしば出庫し、僧侶はもとより、宮中人、さらには施薬院を訪れる人々の病を救済するために用いている。(4)

今日にあって、「種々薬帳」に名を見る六〇種のうち三七種が伝存している。(5)同時に「種々薬帳」にはその名を見ないが、明らかに薬物と判断されるものも多数伝存している。それらは帳外薬物として区分されているが、伝存する薬物は植物・動物・鉱物などに由来するもので、現在は生薬と呼んでいるものである。(6)

「種々薬帳」には、「内薬」との薬名がある。それは製剤のことか、とされることがある。その根拠は、薬物には内服薬・外用薬などと施用法の違いから薬物を区別することを連想させるのだろう。賛意を表しかねる。当時の宮内職に内薬司、外薬司との名を持つ役職がある。その役職のこと、まして職務のことは筆者には判らない。単純に薬物を産地から国の内外と区分して扱う役職とすることは粗雑すぎるだろうか。このことに思い至ったのは先に記した帳外薬物のことである。帳外薬物を点検するとき、多くが国内産薬物であって、薬物は種数は多いが個々の量は少ない。それらは　施用するのが目的ではなく、薬物知識の教育用見本として、「内薬」の名で一括して献納したのではと推測している。当時の医薬品の供給事情からは国内産薬物の献納があってもよいと考えるのだが。現在多くの宝物が国内で製作されたことが明らかにされ、その素材にも国産の素材が使用されていることが判明している。これらの事実を勘案しないと、「薬塵」や帳外薬物のことが理解できないからである。なお、「種々薬帳」には「金石陵」や「石水氷」などの名が記されている。実物は確認されていないので実体は判らないが、それらは製剤ではなかったかとの推測もある。

現代の二度にわたる薬物調査では、「種々薬帳」に記載名と伝存の薬物とが見事に対応することを確認している。このことは、当時の人々が既に薬物のことは渡来の本草書による字面だけの知識ではなく、医書などに記す医方の応用を可能とするほどに、海外渡来の薬物であってもよく理解していたのだろう。

(2) 香薬の入庫

奈良時代にあって宝物、香薬に限らず多くの文物を我が国にもたらしたことでは、官用の遣唐使船の役割が大きかったことは推測できる。しかし、数年から時には数十年に一度の遣唐使船が運んだ香薬では、宮中だけでなく、市井で必要とする量をまかなうことはできない。同時に六、七世紀に記された大寺院に残る資財帳には多くの種類の香材や道具類がそれも多量に記されている。それらをまかない得たのは、すでに民間交易が相当なレベルで行われていたとすることに疑問の余地はないが、その実情は判らない。その中で、当時の香薬の種と数量を記した史資料に『唐大和上東征伝』（宝亀一〇年＝七七九）がある。

正倉院開設の三年前の天平勝宝五年（七五三）暮れに、鑑真和上が九州の南端の秋目浦（現 鹿児島県南さつま市秋目浦）に上陸している。鑑真和上は六度に及ぶ渡航を試み、渡海を成し遂げたのは十一年目の天平勝宝四年のことであった。そのときに持参した品々が何であったかは判らないが、第二回目の渡航時に持ち来たらんとした品々の名が『唐大和上東征伝』に次のように記録されている。

麝香二十臍、沈香、甲香、甘松香、竜脳香、澹糖香、安息香、桟香、零陵香、青木香、薫陸香、合計六百余斤

畢撥、呵梨勒、胡椒、阿魏、石蜜、蔗糖、等五百余斤

蜂蜜十斛、甘蔗八十束

この記事から第一群には香材、第二群には薬材、第三群には食用材と区分していると読んだ。同時にその名を見る限り、すべて輸入時の状態のまま使用することが可能な物ばかりである。香薬材を混合したり加工した合香や製剤の類はない。

第一群は当時の寺院にあっては頻繁に利用された香材で、「種々薬帳」には麝香以外にはその名を見ない。同時に、法隆寺や大安寺の財産記録として伝えられる資財帳には麝香をはじめ多くの香材の名を見るが、薬物の名はない。当時から麝香は薬材であると同時に、香材でもあったのだろう。とすれば麝香がこの群に含まれていても奇異なことではない。

第二群は薬材であって、阿魏と石蜜以外は「種々薬帳」にその名を見ることができる。阿魏は我が国の医薬史において、それほど頻繁に登場する薬材ではない。原産は中央～西アジアであって、欧州においては古くから評価されてきた薬物であるが、我が国では近世以降にその名が知られるようになった薬材である。そんな阿魏の名を見ることは気にはなる。

第三群に記される蜂蜜は石蜜、甘蔗は蔗糖の原料である。ともに古来甘味料として愛用されてきたもので、すでに広く知られる品である。一、二群を見る限り、特に乾燥以外の加工は施していない。輸入時の状態からすぐにでも使用が可能な物ばかりである。

これらのことから鑑真和上が持参した香薬が大仏に献納されたとする説がある。「国家珍宝帳」の前書に菩提僊那とともに鑑真和上の名を見ることができる。最終渡航時に積載していた香薬がどのようなものであったかは判らないが、第二次渡航時に見える「畢撥」「呵梨勒」などの薬名は「種々薬帳」の薬物と共通する。国家珍宝帳の巻頭には、鑑真和上の来日を称えている文言を見ることができる。そのことからも鑑真が海外から持参した薬物類を献納されたのでは……とされたのであろう。

それを推測させるのに十分な事情は菩提僊那のことでも読むことは可能である。

「種々薬帳」に「菴麻羅」「阿麻勒」の二種の薬物が記録され、献納量は「阿麻勒」は九両三分（約一三六・五グラム）、「菴麻羅」は一五両（約二一〇グラム）とあって他の薬物に較べて多くはない。その後、これら二種の薬物が出蔵された記録はないが、「阿麻勒」は庫内には現存していない。阿麻勒、菴麻羅の名はインド音の AM-LUK, AMALA などを漢字音へ転化したものとされ、ともに仏教の経典中にしばしばその名を見ることから、「呵梨勒」「胡椒」「檳榔子」とともに正倉院薬物と仏教医学の関連を議論するときには格好の薬材であるとされている。両薬は今日にあってもインドでは薬物として高く評価され常用されているが、国内の医療史上において実用された形跡はほとんどない。天平勝宝四年の大仏開眼法要は、重要な国家行事であった。その法要の導師を務めたのは菩提僊那であって、「国家珍宝帳」の巻頭に記された天竺から来た菩提僧正その人である。菩提僊那のことは『続日本紀』に詳しく、そこには中国を経て来日したとされている。その人が自国で常用の薬を渡来時に少量ながらにしろ持参していたとしても不思議ではない。薬物として経典中に名を見るだけに、当時の仏教界では重要な僧菩提僊那によって献納されたのではと推測することもできる。

(3) 曝涼帳のこと

献納後、薬物はしばしば出用をしている。時に残存品の検量を行い、その記録書が書巻として残されている。当時既に行われていた曝書の例に倣って、曝涼も六年に一度点検を行うとの規定があったのでは、とされるが、香薬の曝涼点検は三、四十年を経て行われている。曝涼の記録としては次の四巻が知られている。

①延暦　六年（七八七）六月　曝涼使解　（北倉一六二）
②延暦一二年（七九三）六月　曝涼使解　（北倉一六三）
③弘仁　二年（八一一）九月　勘物使解　（北倉一六四）
④斉衡　三年（八五六）六月　雑財物実録（北倉一六五）

現在知られている曝涼点検文書は右記の通りであって、他には薬物の出納関係を示す文書が残されている。①の曝涼帳は首部を欠くが、点検した財物を列記し、末尾に以下の文を残している。

以前依太政官今月十三日符曝涼香薬并雑物亦簡擇之即以検珎財帳為本時有疑似引献物帳改正亦依出帳定数具件如前謹解

これによると、六月一三日付の太政官符によって正倉院宝庫に収納されていた香薬ならびに雑物を曝涼すると記している。同時にこの曝涼記録には献納された薬物のその後の使用経過とともに、その時の残量を点検したと記録している。曝涼点検の目的は在庫調査であったのだろう。初回の献納（天平勝宝八歳＝七五六）から、最後の曝涼（斉衡三年＝八五六）やその記録出納文書（貞観二年＝八六〇）にいたる期間はほぼ百年のことである。曝涼帳については、関根真隆氏が原本を観察して、詳細な紹介を行っている。(7) また、曝涼帳はその時点での測定記録であって、時系列として辿ることで薬物の動きや変遷を検討した報告もある(8)。

伝来した献物帳は良好に保存されているが、曝涼帳は共通して激しく傷んでいる。また出納関係文書では、断簡となっているものが少なくない。文書によって劣損に違いがあるのは、文書としての性格に違いがあったことによる保管方法に違いがあったのかもしれない。筆者には、紙質の違いから製紙技術の違いのことが気になっている。

ところで、「種々薬帳」や曝涼帳に関して注意しておいて欲しいことがある。それは「種々薬帳」以来の文書に記された香薬名は、今日医薬に関係する人たちが常用する薬名と変わりはないことである。当時の中国で使用されていた薬名には、一薬物でも幾通りかの異名があった。たとえば、馬王堆の古墳墓から発掘された布帛などに記された薬名だけでは、すぐには薬の専門家でも理解できない。古文献中の薬名だけでは何物かを類推することさえ難しい。しかしながら、「種々薬帳」や「正倉院文書」に記された薬名は現在の薬学関係者には違和感はない。これらは『神農本草経』に始まる古本草書に受け継がれてきた名称である。現存する『本草和名』や『風土記』に記された薬物名と異ならない。すでに渡来していた本草書は『神農本草経集注』で、官が指定する薬物教育の教科書というか基準書とされ、それに準じていたのだろう。適確に付名していることから、官にあってはすでに本草書の記載内容を熟知し、鑑定を十分にこなし得たほどに高度な能力や技術力を有していたと推察している。

①延暦六年六月二六日付　曝涼使解（北倉一六二）

曝涼帳の末尾には「以前依太政官六月十三日符曝涼香薬等雑物……」とあり、香薬等の曝涼を行っている。点検は「検珍財帳」を基準に、ときには献物帳を改書し、「出帳」に基づいて現在数を定めたとしているように宝物全体を対象として、記録は長巻となっている。数や特徴に注目したようで同類のものを一括記載とし、帳面は部分的に二段組みとしている。記事は「薬帳」に比しかなり簡潔にしているが、出用・返納等や数の増減にはその理由を注記している。とくに、出用の頻度が多い薬物にはこの方針が顕著で、「種々薬帳」の記載量を基準として、用、損（自然損耗分）、見（その時の量）として各分量を明記している。

本帳によって、現存する史料以外の品目の動きや、献物帳に記されない献納は少数だが、ときにはあったことが判る。末尾には、曝涼に派遣された使者のほか、僧綱・東大寺三綱・造東大寺司の名をとどめている。

ところで、本曝涼帳の表題を香薬としたこととともに気になる文意がある。「人參」の項に不用・下品・人參塵などの記載があることだ。また、「大黄」には大黄塵・上品、「甘草」には甘草塵・中品などとの記載もある。明確に区分して記録していることは、薬物としての評価を示しており、当時の人々が実用に際してきわめて精緻な知識を持ち合わせていることに驚いている。同時に薬物の保存を考慮する上で貴重な記載である。詳細は第三章のそれぞれの薬物の項で述べることとしたい。

②延暦一二年六月一一日付　曝涼使解（北倉一六二）

「東大寺使解し申す　香薬等を曝涼する事／あわせて一四五種、厨子二口・韓櫃三〇合〈庁院の西の双倉の北端に収納す〉に納む」と書き出している。これに続いて目録として品目と数量のみを二段に列挙した一覧を記している。次いでは赤漆綾欟厨子・赤漆欟木厨子の収納物のことを記した後、第一櫃から第三十櫃の薬物などの収納物、最後に櫃外に置かれた楽器、御床、屛風のことが記されている。最後の櫃三合中として記す「礼服御冠」「帛袷袍」などのことは以前の曝涼帳には記されていない。これは東大寺大仏開眼会で天皇・皇后が使用したものであるそうだ。

結びの文章は「彼の寺に在る香薬を曝涼せんがため」とあり、桓武天皇の勅を奉って五月二九日に右大臣の宣が出され、これをうけた太政官符が出て、曝涼を行っている。かつては曝涼を先導してきた僧綱（東大寺三綱）や造東大寺司などの名はなく、使者団に監物などの役職の官人が加わっている。監物とは「監察出納、請進管鑰」とあり、倉蔵の鉤の管理が役目であったようだ。さらに、最末尾に短い紙が貼り継がれ、そこに「合三通〈一通は内裏に進り、一通は御蔵に在り、一通は案を造りて三綱所に収む〉」とある。このことは、宝物の管理が内裏へと移行したことを示すのであろう。延暦一三年四月の薬物出蔵に関する追記がある。

延暦一三年の薬物の出用は、それ以前の出用とは異なるとされている。それは、「大納言藤原朝臣小黒麻呂に賚りたまわる薬に出し充てんがために」との記事による。小黒麻呂は、宝亀年間の倉の開閉、宝物の勘検や出入時に立ち会ってはいるが、僧籍にない官人である。以後にあっても、内裏への出蔵はしばしば行われているが、それ以前の出蔵とはその様相が異なっている。

延暦一三年　六月一三日　檳榔子一〇〇枚を内裏へ。
同　　　　　九月一三日　呵梨勒一〇〇枚、人參二斤、大黄三斤、甘草三斤を内裏へ。
同　一八年一一月　八日　大黄二〇〇斤、甘草二五〇斤、小草二斤四両、檳榔子七四丸、柱心八〇斤、呵梨勒二〇〇顆、麝香五剤を内裏へ。
同　二一年一一月一八日　大黄六〇斤、甘草六〇斤、人参一斤、呵梨勒一〇〇顆、宍縦容一四両を内裏へ。
同　二二年　正月二三日　大黄六斤、柱心六斤、甘草六斤を病僧に施すために。
同　二四年一一月一五日　桂心九斤、甘草九斤を病僧に施すために三綱所へ。

（なお、薬は普通小斤で計るが、実際には大斤での計量も行われた。この場合は「大」の注記があるものは、三倍して小斤として読んだ）

このように、延暦一三年以降、薬物の出用は前の時期より活発である。主たる出用先は平安京内裏であって、病者への下賜が目的であったと考えられる。史家によれば、桓武天皇が薬の下賜を通じて周囲との結びつきを強めようとした、とも読めるらしいが、この頃には民間では、薬物の供給は順調で使用が増大していた時期でもあった。ちなみにこの年には都が平安京に遷都している。そして、この時から曝涼点検は官人のみによって行われ始めたようで、造東大寺司などの名はない。

なお、延暦一三年六月以降の出用は、その都度の記録に基づき、次の「弘仁二年九月二十五日勘物使解」にまとめて記されている。

③弘仁二年九月二五日付　勘物使解（北倉一六四）

弘仁二年九月、勅封倉の開検が行われ、香薬の現存量の検定を行っている。香薬の帒や裹などに斤量が記入されているのはこのときの検量値である。前の曝涼から十八年後の調査であって、「延暦一二年の曝涼使らの検帳」に基づいての点検とある。薬物部分の配列は、前回の延暦一二年帳の記録と同じであるが、納櫃の番号が従来の順ではない。前回の点検後に薬の大量出用が始まったことから、現存量を検量しただけでなく、少なくなった薬を櫃にまとめている。献納当初に複数の櫃に分納されていた五種の薬は、芫花（三櫃）を除く「桂心」「人參」「大黄」「甘草」が、それぞれ一つの櫃にまとめられている。また延暦一三年六月以降の薬の動きも、履歴として記入されている。

本巻末にも先の延暦一二年と同じく「合三通一通は内裏に献じ、一通は三綱所に留め、一通は御蔵に収む」とあり、以前の方式に倣ったことが判る。

この曝涼以後も、桓武朝後期と同様に内裏や貴族・病僧への出用は続いている。

弘仁五年六月一七日　麝香六剤、犀角四枚を出蔵。
同　　七月二九日　麝香六剤を返納し、柱心・人參・大黄・甘草各九斤、無食子一〇〇丸、胡椒一斤一二両二分を病僧に施すため出蔵。
同一三年三月二六日　出蔵品に雑香参種として浅香八斤四両、紫鑛八斤四両、麝香九両二分を記す。
同　　五月　六日　甘草・人参・桂心・遠志・大黄各九斤、無食子二〇〇丸を病僧に施すため出蔵。
天長三年九月　一日　甘草□斤、人參五斤、大黄三斤、柱心五斤、宍縦容一斤、大一禹余糧一斤、遠志一斤、密陀僧七両を出蔵（病僧に施すためとして）。

現存する「双倉北物用帳」に記された出蔵とするのは、この天長三年（八二六）の記録が最後である。

④斉衡三年六月二五日付　雑財物実録（北倉一六五）

斉衡三年の記銘がある袋・裹が現存している。それはこの年に検量が行われたことを示している。点検の対象は「雑財物等」と記すように、香薬について量数を記すのみである。その数字を見る限り、薬物の量はかなり減少している。

「蔗糖」は延暦六年（七八七）以前に、「檳榔子」「小草」「紫雪」は延暦一八年～弘仁二年（七九九～八一一）の間に、「麝香」「呵梨勒」「胡椒」は弘仁五年（八一四）に、「犀角」「密陀僧」は弘仁～斉衡年間（八一〇～八五七）になくなったとしている。それが全量を消費したことによるものか、亡佚し見出すことができなかったかは判らない。また、献納当初は三櫃にも分納するほど大量であった「桂心」「人參」「大黄」「甘草」は既に大きく減量していた。中でも人参では「定」だけでなく「塵」「不用」と注記される物が出ている。これらについては後の各論の「人參」の項で詳述するが、「不用」は薬用部位を切り離した後に残る残渣、「塵」は保存中に生じた粉塵で、ともに現存している。現存する「人參」（北倉一二三）は不用とする物に該当し、塵は「人參塵」として現存するもので、定にあたる物は「薬塵」中に数点をみるのみである。これらのことから、「人參」は早い時期に使い果たしていたようである。

弘仁期を過ぎると出蔵の記録はない。その背景には、承和年間（八三四〜八四八）の頃から唐船の来航が頻繁となり、香薬をはじめ諸物の供給は潤沢になり需要は満たされていたと想定され、このような状況の変化が遣唐使の派遣を中止した理由の一つであるとの見方もある。しかし、薬物としてみた場合、当時の医人達は百年後にあって、納庫の薬物が本来の効果を持続しているとは考えていなかったはずである。

(4) 香薬の納器

献納された香薬は当初、麻帒・白絁帒・須恵器の壺・箱などに納められ、さらに唐櫃に分けて納めたことが「種々薬帳」に記されている。しかし、そのほかにも裹・帒・壺・槻合子など様々な容器が庫内に残されている。それらの袋には香薬の名が墨書され、金属容器には薬名を記した紙片が貼付されている。ただ、香薬では名が残されてはいても現在の庫内からは確認できない例も少なくない。かつては庫内に存在していたことをうかがわせるものである。

特に裹や帒には弘仁二年（八一一）と斉衡三年（八五六）の曝涼時に検査したことを記す墨書が認められる。中には正倉院開設以前の天平勝宝四年（七五二）などの年号や年数が記載されたものもあり、それらの帒は当初の献納に際して使用された袋であったとされている。「種々薬帳」に名を見ない香薬が伝存しているのは異常なことではないだろう。その後にあっても保管・保存の様子は変わっていないようだ。ただ、現在では香薬材と袋は分離し、香薬の多くは新しい容器（たとえばガラス瓶、木箱など）に移し変えられている。裹や袋も財物と同様に貴重な伝存品として保管し、所蔵番号を銘記して台帳に記している。

その中で、宝物の献納と管理に関わる文書としては「雑物出入継文」（北倉一六七）、「沙金桂心請文」（北倉一六八）、「出蔵帳」（北倉一六九）、「出入帳」（北倉一七〇）等が知られていて、そこには薬物名を見ることができる。それらに記された薬物の出入（出納）を詳細に記すことは煩雑になるが、簡記しておきたい。

薬物出用の初例は「人參」で、献納から三か月余の天平勝宝八歳（七五六）一〇月三日に、「桂心」とともに施薬院に出蔵されている。その量は五〇斤で、献納全量の一割弱にあたり、「合薬料」のためとあって、御製によると記されている。この御製が何を意味するかは筆者には判らないが、施薬院が光明皇太后に縁があることは博く知られており、そのことにつながるものであったろう。薬物はこれ以後百年にわたって時々の数量に多寡はあっても出用が確認されている。

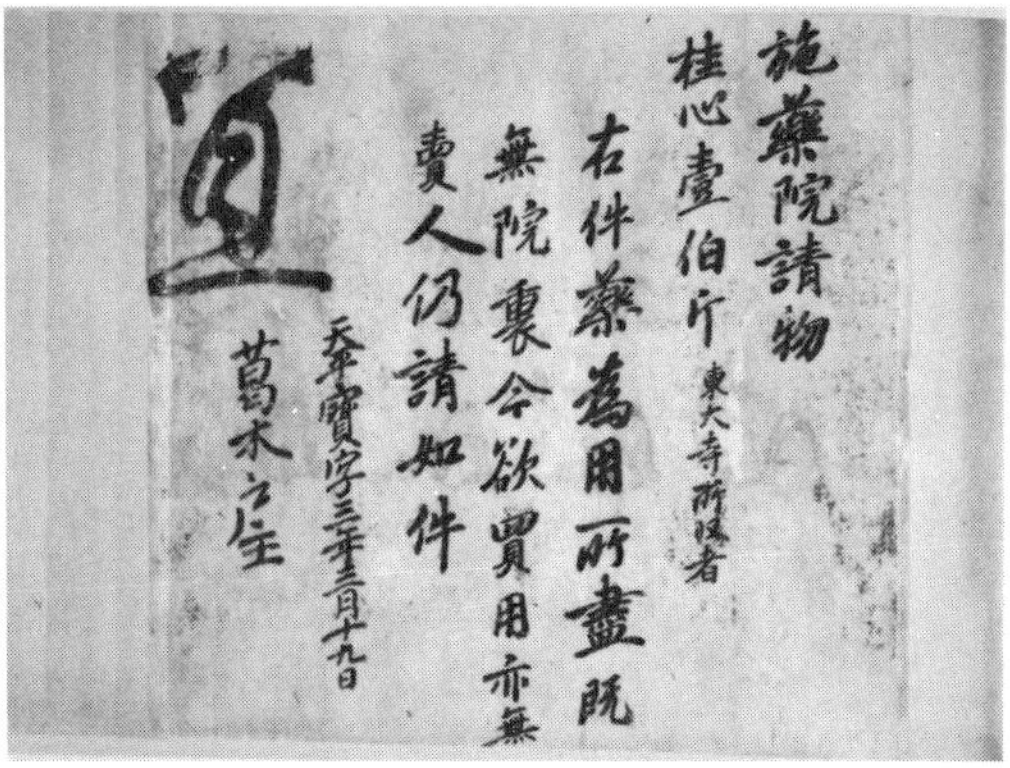
施藥院請物
桂心壹伯斤 東大寺所收者
右件藥爲用所盡既
無院裏合欲買用亦無
賣人仍請如件
天平寶字三年三月廿五日
葛木戸主
宜

図5　「桂心」出庫許可書

天平勝宝九歳正月、沙金二〇一六両（約二八キロ）が、同じく「御製によって、大仏に塗り奉る料」として、造東大寺司に下されている。沙金の名は献納帳にはない[9]。

天平宝字二年一二月一六日には、「冶葛」三両が内裏へ、同三年三月二五日には、「桂心」一〇〇斤が施薬院へ出庫されている。「桂心」の出蔵前に、施薬院からの申請書には、承認を示す「宜」の墨書（筆者は天皇・上皇・皇太后の各説あり）が書き加えられている〔図5〕。「桂心」も、全量の五分の一弱が早くも外に出たことになる。

光明皇太后は翌四年（七五九）六月七日に崩じている。前々月の閏四月には、五大寺に対し雑薬二櫃臈蜜一缶の施入を行ったとの記録があり、皇太后が施薬院や薬に強い思いであったことは言うまでもない(10)。

天平宝字五年三月二九日には、「防葵」「金石陵」など二一種が内裏へ、「猬皮」「呵梨勒」など一六種が諸病者に施すためとして取り出されている。後者は、まさに薬物献納の主旨に沿うもので、聖武天皇の看病に際して功のあった僧（曇浄、法進、明智他）に付与されている。薬の種類も量も少なくはない。たとえば、「胡椒」は献納量（三斤九両）の半分、「犀角」は献納量（三個と一袋）のうち袋に入ったすべてを取り出している。「種々薬帳」では「犀角」の項に記す「犀角器三個」のことにはふれていない。また、「諸人に施す」料として、献納薬物のなかで献納量が多く、しばしば出庫されていた「甘草」「大黄」「人參」「桂心」の四種は、それぞれ辛櫃一合分を「双倉中間」（中倉）に移したとされている。北倉の開閉が頻繁になるのを避けるためであったのだろうか。時代は下るが、明治五年（一八七二）に行われた「壬申検査」とも呼ばれる調査時には、正倉院から宝物を出して調査を行っているが、出庫はすべて中倉からであった、としている。調査報告を見た時、宝物のことでは所蔵をはじめ記載の各所に混乱を多々みるのは、正倉院が自ら行った調査ではなかったからであろう。

天平宝字八年七月二七日、「桂心」一五〇斤が施薬院に出用されている。「双倉北継文」のなかに桂心が尽き、捜してもなく、雑薬の合作が停まってしまった、との施薬院からの供出の申請をうけて、保管する「桂心」の出用を許可したとの記録がある。

宝亀一〇年（七七九）一二月、「冶葛」四両が出され、天応元年（七八一）八月には「桂心」以下七種の薬が造東大寺司に充てられている。その後の天応・延暦年間には薬物の出入りの動きはなく、他方で、この時期に曝涼点検は二回（延暦六年、同一二年）実施されている。

(5) 香薬の出入りと管理

庫内には、献納帳や曝涼帳以外にも多くの文書（一括して「正倉院文書」と通称）が残されている。たとえば「買物申請帳」などには香薬の名が数多く記載されているが、現物を確認できない例が少なくない。それらは、献納とは関係なく、関係機関で、当座に使用するために購入したことを示す文書であろう。

文書に記された香薬の中には興味ある名がある。たとえば天平勝宝四年（七五二）四月八日付の文書には「射香一管、犀角一枚、雄黄一剤、牛黄一剤、犀角杯一口、玉杵一枚」とある。この日は東大寺大仏の開眼会が催された前日にあたる。このことから、本文書は開眼会に関する香薬の確保を記したとする見解もある。開眼会ほどの行事にあたって、その前日に香薬材を手当するとは考え難いし、各品は一点ずつとあって少量の購入である。加えて、開眼会とは別の目的に使用するための香薬が、たまたまこの日に入庫したと解釈するほうが判りやすい。加えて、文書に記された香薬材としては特殊なものばかりである。

「射香」は麝香のことである。「種々薬帳」第一番に記される。詳細は後述する。

「犀角」は解熱用の薬材として知られるが、当時は解毒効果を期待して用いられた薬物である。

「犀角杯」は文字の通り、犀角を加工した杯で、犀角は諸種の毒薬に対して解毒作用があると信じられ、庫内には五個の「犀角杯」が伝存している。「種々薬帳」にも「犀角器一箇」として「犀角」とともに献納されたことが記されている。詳細は後述する。

「玉杵」は後世には霊薬の一つで薬名のことか、道具の杵のことか、筆者には何物かは判らない。

「雄黄」は二硫化砒素のことである。現在でこそ毒物ではあるが、古代にあっては不老長寿の薬物として飲用されたとも言われるが、現存する「雄黄」は形状から装飾用でなかったかともされてきたものである。一方で雄黄は写経時の誤字などの個所に塗り重ねて訂正用として、常用していたとされている。当時の写経用紙は黄檗

（黄柏とも記す。ミカン科のキハダ属植物の樹皮からコルク層を除去した黄色の内皮で、黄色色素はアルカロイドのベルベリンで強い苦みがある）などで黄色に染色した紙を使用していた。

「牛黄」は牛の胆石のことで、主成分は胆汁の黄色素のビリルビンである。『神農本草経』には「驚癇寒熱、熱盛狂痙攣を治し、邪を除き、鬼を逐う」とあり、薬物としての利用は古い。『金光明経』では牛黄のことを瞿盧折娜（くろせつな）と称し貴重なものとしている。牛黄を薬として利用するのはインドに始まるとされている。剤の字を単位としているが、この場合は一塊を表したものと理解される。この時、一剤だけの購入であることは、薬用とするには少ないとする見方もあろうが、現在でも一回の使用量が五ミリグラム前後ときわめて少量であることから、薬用であった可能性を否定することはできない。しかし、牛黄の特異な使用例として、寺社での写経の修正や牛黄札の作製に使用され、牛黄を黄色色素としていた。牛黄（王や玉）札は護符宝印の一つで、それぞれに寺社の堂名が記され、護札に本尊や本地仏の主旨梵字を記し護印を捺してある。その印肉や書材に牛黄の粉末を混ぜ込んだもので、現在も牛玉札として名実ともに残っている。牛玉札は密教との関係において論じられることが多いが、東大寺には空海が書いたと伝えられる牛玉札の版木が陀羅尼の版木などとともに保存されているとのことである。ところで、現在の東大寺の祭礼の一つに二月堂における修二会の行事（お水取りのこと）がある。この一連の作業の中で牛黄が用いられている。お水取りの作法は二月堂の創建（七五二）から絶えることなく今日まで行われているとされている。現在の所作が創建当時のままであるかどうかは筆者には判らないが、現行の東大寺の修二会における牛黄に関する所作を順を追って記しておきたい。

二月二七日には二月堂観音の御守の牛玉と尊勝陀羅尼経を刷る用紙が配布され、これを古式に則り丁寧に折り、牛玉箱に納めて、頭上高くなげしに懸ける。翌二八日には籠る練行衆の所持品である牛玉櫃に自己の定紋を添付する。二月の晦日には牛玉箱と年末桶を呑薫といって薫じ清める。牛玉箱は三日一日に上堂すると同時に内陣のなげしに懸け、日に何回となく礼拝する。三月八日からの三日間、日没後の練行衆の勤行の後、御香水と牛玉墨とによる墨汁で一枚ずつ念誦しつつ御牘を刷り上げ、満行まで牛玉箱に収納し祈念する。この数日を牛玉の日と称する。なお、番僧や納所が内職に作る御牘もあるが、それとは趣を異にする。

三月一二日の後夜に使用する長い柳の枝も牛玉杖と呼んでいるようである。これと牛黄との関係は判らない。三月一五日の晨朝の勤行の後、牛玉箱は童子によって持ち下る。満行の後、堂司や練行衆は呪師から、牛玉を配した朱印を朱宝として額に捺してもらう。その意は除病與楽にある。この会の間に作成された御牘の二月堂牛玉や御供えの御餅の二月堂壇供は宮中をはじめ各所に献上される。

牛玉札の上に捺された赤黄印の輝きは牛黄によると信じられている。これは和語としての牛玉と薬名の牛黄の発音が同じであることから、牛黄が使用されるにいたったと推察されるが、後に牛玉札が起請文と見なされるようになって、その札をそのまま、または燃やした灰を飲み下すことから、薬としての意義を持たせたと解釈することもある。仏教における牛の位置づけに端を発して、宗教上からも牛黄は輝きを与える顔料の一つとして意義づけが試みられたのかもしれない。

⑹ 帳外薬物について

現在の薬学関係者は〝正倉院薬物〟との語を常用しているが、それは「種々薬帳」に名を見る帳内薬物と「薬帳」には名を見ないが庫内に伝存する帳外薬物を含めている。それらの語が使用され始めた時期は定かでないが、明治期の調査に始まるのだろう。庫内には香や香材、染色材など有用な天然素材が多く現存している。北倉に伝存してきた小片や宝物から生じた破片であっても集積して「薬塵」（北倉一三五）として整理し、帳外薬物には「薬塵」をも包含している。第一次、二次調査にあっても「薬塵」、帳外薬物に及んでいる。

「薬塵」（北倉一三五）の多くは加工材料・実用品・消耗品などの断片であって、香薬類も少なくない。「薬塵」の個々の品物の出所来歴は不明であって、多くは宝物の断片や小塊であることから、保存中に生じた損壊や損傷によって宝物から生じた小片であるが、中には原材料であったと推断される素材も少なくない。ただ、断片や残片であって、財物価値としては献納宝物はおろか、東大寺の什物にも及ばないことは明らかで、消滅していても不思議ではない。出所来歴は不明でも庫内で生じた塵埃なれば残しておこうとの思いから、「薬塵」として一括して保存してきたのだろう。そんな「薬塵」に関して第一次調査時には薬学専門家の関心が注がれた。

第二次調査では「薬塵」は調査の主たる対象ではなかった。しかし、第一次調査で「薬塵」の調査をした木島正夫は「薬塵」の調査を追加として行ったものの、多くの課題が残ったことをしばしば語られたが、第二次調査の途中で逝去された。そこで、本調査の終了後に「薬塵」の調査を追加させていただいた。調査の一段落を付けた今、「薬塵」は断片ではあるが多種多様であって、財物の多様性を考究し、宝物の材質調査を可能とする貴重な資料であることが判った。薬物（宝物）の様々なことを解明する上で大きな手がかりを与えてくれるとの強い思いが残っている。

宝庫は東大寺の倉蔵の一つであったことから、東大寺の財物が保存されてきたことは当然で、南倉にて保存されてきた。たとえば、献納の二年前、天平勝宝四年（七五二）四月九日に大仏開眼会が催されている。この日の儀事の模様は、『続日本紀』に記され、『東大寺要録』供養章にも詳しい。開眼会の際に、四箇寺に限らず、多くの人々から品物の献納があったことで、関係する品々は分量の多いことと、現存する品目の位置づけが明らかな点で、他を圧する一群である。献納帳等が存在しないことから、帳外品ということになる。その香薬の例に、庫内に「密陀彩絵箱」（中倉一一四）がある。箱は漆小櫃で、その表蓋に付箋が貼付され、「納　会前東大寺　丁香青木香」とあるが、現在箱には内容物はない。「会前」とは「開眼会の前に」の隠意であるとされている。このように「会前」の語が記された事例には斑犀如意・琥珀誦数・白葛箱・瑪瑙坏・水晶玉・白瑠璃高坏・雑香・練金などがあり、まとめて小櫃に納められている。

延暦六年（七八七）の曝涼帳までは、立会人のなかに造東大寺司官人の署名がある。造東大寺司は東大寺の造営・維持のために設置され、その役割は大きく、その許には政所（事務統括部門）や、写経所などの現業部門があったようだ。それらの機関に関係する文書や品々も大量に伝えられている。造東大寺司は都が奈良にあった時代には、正倉の運用にも一定の関わりをもっていた。そこでは修復・加工などを行っていて、調度に必要な原材料の正確を期して確認するための標本ではなかったか、と推測している。

三　宝物調査の詳細

正倉院宝物について従来から行われている調査は大きく三つに分けることができる。

第一は、宝物の種類や数量、それらの収納場所、収納方法など宝物を管理する上で必要な調査で、多くの宝物が献納されて以来、現在にいたるまで継続して行われている。宝物を適正に管理するためには不可欠な調査であって、現在では主として正倉院事務所員によって行われている。

第二は、宝物の現状を把握する調査で、宝物の材質や作成の技法を知り、適正な保存策を探る上で不可欠な調査である。その時々に外部から各領域での専門家・技術者に依嘱して行う。

第三は、宝物の保存を計る上では、来歴や由来を探り、宝物の本質を理解するために欠かせない調査である。史家・有技術者とともに文理の領域を超えて協同して行う。

正倉院宝物の調査は、宝物が献納されてほどないころから曝涼調査として所在確認の調査を行っている。正倉院薬物に限れば、出用は概ね九世紀初頭までのことで、その後は宝物の調査、所在確認の調査はしばらく行われていないようだが、宝庫の修理の際には宝物を移動する必要から、所在確認の調査を行っており、前の調査とは趣旨が異なっている。

その後にも宝物の所在確認調査はしばしば行われたようで、次のような調査記録が遺されているようである。

永久　五年（一一一七）　八月　七日　　網封蔵見在納物勘検注文
建久　四年（一一九三）　八月二五日　　東大寺勅封蔵見在納物勘検注文
慶長一七年（一六一二）　一一月一三日　東大寺三蔵御宝物改之帳
寛文　六年（一六六六）　　　　　　　　三蔵宝物目録
元禄　六年（一六九三）　五月　　　　　東大寺正倉院開封記
天保　四年（一八三三）　　　　　　　　正倉院御宝物目録

これらのほかにも宝庫では修理が度々行われている。その際に宝物の点検・調査は行われ記録されたのだろうが、記録が伝存しない例も多いようである。

江戸時代の初期（寛文六年）までの調査は宝物の所在確認の調査である。ところが元禄六年の調査から少し様相が変わっている。たとえば従前の鏡の調査は鏡の名称、数量が記載されるのみであったが、元禄六年度の調査では、鏡の法量、文様、あるいは銘文などが具体的に記されている。つまり単なる所在確認の調査ではなく、宝物個々の特徴を記すなど内容を伴った調査となっている。それ故、元禄や天保年間には屏風などの修理が行われていたことにいたる。後半の記録には宝物の絵図が付されており、注目している。また、元禄の開封記には「両種の御香」が彩色の絵図として描かれていて、そこには信長公截香跡として位置を示しているが、その他には記録はない。

このような変化は、当時の伝来の財物の調査確認では各方面で行われていたことにより、絵師の専業化と独立があったのだろう。その後、絵図は写真へと変化し、明治五年（一八七二）に町田久成、蜷川式胤、横山松三郎らが行った壬申の検査時に初めて写真撮影が行われている。この時の調査は、翌年ウィーンで開催予定の万国博覧会に出陳する品物を確認することが目的であって、所在確認の調査ではなかった。同時に宝物を描画しているが、一方で拓本を取ったりしていることは驚くばかりである。

明治一〇年（一八七七）、明治天皇は奈良行幸の折に正倉院宝物を天覧せられたとある。その時、宝物、特に楽器の修理は東京で行うことを許可された由である。宝物の修理はすでに行われたことがあったが、東京へと宝物が移動したのは初めてのことであった。

明治二五年（一八九二）には宝物の整理を進めるため、御物整理掛が宮内省に設立された。その間に、宝物の整理・点検、修理、復元などを進め、宝物の整理・点検し目録の作成を進め、その後の宝物の保存管理の基礎は築かれた。しかし、明治三七年に廃止されている。そのとき「正倉院御物目録」が作成され、宝物と名称とを照合確認することが可能となった。それは『正倉院御物図録』全一八冊（昭和三年＝一九二八）の刊行として公開された。ただ、本書の刊行は二十余年を経た第二次世界大戦後に完成をみている。本書は現状をありのまま伝えるものではあるとして今も評価され、正倉院宝物についての基本資料である。それは、平成七年（一九九五）に発刊された『宮内庁蔵版　正倉院宝物』全一〇巻（正倉院事務所編、毎日新聞社）に、「正倉院御物目録」に従って編纂されたことが序文で記されている。これは実に多くの宝物写真を添えている。香薬に限れば数点はカラー写真であるが、多くはモノクロ（白黒）写真であった。第二次調査報告である『図説　正倉院薬物』に庫内の薬物をカラー写真で掲載する方向に向かわせたことでもある。

正倉院宝物はその時々の描画技術を駆使して図示化を行ってきたが、宝物の大半を一括して図示した意義は大きい。そのことで、描画図に対する評価が変容している。それは、精緻に描かれていても宝物の材質・技法などを推測し理解することには及ばないからとされている。しかし、それらの図を経時的に眺めたとき、描画にはどこかに強調点があり、留意を求めている。このことは調査を史的に見渡すときには強力な史資料であって、変容、変質の有無、その経緯などを知ることは保存を考慮するときには有力な情報となり、その意義はきわめて大きい。

正倉院宝物を可視化して公表することは早くから配慮されてきたことである。

大正九年（一九二〇）に森鷗外が進めた楽器の調査は、宝物の内面を知る検査としては早い例であろう。鷗外は大正六年に帝室博物館総長兼図書頭となり、当時、管轄下にあった正倉院の曝涼に際して、開封から閉封まで奈良に滞在し、大正九年に音律の測定可能な楽器の調査を行っている。この調査で注目すべきは、庫内の楽器を比較検討し、楽器の特性を把握しようとしていたことで、実際に奏でられたとも記されている。大正一一年に鷗外は没したが、大正一三年から同一五年にかけても楽器の実測調査は継続して行われている。そしてそれに続くように薬物に関する調査が行われている。

(1) 薬物の調査

大正一五年（一九二六）一一月から翌年の昭和二年秋の開封までの間、正倉院では久保田鼎（奈良帝室博物館長）や大宮武麿（同監査官）によって、庫内に伝存する薬物について、重さ、納器、設備、関係記録など総合的かつ横断的に調査を行っている。久保田らは薬学の専門家ではないにもかかわらず、過去の文献や報告を参照しながら調査記録として「久保田・大宮　正倉院薬物整理始末書」を残しているが、報告書は公開されることはなかった。久保田らのこの時の調査記録は実情を把握する上で貴重な実測データ集であった。戦後に行われた第一次、第二次薬物調査に際しても常に基本文献として対照し閲読した。

その一方で、正倉院の外でも植物、薬物の専門家による正倉院薬物の研究・検討が行われ、以下のような報告が知られている。

伊藤圭介　奈良正倉院宝庫現存薬名考

市村塘　正倉院御物薬品に就いて（『北辰会雑誌』第一〇四号、大正一四年）

中尾万三　正倉院御庫の漢薬に就いて（満蒙文化協会『満蒙』大正一四年）

土肥慶蔵　正倉院薬種の史的考察（『社会医学雑誌』第四七三号、大正一五年）

これらの報告書のすべてを見ていないが、薬物を実視し観察した調査もあるものの、「種々薬帳」をはじめとする古文書に記された薬物名を基に古典本草書に依拠して文献学的に考証した報告が多い。これらの報告が相次いで公表されたことから、正倉院薬物への関心もあったのだろう、学術的な調査を渇望する雰囲気が広まったようである。そこで薬学者の中尾万三に対し、昭和四〜五年の曝涼期間に限って宝庫内で薬物を直接に観察し調査を行うことが依嘱されている。中尾は庫内にあって直接薬物を観察し、『正倉院宝庫漢薬調査報告』を昭和五年（一九三〇）に正倉院へ提出している。それは六七葉からなる自筆報告書で、1．薬物の現状、2．保存への提言からなっている。

報告の前書によれば、1は『正倉院御物棚別目録』第二版[11]に記載されている薬物について視認し調査したとある。報告は各論と総括に分かれている。その内容を現在の薬物情報に基づいて検討してみると、外観から視認するだけで、内情のことまで調査は及んでいない。報告には現在では明らかな誤謬と認める点はあるが、当時の医薬情報では止むをえないことである。中尾万三の報告は第一次薬物調査と同じく第二次薬物調査にあって筆者は基本文献とした。そこには中尾の薬物の専門家としての豊富な知識とともに、中国をはじめ薬物の原産地での実地調査に基づいた経験があったからだろう。さらに、中尾は調査の翌年に『正倉院御庫の漢薬と硝子並陶瓷』と題する小著を発表している。彼は薬学以外に硝子や陶瓷に就いての碩学としても知られており、その面からの観察も合わせて行った報告である。

では、中尾の調査報告例を次に示しておきたい。1．薬物の現状の項からは「薫陸、紫鑛中の混在品」のみを転載する。2．保存への提言項のことは第五章で紹介することとしたい。

正倉院宝庫漢藥調査報告　　　　　　　　　　　藥学博士　中尾万三

○薫陸、紫鑛中の混在品

「薫陸」中に混在せるものは「巴豆」「雷丸」「丁香」「甤核」にして此等に就ては既に記せり．又此中に石蓮子の外殻と思はる、もの並に念珠の玉と覚しき　予には不明なる木実を混在す。

「紫鑛」中に混在せるものは「滑石片」。「龍骨片」。「寒水石片」。「代赭石片」。「無食子片」数個。「雷丸」十三箇。「胡黄連」十数個。とす。滑石、龍骨、寒水石、代赭、無食子、雷丸に就ては既に記せり。

胡黄連は新に発見する所にして種々藥帳に「黒黄連三斤并帒」と記さる、もの、残存せるものならむ。

延暦六年曝涼帳には「黒黄連三斤并帒　欠二両一分　見二斤十三両三分并帒中品」とあり。弘仁二年官物勘録には全く「黒黄連二斤十三両三分并帒中品」とあり仝十三年曝涼帳には「黒黄連二斤十三両三分并袋」と記さる　齋衡の際　如何なる検定の量目なるやは其目録を見ざるを以て知り難し。然れども棚別目録又久保田大宮氏の報告にも無き所を見れば黒黄連は既に宝庫中に無きものと想はれ居たるものなる可し。

本草に黒黄連の名称なしと虽胡黄連の名ありて唐本草書に此を収録す其産地を波斯に為すも誤りにして印度を原産地とす。恐く馬来地方に住せる波斯人が支那に此を船載し来れるため此の誤りあるものならむ。即ち胡黄連は Picrorrhiza kurroa, Royle の根にして開宝本草に割孤露澤と記すは梵音 Katuka 或は Katurohini の音を写すものならむ。

唐本草書に「根頭似鳥嘴折之内似鸜鵒眼者良」と記せるは全く胡黄連の特長を記せるものなるが現存品も此

の記載に一致し且つ胡黄連と称せらるものと同じ故に黒黄連なる名は又胡黄連と同くして黒と胡とは当時同音にて呼ばれたるを知るべし、即ち現存胡黄連は薬帳に記さるも黒黄連の残存せるものと思はる。又た木香中に甘草の一片あり　其質充実し外観甘草よりも木香に似たるを以て何時の時に木香に混じたるものならむも　又以て甘草の品質が甚だ良きものたるを想ふに足れり。

（改行は原文の通りではなく、筆者の責任で行った）

ところで、調査時の中尾は中国から帰国し、東京大学薬学部の薬品製造学講座にあった。中尾は昭和四、五年度の調査内容について当時生薬学講座（担当：朝比奈泰彦教授）副手であった木村康一と討論を重ねている。先の調査は実地の調査ではあったが、判然としないことは少なくなく、機会を得て再調査を行いたい、との想いを木村に述べている。その頃、我が国には日支事変の後処理の課題から、それぞれの国で日中間の相互研究を推進するとして、外務省に東方文化事業部が設けられている。そして、人文科学研究は日本で、自然科学研究は中国で、との大方針を設け、昭和六年（一九三一）に上海に上海自然科学研究所を開設している。中尾は木村を帯同して研究所に赴任したが、程なく上海で急逝している。木村はその後も上海にあって薬物調査を行っていたが、昭和一四年（一九三九）、京都大学医学部薬学科の開設に応じて研究所を辞し帰国した。その後、京大医学部薬学科にあったが、昭和二五年には大阪大学医学部薬学科の開設に応じて教授として転籍している。その間の昭和二二年に木村は正倉院薬物を庫内で実視している。ガラス越しながらの調査であったが、「正倉院御物中の漢薬」とする報告書を宮内庁に提出し、翌二三年に、『正倉院文化』（東方学術協会編・刊、大八洲出版）において同題で報告している。

木村と中尾の調査の記録や報告を現在にあって見るとき、当時としては可能な限りの調査であったことは判る。両人が中国にあって共同して調査を行ったのは短期間ではあったが、薬物の産地を訪れ、野外にあって薬用動植物を観察、採集している。さらに木村にとっては上海で薬物の市場調査を行い得たことは、正倉院薬物の調査を行う上で何事にも代え難い貴重な経験であった。その時の情報を書き留めたノートやカードは厖大であった。そこには薬物のスケッチが添えられていて、貴重であった。調査資料のうち、上海で収集された薬物の標本は木村の正倉院薬物の調査の足跡を語るように大阪大学と京都大学に量的に二分され、同数の薬物が納められた。中尾は昭和初期の自らの調査における疑念の解明を、木村に託していた。その思いを抱いて正倉院薬物を実視した木村は、自らに託された多くの課題の解明に努めたものの、さらに調査を進展をさせるためには、薬物の理科学的な調査が必要であるとの思いを募らせていた。木村が生前、筆者に繰り返し話されたことを思い出す。木村の調査報告を読み、木村の思いを仄聞した多くの薬学関係者にとって、科学の進歩のもとに実視するだけではなく、直接に財物を調査したいとの願望は急速に膨らんでいった。先の中尾の調査から二十年近くが経っていた。そこで昭和二三年にいたって正倉院薬物総合調査班が組織され、直ちに調査に入っている。

正倉院薬物について理科学的な特別調査は現在まで途絶えることなく継続して行われている。ただ、宝物は多種多様であることから調査主題は多岐にわたり、多数である。第二次薬物調査が行われたのは第一次調査からほぼ五十年後のことであった。ちなみに特別調査のはじまりは薬物調査であって、同時に楽器についての調査であった。薬物と楽器の調査は、ともに二十年余前にも併行するように行われている。

(2) 第一次薬物調査

昭和二三年(一九四八)九月、図書頭から朝比奈泰彦(当時、東京大学名誉教授)に正倉院御物中の薬物調査についての依頼が出ている。朝比奈は直ちに木村康一に関西方面での協力者を、それも少人数で集めることを依頼している。木村は直ちに人選にあたっている。[12]

正倉院薬物総合調査は朝比奈泰彦が調査全体の総括を担う代表となり、一〇名の薬学専門家からなる調査班が編成された。当時の正倉院薬物など生薬の研究にはいくつかの方向性はあるが、あえて地域性にこだわれば、関西、関東では調査の方法論にやや違いがあったとも言える。今回の正倉院薬物の特別調査は理科学的に行う本格的な総合学術調査であることに配慮されたのであろう。東西二班として関東班の代表に朝比奈泰彦、関西班の代表に木村康一を任じて正倉院薬物の調査を開始している。現在、戦後すぐの昭和期の調査を第一次薬物調査と呼び、平成期の調査を第二次薬物調査としている。

第一次調査時の記録によれば、昭和二三年一〇月一六日には調査員全員に調査委嘱状が渡され、第一回の調査打ち合わせの会合を正倉院事務所で行っている。この時参集した調査員は正倉の開扉式（開封の儀）を拝観し、その後調査員は薬物を保管する北倉に案内されている。木村以外の調査員は初めてそこで正倉院薬物と対面したことになる。ここに薬物の特別調査が始まった。

調査の詳細は『正倉院薬物』（本文五二〇頁）によって知ることができる。総論、各論は全調査員が分担して執筆している。

この時採用された調査の概要を、報告書に従って、簡単に記しておこう。

まず第一に宝庫中の薬物の鑑定作業を始めている。その基本とした古文献は『新修本草』（蘇敬撰述、六五九年）であって、森鹿三が関係項目を抜き書きし、物産誌的に考察を加えて整理をしている。

『新修本草』は唐代の薬物を考究する参考文献としては不可欠で、薬物の献納時にはすでに我が国に渡来していた。しかし、当時の我が国の医薬界では公的には漢代の『神農本草経集注』（『集注本草』と通称。陶弘景、五〇〇年頃）が公的に教科書として指定されていた。第一次調査に従事した多くの調査員は本草書を解読できたことから、二書を読み較べている。両書の大きな違いは、収載する薬物数の数で、『新修本草』は『集注本草』に比し大幅に増加していた。その多くは中華以外の地域に産する薬物の収載が増えたことであって、唐国が世界史上において最大の領土を誇っていたことと無縁ではない。その一方で奈良の都には各国から多くの人々が訪れ、当時の奈良は我が国の歴史においても史上まれに見る国際都市の様相を示していた。それだけに多くの人々とともに文物は国際色に彩られていた。それ故、『新修本草』は従前の本草書には見られない中華圏外の周辺国に産する薬物のことを記録するものとして、薬物を理解する上では不可欠な文献とされていた。このことを裏付ける逸話がある。江戸時代に古代の多くの和漢医薬書が京都北部の仁和寺で発見されている。その中に『新修本草』の古写本（仁和寺本）があり、その奥書に、「天平三年歳次辛未七月十七日書生田辺史」との記事がある。また、「正倉院文書」天平二〇年（七四八）の「写章疏目録」に「新修本草二帙廿巻」との記事などがあることから、天平時代には『新修本草』は広く知られるとともに、評価されていたと推測している。

では、実際の薬物の供給事情はどうだったのだろうか。中国や南方地域との船舶の往来は活発で、多くの薬物が国内にもたらされていた。しかし、それらを使いこなすには、医療技術の修養と研鑽が必要であるが、師となる人材はない。医療現場では『集注本草』が依然として重視されていた。『新修本草』が公用資料と採用されたのは、延暦六年（七八七）に典薬頭からの上言があってからのことで、時間が必要であった[13]。ちなみに、『新修本草』の古写本に記された天平三年（七三一）から二十五年後に「種々薬帳」は作成されている。

第二次調査にあっても『新修本草』を参照すべき史的文献とした。手許資料として、日本と中国でそれぞれ刊行の影印版を中心に数種を入手した。第一次調査の時と違って、『新修本草』の書誌学的な研究は進み、古写本の断簡等が他にも存することが知られ、残巻だけでも影印や活字による翻刻等によって国の内外で多種が刊行され、手許で参考とすることができた。入手し得た『新修本草』との比較対応は行ったが、すべての閲読はできていない。そんな中で、岡西為人は古本草書の記載を校勘し、全巻の復元を試みている。同時に岡西は『神農本草経集注』の校勘本も残している。両本草書は本調査には必読の書として大いに参考とした。第一次調査の報告を読む限り『新修本草』の考察だけでは不十分なことは、その時既に承知されていた。筆者は本調査では、唐代以降近代にいたるまでの歴代の和漢の本草書を参考とした。その背景には、第一次調査と同時期、併行するように進められていた『明治前日本薬物学史』の研究成果が、大きく影響していることを知ったからである。[14]

正倉院の薬物の多くは植物を基原としている。植物薬は植物形態学・組織学から調査を行い、主として木村、藤田路一、木島正夫、渡辺武各調査員が分担している。同時に薬物中に混在する他薬を分別し、必要に応じて試料採取、秤量、写真撮影（モノクロ）を行っている。その結果、それまで宝庫には帳内薬物二六品が現存するとされていたが新たに一三品を加えて三九品が現存とし、帳外薬物二三品は帳内薬物と同一であるとして帳内薬物へ移動したこともあって四品を減じて一九品とした。

また、理化学試験は柴田承二が担当し、「甘草」には甘味とともにサポニンの一種グリチルリチンが存在することを確認し、「大黄」中にはエモジン等アントラキノン類およびそれらの配糖体を検出し、「丁香」からは呈色反応によってオイゲノール類を検するなど、理化学試験の成績から、薬物によっては重要な有効成分の残存を推測している。当時としては極めて大胆な推論であった。柴田は本調査からほぼ二十年を経て、追加調査として「人参」「甘草」「大黄」からそれぞれの有効成分の存在を現代化学的に証明している。この一連の調査が、理化学者にとっても果たしてどの程度理解されただろうかと懸念された。しかし、これは第二次調査を終えた今、理化学調査の可能性を提示したことだったと理解している。

また、「種々薬帳」記載の薬物の三割を占める石薬（鉱物性生薬）の調査は山崎一雄、益富寿之助調査員が担当し、その化学的分析は山崎が行い、化石類の鑑識は鹿間時夫が行って、鑑定・確認を強固なこととして、『正倉院薬物』に詳しく報告している。さらに、山崎は『古文化財の科学』(思文閣出版、一九八七年)において既発表の報告を採録する形で、関連記事とともに詳録されている。また益富は『正倉院薬物を中心とする古代石薬の研究――正倉院の鉱物1――』(日本鉱物趣味の会、一九五八年)において、自らの立場から改稿し発表している。

これらの報告書を読み返す時、各調査員には、薬物についての数多の経験と豊富な情報の蓄積が根底にあることがうかがえる。正倉院薬物の多くは理化学研究の試料とするには量は少なく、対比検証すべき比較資料の情報もなお不足がちである。さらに、研究を進めるのに必要な生物資源学にしろ有機化学にしろ情報は不足していただけに、判断を誤らせる可能性があったはずである。それでも見事な調査結果を報告していることは十分理解できる。関連する情報の不足する中で行われた各位の調査姿勢に敬服している。

第一次調査の概要は、調査終了後の昭和二七年四月一〇日に朝比奈泰彦代表から宮内庁長官に『正倉院御物中薬物之調査答申書』として提出している。

その後の昭和二七～二八年には第一次薬物調査の追加調査として、関西班の木村、木島、渡辺は「薬塵」の調査を宝庫で行っている。「薬塵」とは、庫内で発生した宝物の断片で元来の帰するところが不明のものを集めたもので、その数量は少なくない。しかし、理科学的な調査に限らず、正倉院の献納物の性格を調査する上では貴重な情報を与えてくれる。

昭和三〇年(一九五五)にいたって『正倉院薬物』として調査の詳細を報告している。

第一次調査では調査状況を記録した映画(モノクロ)の撮影が行われ、全三巻としてまとめられ、その映画は昭和二五年六月三〇日に、調査の中間報告として朝比奈泰彦が宮内庁に提出している(15)。

また、宝庫での調査風景の一端は『正倉院(一)』(岩波写真文庫、岩波書店、一九五一年)中にモノクロ写真として数薬が収録された。

第一次調査が行われたのは終戦直後のまだ諸般の事情の困難な時期で、特に化学的調査研究はほとんど行い得なかった。ところが、一九五〇年代末になって天然物化学の研究方法は各種分析機器の加速度的な発達とともに天産薬物の成分化学、薬理学研究は内外において急速に発展した。たとえば、第一次調査の発足期には微量分離検出法としてはわずかに沪紙クロマトグラフ法のみであったが、その後、薄層クロマトグラフ（TLC）、ガスクロマトグラフ（GC）、高速液体クロマトグラフ（HPLC）と自動微量迅速分離が可能となり、初期においては紫外線スペクトルのみであった機器分析手段が赤外線（IR）スペクトル、核磁気共鳴（NMR）、質量分析（MS）、X線結晶解析と短期間に格段の進歩を遂げた。したがって、正倉院薬物の調査研究の資料や手段はきわめて豊富となった。ここにおいて、後記するように柴田は第一次調査試料の再下付を受けて、「人參」「甘草」「大黄」については化学的に追加調査を行っている。この三種については、第二次調査にあって筆者も改めて化学分析を含めて分担調査を行った。結果はそれぞれの薬物の項〔本書第三章〕で触れることとしたい。

(3) 第二次薬物調査

第一次調査から四十五年を経た平成六～七年（一九九四～九五）に、正倉院薬物に香や香材を含む第二次調査を行った。宝庫での調査はそれぞれの年の曝涼期間中のことであって、次のように調査班は構成された〔役職は調査時のもの〕。

代表　東京班　柴田承二（東京大学名誉教授、日本学士院会員）
相見則郎*（千葉大学教授）　奥山徹（明治薬科大学教授）

顧問　関西班　木島正夫（京都大学名誉教授）

水野瑞夫（岐阜薬科大学教授）　難波恒雄（富山医科薬科大学教授）　米田該典（大阪大学助教授）

＊木島正夫は平成八年三月に死去した。

48

第二次調査の基本方針は第一次調査時に確認された四項目が再び提示され調査班と正倉院事務所で確認された。

一　薬物の識別に関する従来の疑念の解消

一　薬効の検査

一　調査の成果を学界共通のものとする

一　薬物の保存方法の改善の要否を研究する

香薬を含めて、宝物は校倉造りの正倉から昭和三八年（一九六三）に近代的な空調、防火防災設備を施した鉄筋コンクリート造りの西宝庫に移動されていたことから、実地調査は平成六～七年の曝涼期間中に西宝庫の前室で行った。同時に、試料とした物はすべて写真撮影・分取・秤量を行い、それぞれの担当者は分取試料を研究室に持ち帰って調査研究を行うこととした。

第二次調査は主として植物基原の生薬を調査対象として、基本方針の第一の事項を踏まえて、第一次調査で未確認なもの、疑問のあるものから再検討の調査を始めた。その後全香薬を観察し、形態学ならびに理化学的に調査研究を行うこととした。

二番目にある薬効の検査は一次調査の時と同様に、保存薬物を使っての薬効の検証・調査は不可能であることは変わらない。しかし、薬学研究の進展は正倉院薬物と同類薬についての薬効薬理面での調査報告を積み重ねている。それらの研究報告などから、薬効を類推することが可能となっていて、事情は第一次調査とは大きく変化していた。

三番目のことでは、初年度の調査結果は第一回調査報告書として平成七年（一九九五）九月に、第二回調査報告書は翌八年一一月に柴田代表から正倉院事務所に提出された。報告書の梗概は柴田によって整理され「正倉院薬物第二次調査報告」と題して平成一〇年『正倉院紀要』（第二〇号）に報告された。その間の平成八年一二月には大阪で調査報告として「正倉院薬物フォーラム」を開催した。その後もさらに各班員による調査は続き、その結果を含めて、第二次調査の成果は『図説 正倉院薬物』として出版することとして、第二次薬物調査に関与した正倉院事務所員と全調査員が寄稿した。この時をもって調査班は実質面からも正式に解散した。なお後者にはその後の研究調査のことは、基本方針の第三項に従って各調査員の責任において報告することとした。第二次調査の結果について、調査班員各位はそれぞれが所属する学会や学術雑誌等に順次発表を行っている。本書もその一環である。

四番目の事項として、第一次調査では正倉における微生物や微小昆虫の棲息調査を行っている。現在ではすべての宝物は新宝庫に移され、新環境での保存のことは正倉院事務所員によって詳細にかつ絶えることなく調査され、『正倉院紀要』に適宜報告されている。第二次調査では課題としては設定しなかった。香薬と現在の同類香薬材とを個々に分析比較したが、主成分の残存の有無を検討することにとどまっている。

(4) 追加調査（保存に向けて）

調査の基本方針の概略は前述したが、その第四項目に「薬物の保存方法の改善の要否を研究する」ことが求められていた。本調査では理科学的に調査、分析を行うことが精一杯で、保存のことにまで及ばなかった。ところが、「薬塵」（北倉一三五）について調査を行った時に、「薬塵」は保存について科学的に検討するのに恰好の材料であることを強く感じた。そこで、本調査の終了後に「薬塵」を中心とする調査を申請した。第一次調査にあっても本調査の終了後に関西班の木村康一、渡辺武、木島正夫の三者が「薬塵」を調査対象として昭和二七～

二八年に追加調査を行っている。それに倣ったことではないが、「薬塵」と向かいあうときは何かと考えさせてくれる財物である。

正倉院宝物の調査目的は、宝物の材質、特質を知ることが第一である。経年した宝物の現状を把握し、その宝物がどのような変化を辿っているかを知ることは、宝物を適切に次世代へ引き継ぎ、保存管理は如何にあるべきか、との課題の回答を与えることであろう。長い財物の歴史はあるが、保存のことで確実な要素となることが指摘された例はない。したがって保存には試行錯誤に陥ることは免れない。かつて薬物を実視し調査を行った中尾万三が興味深い指摘をしている〔詳細は第五章に記す〕。

中尾は正倉院の漢薬類の今後にあるべき方向として、ごく一部のものを展示用として確保しなければならないのは当然であるが、その他の大多数の宝物は光にも風にも当てずに長く保存して欲しいとしている。保存の立場からは中尾の提案は大いに参考にはなる。しかし、正倉院の宝物の多くは、一個体のみしか伝わっていないものばかりであって、小片といえども分割することはできない。とすれば貴重な宝物は庫内に置いて陽に曝《さら》さず、風にも当てずに保管するのがよいことになる。確かに千二百年近く、ほとんど人目に触れずに、陽にも風にも当てないで保存してきたのだから、今後もそのように保存することは可能であろう。しかし、宝物は人類共通の財産であると考えれば、公開しないで保存することが適切な方法とするのには議論があろう。古代から承継してきたように次世代へ引き継がねばならないのは財物の宿命である。

宝物や文化財は、原形のまま後世に伝えるべき運命にあるだけに、整形されたものを、人為的に切削したり、損傷し変形することは考えにくい。しかし、香薬には「本来は……」という固定した形状、性状の規定はない。全体が材質そのまま乾燥のみを施したものであって、複数個が所蔵されているのが普通である。それだけに素材である香薬なればこそ、理化学調査の試料とし得ると信じて調査に従事した。戦後の正倉院宝物の材質調査の始まりが薬物調査であったことに思いを致すのは、筆者だけではないと思う。

（1）柴田承二による。『正倉院紀要』第二〇号、一九九八年
（2）筒井英俊編、全国書房、一九四四年
（3）前掲注（1）
（4）薬物などの出入のことを記す「出入り帳」「買い物帳」などと呼ばれる文書が伝存している。
（5）第一次調査では三八種としたが、第二次調査で阿麻勒は実在しない（亡佚）ことを確認し、三七種とした。
（6）天然にある薬用動植鉱物から、薬用部を選び出し、乾燥などの簡単な加工をして薬物とした物を示す。
（7）『正倉院宝物』北倉Ⅲ、毎日新聞社
（8）三宅久雄「正倉院薬物の歴史」（『図説　正倉院薬物』所収）
（9）「延暦六年曝涼帳」にある「銅鉢四口」の記述には、「もと沙金を盛る。今は空」と注記されている。天平勝宝九歳の沙金は、この銅鉢中の沙金であったとも推察できるが、詳細は不明である。
（10）佐伯有義編『続日本紀』、朝日新聞社、一九四〇年
（11）筆者は第二版（一九三一年一〇月二〇日、帝室博物館発行）しか所有していない。第一版は未見である。
（12）経緯については、木村康一の回想記『よき師よき友』（一九八一年）に記されている。その頃、朝比奈泰彦は紀元二千六百年奉祝事業の一つ、『明治前日本科学史』叢書の刊行の意図を継承し薬学編の総まとめの任にあった。事業を担ったのは、当初は奉祝会であったが戦後は学士院に引き継がれ、その趣意や目的は変わらず、朝比奈は引き続き任にあたっていた。事業には既に岡西為人、高橋真太郎、赤松金芳、清水藤太郎が指名されていた。
（13）太田晶二郎「漢籍の「施行」」（『太田晶二郎著作集』第一冊、吉川弘文館、一九九一年）、東野治之『書の古代史』（岩波書店、一九九四年）
（14）成果（『明治前日本薬物学史』Ⅰ、Ⅱ）が刊行されたのは昭和三〇年（一九五五）のことであって、奇しくも『正倉院薬物』刊行の年であった。

(15) 監修：朝比奈泰彦、構成：伊藤純一郎、製作：町田政蔵、撮影：昭和二三年（一九四八）一〇月一六～二〇日 正倉院開扉時。

第二章　香と香材の調査

はじめに

正倉院には薬物とともに多くの香や香材が保存されていることは、早くから知られていた。北倉の財物点検記録としては四点が知られているが、延暦期の二巻は首尾一貫しているとして、貴重なようである。延暦六年（七八七）の曝涼記録には巻首の部分はないが、巻末に「以前依太政官今月十三日曝涼香薬并雑物……」とあって、六月一三日の太政官符に従って献納帳に記載の財物、特に香薬と雑物の曝涼・点検を行い、同月二六日に曝涼使から太政官に記録が提出されたとのことである。さらに、延暦一二年の曝涼記録には先の曝涼帳と違って表題が付されていて「新附」とある。その巻首には「東大寺使解　申曝涼香薬等事」とあり、巻末には延暦十二年五月二九日、右大臣藤原継縄が勅を奉じて薬物の曝涼を行うために使者を差し遣わすようにとの宣旨を発し、それによって同年六月一日に遣いを発し、九名が点検を行ったことを記している。しかし、そこには「国家珍宝帳」に記された「全浅香」や「裛衣香」など献納帳に記載の数点の記録しかない。

ちなみに「種々薬帳」には香材とするものもあるが、記載の全品は薬物ばかりである。しかし、庫内には香材の購入の記録や墨痕鮮やかに香材の名をとどめる帒・裹・袋などが数多く残されている。そこには献納帳にない香材の名や、点検時の重量を墨書している例もある。現在では内容物の香薬と袋とは分離して保存している。また、庫内には「薬塵」（北倉一三五）と称する一群の薬物がある。庫内で生じた調度品の損壊や納袋などからこぼれ出した小片を集めた物で、由来や来歴の不明のものが多い。現在では外観から分類され、小片や少量の物はガラス瓶等の容器に納め五百余点を数えている。やや形ある物や数量があるものは小箱等に保管している。その中には香や香材が少なくない。それにもかかわらず、香材についての調査はほとんど行われてこなかった。

香材についての理科学的な研究や調査の実績はほとんどない。それは調査や研究の出発点となる、香や香材についての定義が定まっていないからである。定義が確立しないと再現性のある研究試料を繰り返し入手することができない。香薬が文化財や文化財相当の物であろうとなかろうと、調査研究に際しては「理化学調査とは再試験を可能とする道筋を付けること」であると信じて調査にあたったつもりである。

「香薬」として一括りにするように、香と薬は材料の由来（基原）や性状だけでなく、応用の仕方もよく似ている。薬物は、医療効果を確かなものとするためには常に効果効能が再現できなければならない。それを可能とするには、薬物個々の定義が厳密でなければならない。一方で薬物と変わらない長い歴史を持つ香や香材の多くは、定義さえ曖昧である。にもかかわらず第二次調査に際し、筆者が香や香材の調査を担当させていただいたのは、調査以前に香や香材の研究に若干の経験があったからである。しかし、千二百年余も経た香材に対し、新鮮な香や香材の調査経験が応用できるかどうか見通しはなかった。それでも、庫内の香材が現在どのような状態にあるのかを知りたいことであった。

調査を終えた今、現状を理科学的に知ることができた香薬は少なくない。ただ、千年余の保存中に生じたであろう変化、変質のこととなると心許ない。それでも、今後の保存についての手がかりを得たこともあるとの思いから、現時点での調査結果として記録することとした。

一　正倉院の香と香材

古来、寺院にあっては多種の香が祭事に使用されている。各地の寺院には、現在も多種の香材が伝存し、それらを使用するための香炉や薫炉などの香道具が保存されている。その頃の香と寺院との関係をうかがわせるものとして『日本書紀』には天智天皇一〇年（六七一）一〇月の条に天皇が北興寺（飛鳥寺）へ象牙や沈香、栴檀香を献納された、との記事を挙げることができる。

正倉院への献納（七五六年）から三十年後の延暦六年（七八七）に行われた曝涼調査の記録の末文には「香薬」の語が記録されている〔図1〕。香薬の語が初めて記録された例かもしれないが、曝涼帳には香や香材の記載はない。

ところで、正倉院に伝存する香や香材はその数量において古代の香材としては最も多い。それらは次の四群に大別することができる。

1.「全浅香」「黄熟香」「沈香」「丁香」等、香材そのもの
2.「合香」「裛衣香」等、香材を砕片として配合した香（多くは袋中に）
3.「柄香炉」「熏香炉」等の焚香炉などの道具類
4.「沈香木画箱」「白檀八角箱」など香材を用いた調度品や細工もの

第二次調査に際して、筆者は1、2の香材についての調査を行った。3、4については美術工芸品としての価値が早くから認められ、それぞれの分野から検討され、多くの情報が提供されていることから、外観からの精検だけとした。

香や香木は熱帯から温帯南部、とくにそれもアジア地区に産するものが多いが、それらに関する情報は少ない。

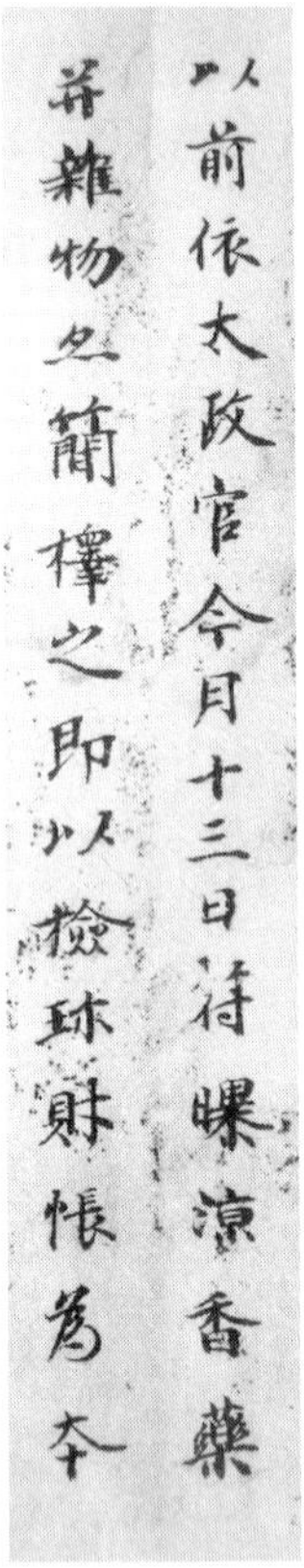

図1 「延暦六年曝涼帳」末の趣意文

薬物についての知識や情報は、多くの本草書をはじめとして、その他様々な形で中国から我が国に提供され、早くから正確に得ていた。同様に香材のことも本草書に登載されているが、その記事は薬物の記事とは較べるまでもなく薄弱である。その理由は香材は古来中国外、それも南方に限った産物で、中国にとっても輸入品であったからだろう。香や香材についての文献からの調査研究は少なくない。調査の過程で香家に伝わる香書を閲読させていただいた。記文を読み解釈することは筆者には到底及ばない。香や香道の専門家からその都度講釈を受けたが、浅学の身にはやはり理解し難く、申し訳ないことであった。ひとえに香に関する知識や、香に接する経験の不足に由来することはすぐに判った。

理科学的に香や香材を研究し、評価するのには、情報を単純化することが求められる。それ故、調査研究にあっては香材一味の調査から始めた。香材としては一味であっても香気は多くの成分から成り、その組成は個体ごとに異なるという特性がある。換言すれば、化学的にみると香材は一味ではあっても合香と等しい。香薬に限らず理化学調査は再現を求めるものである。試料（検体）ごとに評価をする経験はほとんどないことから、香材の評価は客観性に乏しく、主観的なものであるとしてきたのだろう。にもかかわらず、洋の東西を問わず香の文化は今に生き続けている。それを支えてきたのは、我が国では香道家とか香家と呼ばれ、西欧では調香師と呼ばれる人達である。均一の香りを有する香水や香粉などを、数量とともに時代を超えて供給するためには、可能な限り同質の香りを繰り返し提供することが必要である。その基本技は香材を組み合わせて合香を作り出すことである。我が国では香材を様々な形で組み合わせて合香・裛衣香・練り香・抹香などを作り、可能な限り同質と思える香りを提供してきた歴史がある。それは仏教の渡来と密接に関係していた。その後、時とともに様々な形に進化し、線香などの簡便な香材に発展してきた。これらのことは香の選抜、組み合わせによって香気の再現性を確保するものであり、洋の東西を問わず軌を一にすることである。

その一方で、我が国の香文化を特徴付けることに香道の成りたちと歩みがある。鎌倉時代に始まった香木一味（沈香のみのこと）をたしなむ香作法は室町時代末期に香道として整備され、香家を生み出してきた。沈香には多種多様な種類があり、香気は異なるとされてきた。それは化学的には香気成分の組成の違いであろうと推測した。香気は複雑で客観的に表現し評価することは難しい。筆者が理解できる限りで、伝存する香や香材の香成分を知り、保存と継承を考えるために現代の香材と比較調査を行ったにすぎない。しかし、従来の評価を尊重したつもりではあるが、自らが行い得た調査の結果しか記録できていない。

庫内に伝存する香やその関係具などには次のようなものがある。中には奈良時代以前の伝世品や、時代の降るものもあるようだが、由来が判るものは多くはない。

香木・香料等

正倉院には十数種の香木・香料等が伝存している。併せて香材を納めていたと推測される「帒」（袋の旧字）も保存されている。袋に記された香銘は多種があり、さらに多くの香材が庫内にあったことは「買物帳」などの文書から推測できるが、現在の庫内でその名の香材を確認できないものは少なくない。庫内に伝存する香材および合香は次の通りである（（　）内の記事は保存する正倉院の倉の位置と宝物に付されている整理番号）。

香材類　○全浅香　（通称　紅沈）（北倉四一）「国家珍宝帳」に記載
○麝香皮　一枚（北倉一一四）「種々薬帳」の麝香と同じ
○桂心　三裹（北倉八八、八九）「種々薬帳」に記載
○沈香及雑塵　二裹（北倉一一九）白檀を含む
○木香　一裹（北倉一一八）
○丁香　一合（北倉一一九）
○薫陸　一合（北倉一二五）
○黄熟香　（通称　蘭奢待）（中倉一三五）
合香類　○裛衣香　九裹（中倉八〇）「国家珍宝帳」に記載
○香袋　五袋（中倉二九）

正倉院には香材の名を記した裹・帒・壺・槻合子などが残されている。薬物に関しては献納当初、白絁袋や布・紙類で包装し、須恵器の壺・木箱・袋等に納め、さらに唐（辛、韓）櫃中にて保管されていたと「種々薬帳」に記録されていることから、香や香材の保存、保管のことも薬物と同様であったとしてよいだろう。香材の名をとどめる裹、帒は白絁製で、中には弘仁二年（八一一）、斉衡三年（八五六）との記事がある。この年は曝涼が行われた年で、香薬の検量もなされたことをうかがわせるが、曝涼帳には香についての記録はない。袋の中には正倉院開設以前の天平勝宝四年（七五二）と墨書される袋もある。献納時の容器であった「帒」はしばらくはそのまま保管されていたようである。現在ではどの袋にも香材や薬材などは残されていない。多くは近世の整理の段階で、新しい容器（たとえばガラス瓶・木箱など）に移され、当初の容器と内容物は分かれている。

そんな「帒」や遺された「残闕」および「裹」（包裂）には「合香」「浅香」「沈香」「安息香」「丁香」などの

名を墨書し、一件ずつ「帒」に納められていた。「薫陸」は「帒」および「裹」の二件に、「青木香」は「帒」および「裹」の三件に収納されていた。「薫陸」の「帒」には「安息香」の名が併記されている。その意味するところは判らない。以下にそれらの銘文を記しておく。

○合香帒白絁　（北倉一三六）

「合香二斤十二両大」（白絁貼箋墨書）

※「合香」の名称は庫内では他には確認できない。延暦一二年の曝涼帳によれば御礼服に添えられたと記録されている。

○浅香帒残闕白布　（北倉一三七）

「浅香廿七斤四両　見定　□／袋重四両大二舩」（墨書）

○沈香帒残闕白絁　（北倉一三八）

「沈香十九斤小　袋重四両大」（墨書）

○沈香帒残闕布　（北倉一三八）

「沈香」（墨書）

○安息香帒残関白布　（北倉一三九）

「安息香」「六斤　□／黄丹十斤七両／安息香□」（墨書）

○丁香帒白布　附木牌　（北倉一二〇）

「丁子香二斤　四斤十五両」（墨書）

今五斤

「納丁香」（木牌墨書）

○薫陸帒白絁　（北倉一二六）

「薫陸袋白」
「薫陸□八斤二両交替□定　十両」
「天應元年十月廿七日見定五斤十五両」
「以天長九年五月二十五日　下薫陸香并雑香二十一両小」（朱書）

○薫陸帒布　（中倉二〇二）
「薫陸廿四斤　三斤仏」
「安息香三斤」（墨書）

○薫陸裹　紙箋二枚　（中倉二〇二）
「薫陸一斤十一両三分」
「薫陸裹紙」　（南倉一四八〜一六五）
「薫陸十一両小」

○青木香裹残闕　（北倉一一七）
「青木十二両」（紙箋墨書）

○青木香袋白布　（中倉二〇二）
「帒重九両小／青木香六斤小」

○青木香帒布　（中倉二〇二）
「青木香十九斤八両」

庫内には由来が明確でない多くの香薬が伝えられる一方、正倉院文書の中には実物は確認されていない香の名をしばしば見る。

たとえば、宝物献納の四年前の「買物申請帳」（天平勝宝四年＝七五二）には、

　合玖種

丁香宣七斤　薫衣香宣七斤　青木香三斤　薫陸香宣（略）

　　天平勝寶四年六月十六日

麝香五□　薫香五斤　薫陸五斤　丁香　青木香

五斤　菫香五斤（略）　白銅火爐一口小（略）　桂心

一斤（略）

　　天平勝寶四年六月廿一日左大舎人犬美小只

薫香安□　薫衣香（略）　白銅香爐（略）

　天平勝寶四年六月廿四日事業従八位上日□□持

　丁香　青木香　霊陵香　甘松香　沈香　龍脳香

　薫衣香　薫陸香（略）　桂心（略）

との記文がある。

　奈良時代の香・香材の遺例は、東大寺や法隆寺など大和路の古寺には少なくなかったようで、それぞれの寺に伝存する資財帳によって知ることができる。詳細に調査すれば、その数は増えるであろう。大寺が合香や香薬を頻繁に購入し、所有していたことは明らかである。しかし、入手の日時や由来までは判らない。香は仏事に使用するだけでなく、佩飾したり、合香として宝物の保存、防虫の効を期待して併置していたことから、消耗品としての使用もあった。古代にあっては現在よりは多種の香材を利用していたのだろう。正倉院文書にあっても、合香等について記録されている以上に多くの香や薬が庫内に伝存することは理解できる。

正倉院文書や法隆寺などの資財帳に見られる香木・香料の品目を次に一覧表記した。奈良時代に伝来していた香の種類は表記のように多様であるが、なお香名の中には確認し得ないものや、香材とするには疑わしいもの、単に表記が異なるものなども同列に記載した。

寺院に伝存する香材と資財帳に見る奈良時代の香、香材

現代の一般名	正倉院宝物(現存)	「正倉院文書」	『法隆寺資財帳』	『大安寺資財帳』	『唐大和上東征伝』
沈香	沈香　黄熟香	沈香	沈水香	沈香	沈香
桟香	全桟香・桟香袋		桟香	桟香	桟香
薫陸香	薫陸・薫陸袋	薫陸香	薫陸香	薫陸香	薫陸香
安息香	安息香袋	安□□	安息香		安息香
蘇合香			蘇合香		
檀香	白檀		白檀香	白檀	
桂心	桂心	桂心			
丁子香	丁香	丁香	丁子香	丁字香	
龍脳香		龍脳香			龍脳香
木香	木香				
青木香	青木香・青木香袋	青木香	青木香		青木香
甘松香	甘松香	甘松香	甘松香		甘松香
零陵香		零陵香			零陵香
麝香	麝香皮	麝香	麝香	麝香	麝香
甲香			甲香		甲香
裛衣香	裛衣香	裛衣香			
楓香			楓香		
鬱金香			鬱金香		

詹唐香	香附子	百花香	合香	衣香	薫香
	香附子		合香袋		
				薫衣香	薫香
詹唐香	香附子				
		百和香		衣香	
詹唐香					

右のように、各種の香が我が国では使用されていた。その中で、法隆寺の香薬として現存するのは沈水香、梅檀香、白檀香、青木香にすぎないが、資財帳には多くの香材が記載されている。現在の法隆寺にはその他にも多数の宝物が残され、さらには『医薬調剤古抄』などの古帳もある。[1]『医薬調剤古抄』は鎌倉時代の筆写録と判断されているが、そこには鑑真に由来するとされている「呵梨勒丸」などの薬物名を見ることが知られている。薬学者による本格的な調査が行われたとは承知していない。さらに法隆寺には昭和の資材帳と呼ばれる宝物の調査記録があるが、そこには香や香材の名は見ない。

二　香道具のこと

香は大仏開眼会等の大祭事に限らず、寺院では日常的に行う仏事の際にも薫香材としてきた。薫香とは香材を焚き燻すべ香気を一気に発することである。その道具として香炉・薫炉などが数多く伝存し、その多くは、実際に使用されていて、炉には火熱による焦げ跡があり、中には実際に使用されていた灰や香材の残渣が認められるものもある。一方で、それらの諸道具は美術品としての評価も高い。庫内には香炉は多く、次のものがよく知られている。

○銀薫炉　一合　（北倉一五三）

銀製で透彫《すかしぼり》を施している。球形の中央が合口となり、身に自由回転式の火炉を納めている。合口部は内側の立上りが四か所で嚙み合う構造で、合わせ目に「合」の文字が刻されている。蓋と身には鳳凰と獅子を交互に二か所に配し、空間に宝相華唐草を透彫で表している。身は江戸時代に新補されたようで、蓋とは表相が異なって見える。「屛風花氈等帳」に記載の「銀薫爐壹合」に該当すると見なされている。

○銅薫炉　一合　（中倉六七）

銅製鍛造。球形の中央は合口で、中に火炉を納めている。半球形の蓋と身は印籠蓋造構造で差込式留金が対面する二ケ所にある。火爐は鉄製で自在に回転し、容器が転回しても火炉は水平を保つ構造である〔図2〕。

○白石火舎　二口　（中倉一六五）

二口ともほぼ同形同大である。火炉は白石（大理石）製。

○金銅火舎　一口　（中倉一六五）

銅製鋳造。火炉は轆轤挽、鍍金を施し、獣形の五脚に支えられる。

○白銅火舎　一口　（中倉一六五）

白銅鋳造。五脚は獣形であるが後に補修されたようである。

○白銅柄香炉　甲　一口、乙　一口　（南倉五二）

○赤銅柄香炉　甲　一口、乙　一口　（南倉五二）

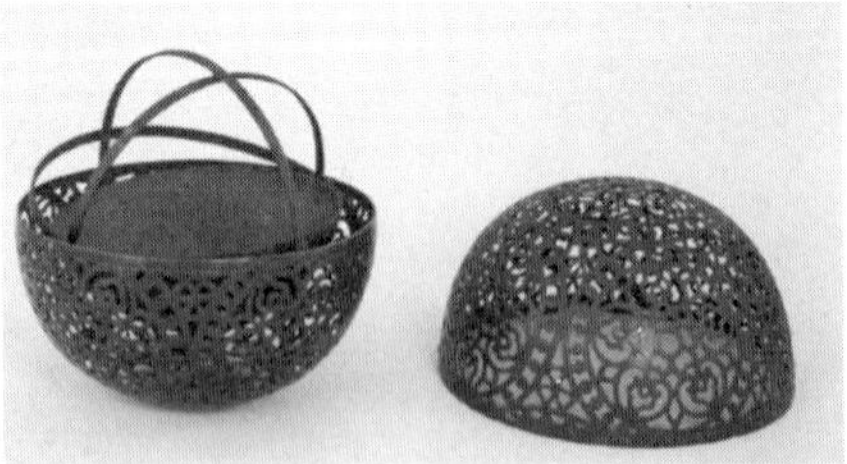

図2　「銅薫炉」

○紫檀金鋼柄香炉　一口　（南倉五二）
○漆香盆　一枚　（南倉四一）
○黒漆塗香印押型盤　一枚　（南倉一七四ノ一七）
○漆金薄彩絵盤（香印坐）二隻　（南倉三七）

台座の裏に「香印坐」と墨書がある。仏前で香を焚くときなどの炉の台座であろう。台座の上には各層八枚の蓮弁を四層交互に配している。蓮弁は中心の蓮花座に銅板で放射状に取付け、内面には雲綱、外面には金箔押に丹・朱・紺青・群青・緑青・胡粉・雌黄・墨等で彩色し、蓮弁の内外には鳥花などを描く。

香や香炉のことは、『日本書紀』（養老四年＝七二〇）にその用例を見るように、奈良時代には寺院などでは常用されている。仏教の渡来と同時に実用されていたとしてよいだろう。その用法のことは判らない。『法隆寺伽藍縁起并流記資材帳』には、「単香爐」と「香爐」と二様があったようで、香を燃焼する道具である。その寸法から、単香炉は仏前に据える火舎の類であって、柄香炉を単に「香櫨」と称していたようである。庫内には「火舎」（中倉一六五）として四口が伝存する。用途は不明であるが、大きさから室内用ではなかっただろう。同時に「柄香炉」（南倉五二）は数多くが保存されている。それらの素材の多くは白銅である。この鍮石の解釈にはいくつかの意見があるが、今でいう真鍮（黄銅）のことで銅と亜鉛の合金で、柄香炉の亜鉛の含有率は二十数％にも及ぶことが明らかとされている。自然界にも亜鉛と銅の合金はあるが、亜鉛の含有率は数パーセントのことで、黄銅は自然界には存在しないとされている。このことからすでに黄銅などの合金製造技術はあった、とすればよいのだろうが筆者にはそこまでは判らない。

では香道具はどのように用いられていたのだろうか。火舎については法隆寺の玉虫厨子の台座に描かれた舎利供養図の例が知られている。台座の正面中央に多足の火舎が据えられている。「香印押型盤」は香印盤の使用を証するもので、「香印坐」は「香印盤」を据える台座として、仏前では対《つい》として用いられていた。「香盆」には「香水」との銘があることから仏前に備える香水を置く盆であって、今日香家がいう香盆ではなかったのかもしれない。香水とは香または香花を入れた水のことで、閼伽《あか》とも称し、今日の香粧品としての香水ではない。銀、銅製の二種の「薫炉」は衣服に香を焚きこめるための香具で、炉が回転することで、火炉は常に水平を保つように工夫されている。これは祭事用ではなく、室内での空薫《そらだき》の道具であったと思われる。ただ、空薫の風習は平安時代に始まる香遊びの一つとされている。しかし、これらの道具が庫内に伝存するということは、すでに奈良時代中期には空薫道具を用いる香遊びが行われていたのではないだろうか。

三　香薬等で装飾された調度類

香材は調度品や仏具の加工用材料としても用いられてきた。沈香は表面に木目のような特有の紋理が表れることから、調度品の装飾・加工材としても珍重されてきたように、庫内には次のような物が知られている。

○沈香末塗経筒　一合　（中倉三三）
八角柱形を二つに割った、付印籠蓋造。両端はわずかに八角錘状を示す。檜材を貼り合わせ、底面を除いた表面に約二ミリの厚さに塗を施している。塗は漆に沈香末を混入したものとされている。相思子（トウアヅキ）と香材の丁香（チョウジ）を配し、四方に嵌入している。

○御冠残闕　（北倉一五七）

○白檀八角箱　第三五号　一合　（中倉一五九）　白檀製。

○紫檀木画花文箱　第一八号　（中倉一四五）　内面に白檀を貼る。

○玳瑁螺鈿八角箱　（中倉一四六）　内面に白檀を貼る。

○素木如意箱　一合　（南倉五一）　「斑犀竹形如意」（南倉五一）を納める箱で上面に「東大寺」とある白檀製。一木を木取りしている。

○木尺　一枚　（中倉五三）　白檀製。一尺五寸で、中央と緑辺部に線を劃した物差し。

○沈香木画箱　一合　（中倉一四二）　柿材製の表面に沈香を貼り、蓋表には木目を、側面には山水を金泥で描く。蓋表と身の各側面に紫檀で界線を劃し、稜角に各種の木画を巡らし、床脚は象牙の透彫である。

○沈香木画箱　一合　（中倉一四二）　表面には二本の金線で亀甲形に劃し、その間に沈香の薄板を貼る。内面は黄楊《つげ》の薄板を、底裏には紫檀の薄片を貼る。

（中倉一四二）　長方形、印籠蓋造、床脚を付す。各側面には菱形に沈香の薄板を貼る、とされる。内面に白檀の薄板を貼る。

○沈香木面双六局　一面　（中倉一七二）　長方形の箱で床脚を付す。天板は檜、側面は黒柿を貼り、床脚は黒柿材蘇芳染。盤面を木画・象牙線で三十五に区分し、各区内に沈香を貼る。稜角と床脚の刳形に象牙を貼る。

○金銀荘横刀　一口　（中倉八）　沈香材の一木造である。

○斑犀把沈着銀絵鞘金銀荘刀子　（中倉一三一）　沈香を鞘に作る。

○雑色組紐飾残闕　（中倉一一〇）

その他多くの財物に香材が使用されている。それらをことごとく記すには伝存例が多すぎる。さらに「沈香木画箱」（北倉一四二）は華麗な細工物として知られるが、箱自体には沈香の他十余種の木質材を集合した寄木《よせぎ》細工で、その薄片が各所に貼り付けられ、木材の材質調査の出発点となった財物である。伝存する多くの「木画箱」の材種は数種にとどまるが、この技法の源流は中国からさらに西方に辿ることができるようである。しかし、そこに貼られた材種には我が国固有の材もあることから、製造は国内で行われたのであろう。白檀は緻密な木質や色調から各種の木質調度品の用材とし、また内貼として早くから利用されてきたのは、芳香だけでなく防虫の効果も期待したのであろう。

その他香木で装飾した工作例としては、小箱・尺・刀の把・刀子の把や鞘・筆の軸端等の小道具類に応用されたものが多数知られている。

四　庫内の香・香材の調査

沈香及雑塵（北倉一一九）

(1) 現状と保存

庫内には素材としての「沈香」に、次のものが知られている。

1. 全浅香　（北倉四一）
2. 合香　（北倉一三六）
3. 薬塵　（北倉一三五）中の沈香
4. 沈香及雑塵　（北倉一一九）
5. 黄熟香　（中倉一二五）「蘭奢待」として広く知られる
6. 裛衣香　（中倉八〇）中の沈香

沈香や沈水香をはじめそれらに関連する名を「種々薬帳」には見ないが、「国家珍宝帳」には「全浅香」が記録されている。これは献納（七五六年）に先立つ三年前に盧舎那仏の前で開筵された仁王会《にんのうえ》のときに献示されたことを示す象牙牌とともに伝存している。もう一木は「黄熟香」であって、献納帳に記載はなく、入庫の時期や経緯なども不明である。これら二材はともに大木であり、盧舎那仏の前に献置するのにも堪える大きさである。しかし、単に献置しただけでなく、香材としても用をなしたであろうことは、両香木の各所に剪削した跡が多数残されていることからも判る。この両香木は現在では「両種の御香」として、香家にとっては垂涎の香木として知られている。その他、庫内には小塊や小片となった沈香が多量伝存している。実際の使用にはこのような小片が用いられたのであろう。それらは「沈香及雑塵」として整理、保存されている。

沈香は主に東南アジアおよびその周辺地域に分布するジンチョウゲ科のジンコウ属の数種の植物から得られる香木で、その材に樹脂や精油が沈積したものである。生木中で樹脂や油分を生成し沈積（結香）する中に香気が生成するが、その機構については未だ解明されていない。

沈香は樹脂の沈着具合によって香木としての評価が決まる。同時に沈香が発する香気は香木(材)ごとに微妙な違いがある。この香気の違いに着目して六、七群に分ける。その分類を木所《きどころ》と称してきた。それは一六世紀半ば以降のことである。その依拠するところは嗅覚によることで主観的な表現となっており、木所は元々香木としての良劣を示すものではなかったが、いつの頃からか流通上の経済価値と対応させるようになった。香気の違いは芳香成分の違いと推測したが、二次調査の前まで香気を理化学的に調査した報告はほとんどなかった。沈香の香気に違いがあることには様々な要因が提起されているが、沈香が由来する樹種は数多く、それぞれの生育地（産地と対応）や生育環境、さらには由来する樹木の部位によっても芳香成分の組成に違いがある。香気の違いが分類学上の種から樹木の部位にまで及ぶとなると課題は複雑すぎる。このことでさえ、つい近年まで理解されていなかった。
第二次調査に先だち、沈香の芳香を客観的に評価をすることの可否を求めて、理化学的に調査分析を行った。沈香の理化学研究の現状を提示して、「沈香」などの分析結果を報告することとしたい。

(2) 沈香の歴史

我が国における沈香の記録の始まりは、『日本書紀』の推古天皇三年（五九五）に「沈水香漂著於淡路嶋其大一囲嶋人不知沈水以交薪悪於竈其咽咽気遠薫即異以献之（沈水香が淡路嶋に漂着した。その大きさは一抱えもあった。島の人々は沈水のことを知らなかったので、薪として竈《かまど》の中でたくと、その煙と香気が遠くまで達した。その薫りが不思議だと思い、朝廷へ献納した）」との記文であるようだ。この記事から当時の摂政であった聖徳太子と沈香を結びつけて、法隆寺に伝存する沈水香が『日本書紀』に記載の香木とする太子伝歴の記事が生まれ、別には正倉院の「黄熟香（蘭奢待）」と結びつけることに発展した例もある。そのいずれにも賛同しかねるが、『日本書紀』の記文を全否定するつもりはない。淡路島に沈香が漂着する可能性はある。沈水香の名を本草書に見るが、それは材が水に沈むほどに重く充実した香木との意で、古くは沈水香と言い習わされたが、現代では沈香とするのが普通である。水に沈むほどの重質の沈香は少なくないが、多くの沈香は水に浮く。

ちなみに、正倉院の沈香に限らず法隆寺に伝存してきた沈水香も水に入れれば浮くことは十分予測される。沈香の産地はインド、インドシナ半島からインドネシアに及ぶ熱帯アジア地域である。そのことからも、沈香が海面を浮遊し我が国に漂着する可能性は否定しない。それどころか、黒潮海流に乗って北上し四国から紀伊半島周辺に到達し紀淡海峡を潮流に乗って北上した漂流物であれば紀ノ川の流勢や大阪湾特有の海流によって、淡路島に漂着する可能性は十分ある。このことはたとえば、南方からやってきた船も当時の船舶の構造や航海技術では淡路島に漂着することがあったようだ。そこから対岸に運ばれ都への陸路を辿ったことを象徴的に表現しているのが『日本書紀』の記文であると読みとることは可能であると思う。現在の大阪湾は江戸時代以来続いている埋め立てにより、古代とは大きく様変わりをしている。海流（潮流）一つをとっても現状とは比較し難いが、以前、台風後の大水で紀ノ川を流下した木材が淡路島に大量に流れ着いたことが思い出される。

そんな大木が我が国にもたらされた時、それを鑑定し判別する必要がある。そのためには特殊な知識や技術（経験）が求められる。その鑑定能力が『日本書紀』が書かれた時にはすでに国内に準備されていて、沈水香であると鑑定している。それも聖徳太子という、当時の最高の知識人に仮託するほどの鑑定水準があった。なぜ、このように『日本書紀』の記載にこだわるかといえば、こと沈香に関しては現在にあっても世に伝承される場合、必要以上に誇大化され、まことしやかに伝えられることが少なくないとの懸念からである。

第一次調査では「沈香及雑塵」について、「袋をともなっているが、その由来については何等よるべき記載がない。おそらく東大寺で大仏開眼会にでも用いられた沈香片の残りか、または防虫用として用いているからそれらのもので、他の薬物と由来を異にしているかもしれない」と記している。今回の調査にあたって、「沈香」の調査を行った。沈香を廃して加工された調度類については外観から実視するだけにとどめた。

(3) 沈香の基原植物

香木としての沈香を採取できる樹木は十余種が知られている。しかし、それらの自生（分布）地域と分類種との関連性や特異性などは全く検討されていない。インドの研究者が、自国産の沈香が *Aquilaria agallocha* に由来すると公表したのは一九世紀のことである。インドからタイ北部にかけては *A. agallocha* が自生し、その分布域は同属種の中でも最も広範である。それ以来、アジアに産する沈香はすべてこの一種を基原とするとされ、詳細な検討は行われないままであった。植物分類学者は既にジンコウ属には多くの種があり、地域特異性があることを発表していた。それを香木である沈香に結びつけて考えることはなく、少数の薬学者が関心を示しただけであった。このことの影響は今も強く残っており、沈香についての世界各国の成書、研究書には沈香の基原植物は一種のみとして引き継がれてきた。

A. agallocha 以外の種で近年話題になったのは、ワシントン条約（絶滅の危機に瀕している動植物の国際取引に関する条約）に沈香を記載するかどうかが議論されたとき、インドネシアに産する沈香の基原は *A. malaccensis*（マラッカジンコウ）として、条約に記載する植物種となって規制されたことである。しかし、条約のことに絞れば、供給される沈香はマラッカジンコウの一種のみとされていたこともあって、沈香の基原種について改めて検討されたが、過去の分類基準やその具体例としての基準標本を精査しないままに、採択された。中国、ベトナム、ラオス、インドネシアに産する沈香の基原植物は多種にわたり、それぞれの地域に分布する種も種数も異なる。中国の沈香は *A. sinensis* と *A. ophiospermum* の二種が、そしてインドネシアには *A. malaccensis* が自生している。しかし、ベトナムやラオスにはそれぞれの地域固有種があって、それぞれの地域に同属の数種が自生していると判ったが、植物分類学からそれ以上のことはわかっていない。

沈香は樹脂や精油の沈積した樹木の幹や根の材を利用するため、その組織構造を顕微鏡下で比較検討をしたことがある。供試した沈香は数百に及び、組織構造から数群に分かつことは可能であると知ったが、組織構造のみからは基原種の決定にまでいたらなかった。近年大いに発達した遺伝子のＤＮＡ解析などの可否を試み、いくつかに大別できることは確認できたが、それ以上については判らなかった。それは、組織構造での検討と同じく、比定するためには対照可能な標準試料が必要である。植物分類学的に種の確定した基準標本を得られなかったことから、データは得られても比定することはできず、それ以上の検討ができなかったためである。

熱帯アジア各地に自生し、沈香の供給を可能とする樹種とその分布域を表記したいが、それを確かな物とするデータの蓄積がない。筆者はかつてジンコウジュの種子や幼木を数か国から導入し栽培していた。育成は困難ではない。生木の導入から間もなく、大阪で「花と緑の博覧会」（ＥＸＰＯ'90）が開催されたことがあった。そのとき中国海南島から十数メートルの沈香の生木の提供があって、移植し展示した。しかし、輸送に際して生木が大きすぎたことから上部を切り詰めて搬送、移植した。博覧会の期間中に弱化し、終了からほどなく枯死した。それでも実視供覧に付すことができるほどの生木が国内にもたらされたのは、我が国開闢以来初めてのことではなかったろうか。ちなみに、会期中には生木の入れ替えの必要から、手許に置いて幼株から栽培していた数本の若木を代用展示とした。径は五センチ、高さも二メートルほどとあっては、よほど植物に慣れ親しんだ人でなければ成木の様相を推測できないだろう。一連のことは現在にあっても後悔している。沈香ほど香材として人口に膾炙したものはないにもかかわらず、原植物については今も昔もほとんど判っていない。

(4) 沈香の香りの化学

沈香を特徴付けるのは黒色〜淡褐色の樹脂の沈積と、それに含まれる芳香本体の精油である。樹脂を構成する主な化学成分はクロモンと総称される化合物群であって、沈香には三十数種が含まれているが、それらは燻香時に香気を発することはない。それに対し芳香本体の成分の研究も一九五〇年代には研究が始まったが、当時の研究機器では手に負えるものではなく、本格的な研究が始まったのは八〇年代のことであった。その背景には分析をはじめ研究用機器の機能の向上があり、筆者らも研究の一翼を担うことができた。研究報告の詳細は個々の原報告(2)を見ていただくとして、ここでは結論を簡単に記しておきたい。

沈香の香気成分の研究に筆者達が用いた当初の試料はインドネシア産の沈香であった。当時の沈香の主産地は

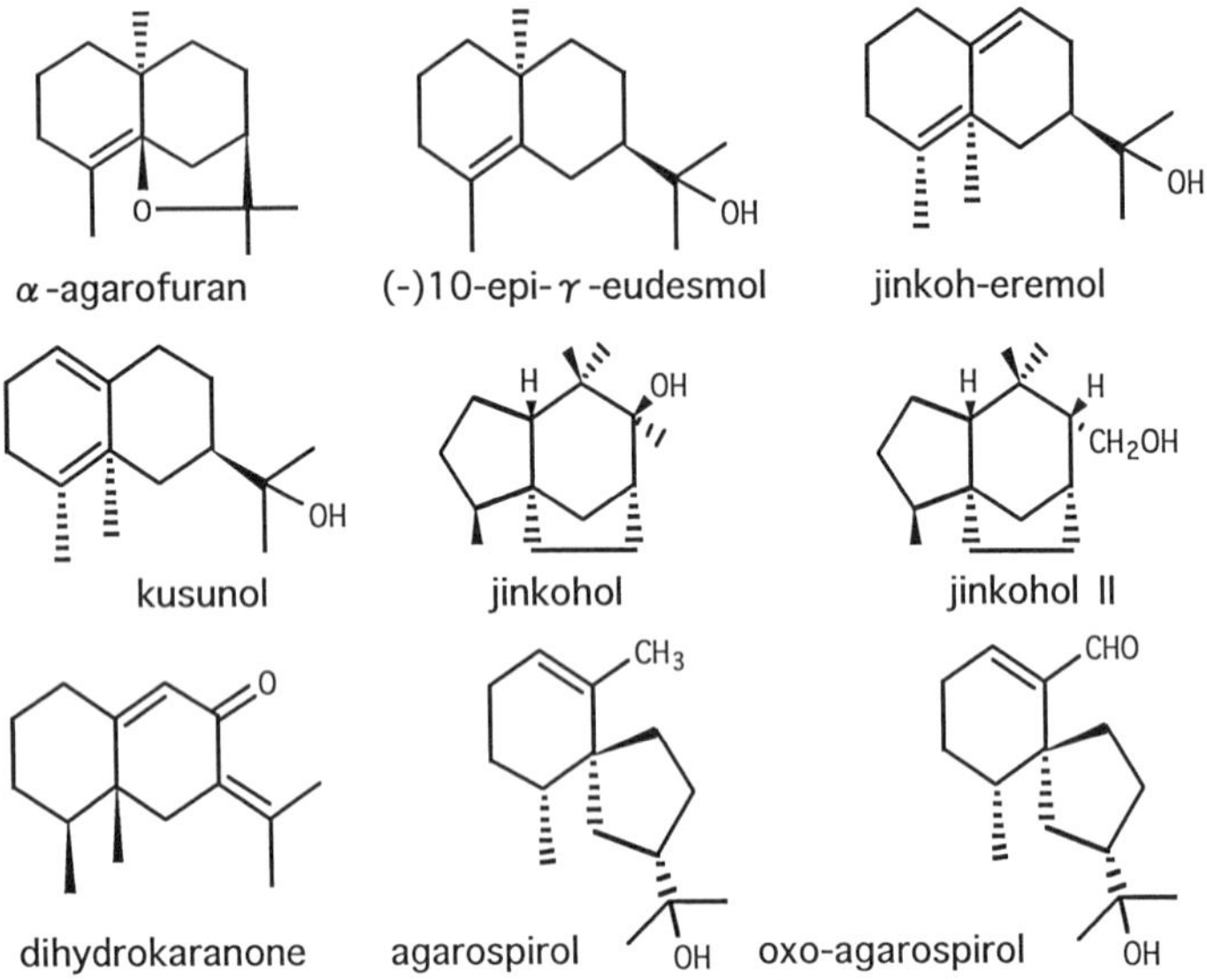

図3　「沈香」の香気成分の分析調査に標品とした化合物

インドネシアとインドシナ半島であった。沈香は香気の違いから市場価格には大差があった。その点では現在も変わりはない。当初の研究試料には経済的なことから購入可能な品種にした。まずは数種の芳香化合物を化学的に単離、精製した。天然物研究の常法に従って各種の測定機器で測定したが、特に核磁気共鳴装置（NMR）は当時としては最高の高分解能を有する機器であった。得られたデータの解析はそれまでの機器による経験だけでは対処できず、機器の使用や精通した専門家の協力を得られたことで解析が始まった。

　単離した多くの化合物は芳香を有していた。特にそのうちの二種は強力な香りを有していて、化学的には新規の化合物[3]であると確認されたことも研究者にとっては幸いであった。その二種の化合物は沈香に含まれていたことに因んでジンコール（jinkohol）、ジンコールII（jinkohol II）と命名した。両化合物はともに酸味を帯びた香りを有し、沈香の香気としては特異であった。

この結果をふまえて、市場価格から当初の実験には供試できなかったベトナムをはじめインドシナ半島に産し、由来の確かな沈香を試料として調査を進めた。その背景には、沈香のような経済価値の高い香材には現在にあっても偽称・詐称の品物が少なくないからで、素材の調査研究は確かな比較材料確保に始まるとの信念がある。

その後、先の二種をも含めて、図3に示す九種の化合物を単離して、それぞれの化学的特性を確定した。

とくに、ベトナム産の沈香から芳香成分として、ディヒドロカラノン（dihydrokaranone〔以下DKと略す〕）を単離し、化学構造等を明らかにしたことは沈香の研究推進には大きな力となった。この化合物については同時期に東京の研究グループも単離し、化学構造の研究中であった。その後共同して研究を進め、その化学構造を付図のように明らかにすることができた。香りとしては甘味を帯び、インドネシア産沈香のような酸味は感じられず、良質であった。この種の香気はインドシナ半島からインドにかけて産する沈香には共通して認められるが、インドネシア産の沈香では化学的には存在を確認できなかった。同様に、先にインドネシア産沈香から単離し確認したジンコールやジンコールⅡは、インドシナ半島産の沈香には確認できないことから、インドネシア産の沈香に特有の成分であることが判った。以上のことから、沈香が産地によって香りを異にするのは、芳香成分の組成やそれらの含量の多寡によるもので、化学的にいくつかの群に分けることが可能であると推測した。これらの化合物はその後の調査にあっても常に重要なことから、化学構造を図3に示した。

沈香は産地によって香りに違いがあることは理解され、基原植物の分類学的な種の違い、生育地の環境の違い、芳香成分の生成経路の違い、など多くの仮説が考えられたが、どの説も、否定も肯定もできない。調査経験からは、いくつかの要因が絡み合っていると考えられる。

いずれにしろ、新規の化合物を含めて九種の芳香を有する化合物を得たことで、これを手がかりに調査研究を進めた。

表1　沈香の芳香成分の存否と分類

	DK	J-1	J-2
V1型	+++	—	—
V2型	+	—	—
S1型	—	++	++
S2型	—	+	+〜±

(5)「沈香」の化学分析と産地特性

各市場の沈香は成分組成から大きく三群に分類できた。それは先に述べたジンコール（J-I）とジンコールII（J-II）、およびディヒドロカラノン（DK）の存在様式の違いで、表に示すS型はシンガポールや近隣を経由して輸入される沈香、V型はベトナムやその周辺のインドシナ半島産の沈香である。中国産の沈香についての情報は少なく、海南島や広東省、広西省などで入手した沈香を供試したが、結果からいえばすべてV1、2型であった〔表1〕。

沈香の樹脂の本体はクロモン化合物であって、その組成と産地との間に関連が認められるとの報告もあるが、本書では割愛した。

ところで、「沈香」はすでに庫内での保存は長期間を経ているため、芳香成分における変化の有無が判らない。経時的に連続した試料を供試できれば解決する課題であるが、採取どころか入手などの年月さえ不明な材料ばかりである。そうしたなかで、一八五〇年頃に渡来したことが明らかな沈香を多数入手できたため、経年変化の有無を現在の沈香と比較して行った。J-I、J-II以外の指標成分を確認し、含量もほとんど違いは認められなかった。この結果から、この分析法は「沈香」の調査にも応用できると判断した。

一方で「沈香」と同様の成分組成を示す沈香の入手の可否も重要な課題であった。「薬塵」（北倉一三五）中の一一三〜一一五および五〇二の四検体からは指標とした芳香性セスキテルペン類の存在を確認し、ともにDKが含まれていたが、ジンコールの類を認めなかった。現地で採取し購入してきたインドシナ半島の各地に産する新しい沈香とも含量においては違いはない。

次に各地から集めた沈香を分析した。機器としては主にガスクロマトグラフィー質量分析計（GC-MS分析計）を使用した。香りの違いは芳香成分の定性、定量値などによる組成の違いにあると判断し、定量分析を行い比較した。先に分離して得た九種の化合物を比定のための標準化合物とした。

分析した資料は五〇〇検体を超え、分析値は一〇項（変数一〇）を超えたことで、統計処理には多変量解析法を応用した。当初は大学の大型計算機を使用していたが、近年ではパーソナルコンピューター（ＰＣ）は高機能化し、データの処理能力も急速に進展して、我々が必要とする程度の統計処理なら個人の机上で行うことが可能となった。この結果、産地が判らない沈香も九種の芳香成分の定量分析値で産地などを推定することが可能であると判った。その後、分析機器やデータ処理については著しく進展した。統計解析に際して変数を十種程度としたことでよかったのかとの思いはある。数理統計学的には変数は多い方がより確かな解析値が得られるのかもしれない。例数の確保は必要であるが、変数は可能な限り少ないほうが、卓上計算機の使用とはいえ処理は楽で実施しやすい。一通りの作業を終えて振り返ったとき、それでよかったとの思いはある。

なお、香道では沈香を匂いの質から六種に区分し、それを木所として、六国《りっこく》とも称している〔89頁に後述〕。その六国を理解するため化学成分の組成から解析を企図したが、標品としての確たる資料を入手することができず、調査にはいたっていない。

全浅香（北倉四一）と黄熟香（中倉一二五）

この二種の香材は、香道では「両種の御香」と呼び習わして、香家にとっては特別のものとしている。これら二材には截香の痕が多数あり、平成九年（一九九七）筆者が截香跡を数えたところ、「黄熟香」では三八か所以上を数えた。中には二度三度と截したと推測される痕跡もあることから、実際にはそれ以上に度々截香されたのだろう。世上には同名かつ分身であると伝える小片がある。元木を同じくする香材かどうかは承知していない。(4)

「全浅香」の最初の調査記録は「曝涼帳」であろうが、名数だけの確認で具体的なことは判らない。元禄六年（一六九三）の『東大寺正倉院開封記』には「両種の御香」の彩色図譜が遺されていた。その図譜を各地に見ることから、彩色写本がいくつか作られたようである。筆者が数か所で確認した図譜には、書式としては二様があるが、その記するところに違いはない。ただし原図譜のことは承知していない。図譜は最初に「黄熟香　又　蘭奢待」として三葉の図を記している。一図はやや拡大図で、三図は全形図である。ところが第二図は小片を描き「小切　一尺三寸」との記載がある。小片の香は元木を同じくとされていたのだろう。現存のことは承知しない。続いて、「全浅香」についての四図があって、全形の彩色図の下に並列して三小片が図示されている。現在「全浅香」には小片が付随しているが、図のいずれかに該当するか否かは判らない。図譜には四小片が描かれているが、形状からは両香木とは別木のように見える。

(1) 明治以降の調査

明治以降になって初めて「両種の御香」が調査された記録は、明治五年（一八七二）蜷川式胤らが行った壬申検査のことを記した日記『奈良の筋道』であろう。それは全国にある古器物の調査に関連して行われた調査記録である。

明治維新後に始まった神仏分離令の発布にともなう排仏毀釈の運動は、しだいに過激な破壊行動をおこし、多くの仏像・仏具などを失うことになった。また、文明開化の世相は生活様式の変化をもたらし新奇発明のものだけが貴重され、古器物を無視する傾向もあったようで、興福寺の五重の塔が売りに出され、正倉院周辺でもたき火をするなど、伝統の文化財に対しての尊厳は失われていた。この風潮に対応して、明治四年には政府に対し集古館を設立する献言が出されている。一方では、殖産興業を目的として博覧会の開催が計画されるようになってきた。それはまた明治六年に開かれるウィーン万国博覧会への出品を準備するためであり、町田久成や蜷川式胤・内田正雄などが中心となって博物館の建設と近畿の古社寺の宝物調査を行っている。彼らは明治五年正月には正倉院の開封と古器物の検査を申請し、文化財を保護する動きの一つとして二月に宮内庁より奈良へ出向くことが内々に決定すると、開封して検査を行った。『奈良の筋道』には「黄熟香」（蘭奢待）のことについて次のように記している。

八月十二日、倉には前日より階段などが用意され、当日は寺僧や官人が並び、開封に及び、勅封が取り外され、錠が外されて、当事者は内部へ入った。

このとき、南倉に収納されて玄印の箱に入れられた黄熟香、一名蘭奢待があり、少々粉を火に入れ候処、香気軽く清らかにして、誠にかすかのかほり有り……

直接に正倉院の蘭奢待の香りを聞いた数少ない記録の一つである。[5]

この日、横山松三郎によって初めて蘭奢待の写真が撮られている。その写真を見ると、蘭奢待は、納められていたと思われる櫃の上に無造作に白い布を敷き、その上に置かれている。現在「黄熟香」には足利義政、織田信長の名を示す付箋とともに、明治天皇の勅により云々と記す三枚の付箋があり、それぞれは截香の跡を示すものとされている。この時の写真にはその位置に付箋は見られない。先に記した元禄年間の『東大寺正倉院開封記』には信長公切削の跡、と図示しているが、付箋などはないようである。明治天皇の勅による截香は明治一〇年（一八七七）のことであり、付箋がないのは当然である。ちなみに、現在確認ができる三枚の付箋を見る限り同質の紙で、筆跡もきわめて類似しているようにみえる。[6]

蜷川は当日調査した香に関係する宝物として「紫檀柄香炉」のことを記している。次いで一三日には、献物帳などの文書類を多く閲読し、一四日には「沈香包」「金銅柄香炉」を、一五日には「香木一包」「柄香炉」「薬種類」を、一六日に「沈香一包」「薬種類」「亀甲形金の沈香筥」「赤栴檀箱蓋」および「透かし釣香炉」二つと「柄香炉」を拝見している。一八日にいたって中倉の分として「紅塵(沈)香三尺六寸二分、九寸二分一、一尺五寸五分一」と記録している。その他に薬種・銅柄香炉・柄香炉の記録がある。さらに「紅沈香」(全浅香)について、

> 紅沈香の粉少々火に入る、黄熟香よりはるかに悪し、一統そしる。然れ共、中心は如何や、定てよかる可しと思ふ。

と聞香の感想を記しているが、「黄熟香よりはるかに悪し」とされたのは、併存する粉末を燻べたにすぎないためだろう。「全浅香」から得られる香材となりうる部分は、周辺部の黒色化した部分だけである〔口絵1〕。この他宝物のことでは香炉・香盆・香合などを記録している。

なお、この年のいわゆる壬申検査は近畿の社寺で行われ、法隆寺の検査では、香木・「手箱の太子」が記録されているが、江戸時代の法隆寺宝物目録に見られるように、華やかに香木を取り上げることはなく、他の宝物と同様に淡々と記述している。

明治一〇年二月、明治天皇は京都と神戸を結ぶ鉄道の開業式典に臨まれた後、八日には宇治の平等院をご覧になられ、午後には東大寺東南院の行在所にお入りになられた。翌九日には春日大社を参拝され、午後に折りから開催中の奈良博覧会を大仏殿にてご覧になられている。その後、四聖坊において町田久成の案内により正倉院御物をご覧になられ、次いで正倉院宝庫を一巡され行在所へお帰りになられた。その後に、香炉を持参させ、切り取らせた蘭奢待を焚き聞かれたようで、『明治天皇紀』は次のように記している(7)。

> 正倉院御物の中に黄熟香あり、所謂蘭奢待なり、往時足利義政・織田信長に其の一片長さ各一寸八分を賜ひしことあり、還御後、久成に勅して之れを剪らしめたまふ、久成乃ち長さ二寸・重さ二銭三分八厘の一片を上る、天皇、之れを割きて親ら炷きたまふ、薫烟芳芬として行宮に満つ、而して其の残餘は之れを東京に齎

したまふ、

この截香は、このとき臨席した人たちにより、その様子が詳しく伝えられている。奈良県の役人として参列した稲生真履は明治三四年（一九〇一）一月に当時の東京帝国大学史学会において、陛下のご下命で町田久成が蘭奢待を切ったと講話している。また、宿舎に供奉した堀川伊八は、

行在所ニ於テ焚キ給ヒシニ香気失セザレバ大切ニ保存セヨト勅旨アリ

とも述べている。稲生真履は明治一二年（一八七九）にも截香があったとして、自らが切ったことで、そのときの切り口からでた粉はお許しを得て自分が拝領の栄に浴した、とも記している(8)。

香気の良劣の評価は、個人的な主観もあって、文字でもって表現するのは困難なことで、記録はほとんど残されていない。そのことからしても本記載はきわめて貴重な記録として読むことができる。たしかに、「全浅香」「黄熟香」はそのままでも沈香特有の香りを発しているし、それらの小片を火中に投ずれば、香気満つる状況を再現することは現在でも可能であろうが、それは叶わぬことである。

「黄熟香」〔口絵2〕が薫り高い香木として語り継がれてきたことは、これらの記録からも疑うべくもない。しかし、明治以降のこととても香気のことについては、後年になっての記録であって、詳細に読めば少し違いがある。それは単なる記憶違いなのだろうか。「両種の御香」のように巨大な香木では截香の部位によって燻香に違いがあることは分析結果からも充分推測できる。それだけに、截香の部位によって香気の表現に違いがあった、としておきたい。しかし、香の専門家の中にはどんな大きな香木であっても、一木の香木では部位によって香気に違いがあるとすることは受け入れ難い人もあるようで、このことではかなり強い反発を受けた経験がしばしばある。

⑵「両種の御香」のその後

現在「黄熟香」には三枚の付箋が残されている。一枚は「明治十年依勅切之」とあって、明治一〇年（一八七七）明治天皇が奈良への行幸の折、勅命によって截香された箇所を示している。他の二枚は織田信長、足利義政の二将軍によって切り取られた跡とされ、それぞれには「拝賜之處」と付箋がある。信長公の名を記す付箋の位置は元禄年間の調査記録の通りであるが、義政公の名を遺す付箋の位置がいかなる根拠によるのかは判らない。ともに明治一〇年の付箋から離れた箇所にある。

「黄熟香」のことが世間に識られるようになったのは室町時代になってからのことで、歴代の足利将軍が截香を繰り返したことに始まるとしてもよいだろう。その間に香道が遊芸文化の一つとして整備され、併せるように茶道も整備されていた。当初、両道は発生から、整備、そして遊芸として、さらに家元制度を確立し、家元の許でそれぞれの文化を継承するなど、時期のことも絡めて常に相対的に見られてきた。しかし、素材からみたとき両道は全く異質の文化である。

茶道は茶葉を素材とし、当初こそ栂尾や宇治で栽培の茶葉を本茶であるとして、闘茶などでは一等の素材とされていた。やがて、各地で茶の栽培が進み国内で広く栽培生産されるようになると、産地にこだわることはなく、侘び寂びを宗として、作法を重んじる遊芸へと展開し、茶道として幅広い人々に受け入れられた。

香道にあっては、香材は当初から常に輸入されるもので、それは限定された地域からの香木こそ優品とすることで、素材にこだわってきた。そこには、余人の入る場は少なく、ある種の階級の人々にのみ受容されるにとどまった。両道は素材として茶葉、香木を入手することが出発点であった。茶道は茶葉を国産化したことで作法を重んじる方向に発展した。香木の輸入に依存するしかなかった香道では、原材料にこだわるあまり、珍奇な物を求める傾向から抜け出ることはなかった。このような解釈では反論もあるだろうが、両道の違いを材料の立場からみれば、右記のような指摘は可能ではないだろうか。

香道の成立は室町時代末期のことで、ただ、沈香一味の使用が最もよく見られる形で、今日にその伝統を守っている。しかし、奈良時代には数種の香材を組み合わせた合香が普通であった。その名残は寺院での仏事だけでなく、茶事の香手前などの抹香や練り香、さらには線香などの形で受け継がれ、現在にあっても伝統の姿を見ることができる。その合香にあっても沈香は重要な香材であることは変わらない。

なお、沈香を薬物として利用してきた歴史は古い。沈香は香や香材のことだけでなく、今日では広く愛用される小児用家庭薬（大衆薬）の素材でもある。

東大寺の伝統薬の一つに「奇応丸」がある。『本朝医談』（文政五年＝一八二二）によれば、

奇應丸は永正の頃東大寺の太鼓破れて張り替んとして見れば、古き皮の裏に薬方書付てあり。製して用るに奇應ありければ依て名づくと雙桂集に見えたり……

とある[9]。

処方内容について、関白・近衛基熙（一六四八～一七二二）は自らの日記の延宝六年（一六七八）八月二日の条に、

延寶六年八月二日庚午　夜に入り憚りなく罷り出て妙薬方を持参せしむ。後代のため之を記す。奇應丸人參一両、沈香一両、麝香六分、熊膽一匁五分、金薄(箔)十五枚、右細末して熊膽を水にてとき総薬を入れ丸す。此大さに金薄を衣にす。此薬功一、瘧一、大霍乱〈但し腹痛甚しき時別に之を用ふ〉一、産後血の道、先ず大概是等なり

とあり、『雍州府志』（貞享元年＝一六八四）には「食毒、霍乱、腹痛を治す」との記事を残している。沈香は小児薬をはじめとして種々の寺伝の薬に配合されてきたが、多くは鎮静効果を期待したもので、今日でも高貴薬の

一つとして伝統的な家庭薬に配合されている。『基熙公記』に記された奇応丸の処方を構成する薬物はすべて「沈香」をはじめとする香薬類と共通することから、製丸は可能である。

「両種の御香」についての科学的な記録は本調査までなく、第一次調査では理化学的な調査を行っていない。観察記録としてわずかに一六行の記載がある。[10] これが、最近までの唯一の科学的な記録であった。

「黄熟香」の性状として、『正倉院薬物』には「現状では朽ちてうつろになった巨材のいたるところに樹脂分の凝集している小部分が見いだされる」と記されている。同様の記文は「全浅香」や「黄熟香」を観覧した方々の印象、宝物紹介記事などに多々認められるところで、明治維新以降にあって宝物を観察した人々は多くの記録を残しているが、ほぼ同様である。

「全浅香」の断面の周縁は堅く緻密な層で、内側は色調を異にする粗松な質で異質の層として明瞭に区分できる〔口絵3〕。これに対し、「黄熟香」には大きな空隙がある〔口絵4〕。沈香は樹脂や精油成分が材の細胞やその間隙に沈着したものである。同時に樹脂によって堅固な組織となり、乾燥や湿潤に抗し、時には衝撃にも堪えることが可能となる。その沈着は均一に生じるものでなく、不規則に沈積する。香気成分の沈着しない材部は燃焼時に異臭でなくても予期しないような香りを発することがあり、時には沈香の香質を低下させる。そのために沈香の評価を高め、香材となり得ない部分の切除が求められ、やがて技として確立された。心材だけを見ると「全浅香」では伐採時のまま乾燥させているが、「黄熟香」では空洞となっていて、切除したことが判る。「黄熟香」の空隙は朽ちてうつろになったわけではなく、積極的に余分な部分を切除した結果である。余分な材を切除、切削することは現在では沈香の原産地では普通に行われていることで、単に整形と称している。

ただし、切除・切削の整形技術だけで具体的に時間差を推定することはできないが、不要の部分を切除する整形の考え・技術が確立されるには時間の経過が必要であったことは確かである。なお、「全浅香」には「象牙の牌」が付されていて、大仏開眼法要の二年前の仁王会（七五三年）に際して、大仏の前に献香された香木であることを示している。「黄熟香」入庫の経緯を示す資料のことは不明であり、「黄熟香」の入庫は「全浅香」に遅れることは確かだが、どの程度の時間差があったのかは判らない。

(3)「両種の御香」の理科学調査

「黄熟香」の截香跡は全体に見られるが、明治の截香の跡は、義政公と信長公の切り口とは離れた箇所である。それまでの多くの截香が太い胴部分において行われたのに対し、明治の截香は細くなった場所を截香している。付近には小さな削り痕は見られるが多くはない。金平亮三は「根元の方から梢に進むに従って優良である」と記している。[11] 根拠は細くなった方が地上先端に近いと推察したのであろう。ラオスの原産地で胸周り約四〇センチのジンコウジュの生木を地下部から掘り上げて確認した限りにあっては、沈香木は地下の下方に直線的に伸張し、先端に近いほど細くなる。同時に樹脂の沈着部分は褐白色となって樹脂量は減少しているが、香気は強くさわやかになることを経験した。金平は先のように表現したのではなかろうか。

香りが良くなるとはどのようなことなのだろうか。それを調べるため、香木とすることが可能な一本の材から樹幹と地下部を原産地で採掘・伐採して得た標本を分析して比較した。その結果、精油分の含量は地下部では多くなることを知った。同時に樹脂が少ない方が薫香時の香気にはキレがある、との表現に辿り着いた。この表現は非科学的なことではあるが、どうしてもそれ以上の適当な言葉が見つからない。

個々の分析結果を詳細に記載し、分析の方法や条件を提示するのが科学報告の常法であるが、それらは原報告に譲るとして、本書では「全浅香」の分析チャートのみを記すこととした〔図4〕。

なお表記にあたって、化合物には便宜上仮の番号をつけたが、本書のみに有効なことで、他意はない。化合物

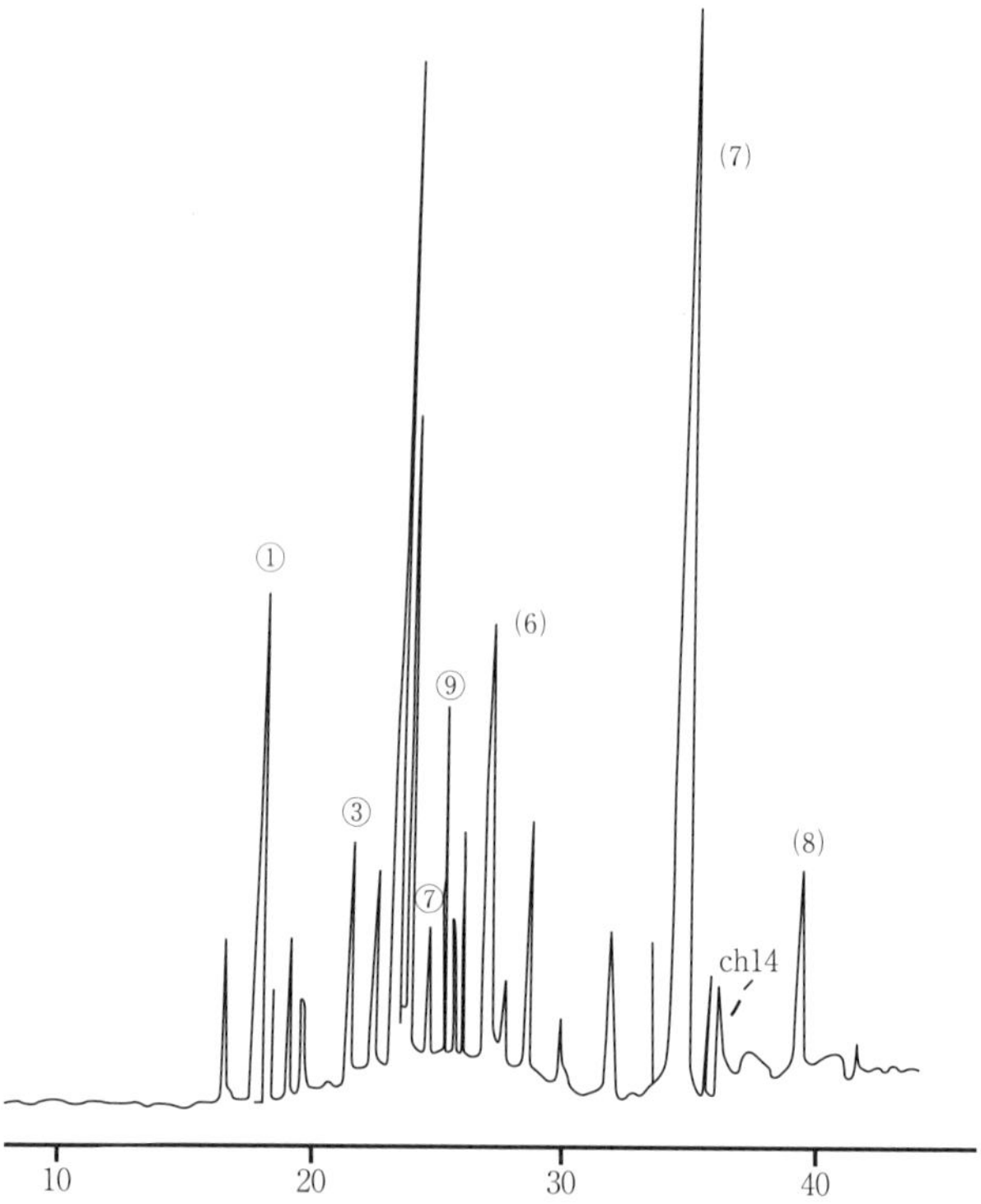

（上記図の化合物の同定）

(6) di-n-butyl phthalate
(7) bis-(2-ethylhexyl) phthalate
(8) unknown

① β-agarofuran
③ jinkoh-eremol
⑦ dihydrokaranone
⑨ oxoagarospirol
ch14 5, 8dihydroxy-2-(2-phenylethyl) chromone

図4　「全浅香」のガスクロマトグラム

八種のクロモン類四種、芳香成分七種の分布については表2に示す通りである。表記した検査試料は全浅香二、黄熟香三、沈香四から得て分析した。

古文化財の化学成分を分析し、素材の考察を行うのにはいくつかの前提が必要である。たとえば、正倉院薬物の場合、包含される薬効成分などが千二百年にわたる時間を経ても、なお変化することなく保存されているかどうかに始まって、当初に含まれることのない異質の化合物が存在するかどうかも検査しなければならない。

沈香に本来含まれている樹脂のクロモンや芳香成分のセスキテルペノイドは、化学的には比較的安定し変質変化はほとんどないようである。その確認のために、沈香を用いて模擬的に再現して変成の可否を検討した。方法としては各種光線の照射、通気、温度や湿度をはじめ周囲の環境の変化などを組み合わせた。沈香には過酷と思われる環境状況を作成し、試料を静置した。同時に沈香の抽出液にあっても液性などを変化させ、光を照射し樹脂や精油分の変成を試みた。この実験期間中に変化を確認することはなかった。産地や品質を評価する上で特に重要な成分に限っては安定して残存し、化学的な性質は変化することなく、当初のままとどまっていると判断した。

表２　「全浅香」「黄熟香」「沈香４種」と成分組成の比較

試料 / 化合物名	全浅香 1	全浅香 2	黄熟香 1	黄熟香 2	黄熟香 3	沈香 1 3	沈香 2 4
dihydrokaranone		○		○		○	
jinnkohol							
jinnkohol Ⅱ							
agarospirol						○	○
oxo-agarospirol		○		○	○		
kusunol							
β-agarofuran		○		○		○	○
jinnkoh-eremol		○				○	○
chromone 7	○	○		○	○	○	○
chromone 14	○	○		○	○	○	○
chromone 17	○					○	○
chromone 18	○						
chromone 19	○						
chromone 20	○	○		○	○		

chromone 17,18,19,20　クロモン化合物（未同定）
1～4は個々の試料を示した

試料とした「沈香」は樹脂の沈着を明瞭に確認でき、その質は緻密で固く、現市場品と比較しても外観上ほとんど差異は認められない。「沈香」から確認できた芳香成分とその含量には、現市場品の沈香と比較しても有意な差は認められなかった。このことから、沈香のように樹脂中に含まれる芳香成分は揮散や変質はなく、保護されていると推測した。それは樹脂性香材にあっては変成を確認することはなかった。化学変化を誘引する活性酸素をはじめとする外気の影響がないことは、樹脂によって隔絶された結果であると推断している。

なお、供試したすべての試料から指標とした芳香成分のすべてが検出されたのではない。それは沈香は部位によって芳香成分の組成に差異があるためで、原産地で採取した試料や現市場で得た試料にも同様の変異があった。このことから、ある種の芳香成分が揮散したり、変成したとは考えにくく、沈香の材での樹脂の沈着は一様ではない。その樹脂のない部分を切削して除したのが「黄熟香」に見られたうつろである。また、「全浅香」では外面に近い部分には多くの樹脂が認められ、堅硬化しているが、内部は粗松となって脆弱で樹脂、芳香成分は認められない。したがって、沈香の芳香成分の保存には樹脂の沈着が大きな役割を果たしていると推測している。

(4) 沈香と伽羅

伽羅《きゃら》を沈香類の最高級の品物と評価し、「両種の御香」を伽羅であるとする見方は古くからある。しかし、伽羅の語がいつの頃から使われるようになったかさえ判っていない。香薬の歴史を辿るとき中国の文献に多くを依存してきたが、伽羅の名は中国の本草書など香薬に関する書中にはない。伽羅の名に対応すると思われるのは伽藍香、伽南香、奇楠香、棋南香などの名称であって、『瀛涯勝覧』（一四一六年）、『星槎勝覧』（一四三六年）には、それらの香材が占城国（チャンパ王国、現ベトナム）に産する特殊な香木であると記している。さらに、これらの香木について詳解したのは『海語』（一五三七年）に始まるようで、その記述内容は生産を可とする現場を知った者の記事であることをうかがわせるが、やはり伽羅の語はない。

翻って国内の書を見たとき、『尺素往来』（室町時代）に伽羅木の名を見るがこれが香木の伽羅のことなのかどうかは判らない。当時の香書には伽羅を焚くとの記事はない。香書に伽羅の名が登場するのはかなり後のことであって、『建部隆勝筆記』（天正元年＝一五七三）には新伽羅の名が記され、『お湯殿の上日記』の慶長八年（一六〇三）には加藤清正が新伽羅を献上したと記している。とすれば伽羅の名はそれ以前から使用されていたことが推測されるが、筆者にはそれ以上は判らない。一方、徳川家康が占城国と真蝋国（カンボジア）に香木を求めて送った書信の中に奇楠香の名を認めている。奇楠香は中国や東南アジアでは通常の語であったようで、現在も会安（ベトナム・ホイアンの漢名）にはその名が刻まれた寺伝の香炉がある。しかし、国内の書にその名を見ることは近年までない。伽羅は沈香を分類する上で、国内で生まれた語であるのかもしれない。

木所とは前述のように香道において常用する香木を分類した区分で、その成立は一六世紀半ばと思われるが、詳細は不明である。木所は別に六国とも呼ばれるように記された名は伽羅、羅国、真那蛮、真名賀、蘇門答剌、佐曽羅であって、伽羅以外は字音から東南アジアの実存の地名を思わせる。伽羅、佐曽羅には対応するような地名はなく、その後の新伽羅も地名ではない。一七世紀に占城国の滅亡後、伽羅が我が国にもたらされなくなった。代わってもたらされた伽羅と称する沈香は従来の伽羅とは香趣が異なることから、香家は新伽羅として新たな分類項目をたて、七国としたようである。時に一七世紀半ばであった。ただ、新伽羅のことは既に言語学、物産学など各方面から考証されていて、文献上では確認できるが、これぞ新伽羅との香材を実視したことはない。伽羅が沈香類の中で最高位であるとされるようになったのは江戸時代からであって、香道の伝書には「両種の御香」は伽羅でその中でも代表的な香材であるとしている。

以上のような背景があるからなのか、世に伽羅とされる香木は多数伝存している。そこで、伽羅を科学的に定義づけすることを企図して、伽羅と沈香の違いの識別が可能か否かを検討した。試料には今日の香市場において伽羅と認定されるもので、香材の鑑定の専門家が判定したものを用いた。試験法としては視覚として確認可能なTLC（薄層クロマトグラフィー）法を用いた。その結果、すべての伽羅では、口絵5に示すように沈香とは明らかに異なる化学成分（黄色く呈色するスポット）の存在を示している。このことから常法に従い呈色成分を単離し、図5のように化学構造を決定した。沈香の樹脂を構成するクロモンの一種である。沈香中のクロモンについてはすでに二十余種が化学的に明らかにされているが、ここで得たものは伽羅に特異的に存在することを知った。

このことから、この化合物の存否を指標にして、現今の香市場で専門家による鑑定済みの伽羅百余を検体として調査した。結論からいえば見事なまでに伽羅は伽羅であって、伽羅には沈香の混入がなかった。鑑定の現場では、経験的に五官による判別しか行っていないが、鑑定の専門家はそれを確実なこととしていたことに敬服している。

我々の行った化学分析は、伽羅と判断するために伽羅の芳香成分の多様性を分析結果として、次いで二種のクロモン化合物の存否とを併用することであった。実際の分析結果からは、少なくとも現在流通する沈香から伽羅と確認し判別するのには、クロモン化合物の分析だけでも十分にして可能であると判った。しかし、この方法では古伝の伽羅を確認する試験法としては十分ではないのかもしれない。指標としたクロモン化合物が長期の保存中に変成や分解などに応じて変化を生じないのか否かの確認も必要である。そのために様々な条件の環境下で、かつ過酷な試験を行うことは行ったが、数か月程度の試験であって、何らかの変成を確認はできなかった。

伽羅を科学的に規定するにはなお多くの調査と実験が必要であるが、現今の伽羅に限れば、評価法としては数種のクロモン化合物の存否を根拠に判別することは可能であると判断している。

では「両種の御香」は伽羅なのだろうか。その香気成分のことは既に述べた。そこで、クロモン化合物の存否

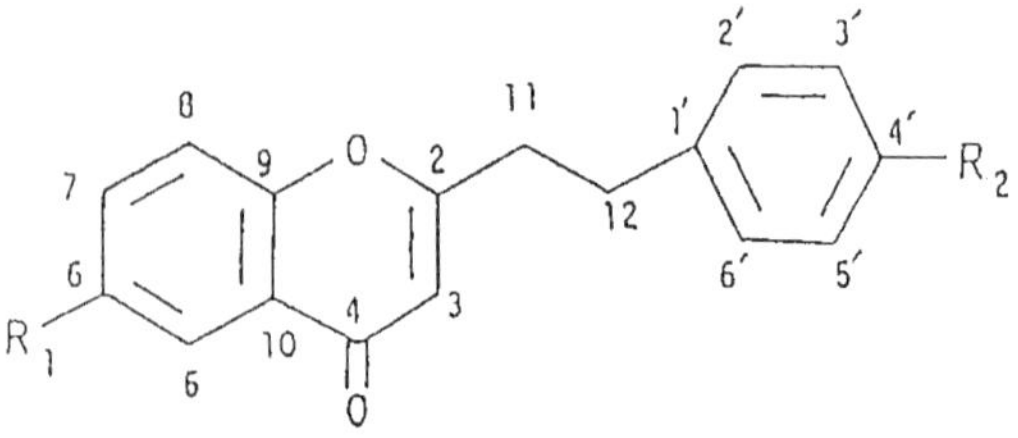

$R_1 = R_2 = H$　2 (2-phenylethyl) chromone

$R_1 = H$, $R_2 = OCH_3$

2-[2-(4-methoxyhenyl)ethyl]chromone

$R_1 = R_2 = OCH_3$

6-methoxy-2-[2-4-methoxyphenyl]chromone

図5　伽羅に特有のクロモン類

を指標にＴＬＣ試験を行い、供試した試料には黄色スポットを認めたが、スポットの色調には濃淡がある。それは試料の採取部位によって異なるようだが、限られた試料ではそれ以上のことは判らない。これらのことから、「両種の御香」の化学的組成からは現今の伽羅ときわめて近似しているが、同類と判断できる試料を見ることはなかった。

余談であるが、本調査に供試した試料のうちインドシナ半島東部で収集したものの中に、量的には少ないながら二種のクロモン化合物を含む沈香を見つけることがあった。成分からは現今の伽羅と同じとまでは言えないが、現今の伽羅にきわめて近縁、または伽羅の一種である、と表現することは可能であると判断している。

(5) 法隆寺の沈水香

東京国立博物館に併設の法隆寺宝物館に収められる沈水香〈法一一四〉〔以下〈　〉内は宝物番号〕がある。沈水香は本草書に見られる古典的な名称の一つで、沈香の一種である。この沈水香は長さ九八・八センチであって、特異な形状を示している。沈香木の類がこのように分枝する形状を示す例は多くはない。表面からはわずかに沈香特有の香気を感じる。外観は黄褐色で一目して日焦けを生じているように見受けられるが、沈香特有の文様は明らかであって、虫害等の損傷は全く認められない。現在のところ理化学的な調査が行われたとは承知していない。博物館の計らいによって、直接手にとって外観からのみではあったが調査の機会を与えられた。

沈水香は外観から沈香であることに疑いはない。表面の色調からは変成していることが推測されるが、小片を加熱するときそれなりの薫香を感じ取ることはできるであろう。沈香には樹脂や油分の蓄積状況や量の多寡によって様々に区分される。所伝の沈水香は中国の本草書でいうところの桟香の類に該当するものである。「全浅香」〈北倉四一〉と同類ではあるが、外観はずいぶん異なって見える。永年の保管状況に違いがあったことで、本質的に違いがあるとは推断していない。ただ、今日我が国に供給される沈香の中に、形状や特徴において法隆寺宝物の沈水香に類似するものを見ることはほとんどない。

白　檀（北倉一二九「沈香及雑塵」の中）

(1) 現状と保存

白檀は沈香とともに古来並び称されてきた香材である。「白檀」を用材とした調度品は庫内には少なくない。

完整された工芸品である「白檀八角箱」（中倉一五九）、「玳瑁螺鈿八角箱」（中倉一四六）などでは白檀を薄片として内貼に使用していることが確認されている。それらの蓋を開けたとき、弱いながらも白檀に特有の香気を嗅ぐことができた。白檀との確認は外観からの特徴と特有の香気によっている。次に記す1～3の「白檀」は小片でかすかに香気を確認したがそれが白檀固有の香りかどうかは確認できなかった。

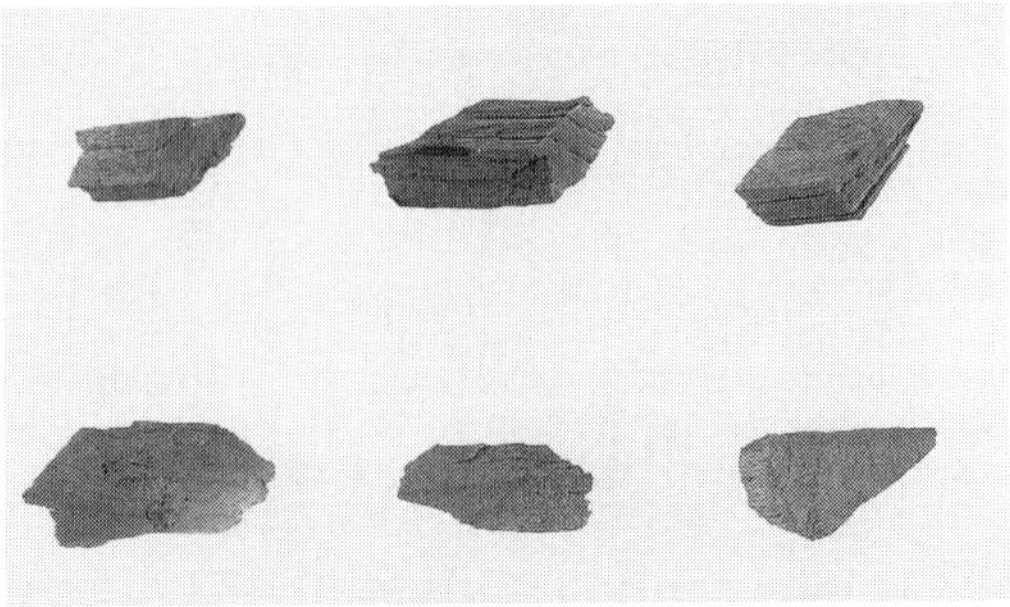

図6　「白檀」の砕片

調査試料としたのは「白檀」の形質をとどめる素材で、すべて小片である（図6）。

1. 「沈香及雑塵」（北倉一二九）中の白檀　小片
2. 「薬塵」（北倉一三五）中の白檀　小片
3. 「合香」（北倉一三六）中の白檀　小片

1の「白檀」は明治の調査時に「沈香及雑塵」として整理され、現在ではガラス瓶に納められている。入庫した経緯は不明である。正倉院では「沈香」「白檀」をはじめ数種の香材を混和したものを絹袋に入れ、「裹衣香」

として伝統的に庫内全体の防虫剤として利用してきたようで、「国家珍宝帳」にもその例が記されている。庫内には「裛衣香」（中倉八〇）として伝承される袋がある。さらに「合香」中にも「白檀」の小片が認められる。このことから小片の1、2の「白檀」は、何らかの袋から漏出したものであろうとされている。

(2) 白檀のこと

白檀はビャクダン科ビャクダン属のビャクダン（*Santalum album*）の幹や枝の材を乾燥させたもので古来国産はない。材は名の通り白く、木目が希薄なことに加えて豊かな香りを有し、材は緻密で重質で堅硬である。古代から仏像（檀像ともいう）を彫刻し、仏具を作製する素材とするなど、広く用いられてきた。白檀には芳香があり、材は白いことから浄性を満たす具材として崇められ、仏具に利用するなど仏教との関係が指摘されている。現在我が国にもたらされる白檀は一木での造像を可能とするほどの材はなく、寄木による造像しか出来ない。それでも、古代にはそれなりの巨木が少なくなかったのだろう。それでも、白檀は堅硬で重質であることから彫造には多大な技術と工具が必要であり、やがて国内では檀像を見ることはなくなり、結果として芳香を有する楠木などを代用としたとされるのは、造像を可能とするほどの白檀の供給がなくなったことによるのだろう。今日にあっては、各地に檀像が残されている。注意しなければならないのは、檀像とされている像のすべてが白檀で作製されたものではないという点である。檀の名を有する材には赤檀、白檀、黒檀、紫檀、黄檀などがあり、共通して材は緻密で重質であるが、白檀のみが特有の芳香を有するので誤ることはない。ただ、以前のことであるが、古代の仏像を素材の視点から調査したとき、白檀像として伝えられてきた中に、香気はなく外面も檀像を思わせるような特徴がなく、その時は判定を未了とした。その後、第二次調査を終え白檀の調査経験を得たことから、改めて調査を行い白檀像であると確認したが、白檀が激しく変容するのを経験したことであった。

庫内に白檀の小片が保存されてきたことは、第一次調査から知られていた。第二次調査にあたって、白檀の香気の変容の詳細を検討することを課題とし、理化学的に調査をすることとした。

(3) 白檀の化学

白檀はビャクダン科のビャクダン(*Santalum album*)をはじめとして、インド南部からインドネシア、太平洋諸島に広く分布する同属植物の芳香を有する幹材である。古代から利用が進められてきたのは主にインド、中国やその周辺の産出国であって、利用されてきた種はビャクダンの一種としてよいだろう。心材には三〜五%の精油が含まれ、主成分はα-、β-サンタロールで、芳香成分の約九〇%を占める。他にサンタレン等のセスキテルペンが少量含まれる。化学的には白檀であるか否かはサンタロール類の有無を確認するだけでもよい。その根拠に、サンタロールを含む植物は他にはほとんどない[12]。

「白檀」の分析には小片を粗末として検液を調製し、GC-MSで分析した。試料は外観の色調が異なる三様の砕片を選び、中心部・表面部に分離した。比較試料には現在入手可能な新しい白檀を用いた。ガスクロマトグラムや各成分の質量分析データおよび標準品の化学データとの照合の結果、七種の化合物を指標とした。

新しい白檀では、サンタロールが精油分のほとんどを占めるほどに大量に含まれている。それに対し「白檀」ではサンタロールはわずかに認めるだけで、とくに表面に近い部分では極端に減少していた。また、黒く変色している試料ではサンタロールを確認することはなかった。

ところで、新しい白檀では確認することはなかったが、「白檀」の分析チャート〔図7〕では顕著な三つのピーク(③④⑤)を確認することができた。③④は最近の白檀でも材のまま一年以上保存したものでは少量を確認することができた。③はジブチルフタレートで、④は「白檀」のみに確認された、ビス2エチルヘキシルフタレートであった。⑤は「白檀」のチャートでは最も大きなピークであるが、新しい白檀をはじめ、五十年近く保存されてきた白檀では全く確認できなかった。この化合物については質量分析計のデータと照合した結果炭素数一七の飽和炭化水素であろうという推測はできたが、この類の化合物は多くの異性体が存在し、最終的な確定はできていない。図8〔98頁〕では参考例としてヘプタデカンの構造式を示しておいた。ピーク⑥は「白檀」にわずかに確認され、標準品との照合によりブチルハイドロキシトルエンと同定した。ピーク⑦は「白檀」のみに確認され、標準品との照合により2, 2-ジメトキシ2-フェニルアセトフェノンと同定した。

(4) 白檀の芳香成分とその変化

「白檀」の精油成分が保存中にどのように変化するのかを確認するため、現市場品の砕片（チップ）、粉末（粗末）および抽出液を試料として、様々な条件を設定して変成を試みた。結果として紫外線を照射することで、「白檀」の変質ときわめて擬似的に変化を再現することができた。その結果を記しておきたい。

試料としてインドネシア産の白檀の小片、粉末ならびに白檀油を用いて、紫外線を照射した。一・五×一・五×〇・二センチの薄片を隙間なく三枚ずつ重ね、上下、四側面から紫外線を当て二週間ごとに各片の表面部・中心部を削り取り、分析試料とした。表面部の各段階におけるガスクロマトグラムである。照射後四週間では、対象試料（照射しないもの）との間にはほとんど変化は認めないが、わずかに③の生成が確認できる。その後、③④が増え芳香本体のサンタロールが顕著に減少しているのを確認した。さらに紫外線を五か月間照射するとサンタロールは全く確認されず、それまで増えていた③は減少し⑤⑥⑦など、新たな成分が生じて増加し、特に⑤のピークが顕著になる。⑧⑨は「白檀」には全く認められない成分で、紫外線照射三か月半の試料では確認できないが五か月照射した試料では大きなピークとして確認することができた。標準品との照合により⑧は8-メチル

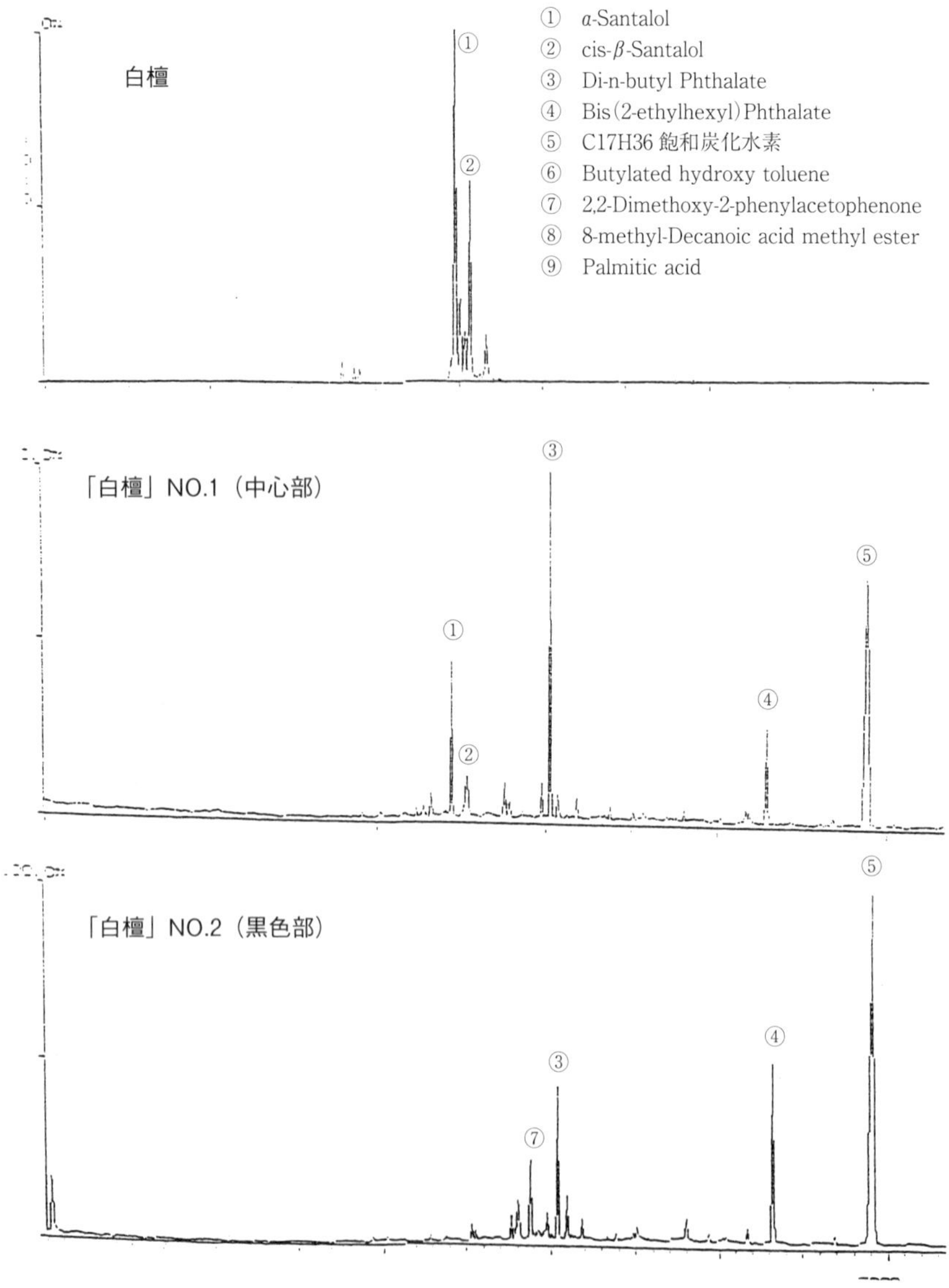
① α-Santalol
② cis-β-Santalol
③ Di-n-butyl Phthalate
④ Bis(2-ethylhexyl)Phthalate
⑤ C17H36 飽和炭化水素
⑥ Butylated hydroxy toluene
⑦ 2,2-Dimethoxy-2-phenylacetophenone
⑧ 8-methyl-Decanoic acid methyl ester
⑨ Palmitic acid
白檀
「白檀」NO.1（中心部）
「白檀」NO.2（黒色部）

図7－1　「白檀」各種のガスクロマトグラム

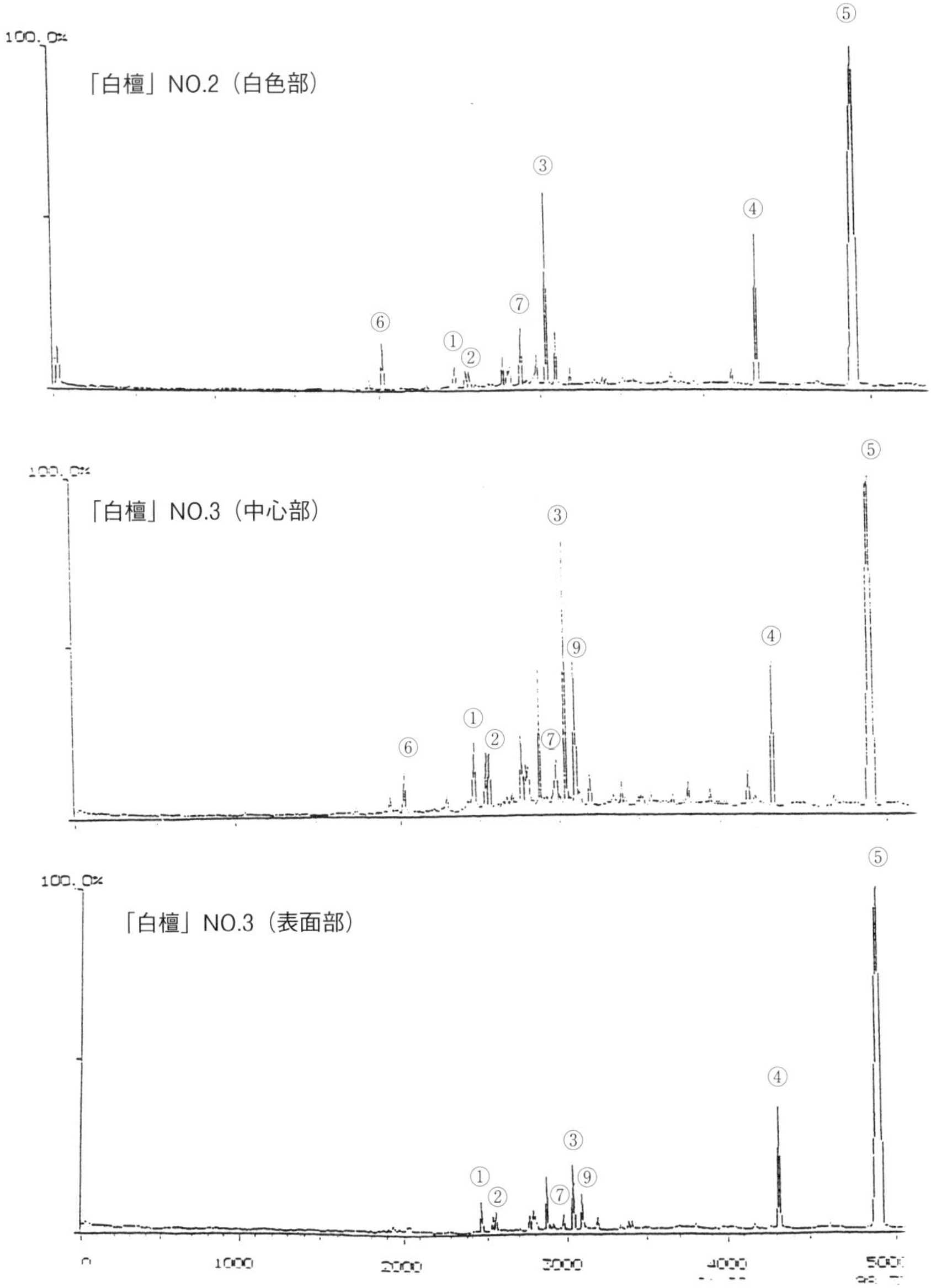

図7-2　「白檀」各種のガスクロマトグラム

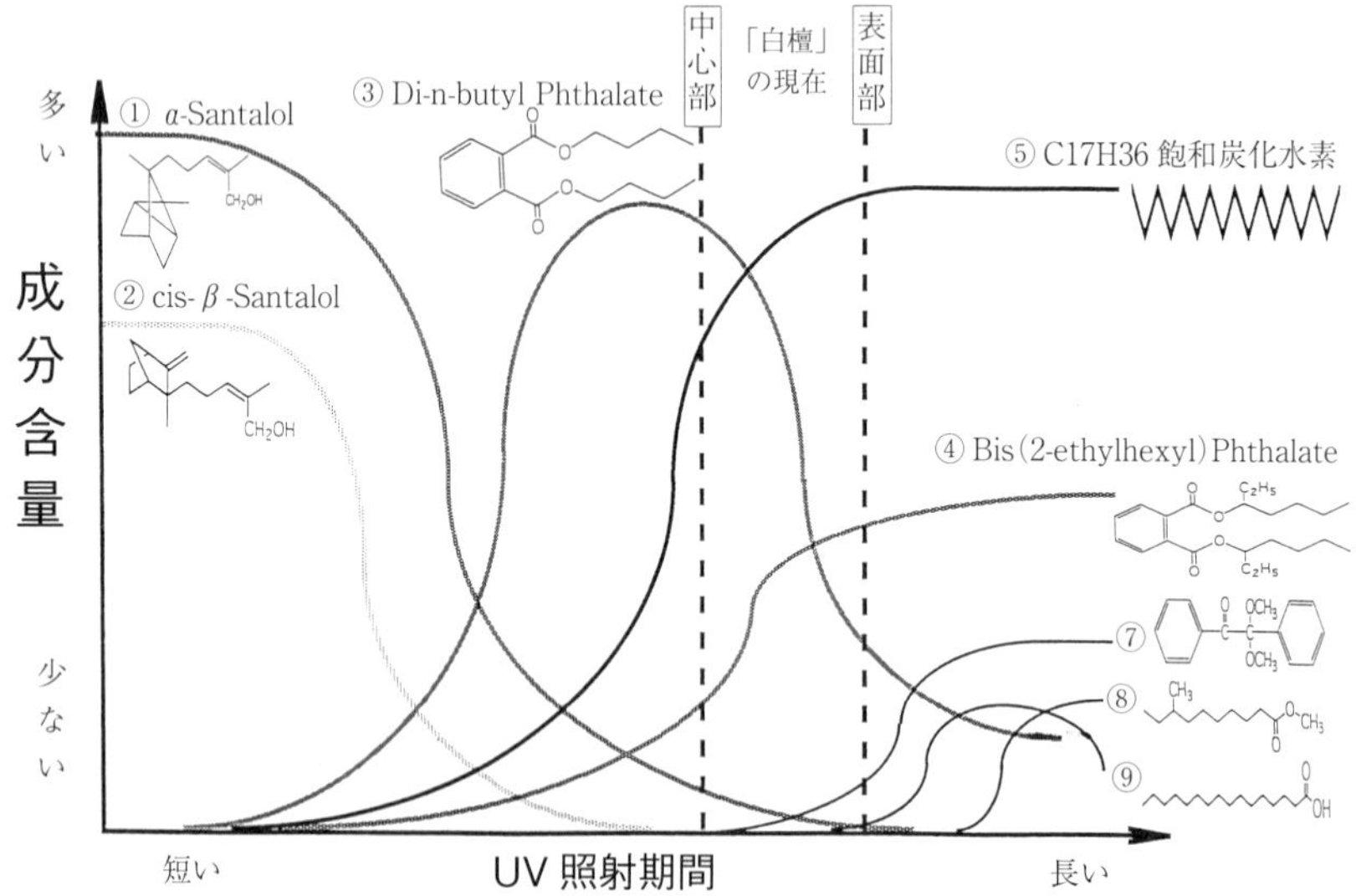

図8　白檀の成分変化の模式図

デカン酸メチルエステル、⑨はパルミチン酸と同定した。パルミチン酸は新鮮な白檀には全く認められなかったが、「白檀」ではわずかながら認められる試料もあった。

なお、二段目の「白檀」№1（中心部）では六か月間照射してもほとんど変化が認められなかったことは、紫外線の影響をさほど受けていないからであろう。

次に新しい白檀を粉末にして紫外線照射をしたときには薄片の白檀と同様の変化を示したが、薄片に較べてはるかに短時間で変化が進行することを確認した。粉末状態で二か月半照射をしたものは、薄片のまま五か月間照射をしたものに較べ、さらに③は減少し、①②は全く確認できなかった。これは変成がさらに進行したことを示している。別に、白檀油を石英セルに入れ紫外線を照射をしたものではわずか一日でかなりの部分が変化し、一〇日後には白檀油であったことが判らないほどに変化した。これは粉末よりも早く変質が進むことにほかならない。

産地の異なる白檀一五検体を粉末状にして一～四週

間紫外線を照射し、それぞれを測定した。産地間には特異的な違いを確認することはなかった。なお、これらの紫外線照射や外気との接触などによる成分の変化を概念的に表すと図8のようになる。サンタロール類は時間の経過とともに減少し③が増加する。時間の経過とともに③も減少し化学的には安定な④⑤の飽和炭化水素が大部分を占め、パルミチン酸などが確認されるようになる。この時にはすでにサンタロールはほとんど確認されず、白檀特有の芳香はなくなっている。このことは次のようにまとめることもできる。

1. 「白檀」中に白檀に固有の芳香成分が存在することは確認できたが、その量は著しく減少しており、人間の五官では覚知できる限界に達しつつある。
2. 白檀に紫外線を照射することにより擬似的に経年変化を再現することができた。そしてこの図は「白檀」の芳香成分変化を時系列として図に示すように再現することができた。
3. 「白檀」の現時点での成分組成は破線で示す位置にあり、現状のまま保存をしたとしても、今後さらに変化は続き、主成分の存否を確認するだけでは材種の鑑定は困難になることが予想される。
4. 芳香成分であるサンタロールを失した白檀においても、変質した物質の組成を分析調査することで、化学的に由来を確認することはできる。

以上のように、「白檀」の芳香は変成していたが、これは「白檀」の小片や薄片でのことで、数センチにも及ぶ径や厚さを有する白檀の材では濃厚な芳香が残存していることから、表面と心材では異なっているようではある。有径の白檀は庫内になかったため、材の内部での変化変質については調査していない。

(5) 法隆寺の白檀

東京国立博物館の法隆寺宝物に白檀が二点ある。それぞれは梅檀香（N一一二）、白檀香（N一一三）と題箋されていて、その大きさは次の通りである。
梅檀香　長さ六六・四　最大径一三・三センチ　墨書「廿二斤 佛」「五□三月四日」
白檀香　長さ六〇・三　最大径　九・〇センチ　墨書「塔 寺斤十斤先□」「字五年三月四日」
ともに法隆寺に入庫した時期や由来については判らないが、奈良時代のものであろうと推察されている。白檀に直接墨書されている記文の日付は同日のこととして、「天平宝字五年（七六一）三月四日」と解読されている。両香にはその他にも「天応二年（七八二）」と「延暦廿年（八〇一）」との記文がある。

法隆寺の白檀が斯界で注目されたのは、白檀上に刻まれた銘と焼印が解読されたことである。この刻印と焼印のことは江戸時代には既に知られていたようだが、意味は不明とされてきた。また刻銘の文字はパフラヴィー文字と称する古代ペルシャ文字の一種で、三世紀から七世紀にかけてイラン地方を支配したササン朝ペルシャで使用されていたという。これに対し、焼印の文字はソグド文字とのことで、刻字は「1／2」と読めることから、重量または貨幣の単位を表しているとされる。ソグド文字は中央アジアのサマルカンド周辺を根拠地としたソグド人の使用した文字であって、白檀には二つの民族の文字が刻まれていた。それぞれの民族の生活地域は異なり、当時の香薬の交易のことを勘案すれば、白檀香、梅檀香はともにインド産の白檀としてもよいだろう(13)。

ところで、法隆寺宝物の白檀香、梅檀香はともに表面の多くの部分が艶やかな黒光りをするなどの輝きがある。これは白檀本来の輝色ではない。長年にわたって撫で、擦るなどの人為的な作用があったことで、白檀の油分によって磨き上げられたのであろう。両白檀の材は緻密で質量ともに重く、直視する限り色調はともかく、外面は現在の白檀とほとんど変わらない。それゆえ、法隆寺の白檀の内部はなお本来の性質の多くを残存していると推測しているが、現時点では理科学的な調査が行われたことはないようである。

木　香（北倉一一八）――附・青木香（北倉一一六）――

(1) 現状と保存

庫内には「木香」〔図9〕とは別に「青木香」（北倉一一六）と題箋される香薬がある。「種々薬帳」にはともにその名はなく、帳外薬物として伝存するが、それぞれは外観からも別種であって、入庫の経緯などは不明である。

木香は『神農本草経』に記されて以来、歴代の本草書や医書には常に記載され、現行の医薬公定書にも収載される香薬である。

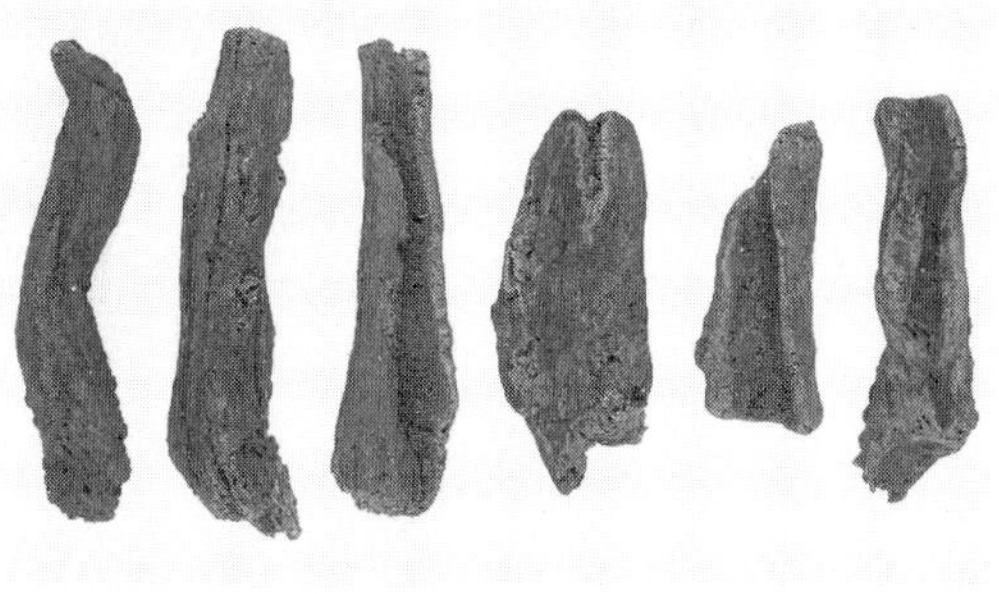

図9　「木香」

ところが、青木香のこととなると事情は一変する。名称は近似するが、現在では青木香のことで関心が払われることはほとんどない。我が国の薬物史にいて青木香に関心が払われたのは古代と近世の一時期のことであった。その流れの中、近代の本草家や医薬関係者にとって、庫内に「青木香」と題箋する香薬が伝存することを知ったとき、木香との異同をはじめとして両薬材のことを解明することができるとの大きな関心事であった。その意味において、庫内に伝存する「木香」や「青木香」は古代の関係を明らかにする実物として、格好の調査対象である。なお、第二次調査を終えた後のことであるが、法隆寺宝物（東京国立博物館蔵）の中に「青木香」と題箋する香薬が容器の漆皮箱とともに保存されていることを知った。その調査の機会をも得たことから、その結果を併せて記しておきたい。

⑵ 木香について

現在、木香の名を有する生薬で主なものは木香（唐木香）、青木香、土木香などが知られている。それぞれの基原植物は科属を異にし、形状や香りなども特徴的なことから、類縁（共通性）を何に求めたのかは判らない。

第一次調査では、「木香」を植物組織学的に調査し、我が国に輸入される唐木香や木香と同一であると報告している。そこで、常法に従い第二次調査にあっても、植物組織学的に再検討したが、第一次調査と同じく現在輸入される木香との間に異同はなく、キク科のモッコウ（*Saussurea lappa*）を原植物とすることを確認した。

現在では、木香の基原植物は世界的に絶滅が危惧される種に指定されている。そのため、麝香とともにワシントン条約による保護が必要で、国際的な取引を厳しく規制している。基原植物のモッコウは多年生の草本植物で、自生地はインド北部のカシミール地方に局限される。早くから香薬として採取が続けられてきたことで、現在では種自体が絶滅の危機に瀕するほどに減少していることから、原産地での野生株の採取を禁止するなどして保護している。

中国では早くから栽培による生産に関心を寄せ、雲南省の大理などでは二〇世紀の半ばには栽培化に成功し、輸出するまでに栽培による生産を拡大している。我が国でも二〇世紀前半には欧州から導入していた種子を基にして、一九八〇年代には北海道で生産のための栽培試験を行い、圃場での生産技術は確立している。その時始めに用いた種子は、欧州経由で入手したが、原産地のカシミールに野生する株から採種したものであった。現在では生産技術は確立し試験栽培にも成功しているが、国内での実用生産にはいたっていない。しかし、このことで野生の株を採取する必要はなくなったと自負している。(14) なお、栽培株から得た木香は野生の株から得た木香とは別種と思えるほどに外観が異なるが香気や味覚に違いはない。性状の違いは採取時期や加工調製などの技術的なことで、種苗の違いによるものではない。

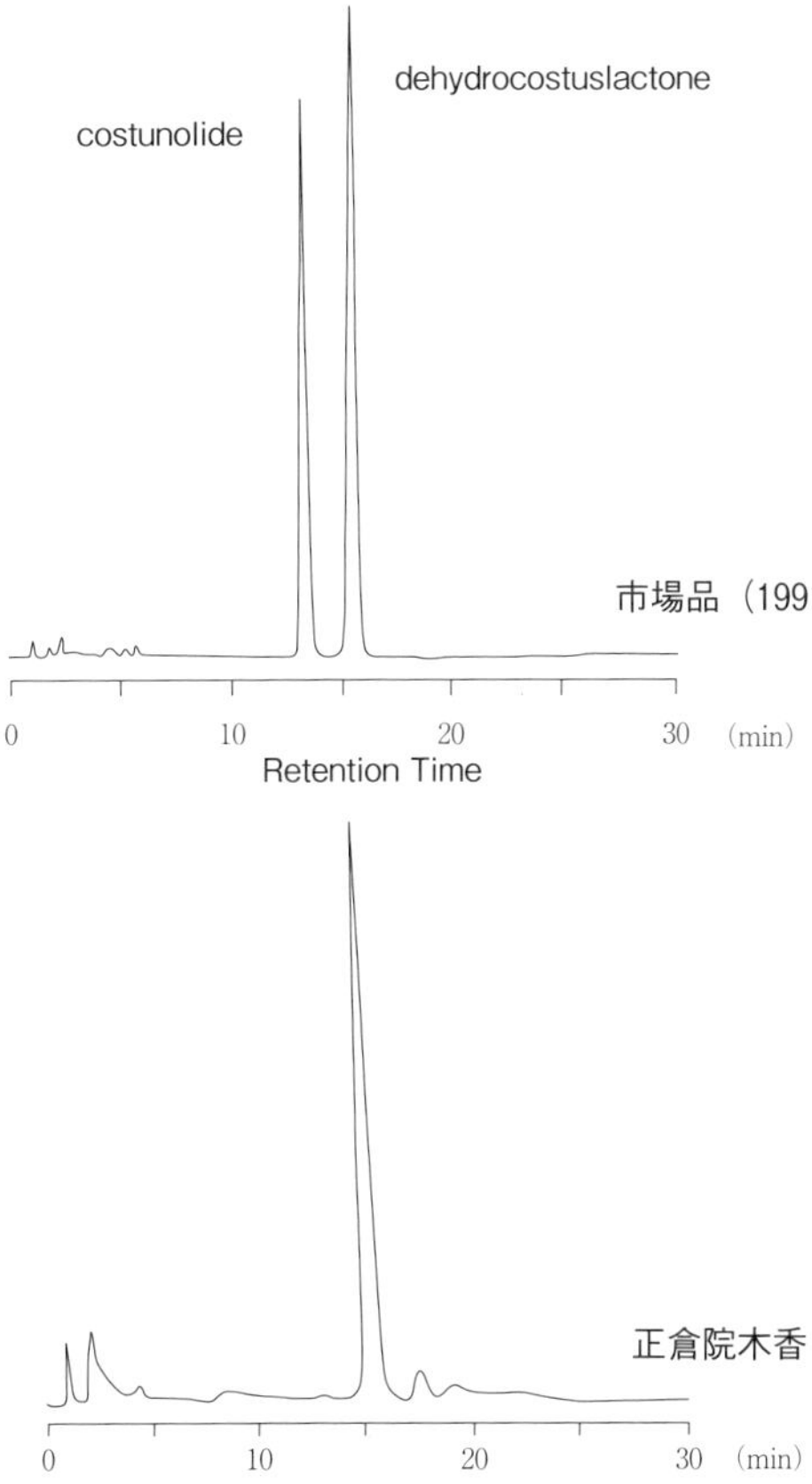

図10　木香（上）と「木香」（下）のガスクロマトグラム

(3) 木香の化学成分とその変化

木香の香りは精油成分によることで、主成分はデヒドロコスツスラクトン（Ⅰ）、コスツノリド（Ⅱ）の二種であって、油分の九八％以上を占める。この二成分を指標としてＨＰＬＣ、ＧＣ-ＭＳなどを用いて分析を行った[15]。「木香」と新たに入手した木香のガスクロマトグラムは図10に示すように全く異なったパターンを示した。「木香」には新鮮な木香に認められる芳香成分はなく、小さなピークが多数認められる。主たるピークが変性して多様な成分に変成したことは推察されるが、それらの成分についての情報はない。

そこで、木香を人為的に変質させ、芳香成分の変成を試みた。

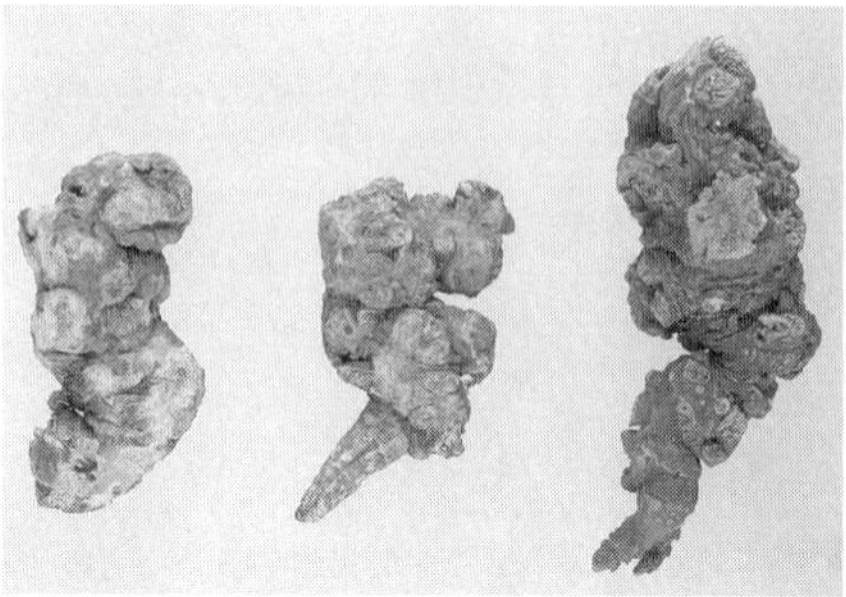

図11　「いわゆる青木香」

「木香」の油分からは現市場の木香と共通する成分はほとんど確認されなかった。このことから、「木香」に含まれていたであろう本来の成分は既に分解、変成している可能性が推測された。そこで、五〇～七〇年を経た試料を用いて分析・比較したが、共通成分は確認できなかった。さらに、木香に含まれる各成分を単離（純品として精製分離）し、「木香」の各成分をデータから検索したが、確認することはできなかった。次に、ⅠおよびⅡの純品を化学的には過酷な条件下で処理し変成を検討したが、結果として同成分の生成を確認できなかった。ただ、紫外線を長時間照射したとき「木香」の微量成分と共通するものを認めたが、それ以上は検討していない。

以上のように、「木香」にはⅠおよびⅡを認めることはなかった。

(4)「青木香」について

庫内に現存する「青木香」の調査は、青木香とは何か、との問いを解明する最大の機会と捉えられてきた。しかしながら、結論からいえば、第一次調査の結果は「青木香」を解明するにいたらず、「青木香」はより複雑なことを露呈した。第二次調査にあって、柴田承二はイケマ属植物の成分化学の進展もあって、「青木香」がガガイモ科のイケマ属（*Cynanchum*）植物の塊根を基原とすることを明らかにしたが、種の決定にはいたっていない（『正倉院薬物』）。本草書に記載の木香、青木香とは性状において全く異なる香薬であって、現今にあって入手可能な木香や青木香と類似の名称を持つ香薬との間に類似点はない。さらに過去に本草家によって考察推定された植物種に合致するものもなかった。その時から、「青木香」は薬物調査の関係者の間では「いわゆる青木香」

〈図11〉と呼び習わされている。同時に、成分化学上から「人参」（北倉九三）とも合致することから、両薬物は同一物として「いわゆる人参」として、「種々薬帳」に記載の「人參」（北倉一二二）とは区別している。本来同種である「いわゆる青木香」と「いわゆる人参」を、区分し、別種としてきた根拠や経緯等は一切不明である。庫内には「青木香」を「芍薬」としていたことを示す付箋も残されている。庫内に芍薬があったのかも知れないが、一次、二次の調査によっても芍薬は庫内では確認されていない。

ところで、正倉院の開設以来「青木香」がなかったのではない。中倉に保管される「密陀彩絵箱」第一四号（中倉一四三）の蓋上に図12に示すような付箋がある。

付箋に見える「会前」とは大仏開眼法要の翌年（七五三年）に、大仏の前で行われた仁王会のこととされている。その祭事に際して、丁香とともに青木香が献納されたのであろう。とすれば、その青木香は香材である可能性が高い。しかし、現存の「青木香」には香気は全くない。一方で、庫内の「鳥毛立女屏風」の下貼文書には天平勝宝四年（七五二）六月に他の香材とともに木香が購入されたとの記録がある。この木香と青木香との異同のことは判らないが、当時の我が国では木香は青木香と呼ばれていた可能性も否定できない。

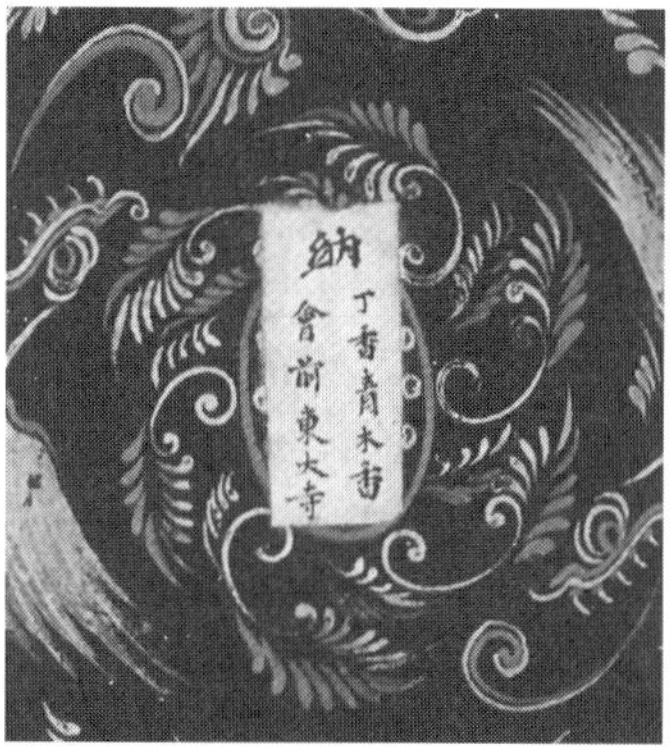

図12 「密陀彩絵箱」蓋表

木香のことは『神農本草経』や『名医別録』には「木香味辛温無毒主邪気壁毒疫温鬼強志主淋露　療気劣肌中偏寒主気不足消毒殺鬼精物温虐蠱毒行薬之精久服不夢寤魘寐軽身到神仙　一名密香　生永昌山谷」と記載されている。また『神農本草経集注』には木香を注して「此即青木香也永昌不復貢今皆従外国舶上来乃云大秦国以療毒腫消悪気有験今皆用合香不入薬用惟制蛀蟲凡用之常能以沐浴大佳爾」とあり、『新修本草』では

「唐本注云此有二種当以崑崙来者為佳出西胡来者不善葉似羊蹄而長大花如菊花其実黄黒所在亦有之」とある。この注記を読むかぎり、古代には木香と青木香とは同一の香薬で、一物二名であったとしてよいだろう。

さらに、このことで気になる香薬の実物として、法隆寺宝物の青木香（法一一四）がある。沈水香、栴檀香、白檀香と併せて調査を行った。

(5) 法隆寺の青木香

平成七年（一九九五）に東京国立博物館で法隆寺宝物として保存されている青木香を実視する機会を得た。青木香は草花銀絵漆皮箱（N一一五）と題箋される箱に納められたまま、箱とともに二物一品として所蔵されている。法隆寺には木香は多く保持されていたようで、先に示した『法隆寺資財帳』にも三二一両（約七二キロ）もの木香が所蔵されていたことが記録されている。

「国家珍宝帳」「種々薬帳」と同年の天平勝宝八歳（七五六）に東大寺をはじめ南都一八か寺に、七月八日付で追加献納されたことを示す文書がある。同日付の献納文書で現存し知られているのは「東大寺献物帳」（正倉院蔵）と「法隆寺献物帳」（東京国立博物館　法隆寺宝物館蔵）のみである。両文書の仕様は同じで、青地の麻紙に赤字で書きとどめられた物で、そこには「青木香」と記録されている。そして現在も法隆寺献納宝物として「青木香」と題箋され保管され、時に展示公開されている。「法隆寺献物帳」には五点の献納があったことを記し、「青木香□□《（貳拾カ）》節」とある。現在、青木香は東京国立博物館の法隆寺宝物館にて保管されていることから、そこで精査した。現存の青木香が献物帳に記載する品々と同一物であるとするのには、慎重でなければならないが、否定する根拠はない。しかし、献物帳に名をとどめてまで青木香のみが献納された意図は不詳である。

法隆寺所蔵の青木香は正倉院の「木香」とは外観を異にしているが、同一であることは容易に理解できた。長年の保存中に植物中の柔細胞組織が崩壊し、細胞壁が厚壁化した維管束などからなる木部組織のみを残存した結果、特異な形になったものである。このことは次章で詳述する「人參」「甘草」「大黄」などで検証した細胞の崩壊と同様のことが生じているのであろう。法隆寺の青木香には多くの粉塵が存在し、虫害によって生じたものとされてきた。法隆寺文書中に具体的に記した史料があるのかどうかは判らない。そこで、拡大鏡によって実視した限りでは、青木香塵は虫害による破損や虫塵ではなく、青木香の柔組織が崩壊したものであった。

いずれにしろ、法隆寺宝物の青木香は「木香」とよく合致し、今日広く用いられている木香と変わらない。なお、法隆寺の青木香からも香気を感じることはなかった。香気成分は既に変成等を経て、消失しているものと推察している。その後、青木香について理化学的な調査が行われたかどうかは判らない。

丁　香（北倉一一九）

⑴ 現状と保存

「種々薬帳」に名はなく、帳外薬物8番として「丁香」が保存されている〔図13〕。その入庫の経緯は明らかでない。「木香」の項で付図として呈示した「密陀彩絵荏忍冬鳳文小櫃」（中倉一四三）の付箋には、「青木香」とともに「丁香」の名が墨書されている。「丁香」は現今香辛料として広く用いられる丁字、丁子、クローブなどと称される香辛料と同種である。「丁香」には花蕾（開花前のつぼみ）と果実（花後の未熟果、母丁字ともいう）がほぼ等量に混合している。現在我が国で丁子として用いるのは花蕾だけであることから、果実（母丁字）はほとんど見ないが、本草書などでは果実の利用を記しており、その実態を示す事例である。

庫内には香薬とするだけでなく、「御冠残闕」（北倉一五七）や「雑色組縁飾残」（中倉一二〇）にあっては丁香を装飾具の一部とし、「沈香末塗経筒」（中倉三二）には六面体全体に多数の丁香が塗布された沈香末の面に

「想思子」（トウアズキの種子）と交互に埋め込まれるなどの装飾材として利用されている。さらに、「丁香」は数種の香材と配合して「裛衣香」や「合香」として、庫内では宝物と併置することで保存上の効果を期待して使用している。合香類の目的が防虫にあったとするなら、その効果を担った主薬は「丁香」であった[16]。

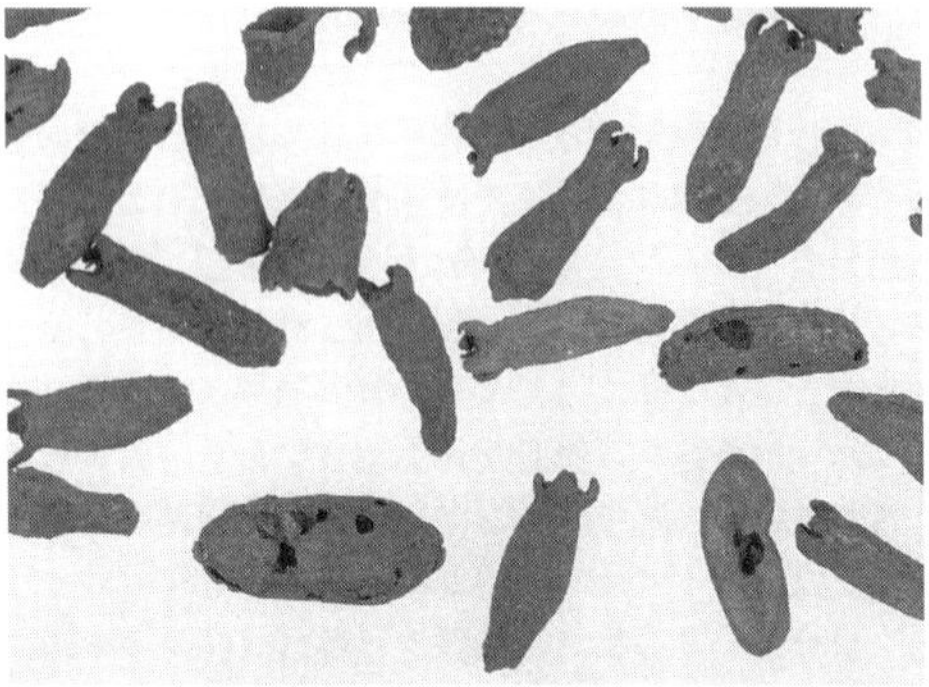
図13 「丁香」

(2) 丁香のこと

丁香は現在では芳香性健胃薬、香辛料として花蕾が広く利用されている。基原植物はフトモモ科のチョウジノキ（*Syzigium aromaticum*）で、開花前のつぼみ（花蕾）、果実、茎葉などには共通した芳香がある。特に新鮮な花蕾は一五～二〇％の精油を含み、その主な成分はオイゲノール、オイゲニルアセテートやその類似化合物、β-カリオフィレン等のセキステルペン類である。

第一次調査では、「丁香」は当時の市場品の丁字と植物学的には全く一致すると報告している。今回改めて組織学的に再調査を行い追認した。一方香気については、その精油に関して「本来の成分が残存しておらず、わずかに発する芳香は他の薫香料等の成分を吸収したものではないか」としているが、それ以上の検討はなされていない。第二次調査の追加調査として、芳香成分を指標に「丁香」を理化学的に分析し調査した。

(3) 「丁香」の理化学調査

分析は常法にしたがって試料を調製し、GC-MSを用いて分析し確認した。比較試料としては一九二〇年代と現今の市場生薬の丁子および香辛料として利用されているクローブを用いた。

「丁香」のガスクロマトグラムは図14に示す通りで、図の主なピークには1～25と仮の番号を付した。さらに、そのうち含量の多い九種を指標化合物とした。なお1、3、4、5は新鮮なチョウジからは多量に得られる成分である。また、高沸点部分には多数のピークを認めたが、検討の対象としなかった。

現在市場で流通する丁子は、インドネシアやザンジバルなど熱帯の限られた地域で栽培・生産されたものである。基原植物の原産地はインドネシアのモルッカ諸島であって、早くから原産地以外で栽培が試みられたが近年まで成功することはなかった。二〇世紀半ばにいたって、アフリカのザンジバルやマダガスカルで栽培に成功し、現在ではそれらの地域に産する丁子が世界の大半である。そのため、調査の初段で比較試料としたのはザンジバル産の新鮮な丁子であったが、最終の確認はモルッカ産の丁子とした。その根拠にはクローブ、丁字は産地によって香味を異にするとの説があったからである。精油成分に限れば、モルッカ産、ザンジバル産、マダガスカル産、ブラジル産の丁子の間には大きな差異は認めなかった。

新鮮な丁子には主成分であるオイゲノール、オイゲニルアセテート、β-カリオフィレンなどピークが大きく特徴的である。横軸右側（高沸点部分）には顕著なピークは認めなかった。供試した丁字の間には違いを認めることはなかった。

永年保存の丁子として比較したのは一九二〇年代の欧州市場の標本である。[17]「丁香」と比較するのに百年足らずしか経年していないが、経時的に途中をつなぐ資料を入手することができなかった。図14のように主成分のオイゲノールは多量に確認できたが、オイゲニルアセテートやカリオフィレンは明らかに減少していた。保存中に成分が変成や揮散等のことで減少したのだろうが、詳細は不明である。図に同番号として示す一二本のピークは「丁香」と共通する化合物である。他は新鮮な丁字には認めなかった。

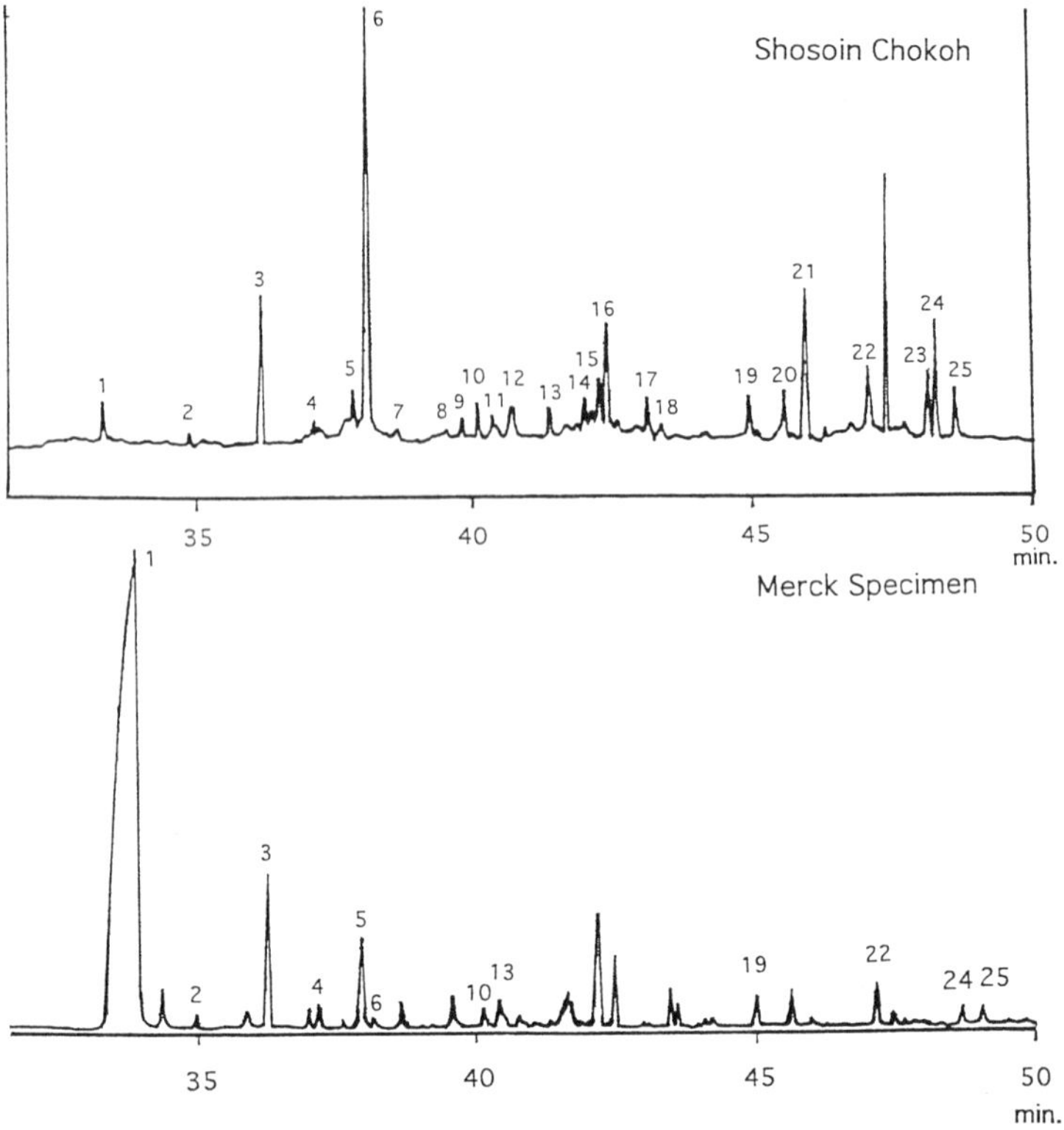

図14 「丁香」(上)と九十年前の丁子(下)のＧＬＣ

⑷ 異物の確認

供試した「丁香」のすべてが類似する分析チャートを示した「丁香」には比較試料に認められない二つのピークを認めるものがあった。それらははパラ・ジクロロベンゼン、カンファーで、ともに防虫薬として今日広く使用されている。丁香の類には本来含まれない化合物であることから、外部からの吸収・付着等によって残留し検出されたのであろう。このことに関係あるかどうかは判らないが、第一次調査では、「丁香」にわずかに認められる香りは丁字本来の香りではない、として何らかの揮発性成分を吸収した可能性を指摘している。この記文が防虫薬のことなのか否かは判じ得ないが、異質の揮発性成分が混入する可能性を示したことは至見であった。

ただ、防虫薬は検査した香薬材の一部に認めただけである。「白檀」や「沈香」の小片でも確認することがあったが、多くは確認することはなかった。それは庫内での財物の保存場所や保存容器、さらには包装などの在り様によって違いがでたのではないだろうか。「丁香」の小片は防虫剤の配合薬として不可欠で、庫内の各所に静置されていたものも少なくない。そんな「丁香」もいずれかの折に集積され、保存されてきたのであろう。このことから、「丁香」とは名付けられていても一様であるとすることはできないと判断している。

正倉院では個々の薬物は保存に際しては紙・布等で包装したり、須恵器・壺などに入れたり、箱や櫃に納入し、幾重にも包装され保持してきた。その後は木箱やガラス瓶などに密封され、由来などから分別して保管されている。このように幾重にも保存することの意義は、宝物が外気と直接接触することなく保存できることであった。それでも、容器や包装による保存は小型の宝物には可能であるが、長大な宝物ではそのような包装が困難なことは容易に推測される。一方、防虫対策としては小型容器や箱・櫃などでは収納する以前に虫体の存否を点検し、もし発見した時には、それらを除した後に容器に戻し、封緘や密封等を伝統的に行っている。しかし、長大な宝庫ではどのようにしてきたのであろうか。

二〇世紀半ばを経て、各種の化学防虫薬が相次いで誕生し、その効果は絶大で、特に食糧品の安定確保に悩まされていた人々にとっては、保存の概念を根本から覆すほどのことであった。我が国にあっても、特に食糧品の保管を担う倉庫など大空間の建造物では化学防虫薬の使用は急速に拡大し、普通のこととされていた。そのような風潮もあったのだろう、庫内の防虫にも化学薬品の可否を検討したようで、試験的に庫内のごく一部の床上に少量を静置し、応用価値のほどを調べたことがあったようである。

化学防虫薬を検出し確認した「丁香」「沈香」「白檀」等は「薬塵」（北倉一三六）として整理し、一括して保存されてきたもので、それは一部の少数の試料からの検出であった。「薬塵」中の香薬の多くは庫内にあって、何らかの事情で容器からこぼれ出た断片を集塵し整理したものである。勝手な推測は許されないが、あえて次のように推測した。「薬塵」の中、それも「裛衣香」「合香」等からこぼれ落ちた香薬は小時であっても、床上にあった化学防虫薬と接する機会はあったのだろう。その結果、庫内に静置された化学防虫薬が検出されたのでは、と推測している。その根拠を補強するのは、箱や瓶に収め辛櫃中に保存されてきた宝物類からは化学防虫薬を確認しなかったことである。化学薬品が検出されなかった「丁香」は宝物の一部として早くから容器や包み紙、さらには櫃の中などで保存されてきたもので、外気と隔絶されていた可能性が高いのである。

ところで、正倉院の関係者の中には、当初から化学防虫薬の応用に違和感を持った方もいたようで、「それは一回（一年か）限りのことであって、古来からの伝統の方法を改めて調査し、以後は旧に復している」と伺ったことがある。そして現在も庫内に静置される防虫薬は天然素材を配合し、小さな絹袋に納めた「裛衣香」を作製し、配置している。その効果のほどは確かであるが、広い庫内に行き届くとは思えない。そのためには数を作るしかない。

「丁香」の分析の結果からは少数例ながら化学防虫薬を検出した。供試した全品からではなく小数例のことではあったが、化学物質である防虫薬の成分が現在もなお確認できるほどに残存していたことは、財物の保存に関係する各位は心しておく必要がある。

正倉院にあっても、関係者にとって防虫のことは最大の課題であって、永年悩まれてきたはずである。その伝統をうかがい知るのは「国家珍宝帳」の記載であって、献納当初から、「裛衣香」を、虫害に遭う可能性がある宝物に併置されてきたことを記している。その伝統を受けて、古来、正倉院にあっては、「裛衣香」を自らが造り、宝庫内の各所に静置することで虫害への対策を行ってきた。伝存の香薬を見る限りでは、虫害をほとんど認めないのは見事な防虫効果をあげていたことを示しており、結果的に防虫薬はほとんど必要のないほどに保存が行われてきたことに敬服している。「裛衣香」の概容は現存する「合香」（中倉八〇）からうかがい知ることができる。この「合香」「裛衣香」の詳細については別項を設けて詳記するが、防虫の点からの検証調査があってもよいのではないだろうか。

「丁香」は防虫などで大きな効果をもたらすが、使い方によっては時に寄害をなす場合がある。丁香は香味ともに豊かな香薬で精油量は多く、強度の褐色を呈す。油分には低沸点の化合物が多く、容易に揮散する。それ故、紙布などで丁香を包装して保存するとき、包装材を褐色の染み状に汚染する。このことは和服など織布を扱う人々の間では周知されていた。和服類を仕舞うときには丁子などからなる防虫薬を入れた和紙の袋を和服などと併置してきた。袋は丁子袋と称され、対象物と直に接しないよう配置すると教訓されてきた。丁子袋の内容は裛衣香に較べれば処方は単純で、変容したものと判るが、その精神は何代にもわたって受け継がれていることを知る次第である。

また、裛衣香をつくる上でも、思わぬ困難があったようである。裛衣香は天産の香薬を規矩に準じて配合したものである。配合薬には一品たりとも不都合があっては処方は成り立たない。過去には用意した香薬材の中に生きた昆虫の混入を認めたこともあったようだ。用意した全品を焼却廃棄し、裛衣香の入れ替えを一年順延したこともあったと伺ったことがある。薬物として見たとき、裛衣香を製作し配置することで、一、二年入れ替えを先送りしても効果には影響はないだろう。しかし、このことはいくつもの大きな課題を示した。

香薬中に虫体を発見することは生産の段階（採取から乾燥、包装にいたる）ではしばしば確認されることであるが、現在では加工調製のときに回避されているはずである。天産品を扱うとき、虫害を避けて保管することは、不可欠の遵守事項である。防虫用に限らず古来生薬は多くを海外からの輸入に依存している。虫害を避けるため薬剤を散布することは物理的に可能であるが、残留などの汚染を避けるため可能な限り回避している。

和服の所有者が減少しただけでなく、簞笥などの保存容器も変容した現在では、伝統的な和事の理解者が少なくなっていて、伝統的な保存のことは知識も技術も急速に失われつつある。しかし、古典的な手法であっても、幾代も受け継がれてきた意義を改めて見直す必要がある。伝統があることの意義を見直すことは必要であると信じたい、古いことが良い……との偏狭な意ではない。

いずれにしろ、宝庫の宝物が多種多様なように、保存法も一様としては無理がある。

薫　陸（北倉一二五）

⑴　現状と保存

「薫陸」の名は「種々薬帳」にはない。帳外薬物14番として伝存する「薫陸」は九九七グラムがあり、大きさは不揃いな植物性樹脂で、不整塊状で中には樹皮をつけた物もある〔図15〕。表面は粉霜を帯び不透明な黒褐色でやや粘着性がある。庫内には薫陸ならびにそれらの名が記された帒、白羅裹、白紙、槻合子が伝存し、中に「薫陸裹　残闕白絁」と墨書し続いて「天応元年（七八一）十月廿七日、見定五斤十五両□」と朱書している袋が

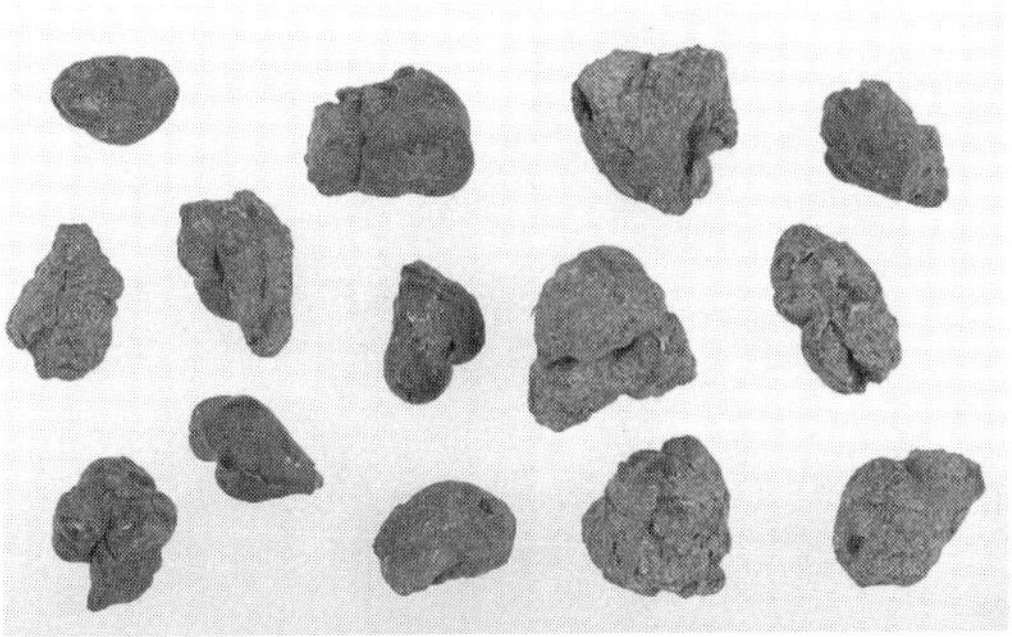

図15　「薫陸」

ある。しかし、「薫陸」の入庫の経緯は不明である。

また、正倉院古文書には天長九年（八三二）に大仏殿読経七日の料として出蔵されたことが記されているが、正倉院の目録に「薫陸」のことが記されるのは「建久目録」（一一九三年）が初めてのようである。

(2) 薫陸の定義

薫陸は樹脂性の薫香料として知られるが、我が国での使用経験は多くはない。それは実体がよく承知されていないからで、現在でも薫陸の定義は確定していない。薫陸はクンロクコウ（*Pistacia khinjuku*　ウルシ科）が分泌する樹脂塊が地中に埋没して化石化したものであるとしている。化石化した樹脂としては琥珀が広く知られるが、琥珀に較べて柔らかく、化石化の程度は浅く、透明度も低いとしている。ただこの区分は時代によって変動があり、現在でも固定した定義はないようで、研究や調査には出発点から難儀な香材である。

我が国では岩手県から茨城県の海岸やその近辺で琥珀がしばしば発見されている。岩手県産のものは量的にも多く、世上有名であるが、これを「薫《くん》の子《こ》」と称することがある。このことから、かつて薫陸は琥珀のこととし、岩手県産の樹脂化石は薫陸とされたようで、第一次調査においても岩手県久慈市大川目産のものを薫陸として、調査試料に用いている。筆者は薫陸と琥珀は別物であるとして調査を進めた。

薫陸は『名医別録』に薫陸香として紹介したことに始まる。その記文からは現在のアラビア産の乳香のことであろうと理解されている。中国においては乳香と薫陸が同じ物として混乱していたことがある。現在の乳香は

Boswelia 属（カンラン科）植物の樹幹からの分泌物を乾燥させたもので、生のゴム質の樹脂としている。一方、薫陸は樹脂が化石化した物で、別種である。現在ではさらに、乳香に類似する香材として洋乳香（マスチックス）が広く使用されているが、これは *Pistacia* 属（ウルシ科）植物の生樹脂であって乳香とは別物である。繰り返すが薫陸は樹脂が化石化の途上にあるもので、その時間が短いことから化石樹脂ではあるがやや軟性を示す。

第一次調査では、「薫陸」は「胡同律」（北倉一〇二）と同一物であると報告されている。第二次調査にあってもそれを踏まえて機器による分析を行った。外観、分析値だけでは化石化したものと判断できなかった。なお、これぞ薫陸とする標準品や標本試料の入手が叶わなかった。

以上のように、現時点では「薫陸」については第一次調査から何も進んでいない。

琥　碧（北倉一一五）

(1) 現状と保存

「琥碧」の名は「種々薬帳」にはなく、帳外薬物6番に「琥碧」として淡茶褐色で透明の小塊が多数伝存している〔図16〕。琥碧は琥珀と同意語である。琥珀は『名医別録』に「味甘平無毒主安五臓定魂魄殺精邪鬼消瘀血通五淋生水昌」と記載され、歴代の本草書に見ることができる薬物で、唐代の医書『外台秘要』や『千金翼方』などに琥珀一味を粉末とする琥珀散等を記すが、漢代の医書『傷寒論』『金匱要略』ではその名を見ない。現在では医療にあって薬物として使用することはほとんどない。琥珀は古来薬物としてより宝石の一種とされ、宗教上での宝物の一つとされてきた。たとえば『陀羅尼集経』第四にいう五宝とは金、銀、真珠、珊瑚、琥珀のことで、七宝とは書経によって異なるが、一般には金、銀、真珠、珊瑚、琥珀、水精（晶）、瑠璃とするようで、琥珀は常に宝物の一つであった。

琥珀はマツ、スギといった松柏類などの樹幹から浸出する樹脂が化石化したもので、鉱物や石類ではない。その色は黄色からわずかに赤色や褐色を帯びるのをはじめ、鮮紅色や黒褐色、ときには黒色の琥珀もあり、色調は一様ではない。庫内には「琥碧誦数」〔南倉五五〕、「琥碧長合子残闕」〔中倉一三〇〕、「琥碧魚形」〔中倉一〇三〕、「平螺鈿背円鏡」〔南倉七〇〕〔後掲図17〕など琥珀を加工し、嵌入した工作例が数多く残されている。各種の宝物に添えられた琥珀の数は数千個に及ぶとも言われる。

昭和二年（一九二七）の秤量では「琥碧一〇八gr余」と記録され、紙に包み保管してきた。『正倉院薬物』では、「琥碧」のことを次のように報告している。

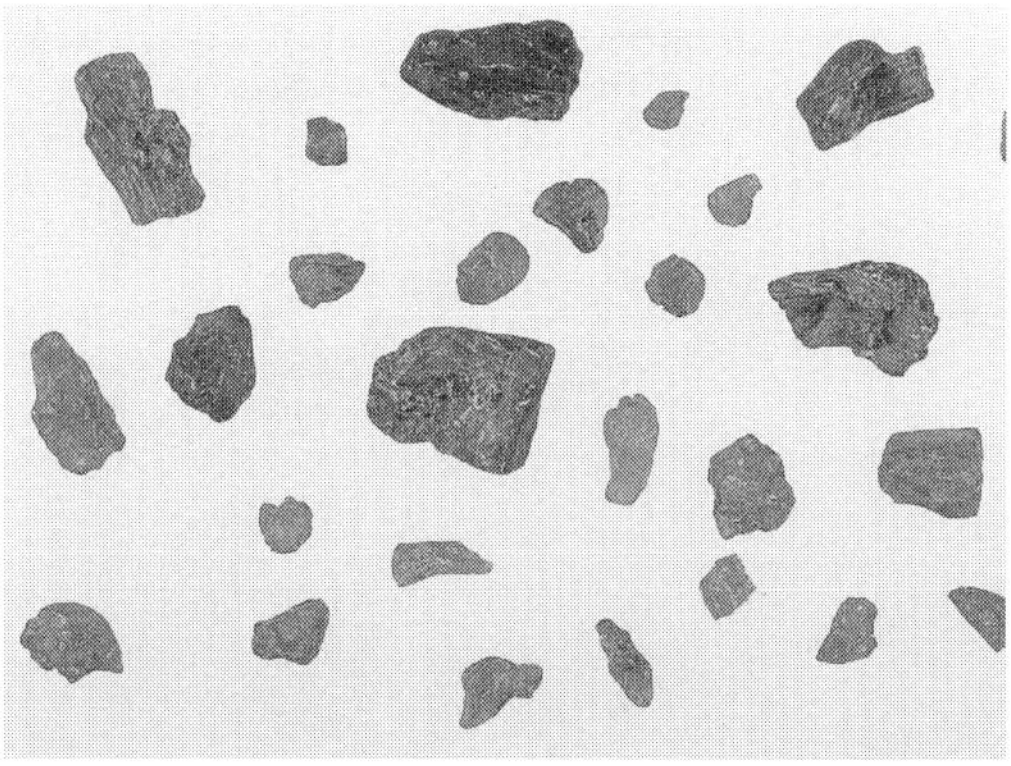

図16 「琥碧」

1．真正の琥珀は融点が三〇〇度余であるが、「琥碧」の融点は一三〇度前後である。
2．真正の琥珀はエタノールやアセトンなどの溶剤に不溶であるが、「琥碧」はこれらの溶媒に易溶である。
3．琥珀は化石化したものでコハク酸を含有するが、「琥碧」からは検出できなかった。

以上の調査は市場から蒐集した琥珀を標品としたことで、「琥碧」は真の琥珀ではないとしたが、今後の検討を要するとも報告している。それは、「胡同律」の項で示したように、「琥碧」と「胡同律」は同一物であるとする見解からであった。しかし、その後に琥珀についての理化学情報が増えるにつれて、琥珀の定義が変転している。その最も大きな理由は琥珀の検体試料が各地で発掘され、先に列挙した真正の琥珀の定義に訂正が多くなったからである。

たとえば琥珀の軟化温度は一定ではなく様々で、多くは化石化に要した時間の長短や埋没状態に従うことで、一概に規定できない。さらにコハク酸は現生の植物の多くの種に含まれていることが知られる一方で、各地から発掘された琥珀にはコハク酸を認めない例が少なくないことが明らかになってきた。今日ではコハク酸の有無は、琥珀を定義する上での必要条件ではないと認められる(18)。

現在では琥珀の定義にいくつかの試案が呈示されている。しかし、理化学的な性質については考慮されていない。庫内には「薫陸」「胡同律」など数種の植物樹脂や化石化したものが伝存している。それらの理化学的な特性や違いについて、横断的に調査した。

(2)「琥碧」の化学分析

「琥碧」の調査に際してはじめに留意したことは、他の香薬の調査と同じく、琥珀であるのかどうか、さらに「琥碧」と同類の琥珀が他にも存するか否かの確認であった。比較に供した試料は、国内外を問わず古来産地として広く識られていた地域やその周辺で掘削し、さらには河川やその近くの海岸などで採集した標本を第一に、琥珀の産地で分与、あるいは購入した試料、海外の博物館などの研究部門から分与された標本など、可能な限り多種のものを入手してきた。調査は第一次調査時の再試験から始めた。その後、琥珀の機器分析を行い比較検討した中に、「琥碧」と近似する分析パターンを示す琥珀が少なくないことを知った。

供試した琥珀の硬度は様々で、産地によって違いが認められるが、必ずしも地域で固定していない。同一地域に産する琥珀でも出土する地層で性質は異なるようである。その違いが樹脂を産成した樹種の違いによるのか、生成（埋没）年代の違いによるのかは分析データだけでは決められない。硬度は地層の年代に応じて変化する。

琥珀が産出する地層を固定することは難しいが、宝石と評価できる琥珀が産出するのは、白亜紀から中新世にいたる地層から発掘された琥珀で、一億五千万年から二千万年前の地層とされている。それ以外にも、最も古い琥珀とされているのは後期石炭紀の地層からの発見品で三億年は経ているとされているが、実視したことはない。その後の三畳紀、ジュラ紀の地層からも琥珀の発見はあるが、それらはすべて標本程度の産出のようである。なお、中国東北部産の琥珀は漸新世の地層からの産物が多く、二千三百万～三千五百万年前の樹枝化石とされていて、軟質の物が多い傾向にある。過去においては琥珀の確定にはコハク酸の検出が必要とされていたことから、今回の調査でも各地から集めた琥珀からコハク酸の有無を調べたが検出されない琥珀が少なくないことを知った。

琥珀は生樹脂ではなく、樹脂の化石化が進んだもので、一般には一千万年以上を地中で経過したものとされている。それと対応するように融点は三〇〇度にも達するのが普通とされてきた。しかし、蒐集し供試した琥珀中には、融点が摂氏一〇〇度前後から四〇〇度以上に及ぶなど多様で、高温になると溶融するより破裂破壊する事例が多くなった。極性の大きい有機溶剤には可溶であるものも少なくない。しかし、硬化が進んだ琥珀は有機溶剤には難溶となり、中にはアルコール類の溶剤には不溶なものも少なくなかった。

以上のことから「琥碧」とは、化石化が進んでいない未だ樹脂の性質を残した軟質の琥珀である。軟質の琥珀は年代的に二千万年以降のもので、硬質の琥珀は六～八千万年前の地層から得られる。年代的な違いが硬軟などの性質に違いを現出させたと推測している。

なお、「琥碧」は小さな小塊のみであって、五宝でも七宝でもなく、宝物を加工した後の残渣であったとも考え難い。むしろ軟質の琥珀は燃焼によって、きわめて優秀な香材となる例は少なくないことから、「琥碧」は香材として入庫し所蔵されていたのでは、と考えている。

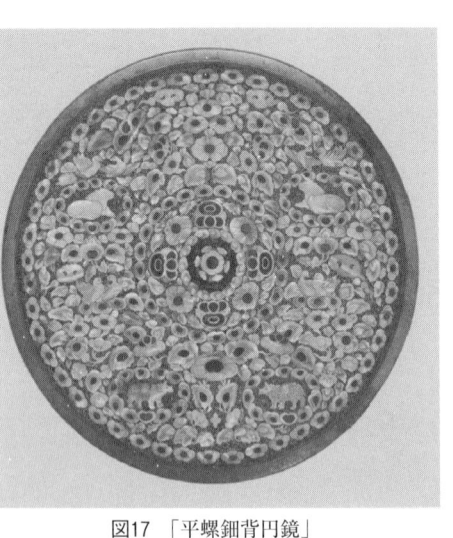

図17 「平螺鈿背円鏡」

(3) 加工材としての琥珀

庫内の宝物の中でも、一際目立つ宝物に「平螺鈿背円鏡」(南倉七〇)がある〔図17〕。全体は三九・三センチの円鏡で鏡面は平らで、白、赤、緑と豊かに彩られ、白はヤコウガイの殻を用いているが、特異の蛍光を有し今も輝きを失っていない。鏡背は螺鈿で飾り、螺鈿の隙間には青、淡緑、白色の細かい石を埋めている。これらの石はすべてトルコ石であるとされている。また、各所に配された琥珀は見事な赤色を示している。この琥珀の色調については従来諸説がある。真紅の染料を塗布した上に薄片にされた琥珀を配したものではないかとも推測されたようである。しかし、第六号の円鏡では、中央に周囲と同様の琥珀が埋められていたはずであるが剝落している。その下には伏彩色の淡緑色の石が露出していることからも琥珀の下を赤く染色したようなものではなく、琥珀の本来の色によったものであることが明らかとなって、下塗り説は一応否定された。庫内の宝物に鏤《ちりば》められた「琥珀」は赤色であると認められている。なお、用いられた淡緑色の石は孔雀石であって、いわゆる岩緑青である。

正倉院では所伝の宝物の復元、複製を明治時代以降今日まで引き継いで行っている。当時の技術を探りながら、素材・技術など当時の姿に最も近い形や色で再現することは、適正な保存のためには必要なことで、それには原材料についての適正な調査が欠かせない。

今回の調査中にあっても、世界各地から収集した琥珀の多くは概して年代の若い試料が多く、経年した堅硬な琥珀は産地が限られ、入手は容易ではなかった。今までに赤い琥珀は入手できていないが、ポーランドの博物館で、バルト海沿岸で入手したとの赤い琥珀の大塊に出会った経験がある。さらに近年のことだが琥珀の市場への供給品の中に、人為加工物がありその中に赤い琥珀があることを知った。人為加工物には数種があって、主な物は、

1．人造樹脂で偽造した物

2．低沸点の琥珀の小砕片などを溶融して整形しなおした物（再生琥珀と称している）

である。1は鑑識の訓練をすれば多くは容易に判別できる。2は一般に低温で可溶の、いわゆる軟質の琥珀を整形し直したものである。いつの頃から行われているのかは承知しないが、最近では溶融や整形技術の向上もあって、新たに彩色・加色した琥珀を認めることである。常時手にとって観察し訓練をしていないと判定は困難であろう。

赤い琥珀のことについて『博物誌』（中国晋代）は「松柏脂入地先年、化為茯苓、茯苓化為」として、現在の雲南省に産すると紹介している。中国の本草書に記載される琥珀の古代の産地は中国南部の雲南省で、その性状の記載は本草書によって変わることはない。赤い琥珀が当時の中心であったのかもしれないが、現在雲南省で琥珀が産するとの記事を見ることはない。赤い琥珀のことは現在では産地が解らないだけでなく、同種の試料の入手さえ叶わないことから不明の点が多い。

ところで、赤い琥珀に関して、些細な経験をしたことがある。筆者はラオス北部での香木調査の折、小さな墳丘で行われていた発掘調査に短時間ながら立ち会ったことがあるが、それはラオスの国立博物館が進めていた古代墳墓の発掘調査であった。そのとき、既に発掘された遺物の中に、透明な無色と赤色の二種の円球を多数認めた。その大きさは様々で、中には中心を見事に貫通する孔を見る球もあった。その時現場監督からは、これは硝

子玉であって、既に各地の遺跡から発掘されている、との説明であった。その後、首都に帰り博物館にて古代墳墓の発掘物を閲覧する中に、赤白二様、大小不揃いの透明の玉が少なからず所蔵されていた。博物館所有の機器で調査を行った。その結果、無色透明の球は水晶玉、赤色玉は琥珀玉が少なくないことを知った。その後、発掘鉱物等の資源研究の機関を訪れたが、琥珀についての情報はなく、本草書の域を超えることはなかった。出張の目的とは異なった調査では、それ以上のことはできず、現地の琥珀のことはそのままとなっている。

合　香（中倉二九「香袋」、中倉八〇「裛衣香」）

現状と保存

香材は原形のままよりも砕片や粉末にした方が香気は強い。さらにそれらを組み合わせることで香りは複雑になり、強く、長く保持される。ここに抹香などの合香が生まれる素地があったのだろう。その結果、当初の組香は数種の香材を小砕片や粉末にして組み合わせていた。組み合わせた香材を燻べることは単一の香では味わえない多彩、華美、艶麗、優雅、妖艶などといった表現が可能なほどに香気に変化を生み出す。香材を組み合わせたものを「合香」と総称している。その名を記した「合香袋」（北倉一三六）には鮮やかにその名が墨書されている。庫内には「合香」としては「香袋」「裛衣香」「練り香」などがある。

天平時代を中心に奈良時代の香は、抹香のように数種の香材を混合して直接火炉に燻べる香が主であった。そのことは、正倉院には柄香炉や火舎などの香炉が多く残されていることから納得できる。香炉は香材を燻べる道具であるが、それは香材中の香気を加熱、揮散させることで、効率よく香りを発散させることにある。しかし、異種の香材は言うまでもなく、同一名であっても材種が異なれば香気や香質が異なる。古代の人々も数種の香材を混合することで新たな香気を生み出せることを知った。それは同時に、ある種の香気を繰り返し作り出すことでもあった。

香　袋（中倉二九）

香袋ではなかったかと推測される小さな袋物が庫内には数点ある。「香袋」と称している袋で一・五×二・六センチほどの小さな絹製の袋で七袋があり、綾織りの細い紐で口を縛っている〔図18〕。斑犀・水精・琥珀で作られた小合子や玉・魚形・刀子・小尺等とともに飾りとして提げ、佩用したものであろうと推測されている。「斑犀合子」中の角形は、烏犀の角の内部を刳り唐花を浮き彫りとした紫檀製の蓋を被せている。これらは網袋に入れ、組紐を結んで佩用するようになっており、中に香を入れたものとされているが、検証されたことはなく、香袋ではないとする見解もある。この紐は一旦解いてしまえば原形に復帰することは叶わないであろうことから、近年に解かれた形跡はない。なお、外からは香りを感ずることはない。現時点では無理に紐を解いてまでして、調べる意義を見いだし得ていない。

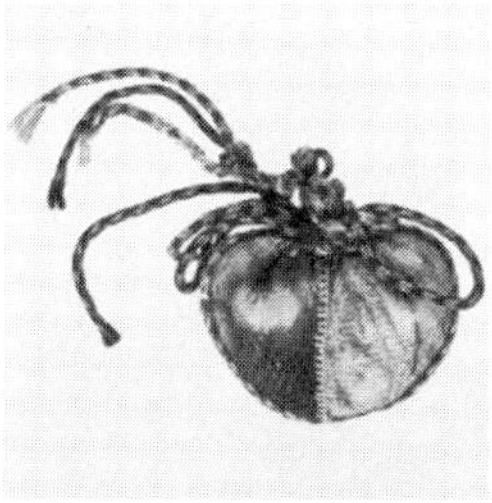
図18　「香袋」

裛衣香（中倉八〇）

裛衣香は「国家珍宝帳」にその名を見るが、同名の財物は中倉に保存されるのみで、「裛衣香」は「国家珍宝帳」に記す合香ではない。「裛衣香」の読みについては諸説があり、裛の漢音はイフ、呉音はオフとあって、ともにうるおう意で、裹（袋）と同意であるという。我が国では習慣的にエビコウと音読し、筆者も経験的にエビコウとしてきた。裛衣香の名は香家には知られていたが、実態については明らかではなかった。現代の香書でも実物のことはよくは知られていない。唐代の医書には裛衣香の記載はあるが、薬物書である本草書には見ない。

(1) 現状と保存

「裛衣香」はほぼ同じ大きさの九袋を一件として「漆皮箱」（中倉八一）に納められ、伝存している。すべて乾香でその袋は絹（白絁）製であって、神護景雲二年（七六八）と墨書された文字をみる袋もある〔図19〕。

「裛衣香」について第一次調査の報告書である『正倉院薬物』には記録はない。その後、第一次調査員であった渡辺武は「正倉院宝庫の裛衣香（えびこう）について」として第一次調査の結果として報告している(19)。この報告以外に、「裛衣香」について考察されたことはないようである。第二次調査においても香薬の一つとして、「裛衣香」について調査を行った。

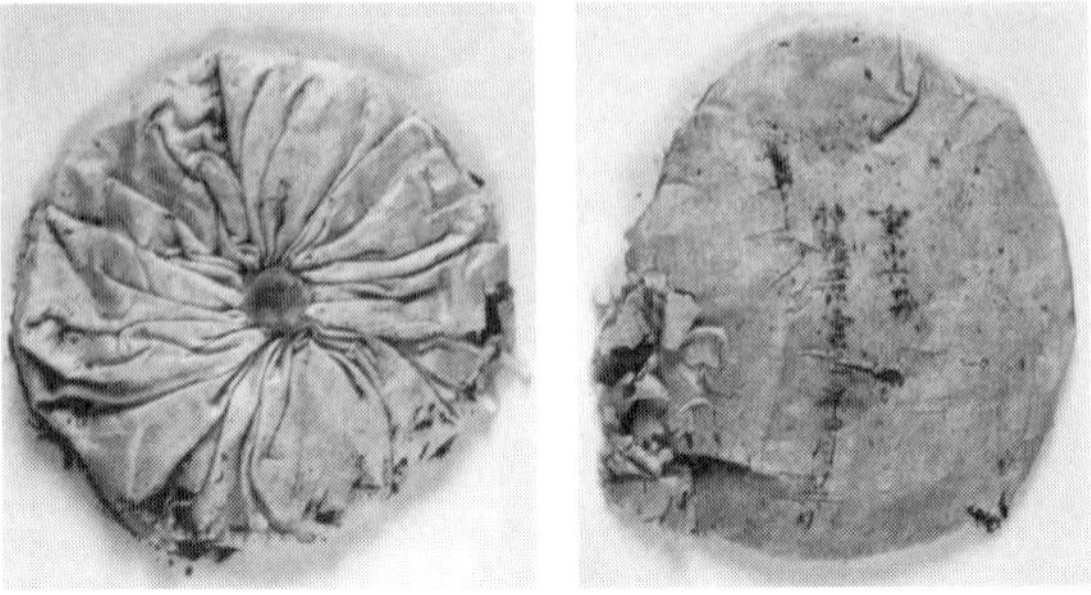

図19　「裛衣香」

(2) 正倉院文書に見る裛衣香

「東大寺献物帳」（国家珍宝帳）の納物の表記の始まりに、

雑集一巻　孝経一巻　杜家立成一巻　頭楽毅論一巻　四巻

以前四巻裛衣香二帒　一重六両二分／一重十一両二分　並納白葛箱

を納物とするとした後に、

とある〔図20〕。続いて、王羲之の書法廿巻を挙げた後に続けて、

裛衣香三帒　一帒小一斤七両一分　一袋小一斤十三両　一袋八両二分

右並納銀平脱箱・亦納高麗錦袋

とある。裛衣香は書巻に添えられるのを常としていた。また、正倉院文書の「買物申請帳」（天平勝宝四年＝七五二）には、次のように多くの香材などを購入したことが記録されている。

丁香、薫衣香、青木香、薫陸香、麝香、薫香、藿香、零陵香、甘松香、沈香、竜脳香、裛衣香、桂心、大黄、蜜汁……

このうち、薫衣香、薫香、裛衣香は数種の香材を配合した合香のこととしてよいだろうが、それぞれにどのような違いがあるのか判らない。

古代の香のことを推測させる資料としては、『源氏物語』など後世の文学作品がある。たとえばそこに現れた香として有名なものに六種《むくさ》の薫物《たきもの》と呼ばれる梅花、荷葉、侍従、黒方、裛衣香、薫衣香の名が知られている。これらを含めて類推するならば、

裛衣香：香材を白絁の袋に入れた乾香で、衣や書に匂いを付けたり防虫効果を期待したもので、現代の匂い袋に近い。

薫衣香：香材の粉末を蜜などで練り合わせたもので、炉、釜などで燻すべて、匂いを焚きしめていたが、後に炷きものとして、利用が拡大した。今日の練り香と同類と推測される

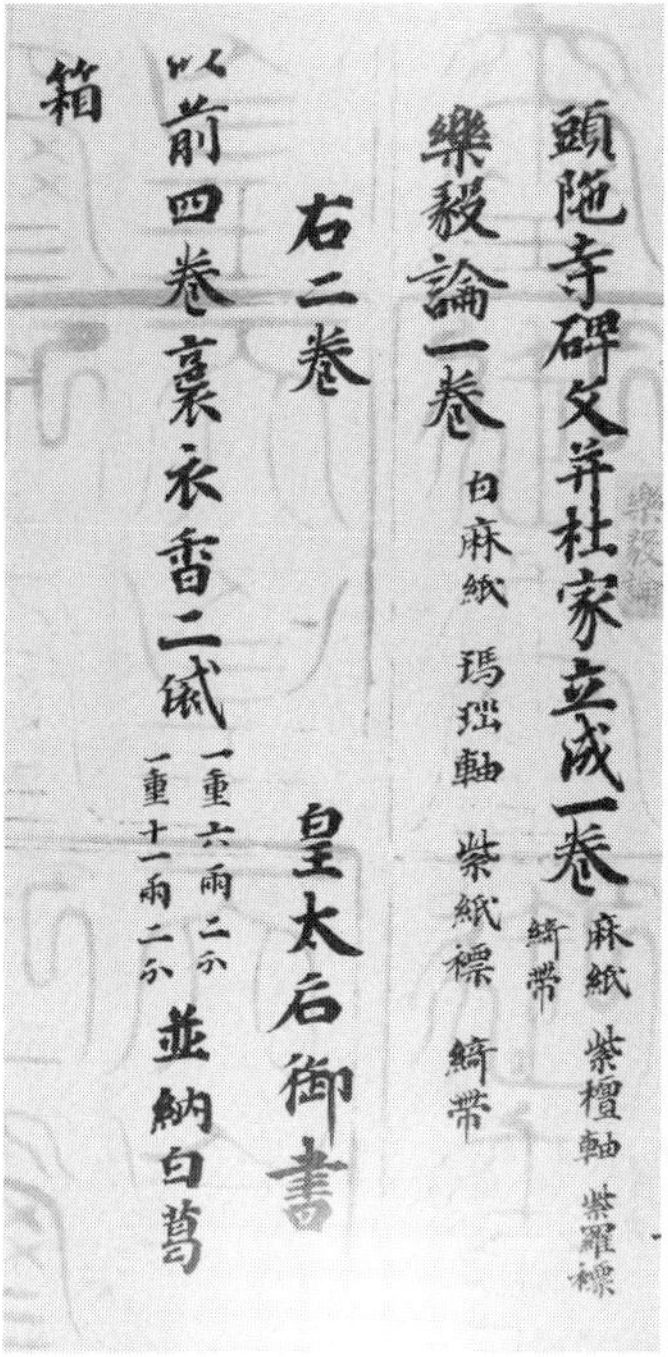
頭陀寺碑文并杜家立成一巻 麻紙 紫檀軸 紫羅褾 綺帯
樂毅論一巻 白麻紙 瑪瑙軸 紫紙褾 綺帯
右二巻 皇太后御書
以前四巻 裛衣香二裹 一重六両二分 一重十一両二分 並納白葛
箱

図20 「国家珍宝帳」中の「裛衣香」記事

（先の文書には蜜汁と合わせて購入している）。

薫　香：香材を細末化し練り合わせたもので、炉、釜などで燻すべて、周囲に香煙を漂わせたり、仏前の香としたもので、抹香の基本である。

以上の解釈には異論もあろうが、筆者の解釈として戴ければ幸いである。

「裹衣香」は九袋からなっている。形状や大きさはほぼ同じだが、重量はそれぞれで異なっている。袋はすべて紐で口を縛ってはいるが、内容物をとどめない袋だけのもの、内容物を含んだままで当初の容体をとどめる袋、破損しているが内容物をとどめる袋、内容物をとどめない袋、と様々である。各袋は外観から判断することにとどめ、新たに開袋などはしなかった。破損などがなく内部を直視できないものについては、外部からの触感などで内容物を推測した。

内容物を主体に各袋の特徴を記しておく。上記の数字は袋の番号として仮に付したもので、特に意味はない。

1．袋の底部は破損し、内容物は分離して別に保存されている。零陵香、霍香等草本植物の茎葉を主体とする物で、沈香、丁子等を含まない。

2．底部に「重□両二分」との記録がある。袋は破損している。沈香の存在をみとめるが、配合量としては多くはない。

3．底部に重小六両との墨書があり、草本植物が主で霍香が特に多い。香茅の配合がある。

4．甘松香が主体で、樹脂塊がある。沈香の破片を認めるも一箇ほどであることから、本来は含まれていなかったと思われ、混入の可能性を否定できない。基原種が不明の細枝が認められる。本品には虫体が一箇認められた。香材では甘松香類には、しばしば虫が付着することがある。

5．植物の種としては一種のみからなるものと判断した。同定はできなかったが、零陵香、霍香ではない。

6. 袋と内容物は全く分離されており、袋のみが残されている。袋の外形は破損が大きく、内容物は九の袋と同様に番外として整理されたと思われ、判定はできなかった。

7. 袋の形は完全で、封を切ることができなかったことから、内容物を検討していない。外部から触れた感じでは綿や繊維類のみを詰めたもののようで、植物体などの固形物の存在はないと判断している。

8. 丁子、沈香、零陵香からなり、とくに沈香が多い。

9. 内容物は全くない。底部は破損している。袋と内容物は分離して整理されたと思われる。

番外. 本品には布袋はなく、番号もない。多分6、9番のように、袋が破損し、こぼれ出し、散じた内容物のみを集積したものであろう。沈香、白檀、丁子、甘松香、零陵香は確認することができた。

以上のように、今回の調査からは、九袋は配合された香材やその分量は袋ごとに異なり、未開封の袋も外からの触感からでも内容物は袋ごとに異なると推測できた。きわめて特徴ある袋である。

ところで、延暦一二年（七九三）「曝涼使解」の記録には、

（第一厨子中に）　裛衣香五裹　重五斤十五両二分　小幷帒五口

（第二十八櫃中に）合香　二斤十二両　大納帛帒一口

とあり、裛衣香と合香のことが記録されている。

「裛衣香」には「神護景雲二年（七六八）四月廿六日定量」との墨書がある。所蔵されている「裛衣香」は九袋からなり、その袋にはそれぞれの重量が記され、ほとんどが五～六両と記されていて、総量は二斤一二両（四四両と等しい）である。

一方、「国家珍宝帳」や曝涼時の記録にとどめられた「裛衣香」には大小があるが、いずれも一斤前後とされている。重量からは、中倉八〇号の宝物を「裛衣香」とするのには疑問が残る。同倉の裛衣香は「延暦一二年曝

涼使解」の記録にあって、第二十八櫃に納められたとされる「合香二斤十二両太納帛帒」である可能性を指摘しておきたい。ただ、所在の倉の位置を考慮すればそれ以上のことは判らない。

現在正倉院では、明治以来、数種の香を配合して「裛衣香」を製作して、宝庫内に静置している。多くは防虫が目的であろう。その配合は沈香一二グラム、丁子六〇グラム、白檀三五グラム、甘松香一七グラムとされているようである。この処方がいかなる経緯によって、また何に根拠を求めたかは承知しないが、『正倉院御物棚別目録』第二版（一九五〇年）に「裛衣香九裹は（中略）皆衣服に香を籠むる料にして沈香・白檀・丁香・麝香等凡そ六物を混和して用ふ」と記すことも、その経緯を示す一つの記文であろう。ただ、具体的な量としては先に裛衣香の番外としたものと、近似した配合比率を示している。

ところで、渡辺武は報告の中で、内容物が実見できる七袋について「宝庫内でピンセット分析で選別した香薬は、いずれも左の六香薬の挫切したものからなっていた」として、零陵香と霍香は確定はできないとしている。さらに続けていずれの袋からも確認できたものは、甘松香・白檀・丁香・沈香の四香薬であるとして、写真を付して公表している。さらに、青木香や麝香の配合の可能性を指摘している。『千金方』や『外台秘要方』などの唐代の医書中（後述）に見られる裛衣香の処方が既に我が国へ紹介され、「裛衣香」もそれに従ったものであろうと、可能性を指摘したものと思われる。また同時に、渡辺は『棚別目録』第二版に記された青木香はいずれの袋からも検出できなかったとしている。渡辺が何をもって青木香がないと判定したのかは不明である。なお、すでに「木香」の項で議論したように、古代の青木香は現在の木香と同一であった。宝庫には木香が保存されており、裛衣香に配合されていた可能性を否定はしないが、今回の調査では、「裛衣香」中には、木香や木香と同類と見なされる香材の配合を認められなかった。

(3) 麝香の配合について

『正倉院御物棚別目録』第二版の四〇六番目の項として、

裛衣香九褁（中第八〇號）

次に掲ぐる漆皮箱に納む、九褁皆「神護景雲二年四月廿六日定量」とあり、裛衣香（えびこう）は衣服に香を籠むる料にして、沈香、白檀、丁子、麝香等、凡そ六物を混和して用ふ、

とある。白絁の褁布には年月日の墨書を確認できる「漆皮箱」（中倉八一）に納められている。この『棚別目録』の記事は「裛衣香とは……」と一般論を記しただけである。次に記す古代医書中の裛衣香の処方に麝香を含まない例も多い。しかし、いつの間にか「裛衣香」には、麝香が配合されているとの推測が広く取沙汰されている。

麝香は特異な芳香を有することから、その香りを確認できれば存否の判断はできる。しかし、次章で触れるように永年保存されてきた「麝香」には嗅覚で感じ取れるような香りはない。嚢皮の一部でも確認できれば確定できるが、残された「裛衣香」のうち、内容物を確認した袋からは麝香を確認することはなかった。

今回あえて麝香成分を指標に合香を化学分析に供試しなかった。現存する「麝香」（北倉一四）のことは次章で詳述する。

なお、庫内には幾度か麝香を買い付けたことを示す記録が残されている。ただ、その時の麝香をはじめ、香薬の購入の目的までは判らない。

(4) 古代中国の医書中の裛衣香

『千金方』（六五〇～六五八年）には裛衣香の処方が三方記されている。

裛衣香方

零陵香　藿香各四両　甘松香　茅香各三両　丁子香一両　苜宿香二両

右六味各擣加沢蘭葉四両麁下用之極美

又方

零陵香二両　藿香　甘松香　苜宿香　白檀香　沈水香　煎香各一両

右七味合擣加麝香半両麤篩用如煎法

又方

藿香四両　丁香七枚　甘松香　麝香　沈香　煎香（四種に分量記載なし）

右六味麁篩和為乾香以裛衣大佳

『外台秘要方』（七五二年）には五方が記され、浥衣香を千金翼裛衣乾香方としている。

乾香方

丁香壱両　麝香　白檀　沈香各半両　零陵香五両　甘松香柒両　藿香捌両

右六味先擣丁香令砕、次擣甘松香、合擣訖乃和麝香合和浥衣

千金乾香方

麝香　沈香　甘松香各二両　丁香　箋香各一両　藿香四両
右六味合擣下篩。要　衣大

備急裛衣香方
藿香　零陵香　甘松香各一両　丁香二両
右四味細挫如米粒。微擣以絹袋盛衣箱中。南平公主方。

又方
沢蘭香　甘松香　麝香各二両　沈香　檀香各四両　苜蓿香五両　零陵香六両　丁香六両
右八味鹿擣絹袋盛。衣箱中貯之。

又方
麝香研　蘇合香　鬱金香各一両　沈香十両　甲香四両酒洗熬　丁香四両　呉白膠香　澹糖香六両
右八味擣以絹袋盛、衣中香炒

練り香——正倉院の炭塊（北倉一三五「薬塵」中）——

現状と保存

正倉院には「銀薫炉」（北倉一五三）と「銅薫炉」（中倉六七）がある。現在の薫炉の用法からすれば、練り香を燻べるためと推測させる道具である。それだけに香材中に香気成分を保存させておくことは重要なことであった。しかし、今まで記してきたように多くの香材は保存時間とともに香気は揮散や変質をし、香種によっては短時間に香としての価値を失う例が少なくない。そのため、香気や香質を長時間保存できるように様々な工夫をこらし、密閉容器や気密容器に納めることが行われている。

その一方で香玉として保存を計ったのが練り香であろう。練り香は平安時代になって使用が始まったとするのが一般的である。練り香の使用の時期のことを考えさせる素材が庫内にあった。それは「薬塵」(北倉一三五)の中に球形をなす炭化物であった。

第一次調査のときに炭塊が存在することは知られていたが、詳細は不明のままであった。径は五〜七ミリほどの大きさの五つの塊で、円球状の表面部分はほとんど炭化していた。断面からは何らかの事情で分割されたことをうかがわせる。今回その断面を拡大鏡を使って精査し、香材、特に沈香を加熱して発香させた後にも残る特徴ある性状を見出した。このことから炭塊が練り香や香玉の残渣であったと推測し精査した。その結果、香材と判断できるものを見出し得た。この小塊をつぶして化学的に調べても、炭化するほどに加熱していることから香気はすでになく、ほとんどの成分は確認できないであろうことから、調査は光学的顕微鏡によることにした。なお、同時に現今の香材を用いて練り香を試作し、薫香した残渣を試作し比較試料とした。

検査した限りにおいて、「炭塊」は香材からなる練り香の残渣であると結論した。なお、断面を接合してみたところ、三塊からは球状に復元できた。残存の小塊は元々は球形をなすものが保存中に割裂したことをうかがわせるものであった。

ところで、燻べた後の香玉を残しておく必要はあったのだろうか。近世の香や香道の歴史においては、香材は一度使用後も、時間をおいて燻べれば再び香りを取り戻すことができると、信じられていた時期があった。このことは、香材が貴重であったことが転化したためであろうが、さらに発展して、燻べて炭化したものさえとっておこうとしたのであろう。その淵源が奈良時代にまで遡るのかどうかは承知しない。しかし、宝庫には燻炉や火舎がいくつか残され、その中には灰などが残されている例が少なくない。炭塊が残存していたことに積極的な意味を与える必要はないのかもしれない。なお、「炭塊」の由来については不詳である。

いずれにしろ残存する炭塊は練り香の使用をうかがわせる証である。仏前での焼香は儀式である。焚きのぼる香煙の香りを楽しむのは遊芸・趣味のことであろう。『源氏物語』をはじめとして平安時代の幾多の文学作品に香遊びのことを見る。儀式から分かれて香を楽しむ余裕は平安京の宮中人の間に流行したことなのだろう。仏前の儀式から離れた香燻べを、そらだきもの（空薫物、空炷物）と呼んでいる。香道には源氏香と呼ばれる香材の組式を図式化し、組香式の香名は『源氏物語』や『枕草子』をはじめとする平安時代の文学作品に依拠している例が多い。香をたしなむ人々にとって、文化文芸の素養は不可欠とされ、宮中人には重要なこととされていたのだろう。平安時代の作品には、香を衣服に焚き染《し》めることがしばしば登場する。ふせご（伏籠、薫籠）といった竹や細枝で編んだ籠の上に衣服を掛け、籠の中に香炉をおいて香を焚くことであった。庫内には伏籠と推測されるものが残されているようである。

以上のように、庫内には「香炉」や「薫香炉」とともに練り香の残渣が伝存していることを知った。

（1）　柴田承二監修『法隆寺所蔵　医薬調剤古抄』、廣川書店、一九九七年。アンドリュー・ゴーブル「法隆寺所蔵［医薬調剤古抄］釈読」（『日本医史学雑誌』第四一号、一九九五年）

（2）　以下に我々が行ってきた沈香の研究のうち化学、分析に関するもののみを記しておく。
①　*Phytochemistry*, 20, 1957（1981）
②　*Phytochemistry*, 23, 2068（1984）

③ J. Chem. Soc., *Perkin Trans*, I, 601（1983）
④ *Phytochemistry*, 23, 2066（1984）
⑤ *Lloydia*, 49, 1106（1986）
⑥『生薬学雑誌』第四〇号、二五二・二五九・二六六・二七一・二七五頁（一九八六年）
⑦『生薬学雑誌』第四一号、一一八頁（一九八七年）
⑧『香料』第二〇七号（二〇〇〇年）、第二一〇号（二〇〇一年）

（3）その時まで、なんら研究報告のない、いわば未知であった化合物の呼称。
（4）調査経験から、所有の香片が「両種の御香」と本木を同じとするか否かなどの鑑定を依頼されることがある。本試料の調査時から、この種の鑑定は一切行わないこととしている。
（5）蜷川式胤『奈良の筋道』米崎清美編、中央公論美術出版、二〇〇五年
（6）佐々木利和「壬申検査と写真」（『月刊文化財』第五一七号、二〇〇六年）
（7）宮内庁『明治天皇紀』第四、吉川弘文館、一九七〇年、五四頁
（8）稲生真履「正倉院勅封庫の記事」（『東洋美術』特輯正倉院の研究、飛鳥園、一九二九年）。『明治十年行幸記』、奈良県立図書情報館藤田文庫蔵
（9）『雙桂集』原雙桂（一七一八～六七）の著。文化七年（一八一〇）頃の作か。
（10）『正倉院薬物』、三七一頁
（11）金平亮三「沈香と蘭奢待」（『植物及動物』、一九三八年八月）一五頁
（12）ビャクダンは寄生植物であって、寄主となる植物中にまれにサンタロールなどを微量認めることがある。それは寄生植物から移行した成分であって、寄主植物が本来含有している成分ではない。
（13）東野治之ほか、『MUSEUM 東京国立博物館研究誌』第四三三号、一九八七年
（14）『生薬学雑誌』第四三号、一九八九年、五九頁
（15）『生薬学雑誌』第四八号、一九九四年、二八頁
（16）丁香の防菌防黴とともに防虫効果のことは広く識られている。

（17）大学には同種の標本群が別に保存されていて、後には医学史料室所蔵の標本を使用した。
（18）Andrew Ross, *AMBER THE NATURAL TIME CAPSULE*, The Natural History Museum London PUBl, 1998. 訳書『琥珀、永遠のタイムカプセル』城澤安章訳、文一出版、二〇〇九年
（19）『書陵部紀要』第一八号、一九六六年、七一頁

第三章　薬物の調査

はじめに

庫内に現存する薬物は今でいう生薬《しょうやく》である。(1)また、「種々薬帳」に記す薬物名は今日我々が使用する薬名と同じで、庫内の薬物と対応している。生薬とは天然の動植鉱物から薬用とする部分に乾燥、整形などの簡単な加工調製を施しただけのものであるが、乾燥や加工によって鮮時の性状とは大きく異なり、基原(2)となった素材の原形をとどめていることが多い。薬物は病など不時の求めに応じるためには常時保存が欠かせない。天然の素材を保持し保存する上で古来最も有効な手段は乾燥である。

薬物調査は薬物の由来するところを明らかにし、次いでその内情について……と進む。このことは薬物に限らずあらゆる財物の調査と変わらないが、薬学徒には永年の経験からある種の定法を作り上げてきた。正倉院宝物における薬物の理科学的な調査は、昭和二三年（一九四八）に始まる。その調査は、薬物の基原を解明し由来を知ることに始まった。薬物の在庫などの実情調査は昭和二～三年（一九二七～二八）に久保田鼎、大宮武磨らにより行われ、精細な記録を残している。(3)この記録は永年行われてきた曝涼調査に倣っていると思う。それを受けて昭和四年（一九二九）に中尾万三（一八八二～一九三六）は庫内で薬物を実視し、正倉院薬物を当時の市場薬物と比較し、自らの豊富な経験と本草学の知識をもとに正倉院の香薬を論じた報告書を提出している。(4)これが薬学専門家による本格的な調査の始まりである。報告書は多くのことを明らかにしているが、なお不十分であると中尾は述懐している。その後、調査での所感など一切を木村康一に伝えている。昭和二二年（一九四七）に木村は庫内にて薬物を実視し、翌二三年「正倉院御物中の漢薬」（『正倉院文化』東方学術協会、大八洲出版）として報告している。木村は理科学的に調査することの必要性を関係各位に訴えたのであろう、同年に、調査全体の総括ならびに関東班の代表として朝比奈泰彦（東京大学名誉教授、当時）を、木村を関西班の代表とする東西の二班からなる一〇名の専門家による薬物調査班が編成され、正倉院薬物の本格的な理科学調査が始まった。平成の薬物調査を終えた今、戦後の調査を関係者は第一次薬物調査と呼んでいる(5)。調査員は生薬に関する経験・知識などの豊かな人々で、斯界の総力とも言える編成であったが、調査員は薬学徒ばかりでない。「種々薬帳」に記載される薬物の三分の一は鉱物・石薬類であり、動物や昆虫を基原とするものもある。薬学の専門家の多くは植物性医薬のことには詳しいが、動物・鉱物に関してはそれほどではない。そこで動物学・昆虫学・鉱物学の専門家の参加や協力を求めている。

第一次調査の基本方針は次の通りである。

一　薬物の識別に関する従来の疑念の解消
一　薬効の検査
一　調査の成果を学界共通のものとする
一　薬物の保存方法の改善の要否を研究する

以上の方針は調査団と正倉院事務所の双方で確認され、調査が開始されている。この調査は、昭和二六年（一九五一）に一旦終了し、代表の朝比奈は同年に「正倉院薬物の研究（中間報告）」として概要を総括している(6)。そのときの調査報告書は翌年に宮内庁へ提出されている。本調査の後、さらに二年間の追加調査を木村を責任者として関西班の調査員が行っている。追加調査の結果を含めて、調査記録の詳細は昭和三〇年（一九五五）には『正倉院薬物』として公刊した。

さらに聖武天皇の崩御から千二百年目にあたる昭和三一年、宮内庁書陵部では『書陵部紀要』第七号を「正倉院特集」とし、正倉院に関してそれまでに行われた調査を特集している。香薬については第一次調査員の渡辺武が「正倉院宝庫の薬物」と題して発表している。先の報告書から自著の部分を要点整理し、梗概を紹介したものである。

第一次薬物調査以前にも医薬学者による実視調査は行われている。医薬についての豊富な経験や知識に基づいて実物を検証したことで、財物に変質や損壊などを与えることはなかった。それでも調査員にとっては初めて見聞する薬物が少なくない。仮に過去に接したことがあっても経験の少ない薬物は判断が曖昧になることは避けられない。それだけに可能な限り先賢をはじめ多くの人々の経験と知識、さらには内外古今の文献を収集する必要があった。この調査には知識量だけでなく、香薬に触れてきた経験の多寡こそが重要であって、薬物市場にあっての経験者にしばしば助言を求めている。このことは現在も変わらない。肉眼による実視は、現在もあらゆる調査に先だって行われ、いかなる調査にあっても変わりはない。

第二次調査にあっても、宝庫で肉眼観察を行ってから自らの手にとって確認し、さらには必要に応じて拡大鏡や最新の電子機器などを駆使して調査を進めた。そこで得られた情報を許に必要と判断されたときには、設備の揃った研究室に分出してさらなる調査を行うことを願い出た。正倉院宝物の調査の歴史をみても、調査のために少量でも分出することは異例であるが、先例としての第一次調査に倣ったことであった。ちなみに、献納当初から薬物は資財であって、「種々薬帳」の末尾には、必要に応じて出蔵を許す、との趣旨があり、第一章で触れたように献納直後から多数の薬物が度重ねて出蔵され消費されたことから、分出を許可されたのだろう。なお、第二次調査で分出した薬材は第一次調査時に分出し調査後に戻された還納薬物が中心であって、新たな分出は可能な限り少量とした。振り返ったとき、分出があったからこそ調査を短期間に進めることができた点は感謝している。

ここで還納薬物を調査の主体にしたことについて紹介しておきたい。調査員が調査のために宝庫から持ち出した薬物は持ち出す前にそれぞれの重量を秤り、すべてを記録にとどめ、調査終了後に分出した薬物はすべて返却した。実際に各調査員からはごく微細となったものも返却され、それぞれ先の薬物の出蔵記録と照合して、還納されている。これらの還納薬物は、調査の歴史を語る資料として本来の容器に戻すことなく、別の容器に保管し、保存場所を異にしている。その理由は一旦出庫した薬物は短期間であっても、保存環境が異なったことで庫内にある場合とは異なった変質を招いている可能性を否定できないからである。現在でこそ区別して保管するのは当然の処置とされようが、それを第一次調査時にあって、理解され実践された関係者の賢察に改めて敬意を抱いている。なお、第二次調査にあって、還納薬物の調査では多くの点でこと足りるだけでなく、先の調査結果と比較できたことは貴重であった。それは時間を継承したことで、保存を意識する調査では幸いであった。第一次調査からわずかに五十年間の経緯でしかないが、それでも比較検討が可能となったことは、調査当初には予想もしなかったことで、思わぬ成果が得られた。

第一次調査の目的は、材質の鑑定が中心で現今の同名の薬物と比較することにあった。伝存する香薬は素材ですべて海外で産した物と想定している。しかし、第一次調査時では海外への渡航をはじめ、輸入にも様々な制限があって、調査のための比較標本すら入手することは叶わなかった。それだけに戦前に行われた海外調査の経験や数少ない文献、標本などから判断せざるを得なかった。そんな制限の中でも第一次調査の報告書は見事な判断を下している。当時の調査従事者の学識のレベルの高さなのだろう。

第一次調査から十五年が過ぎた頃には、研究者は海外に出向き、様々な調査を行うことが可能となっていた。第一次調査に従事した人々にとっても事情は同じで、自らが原産地に出かけ懸案であった薬物の標本を入手し持ち帰っている。帰国後、直ちに様々な理科学調査に供したことはいうまでもない。その頃の研究室にあっては高機能の機器が増えていて、それらの機器を使用しての調査は第一次調査時とは較べるまでもなく大きく変容していた。たとえば理科学分析に際しての試料の少量化は顕著であった。第二次調査時にはごく微量の試料からでも以前とは比較にならないほど様々なことでの調査が可能となっただけでなく、精緻な情報を密にして大量に得ることが可能である。一方、世界各地から得られる薬物情報は大幅に増加し、薬物の分析をはじめ各種の領域で調査技術が格段に進歩していた。

このような背景のもと、薬学関係者の間では、再度、正倉院薬物を新たな視点から調査する必要を痛感していた。平成六年（一九九四）にいたって第一次調査員であった柴田承二を代表、木島正夫を顧問として正倉院薬物の第二次調査班が編成され、平成六年から二年間、再び正倉院薬物の材質調査（第二次薬物調査）が行われることとなった。第二次調査に際して、関西にあった木島と筆者は前年からの準備に参画した。柴田代表、木島顧問からは第一次調査のことを詳細に伺い、求められる課題を整理した。まずは第一次調査時に果たせなかったことを要点とした。第二次調査は関東班は柴田ほか二名、関西班は木島ほか三名の総数七名からなる調査班として開始した。

第二次薬物調査の報告は平成七年九月に初回（中間）報告を、第二回（終了）報告は翌八年一一月に柴田代表から正倉院事務所長宛に提出された。概要は『正倉院紀要』第二〇号（平成一〇年）に柴田が報告した。さらに平成一二年、『図説　正倉院薬物』として現存する生薬個々の原色写真を付して、調査結果を公刊した。正倉院薬物を原色写真で公開提供することは、第一次調査以来の懸案事項であったことから、その思いを果たし得たと安堵している。木島は第一次調査終了後には中国や東南アジアでの調査を行い、筆者はしばしば同行を許され、その折々に正倉院薬物のことを伺ったのは再度の調査を意識しておられたためなのだろう。また、報告の編輯を進める中で上京したおり、柴田承二からも正倉院薬物への熱い思いをしばしば伺った。しかし、『図説 正倉院薬物』は写真の公表に重点を置いたこともあって、容量は限られ調査結果を記すにとどまり、両先生の熱い思いの一端しか記し得なかった。その後にあって、なお詳細な調査報告が各調査員からそれぞれの専門領域での雑誌などに発表することとされた。調査員の専門分野が多岐にわたることから報告のすべてを承知していない。本書では詳細は割愛する。

なお、木島正夫は本調査の終了を待たずに逝去された（平成七年三月）。初回の中間報告以外、第二次調査に関する報告書を見ることはなかった。しかし、今振り返るとき、木島の正倉院薬物への思いは中尾万三、木村康一以来のことを承継されていたものだと思う。

薬物の現状と調査

材質調査の方針の四番目に、薬物の保存方法の改善の要否を研究する、とのことが記されている。宝物の現状を把握しその宝物の保存管理の方策を探ることは財物を保管する上で不可欠である。正倉院宝物の状態の良さについては多くの関係者が認めている。しかし、内実については一部の財物を除いて理科学的な情報はない。たとえばすべての宝物は長期の保存中に何らかの変質を生じていると推測されるが、確証はない。その変質のことを知らなくしては、適切な保存のことが判らない。さらに変質が生じていることが判明したとしても、今後どのような変容があるのかを推測できなければ、講じうる保存策のことは判らない。

宝物や文化財は、原形のまま伝えられるべきであろう。調査のためとはいえ、人為的に損壊したり、変形することは考えられない。しかし、理化学的に内実を調査しようとするとき、このことが調査を推進する上での障壁でもある。しかも、正倉院宝物の中でも香薬は素材そのものである。形状、性状について、本来は……という固定した規定はない。全体が材質そのままであって、多くは多数個が所蔵されている。その意味でも香薬の調査こそが材質調査を可能とすると信じている。昭和二三年（一九四八）に始まった第一次調査では顕微鏡を使っての調査しかできなかった。その後にあって、第一次調査員であった柴田承二は正倉院薬物の追加調査として、昭和四〇年代になって新しく開発された微量分析機器を使って、初めて薬物の理化学的な分析調査を行っている。

表1　帳内薬物（「種々薬帳」記載）の一覧表

番号	薬物名	薬櫃番号	存否	基原と注（第二次調査の結果を要略）	現存量（g）
1	麝香	一	○	帳外5の麝香皮と同一　帳外から移動	二嚢
2	犀角	一	-		
3	犀角	一	-		
4	犀角器	一	○	薬帳に記載の犀角器ではない	一六八・七五
5	朴消	一	-		
6	蕤核	一	○		
7	小草	一	○		一五・〇
8	畢撥	一	○	蓽撥と同じ	三七八・七五
9	胡椒	一	○	現今の胡椒と同じ	
10	寒水石	一	○	実物は方解石で真の寒水石でない	三三七・五
11	阿麻勒	一	-	一次調査の結果を訂正　亡佚とする	
12	奄麻羅	一	○	菴麻羅と同じ	
13	黒黄連	一	○	胡黄連と同じ	

14	元青	一	－		
15	青葙草	一	－		
16	白皮	一	－		
17	理石	一	○	帳外21の鉱石数種中の繊維石膏と同じか	
18	禹餘粮	一	－		
19	太一禹餘粮	一	○	帳外17の「紫色粉」は内容物か	一八・七五
20	龍骨	一	○	第一次調査で確認	一、四六八・七五
21	五色龍骨	一	－		
22	白龍骨	一	○	第一次調査で確認	五〇六・二五
23	龍角	一	○	第一次調査で確認	一、〇三一・二五
24	五色龍歯	一	○	第一次調査で確認	四、九九〇・〇
25	似龍骨石	一	○?	帳外21の鉱石数種と併せて検討の要あり	
26	雷丸	一	○	第一次調査で確認	八九六・二五
27	鬼臼	一	○	ギボウシ属植物の塊根	
28	青石脂	一	－		
29	紫鑛	一	○	帳外12の「紫鉚」と同じ	
30	赤石脂	一	－		一六一・二五
31	鍾乳床	二	○	第一次調査で確認	五、一八五・〇
32	檳榔子	二	○	ビンロウヤシの種仁	
33	宍縦容	二	－		
34	巴豆	二	○	ハヅの種子	二、〇九二・五
35	無食子	二	○	没食子のこと	一二〇・〇
36	厚朴	二	○	現今の厚朴ではない　中国の黄杞と同じ	一、七〇〇・〇
37	遠志	二	○	オンジサポニンを確認	二二二・五
38	呵梨勒	二	○	唐訶子・ミロバランと同じ	
39	桂心	三～五	○	桂皮のこと　形状には五様がある	二、七〇五・〇

40	芫花	六～八	○	虫体などの異物が多量混入	四三五、〇〇〇・〇
41	人參	九～一一	○	現今の薬用人参で、蘆頭、残茎のみからなる	一、九三三・五
42	大黄	一二～一四	○	大黄で根、根茎からなる	三一、三一二・〇
43	臈蜜	一五・一六	○	現今の生蜜蝋と同じ	八五、四六五・〇
44	甘草	一七～一九	○	甘草で、皮去り、皮付きの両様あり	二、五二〇・〇
45	芒消	二〇	○	含水硫酸マグネシウムが主成分	一、四五六・〇
46	蔗糖	二〇	－		
47	紫雪	二〇	－		
48	胡同律	二〇	○	化石化していない植物樹脂　詳細不明	四三八・七五
49	石塩	二〇	－		
50	猬皮	二〇	－		
51	新羅羊脂	二〇	－		
52	防葵	二〇	?	亡佚か（庫内に残存の可能性あり）	
53	雲母粉	二〇	○		九〇・〇
54	蜜陀僧	二〇	－		
55	戎塩	二〇	○	不純物が多く、結晶化していない自然塩	二、二三一・〇
56	金石陵	二〇	－		
57	石水氷	二〇	－		
58	内薬	二〇	－		
59	狼毒	二一	?	亡失か（存在しているのでは?）	
60	冶葛	二一	○	帳外の烏薬の属と同一で移動	三九〇・〇

（現存量は久保田・大宮の調査記録による）

薬帳41の「人參」の存否をめぐっては、明治期に行われた整理以来議論があった。第一次調査ではそれまで「竹節人参」（帳外薬物11番）と題箋されていた薬物は真正の人参であると明らかにしたことから、薬帳41番の「人參」と表記が訂正された。それまで「人参」と題箋されていたものは真正の人参ではないことから、「いわゆる人参」として区別している。また、「青木香」（帳外薬物7番）は真正の青木香ではなく、「いわゆる人参」と同種と推定され「いわゆる青木香」と呼称している。第二次調査で「いわゆる人参」と「いわゆる青木香」は同一であって、真正の人参、青木香や同類の香薬でないことを確認した。

薬帳52の「防葵」は亡佚したとされている。しかし、第二次調査時に「防葵」では、と推察される植物の塊根を「薬塵」中に見出した。その塊根は過去に調査されたことはない。しかし、本表では庫内に「防葵」が存在するのではとの推測から「?」を付すこととした。薬帳59の「狼毒」についても同じ理由から「?」を付した。それらの詳細については、本章中に「防葵」と「狼毒」の項を設け詳述した。

第一次調査報告書には「種々薬帳」に記載されないが庫内で存在が確認された薬物を帳外薬物として、次表のように整理している。

表2　帳外薬物の一覧表

番号	薬物名	存否	基原と注（著者の調査結果から）	現存量（g）
1	薬　壺		薬物ではないことから既に移動	
2	雄　黄	○	三酸化砒素の塊（人工的に整形）	一七三・七五
3	白石英		水晶　薬帳記載の石水氷の可能性がある	六・四
4	滑　石		天然のカオリン（現代の滑石はタルク）	一、七七五・〇
5	麝香皮	○	麝香の嚢皮　薬帳1の麝香と同じ　帳内へ移動	二嚢
6	琥　珀	○	琥珀である	一〇八・七五
7	青木香	○	現代の青木香ではない	二八五・〇
8	木　香	○	現今の木香と同じ	七一五・二五
9	丁　香	○	現今の丁香（丁字）と同じ	一、四六〇・〇

10	蘇　芳	○	材は蘇芳でなく、表面に蘇芳を塗る	一、三二五・〇
11	竹節人参	○	人参の蘆頭のみ　薬帳41の人参と同じ　帳内へ移動	八、八一二・〇
12	紫　鉱	○	薬帳29の紫鉱と同じ　帳内へ移動	八、六三〇・〇
13	没食子之属	○	薬帳35の無食子と同じ　帳内へ移動	一、四一〇・〇
14	薫　陸	○	現今の薫陸とは一致しない	九九七・五
15	烏薬之属	○	薬帳60の冶葛と同じ　帳内へ移動	三九〇・〇
16	沈香及雑塵	○	瓶1は沈香のみである	二六二・五
	白　檀	○	瓶2は白檀を中心に数種のものが混合	一五・〇
17	紫色粉	○	薬帳18、19の禹餘粮やその同類の内容物か	一一九・七
18	白色粉			三二・三
19	獣　胆	○	熊胆と判明	四・〇
20	草根木実数種	○		五三六・二五
21	鑛石数種		珪化木が混入：帳内薬物「似龍骨石」のことか	九四一・二五
22	薬　塵	○	分類後五四〇個の小瓶容器に次の薬物を新に確認	
	紫　根		ムラサキの根	
	茜　根		アカネ（日本産）の根	
	決明子		エビスグサの種子	
	香附子		ハマスゲの塊根	
	山梔子		クチナシの果皮	
	甘松香		ジャタマンシーの根茎　「合香」中にも見る	
23	丹		主成分は四三酸化鉛である	一〇一、八四六・〇
24	銀　泥			九〇・七

（現存量は久保田・大宮の調査記録による）

本表は第一次調査の結果から修正、変更、移動（分類項目など）を行い、再整理を施した。たとえば、薬物にも所蔵番号が付されている。帳内薬物には「種々薬帳」の順番に従って番号を付し、帳外薬物にも、明治時代の調査時に整理番号を付している。ところが、帳外5番の「麝香皮」は第一次調査で「種々薬帳」1番に記される「麝香」と同一物と判定され、帳内薬物へ移動したが、名称は旧来の「麝香皮」を襲用している。帳外薬物、帳内薬物と分別されるが、調査にあっては同列に対象薬物とされてきた。現在では帳外薬物の番号に欠番があるのは、「麝香皮」のように帳外から帳内へ移動したことによるもので、亡佚したのではない。同時に、帳外薬物の1番とされている「薬壺」は薬物ではなく容器であるが、薬に関係するものとして残している。先の欠番と同様に薬物調査の長年の経過と調査結果を伝えることとして、過去の判断を承継されたのであろう。なお、中には二度の調査を通じて題籤とは異なることを確認したが、実態の解明にいたらなかったものもある。

帳外薬物には表以外にも「裛衣香」「全浅香（紅沈）」「黄熟香（蘭奢待）」をはじめとして、数多くの香薬の存在が知られていて、第二次調査において筆者が調査し得たものについて報告することとした。

麝　香（北倉一一四）

⑴ 現状と保存

「種々薬帳」には、

麝香卌剤　　重卌二両并袋及裹小已下並同

と記されている。

「麝香」は「種々薬帳」1番の薬種として扱われていたが、古代から香材としても広く知られている。その例は東大寺の資財帳、並びに『唐大和上東征伝』にあっても香材として記されている。

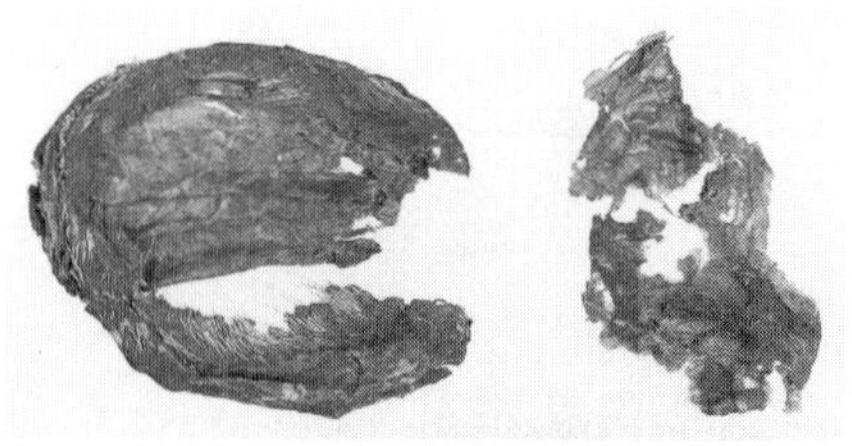

図1　「麝香皮」

「種々薬帳」に記す「麝香」は、以前には庫内では亡佚とされていたが、そのときでも、「麝香皮」と題箋される動物臓器の嚢皮が伝存して帳外薬物とされていた。第一次調査によってその嚢皮は麝香の嚢皮の一部であることを確認し、「種々薬帳」1番に記載の「麝香」であるとして帳外薬物から帳内薬物へと移動した。現存の「麝香」はジャコウジカの分泌嚢の皮部だけで、内容物にあたるものは乾燥した黒い塊が痕跡のように皮部に認められる。古来、麝香は内容物のみを利用し嚢皮は利用しない。また「種々薬帳」には「袋及裹小已下並同」と併記されていることが気になった。「種々薬帳」では薬種を納める袋のことは「帒」または「裹」と記し、「袋」とはしない。各種の漢和辞典類を見ても帒と袋は同意と記すのみで、その違いが筆者には理解できなかった。しかし、「種々薬帳」は「麝香」の記載にあっては使い分けをしている。それ故、独断ではあるが袋は「麝香」の嚢皮のこと、裹は「麝香」を納める現代でいう布袋と解釈した。それは麝香の形状の特性に基づくものである。麝香はジャコウジカの体表にある分泌嚢で、図1に示すように性状を異にする二様の皮質からなっている。有毛部は腹部の外表皮で、黄色部は体内の内皮膜で二枚の皮膜は嚢状となり、そこに分泌物内容物を貯留する。麝香は内容物のみを利用し皮膜を利用することはない。生体に在るときの麝香は液状であることから流失しないように袋ごと取り出して乾燥してきた。現在では生体に管を挿入する等の作業で内容物のみを取得し、乾燥後に密封容器に保存している。この作業は、ジャコウジカの人為飼育が行われているごく限られた地域でのことで、それもここ三、四十年の歴史しかない。

「麝香」には献納当初から嚢皮が付属し、皮膜には形状を異にする二様の嚢皮があったことから、「袋及裹」と記したと推測している。それ故、帳外薬物であった「麝香皮」を帳内薬物に移動したことに疑義はない。

(2) 麝香について

麝香はジャコウジカ（*Moschus moschiferus*）をはじめとする同属種（ほぼ四種）の雄の性分泌物を利用したものである。麝香を採取することが可能な原動物は西南中国からヒマラヤ山系に連なる亜高山地帯を中心に生息する種に限られている。生薬は嚢袋のまま採取して乾燥して製するが、嚢袋は雄の臍下にあって外表部にある。内容物は粘性のある液状であることから、袋ごと採取して嚢皮を着けたまま乾燥させてきた。

麝香はかつてはインド、ネパール、中国西南部から世界各地に供給され、香料・薬品として現在まで利用されてきた。我が国にあっても薬物としてきたが、「第十一改正日本薬局方」（一九八六年改正・公布）からは削除され今日にいたっている。その背景には、ジャコウジカの類はユーラシア大陸の冷涼な亜高山帯に生息する種だが、長年の捕獲と採取で原動物の個体数は激減し、種の絶滅が懸念され、ワシントン条約の規制種に指定されているという事情がある。我が国も国内法を整備し、原動物を保護し野生のジャコウジカの捕獲を禁止するだけでなく、麝香を用いた製品の輸入をも禁止して現在にいたっている。我が国では薬物として伝承薬品（家伝薬）に配合されてきた長い歴史があるが、現在では原材料の新たな入手は不可能である。しかし、その効能において代用品では充分でないとして麝香への要望は東アジアの国々には根強いものがある。それ故一九七〇年代から、ジャコウジカの自生地では、人工飼育ならびに増殖技術を開発し、殺傷することなく内容物のみを生体から採取する方法を開発し移行している。袋（嚢皮）を伴ったままの麝香は古い標本でしか見ることはない。原動物は亜高山のやや冷涼な地域に生息し、飼養は容易ではない。

「麝香」は嚢皮の部分のみで内容物はほとんどない。嚢皮は形状が特異で麝香であることを証明すると同時に、内容物の散失を防ぎ、質の変化を防ぐ効果もあった。同時に嚢皮は体皮と同じ性質を有し、乾燥によって固化はするが長期の保存に耐えることから、今日にその形状を伝えることができた。

以上のことから「麝香」とは麝香嚢皮であって、ジャコウジカ類の性分泌嚢の表皮である。若干の内容物が付着しているが、現在では香気は感じられない。「麝香」を理化学的に分析すれば香気成分の有無や変質などをはじめとして何かを知ることはできるだろうが、蓄積された麝香に関する理科学情報は多くはない、また、各地の史料館・標本館などに伝存する麝香の標本は少なくないが、調査時の比較標品となり得る物はほとんどない。なぜなら、基原種のことに限っても、確定できたのは二種のみでジャコウジカ属の全容を知るにはほど遠い。以上のことから、改めて理科学調査を行うことはしなかった。麝香は特殊な事例を除いては研究用であっても新たに入手できる環境にはない。新旧を問わず現存する標本は貴重である。

犀角器（北倉五〇）

(1) 現状と保存

「種々薬帳」には、

犀角三箇　　一重二斤十二両一分
　　　　　　一重一斤九両二分
　　　　　　一重一斤十四両
犀角一帒　　重六斤十三両并帒
犀角器一口　重九両三分

と記されている。

「犀角」と題箋する薬材は庫内には現存しないが、「犀角器」は形容、重量を異にする数点がある。「国家珍宝帳」には「犀角杯　二口一白一黒」のほか「犀角一具、白犀一枚、犀角一枚、斑犀角一枚」やその器が献納されたことが記録されている。その中で、北倉五〇の「犀角器」の杯が「種々薬帳」に記す「犀角器一口」に該当するとされている。一方で、本器は「種々薬帳」に記載の「犀角器」とは別の物であるともされている。その根拠は、現存の「犀角器」の内と外に見える「弘仁二年九月十七日勘」「十二両二分」との墨書である。現在重さは一六八グラムで、当時の単位に換算すればほぼ一二両に相当する。ところが「種々薬帳」に記載される「犀角器」の重量は九両三分とあり、現存の器は底部を削ってもなお一二両ほどもある。この重量の違いは第一次調査でも指摘されているが、別物であるとする見解を否定していない。「犀角器」は図2のように削り取られて穴が開いており、器としての用はなさない。伝存物は用をなさなくなった犀角器の底部を切削して薬用として利用したとされている。

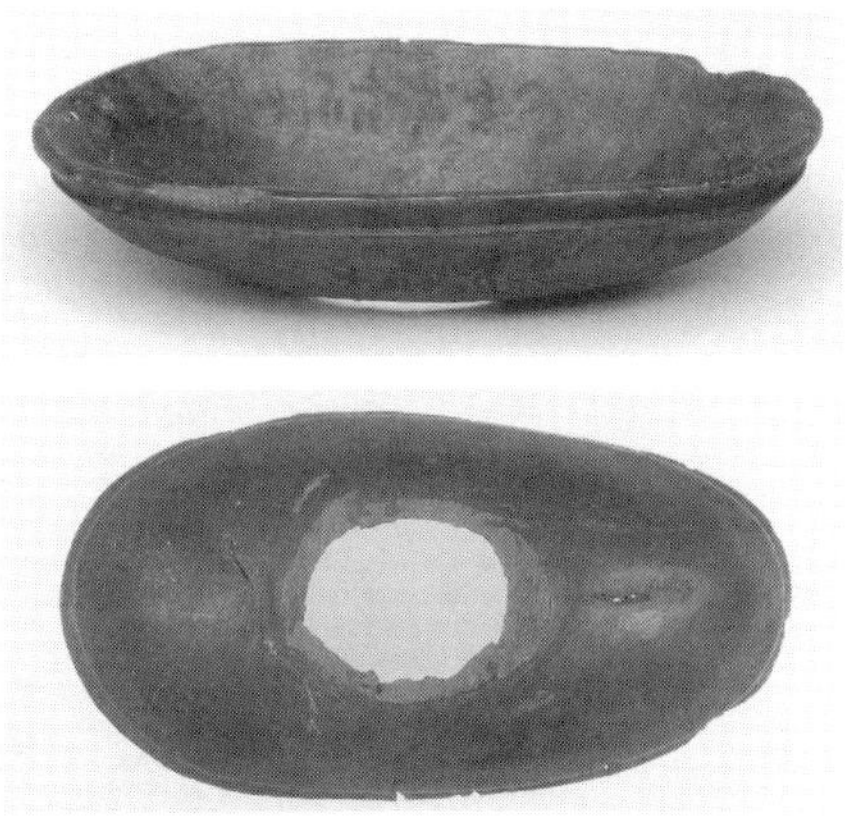
図2　「犀角器」

　また、「犀角杯」は薬や酒などの飲用器であったという。犀角には解毒作用があると古来信じられ珍重されてきた歴史がある。ただ「国家珍宝帳」に記す犀角杯は弘仁五年（八一四）に売却されたとあることから、現存の二口の「犀角杯」は「国家珍宝帳」に記されたものとは別物であろうとされている。たしかに、大同元年（八〇六）九月七日に「白犀角」の出蔵が記録されている。名称・寸法・重量のいずれも「種々薬帳」にいう「犀角」とは一致しない。

　ところで犀角について「国家珍宝帳」に、

　　犀角一具　　重大五斤　二角連底　　一角長一尺三寸　　一角長六尺

との記事がある。「二角連底」とはニカクサイ（二角犀）の角の形状を記したことと読んだ。この記事は延暦六年（七八七）の曝涼帳には記載があるが、延暦一二年の同帳にはない。

犀角は小片であっても断面の構造を拡大視することでイッカクサイかニカクサイかを区別することができる。第二次調査に際して、改めて拡大視をすることで追試し、「犀角器」はイッカクサイの角を利用した器であることを確認した。このように庫内には形態を異にする犀角器がある。

(2) 犀角について

犀角は酒杯や食器などの器物の加工材料として伝統的に利用されてきた。犀角はサイ類の表皮の毛が集合し固着硬化して角状になったもので、骨質の獣角とは材質を異にし軟らかく加工しやすい。薬用としては解熱効果を期待して、急性熱性病には粉状にして飲用する習慣が東アジアに広くあった。地域によっては現在もなお渇望する向きは少なくない。

サイの仲間には世界の熱帯地域に数種が知られるが、いずれも種の絶滅が懸念される希少種である。犀角にはインド地方のイッカクサイとアフリカのニカクサイの角が主として利用されてきた。現在はともに絶滅が心配され、ワシントン条約の規制種に指定され、世界的な保護が求められている。我が国でも一九五〇年代くらいまでは麻疹（はしか）などの熱性病に罹患時の解熱薬として利用していたことがあり、公定書（第十一改正日本薬局方）にも収載されていたが削除された。現在では、犀角を薬用としたり、何らかの加工用とすることはないが、標本として見ることがある。それらは法規制の公布以前に輸入されたものである。

阿麻勒（亡佚）

「種々薬帳」に、

阿麻勒　　九両三分并帒

と記されている。

斉衡三年（八五六）の検量を最後に亡佚とされ、現在では庫内で「阿麻勒」と推定・確認されるものは見つかっていない。第一次調査では存在するとして混乱があったが、第二次調査において亡佚を確認した。

第一次調査では、「阿麻勒」は『新修本草』（唐代）に菴羅果と記すインド産の薬物であろうとされ、『新修本草』の記文を詳細に検討しているが、それだけでは基原を知ることはできない。そこで、近代の『印度薬用植物誌』[7]の記文に基づいて検証し、アムラタマゴノキ（*Spondias mangifera*　ウルシ科）の果実を基原とすると推測して、北倉一三三に「阿麻勒」は伝存するとしてきた。

第一次調査の当時アムラタマゴノキの植物標本は国内にはあったが、花や果実はなく、生木の栽植も国内にはなかった。さらに、薬用部である果実やその生薬標本も得られなかったことから比較検討にいたっていない。そのため、すでに入手していた海外の植物学や薬物学などの成書の記載と照合し、調査員の過去の調査経験から、庫内に伝存する北倉一三三の薬物がアムラタマゴノキの果皮および種子であるとして、「種々薬帳」11番の「阿麻勒」は庫内に現存するとした。この経緯は『正倉院薬物』に精しいので、詳細は割愛する。しかし、中尾万三の調査（一九二九～三〇年）報告書には、北倉一三三号の薬物は「石蓮子か」あるいは「蓮子念珠玉か」として、結論を出していない[8]。

第一次調査時に「阿麻勒」の調査を担当した木島正夫は、本調査終了後に、タイ国にあってアムラタマゴノキの果実、種子に由来する薬物を入手している。(9) 入手した薬物は長さ約四〇～四七ミリ、径約二五～三〇ミリ、やや長楕円型の球形である。その両端はわずかに尖り、暗褐色の外面は粗慥で多くの穴があり、果肉を除いて核果（内果皮）と種子を乾燥したものである、と記している。筆者もインドでアムラタマゴノキを基原とする生薬を得たが、木島が得た薬物と変わらない。

第二次調査に際して、第一次調査からの検討事項として「阿麻勒」についての再調査が木島から提案された。既に入手していたアムラタマゴノキの種子は「阿麻勒」とは外観が異なるものであった。さらに核果の縦断面・横断面と種子を観察、精査したが、その外果皮の形状はきわめて厚く、ほとんどは繊維性の組織からなり、種子は多くのものでは五個のうち一個だけが完熟し、長さ約二〇ミリ、幅は基部で約七ミリ、厚さ約三～四ミリのやや扁平な長三角形で、その基部は円性状であった。以上のことから第一次調査で「阿麻勒」とされた北倉一三三のものはアムラタマゴノキの核果とは異なることを確認できた。さらにアムラタマゴノキの果実に相当するような果実や種子は宝庫内には認めないことから、「種々薬帳」に記す「阿麻勒」は、第一次調査以前の記録のとおり亡佚と結論した。

なお、中国にはアムラタマゴノキは分布しないが、現在では南部の各地で広く栽培され、食用に供されている。しかし、薬用とされることはないようで、またそれをうかがわせる記録もない。

北倉一三三の「阿麻勒」とは

第一次調査で「阿麻勒」とされたのは「草根木実数種」（北倉一三三）のうちの「蓮子」〔図3〕であった。

なお、第一次調査の報告書には「薬塵」中から選別された「未詳　維管束」について「Luk-ma-kok の内果皮の繊維組織と酷似する」との記事がある。そこで、新鮮なアムラタマゴノキの生果実、乾果をインドから入手

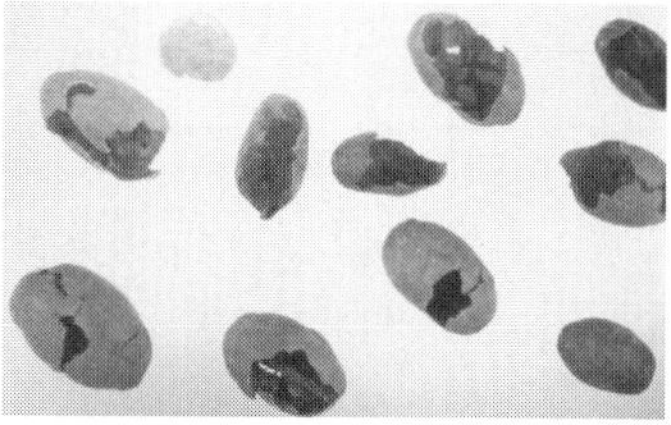

図3　「蓮子」

し比較した。「未詳　維管束」がわずかに二片（一・八グラム）で、詳細な試験には供し得ないことから、外観を実視することにとどめた。「未詳　維管束」の性状はアムラタマゴノキから得た繊維束とよく近似することを認めた。庫内に伝存する香薬や繊維類は多いが、類似の繊維を持つ素材を確認することはなかった。その意味からもこの推察はきわめて重要あるが、どのような根拠から推察にいたったのかは判らない。

奄麻羅（北倉一三五「薬塵」の中）

(1) 現状と保存

「種々薬帳」に、

奄麻羅　十五両并帒

と記されている。

中国の歴代の本草書には奄麻羅の名はないが菴麻羅との記載はある。発音が同じで、字体も酷似することから同一物のこととしてよいだろう。斉衡三年（八五六）の「曝涼帳」には一四両一分と秤量値の記録がある。その後の曝涼帳をはじめ正倉院文書には名はなく、第一次調査では「奄麻羅」は宝庫には存在しないとされていた。

昭和五年（一九三〇）、中尾万三は「薬塵」の中から「草根木実数種」として分別されていた一群に注目している。それらについて①「没食子か」、②「未詳の種子」あるいは「縮砂か」、と記しているが実体についてはなんら記載していない。[10] ②は北倉一三五の品と「同一物であって、ユカンの果実片及び種子である」として、両薬を併せて正倉院には「奄麻羅」が残存するとしている。その二年前、久保田鼎・大宮武磨らも庫内には「種々薬帳」に記載の「奄麻羅」は伝存すると記しているが、その判定の根拠は何ら示していない。

第一次調査の追加調査時に、「草根木実之二」（北倉一三三）や「薬塵」（北倉一三五）の中から図4にあるような薬物が新たに多数発見され検討を行っている。それは「阿麻勒」か「奄麻羅」であろうと推測はされたが、そのときには比較可能な標本や関連する資料が入手できず、結論は得ていない。

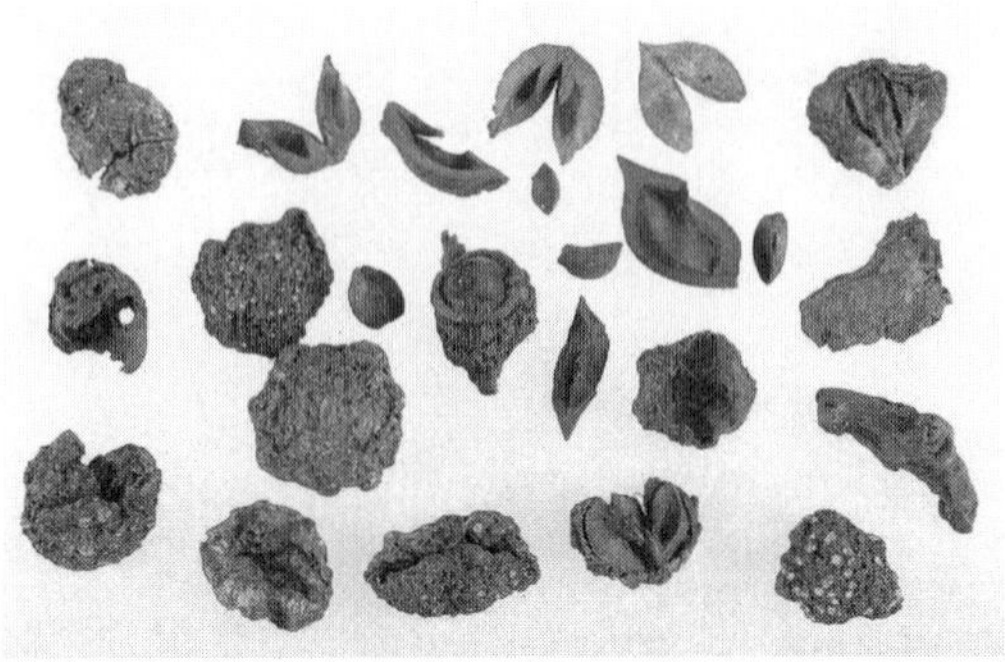

図4 「奄麻羅」

(2) 奄麻羅について

第一次調査の頃、奄麻羅や阿麻勒についてはほとんど識られることはなく、奄麻羅と阿麻勒の違いさえ理解できる状況にはなかった。両薬に関連する情報・資料はなく、調査員が過去に見聞した記憶から、本草書の記載を考察し、知識として照合するだけであった。その結果、「種々薬帳」の「奄麻羅」は『新修本草』に記す菴摩勒のことで、インドではAmla, Amala, Amalka, Amalaki 等と呼ばれるユカン（*Phyllanthus emblica* LINN トウダイグサ科）の果皮および種子であろうと推測するのが精一杯で、具体的な調査をすることはなかった。

その後、木島正夫と筆者はタイ国をはじめ、近隣の国々でユカン（タイ名Ma-khampom）の帯果枝を入手したことから、第二次調査で改めて「奄麻羅」と比較検討したが、形質上の違いを認めることはなかった。なお、中国四川省で入手した余甘子もユカンの果実であった。余甘子は中国の伝統医療でも使われることは少なく、雲南省南部を中心に少数民族が薬物としている。なお、調査の過程で新疆省のウイグル（維吾爾）族の人々はユカンの果実を菴口迷勒（アミル amile）などと呼んで高血圧症などに用いていることを知った。その名は先に記したインドの現地名を音訳して漢字名としたようである。彼らの居住地域にはユカンの自生や栽培はなく、余甘子の産出を確認することはなかった。

ユカンはインド、マライ半島、インドシナ半島、中国西南部などに広く分布する熱帯アジア原産の落葉高木である。果樹として栽培され、果実は円く、小乾果の蒴果で、径一二・五〜二〇ミリ、球形〜偏球形で、やや苦味のある酸味である。インドでは清涼、解熱、利尿、緩下薬とし、乾燥した果実は出血、下痢、赤痢などに応用する。一方、鉄剤とともに貧血、黄疸、消化不良などに応用し、現在も広く薬用として利用されている。

「種々薬帳」に「阿麻勒」と「奄麻羅」が記されているが、どのような経緯で入庫したのかを推測する術は知らない。先の「阿麻勒」と「奄麻羅」はインド原産で仏教と深く関連する薬物であるが、我が国に限らず中国においても、薬用以外で利用されたことはほとんどない。大仏開眼法要に導師として重責を果たした菩提僊那は、インドから渡来した僧で、関連を推察するのは短絡に過ぎるだろうが、仏教医学との関連を考えさせる薬物史料である。

以上のように、存否の確認に終始したこともあって、「奄麻羅」やユカンの成分について理化学調査は行っていない。

無食子（北倉八三・北倉一二四の一）

(1) 現状と保存

「種々薬帳」に、

無食子　　一千七十三枚

と記されている。

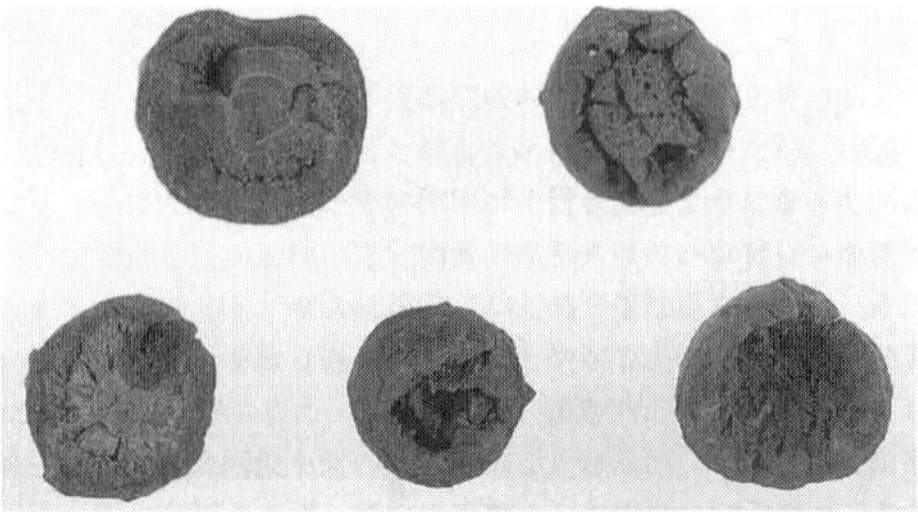

図５　「無食子」

献納時から、「無食子」は「檳榔子」「呵梨勒」とともに第二櫃に納められていたが、この三種の薬物については他の薬物に見られるような、納めた容器（袋、壺など）のことが「種々薬帳」には記されていないし、どのような形で櫃に納められていたかも記録はない。さらに「種々薬帳」には、薬物の量は通常は斤、両などと表記するが、「無食子」「檳榔子」「呵梨勒」では枚と記している。薬物の量を枚と表記するとき、その量がいくらになるのかは判らない[11]。種子、果実でもある程度大きさのあるものは、「枚」をもって個数の単位として記すことは、当時の薬物書や医書では通常のことであった。

「無食子」は過去に三度出蔵されたことが記録され、斉衡三年（八五六）には残量は五八六枚とある。昭和二、三年の検量では一二〇グラムとあるが、個数は記されていない。その後には「無食子」は亡佚とされたことがあった。

庫内には「没食子之属」（北倉一二四の二）と題箋する一群の薬物が別にある（別項で詳述）。中尾万三は帳外薬物として整理されていた「没食子之属」の主なものが「種々薬帳」に記載の「無食子」であるとして、帳内薬物とすることを提案している。古本草書においても無食子と没食子は同一物とされている。現代では没食子の名が普通であるが『新修本草』には無食子として項目がたてられている。当時は無食子が正名で通名であった。第一次調査は「無食子」は没食子であることを確認している。第一次調査の報告もあって、「没食子之属」から「没食子」を選別し、「種々薬帳」に記載の「無食子」（北倉八二）〔図５〕としている。このことから、帳外薬物13番の「没食子之属」は没食子を含まない夾雑物のみとなったが、従来からの「北倉一二四の二」との番号を承継していて、帳外薬物13番とする名称などは変えてはいない。

(2) 無食子について

無食子の名は本草書中の古名であって、現在では没食子とする方が判りやすい。没食子はインクフシバチ(*Cynips gallae-tinctoriae* Olivier)がカシ属(*Quercus*)植物の枝梢の芽に産卵し、その刺激により出来た虫癭《ちゅうえい》(虫こぶ)のことである。無食子や現代の没食子の中に遺体として残存する蜂体(インクフシバチ)は昆虫分類学上は同種である。寄生蜂は中東から南欧にかけて広く分布し、没食子の産地はイラン、イラクから小アジアと広汎である。ヨーロッパでは、タンニン酸や工業用タンニンの原料として広く利用され、以前は青インクの製造原料として世界中で広く使用されてきた。インクの発色は、タンニンを鉄分と化学反応をさせて青〜藍色や黒色を呈する特性を利用したものであるが、現在はインクの使用が減り、素材も変化している。

タンニンは蛋白質などを凝縮固化することから、薬物としては止瀉(下痢止め)などを目的に多用される。奈良時代、都の人々にとって下痢は不可避のことであって、人々が下痢のことを嘆く記録は少なくない。たとえば写経生たちは座しての作業だけに下痢はつらく厳しく、作業効率の低下を嘆いている。そして止瀉薬や駆虫薬を渇望していたことは、「種々薬帳」に「無食子」「呵梨勒」「檳榔子」「雷丸」など現在の用法からも妥当であろうと思われる薬物が庫内に伝存することからも理解できる。止瀉薬としての効果を持つ薬物は国内に少なくないが、駆虫薬としての効果を併せ持つ薬物となると国内にはほとんどない。

付言すれば、第一次調査では「没食子は一五一四年に初めて中国にもたらされたものであるとするP.Smithの説を否定するに足るものである」としている。これは原産地から陸路を経て唐に渡り、我が国に伝来したとする説に依拠している。唐代の交易路には南海路が開発されている。「無食子」が庫内に伝存することは、古来中央アジアに特産するものが我が国にも渡来していた、と推断している。「無食子」はそれを証する直接的な資料であるのかもしれない。第一次調査の見解に賛意とともに敬意を表している。

厚朴（北倉八四）

(1) 現状と保存

「種々薬帳」には、

厚朴　十三斤八両并帒

と記載されている。

「厚朴」は図6に示すとおり樹皮を用いた薬物であって、外皮は丁寧に削り取られている。外観は灰白色を帯びた淡褐色であるが、色調は永年の保存により変化したと推察され、当初の色調など外観のことは不明である。「厚朴」について、明治・大正期に文献を考証し、調査した伊藤圭介・土肥慶蔵らはいずれも、モクレン科のホオノキ属植物を基原としている。ところが、第一次調査では、植物組織学的に検討し、それまでの推論とは異なり、「現代のいわゆる真正厚朴ではないと断定する。本品はモクレン属植物でもないと考えられるが、モクレン科の形態学的特徴の若干を有している。従って本品をモクレン科の植物でないと断言することもできない。本品に相当する樹皮生薬は種々薬帳その他の正倉院の薬物中にも見出すことができず、その基原は確定しえない。（中略）本品の基原の同定は将来の研究に譲ることとする」として、「厚朴」がホオノキ属のいずれの種の樹皮でもないが、その基原植物種は不明とした。第二次調査にあっても組織構造とともに「厚朴」に含有される理化学成分の比較を行うことで、新たに検討を加えたが、ホオノキ属のいずれの種の樹皮とも異なり、基原は全く別種であろうとしたが、分類学上の科属さえ推定できなかった。第二次調査の報告書にも「このものの本体は未だ不明である」と記さざるを得なかった[12]。

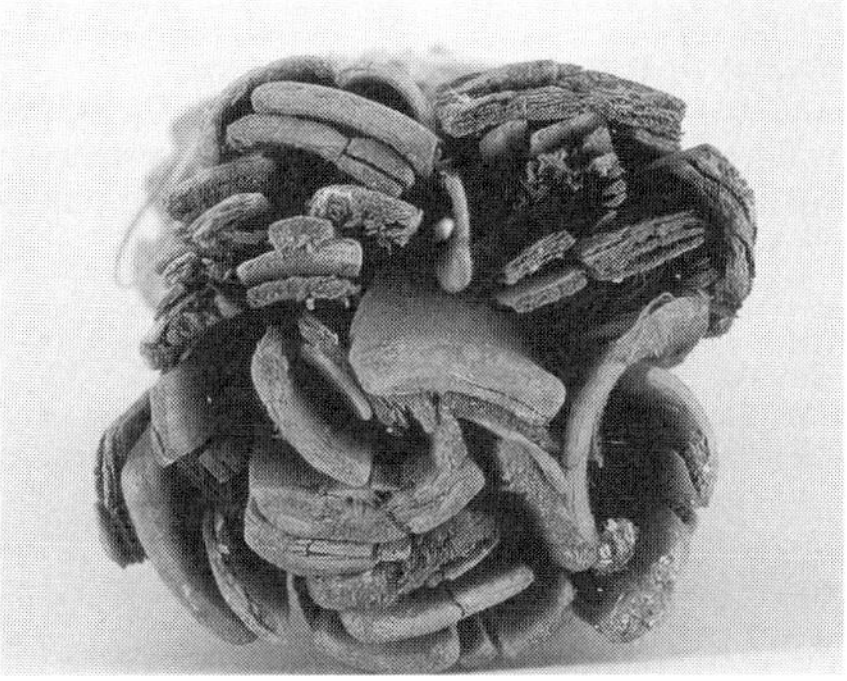

図6　「厚朴」

(2)「厚朴」の調査

第二次調査の終了後も、柴田代表は「厚朴」の解明を継続の課題として招集された。そこには近年になって中国産の厚朴の資源調査の結果が相次いで報告されているという経緯があった。厚朴は中国各地から産出され、原植物も多種に及ぶことが判った。そこで、基原とする各種の樹皮と組織学的に比較した。

「厚朴」は表皮などを削除した樹皮で、さらに一～二ミリの薄片として容易に剝ぐことができる。さらに、組織構造の最大の特徴は、横断面には蓚酸カルシウムの結晶が多数確認されることである。これらの特徴はモクレン科に属する樹種には見られない。供試した樹種の中では、クルミ科の *Engelhardia roxburghiana*（中国名：黄杞）の解剖所見とよく一致した。黄杞は中国にあって厚朴の基原として公定書で規定する種ではないが、揚子江以南では厚朴の一種として現在も広く利用されている種である。

なお、*E. roxburghiana* を特徴づける化学成分のことも明らかにされていたため、主成分を指標として成分組成からの検討も摸索したが、試料量のこともあって、理化学試験は行っていない。本調査の詳細は別途報告したので、本書では調査の経緯を含め詳細は割愛する。(13)

(3) 厚朴に異種が存在すること

本調査の結果、「厚朴」は現在常用されている厚朴（モクレン科ホオノキなどの樹皮）ではなく、中国南部の揚子江以南の各地で厚朴として用いている黄杞（クルミ科）の樹皮であった。黄杞の樹皮は中国南部では現在も厚朴として使用されていて、地域によって厚朴の基原植物の種に違いがあったことで、誤りや偽りではない。その根拠は、本草書の記載から確認できる。厚朴の記載は『神農本草経』に始まるが、『名医別録』には交阯（ベトナム北部）・宛句（山東省荷澤）に生ずると記し、『神農本草経集注』では建平（四川省巫山）・宣都（湖北省宣都）に産すると記している。これらの地に産する厚朴の基原植物がホオノキ属植物だけとすることでは説明がつかない。原植物の形態は宋代の『図経本草』まで見ることはない。ただ、我が国の書ではあるが中国の医書や本草書を訳し整理した『本草和名』（延喜一八年＝九一八）、『医心方』（永観二年＝九八四）には厚朴のことをホホカシハノキとしている。平安時代以降にあって、伝統的にホオノキを厚朴の基原植物としていたようで、現在にいたっている。古代にあって、香薬の搬出入経路は幾通りもあったはずで、現在常用されるホオノキ類の樹皮とは別種の厚朴が輸入されたにすぎない。

ところで、一名称の薬物に数種の基原が存在し、それも植物分類学上では科属を異にする種を用いるのは判りにくいことであろう。薬学界にあっては同名異種とか異物同名と称して、一つの薬として受け入れてきた永年の習慣がある。その背景には、中国のように東西南北に広域で、気候や土質は多様となり、地域ごとに自生・分布する種が異なっている一方で、異なる種から得た薬物でも効能が類似していれば、同一薬物としてしてきた歴史がある。過去には形態が類似することだけで同一とされた薬物もあった。これらの事情が、一名称の薬物に様々な品種が存在する理由である。

「厚朴」が現今の厚朴と異なった経緯を、次のように推定した。

1. 「厚朴」の産地や供給ルートが正倉院開設当時と現在とでは異なっていた
2. 中国には古代から厚朴の名を持つ薬物に数種があり、現在のものと基原を異にする物が少なくない
3. 真物（正規品）を熟知せず、適否の判断ができなかった

現今の厚朴の基原であるホオノキ属植物は揚子江流域から北部を主とし、*Engelhardia* 属植物は揚子江以南と分布域を異にしている。「厚朴」の産地は揚子江以南としてもよいだろう。先に厚朴の供給路には幾通りかあったことを推測したが、このことを検証し考定する資料は承知していない。

2については、歴代本草書の記載から考察した。

唐時代の『新修本草』をはじめとして歴代の本草書中の厚朴の記載事項や付図を検討するとき、厚朴の原植物をモクレン科のホオノキ属植物とすることに疑いはない。しかし、明代の『本草綱目』（一五八七年）をはじめとして、中世以降の本草書には様々な植物が厚朴として使用されていることを記している。ただ、それがいつの時代にまで遡ることができるのかは判らない。歴代の中国の本草書にクルミ科の *Engelhardia* 属植物を想起させる記載は認められない。

3については、薬物の鑑定に必要な情報量のことがある。古代にあっては厚朴に触れる機会は少なく、判定をすることは容易ではない。

献納当時だけでなくとも、薬物の確保はその時々の交易状況に支配される。薬物が医療に欠かせないとしても、必要な薬種を、必要な時に、必要な量を確保することは到底望めない。それだけに常に真偽鑑別だけでなく品質の判断は重要なことであった。当時の内薬司の人々が、『新修本草』など渡来の本草書から厚朴のことを知識としては承知していたとしても、実物はどのような物で、それを鑑定・判定できるまでの技能や経験を有していたかは疑わしい。生薬を鑑定することはいつの時代にあっても常に悩ましいことである。ちなみに、現代にあっても薬物の公定書ではかなりの部分を鑑定に関する項目が占めているように、いつも薬物の鑑定は重要かつ困難で、経験を求める作業であることを理解して欲しい。

桂　心（北倉三九・北倉四四）

(1) 現状と保存

「種々薬帳」には、

桂心　五百六十斤并帒
右納　第三　第四　第五櫃

と記されている。

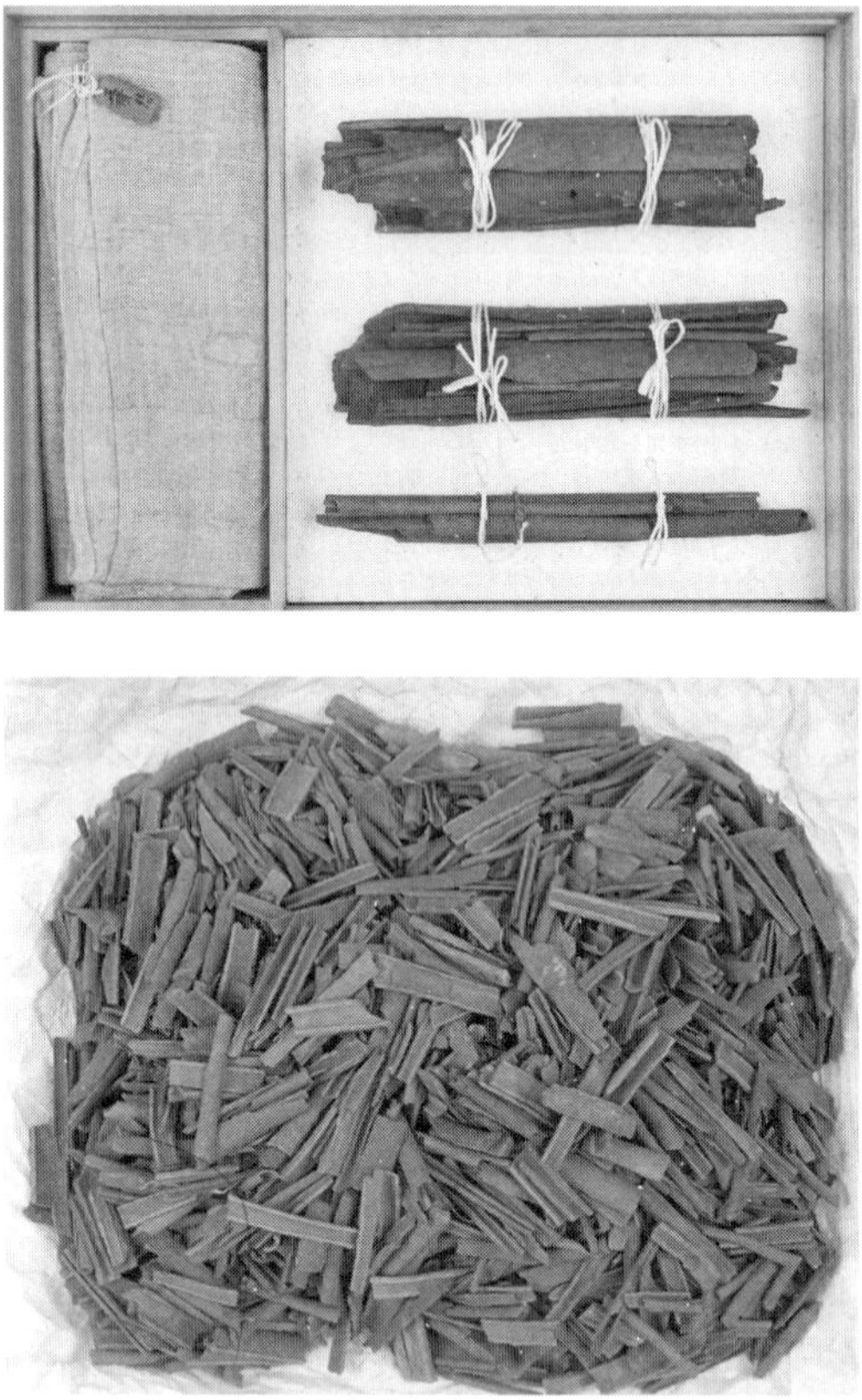

図7　「桂心」
剝皮した束（上）と小片（下）

「桂心」〔図7〕は納入時五六〇斤（ほぼ一三五キロ）が三櫃に収納されていた。現在の「桂心」は大が五束、小が一束の計一〇八・七五グラム束ねられ、小片が三袋（倍甲 三〇〇〇、倍乙 二三〇〇、裏丙 五〇八一・二五各グラム）に分けて整理されている。桂心は桂皮、シナモンなどと同類である。古来、桂皮は産地・大小・厚薄・色調・香気・味覚などで多くの品種に分類され、市場ではさらに多様に区分して、それぞれに名称を付している。その区分や名称は時代や地域によって異なることから、同名異物、異名同物の存在となっている。桂皮の類は名称だけで判断するのではなく、実視をすることが必要である。

「桂心」は天平宝字三年（七五九）三月二五日に一〇〇斤を出蔵している。それは施薬院では桂心が尽き、出蔵を要請した経緯を示す文書が遺されていることから判る。この文書中の「宜」の墨書は出蔵の許可を示すもので、時の称徳天皇の親筆とされている。「桂心」はその後も度々出蔵され、現在では一一キロ余が保存されている。「桂心」はやや大きな管状、半管状片の束、小片と形によって三群に分けられている。この区分は形状によるもので、本質的な違いによることではない。大きなものは数本ずつ束ねて箱に納め、小さな砕片は袋に納めている。外面からは淡褐色・濃褐色のものと区分できるが、大半はコルク層などの周皮を丁寧に剝皮したものである。現市場では周皮を残した桂皮が大半であるが、剝皮は現在も普通に行われ、仕上がりには変わりはない。次に「桂心」の横切片を作り、顕微鏡によって組織を観察したところ、油細胞は明瞭で褐色を呈する油滴状の小粒を視認できた。分析のため油滴の溶出を試みたが、供試した溶媒には不溶であった。「桂心」からは桂皮特有の芳香を覚知することはなかった。

⑵　桂心と桂皮

桂心は桂皮の品種名の一つであるが、今日ではそれほど使用される名称ではない。桂皮は日本から中国南部、東南アジア各地に広く分布するニッケイ属（*Cinnamomum* 属クスノキ科）の幹皮や枝皮を剥皮、乾燥したもので世界中で繁用されている。現今の市場では桂皮、桂枝、カッシア、シナモンなどと使い分けるがすべて同類である。カッシアは中国南部からベトナムにかけて産出される桂皮のことで、主として薬用とする。シナモンは桂皮と同類ではあるが、香味がやや特異なことから、専ら食品として利用し、スリランカや南インドに産する。

我が国でも関東以南の温暖な海岸近くには自生するニッケイ、ヤブニッケイ、マルバニッケイなどの根や幹の皮を薬用や嗜好品として古くから利用してきた。各地の伝承食品中に「縮々（チリチリ）」や「肉桂（ニッキ）」と称する細長い小砕片の桂皮を見ることがある。紀伊半島、四国、九州、伊豆等の暖地では栽植し、近年まで生薬としての生産が行われてきたが、現在では国内の数か所の地で伝統的な栽培採取の技術として伝えるのみとなっている。

桂心の多くは原植物の樹皮の周皮（コルク層など）を削り取り、除去したものである。唐代にはそれが一般的な加工法であって、剝皮したものを桂心と呼んでいる。一方、漢方医界では桂枝湯など多数の処方名で桂枝の名を常用している。医家によっては字義の解釈から桂の細枝を用いるのを是とすることから、市場にあっても細枝を供給している向きもあるが供給量は少ない。現在では、桂心、桂皮、桂枝は同効であるとして臨床上では区別することはない。桂皮の名称について整理することは積年の課題ではあるが、交易のこともあって煩雑となるだけでなく特異な領域であるため、本書では割愛した。

(3) 「桂心」の調査

北倉三九の「桂心」は厚さ四〜六ミリの半管状切断片で、北倉四四の「桂心」は厚さ三〜四ミリ、長さ一・二〜五・六センチの半管状破片であって、この二種を試料とした。いずれからも香気を覚知することはなかった。

第一次調査では植物組織学的に詳細に検討し、「桂心」は本邦産の肉桂（ニッケイ）類やセイロン肉桂とは異なり、中国南部の広南桂皮や類縁のベトナム桂皮の系統に属する、と報告している。

今回改めて「桂心」を鏡検した。その結果、『正倉院薬物』に付された組織解剖図との間に違いを認めなかった。第一次調査以降も、桂皮の植物組織学的研究は進み、たとえばニッケイ属の多くの種は皮部に結晶を含み、その形は多様で種によっては特徴となることが報告されている。そこで、「桂心」中の結晶の確認を行った。供試した二種の「桂心」には、共通して二次皮層部にシュウ酸カルシウムの長針晶が多量認められた。しかし、ジャワ桂皮などに特有とされる柱状あるいは板状のシュウ酸カルシウムの単晶は確認できなかった。さらに、結晶の分布や形状をも精査したが、種の判定にまではいたらなかった。また、桂皮は地下部の根皮を用いることがあるが、組織構造からは「桂心」は地下部の根皮ではなく、地上部の幹枝の皮部であることは明らかである。

以上のことから、「桂心」は中国南部からベトナムの地域で産したニッケイ属植物の樹皮であると断定できるが、基原植物の種の確定にはいたらなかった。

桂皮類の化学成分についてはすでに詳細な検討が行われ、多種多様の化学構造を持った化合物が数多く報告され、その関連報告も多数である。その中でも桂皮を特徴づけるのは芳香成分で、主体は精油である。その精油は約九〇種にも及ぶ成分からなることが報告されている。新鮮な桂皮では精油含量は乾燥重量に換算して一〜三％を含み、主たる香気成分である桂アルデヒドは精油のほぼ九〇％を占める。

しかしながら、現在の「桂心」からは香気を覚知せず、定量どころか定性的にさえ精油分を確認することはなかった。「桂心」を鏡検するとき、組織中には多くの油細胞があり、茶褐色の半透明で固化した油状様物質を視認することはできた。この褐色物質は供試した限りの有機溶剤には不溶であって、精油分は全く得られなかった。したがって、精油は長期の保存中に揮発して消失したのではなく、樹脂化するなどして溶媒不溶に変質したと推測した。このことから、保存年数を経た桂皮では油分が変成すると推測して経年保存してきた試料を蒐集し、経時変化の有無を理化学的に調査した。

昭和初期に入手し、既に八十年余にわたって常温にて保存してきた桂皮を試料として、精油定量を行ったところ、精油分は〇・一～〇・三％を検出するにとどまっている。さらに百六十年前の桂皮では油分の量はさらに少なく、定性的に微量を確認することはできたが定量はできない。保存年数は「桂心」に較べるまでもなく短いが、百年以上遡ることができる試料としては一点しか供試できなかった。その結果、八十～百六十年を経過した桂皮では、既に油分は極度に減少していたことから、千二百年余の時間を経過した「桂心」から油分が検出できなかったのは、保存中に油分が固化し揮発性を失ったためと判定した。それらの桂皮を顕微鏡下で検査したところ、透明な茶褐色の塊が細胞中にあって、組織全体に散在していることは視認できた。この黄褐色の物質は各種の溶媒に対して不溶であって、その性状は変容することはなかった。細胞中での変容の機構など詳細は不明であり、どのように表現するのがよいか判らないことから、とりあえず樹脂化をした、と表記している。油分の樹脂化がいつに始まるかを検証するため、十年を区切りとして保存期間の異なる試料を分析したところ、常温保存の標本室（空調はなく、遮光は住環境と変わらず、個々にはガラス瓶に納め、さらに密閉式のガラスショーケース中）にて保存した桂皮では、ほぼ二十年を越えた時点で精油量は六〇％以下に減じていた。この時点ですでに樹脂化が進んでいたと判断している。

なお、「桂心」からは、きわめて微量のクマリン誘導体や桂皮酸と推測されるピークを認めたが、試料量の限界から、さらなる検索は行っていない。

人　參（北倉一二二）

(1) 現状と保存

「種々薬帳」には、

人參　五百卌四斤七両并帒
右納　第九　第十　第十一櫃

と記されている。

斉衡三年（八五六）の曝涼記録には、その時すでに第九櫃は四五斤となっていたことから、第四櫃（元は「桂心」を納めた三櫃のうちの一つで、既に空になっていた）に一五斤六両を移した、との記録があるが、その後のことは判っていない。

「人參」〔図8・9〕の現存量は約九キロである。生薬として人参の全形をとどめるものはなく、大部分は主根を去った根茎（蘆頭《ろづ》と称する）で、その先に細い地上茎をつけている。根茎の多くは五センチ前後で、中には一五センチに及ぶものも認められる（その形状は野生の人参の特徴を残存している）。蘆頭の先端部にはわずかに主根の表皮の一部を付しているものもあるが、その量はわずかである。このように、根茎のみが残されているのは、当時の人参の用部は主根のみであって、使用に際して現在とは異なっていたことを示す貴重な伝存物であると注目している。

斉衡三年の曝涼帳には「人參」は二櫃に分けて納めていたことが記録されている。一つは「人參十五斤六両不用」として　薬物の納櫃してきた第一櫃と合したことを記し、もう一点は「人參卌五斤不用」として第九櫃に納めていたと記している。

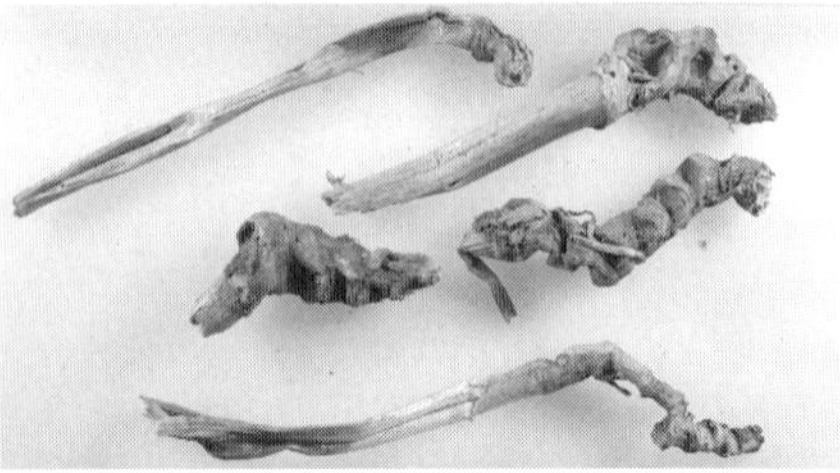

図８　「人參」（拡大図）

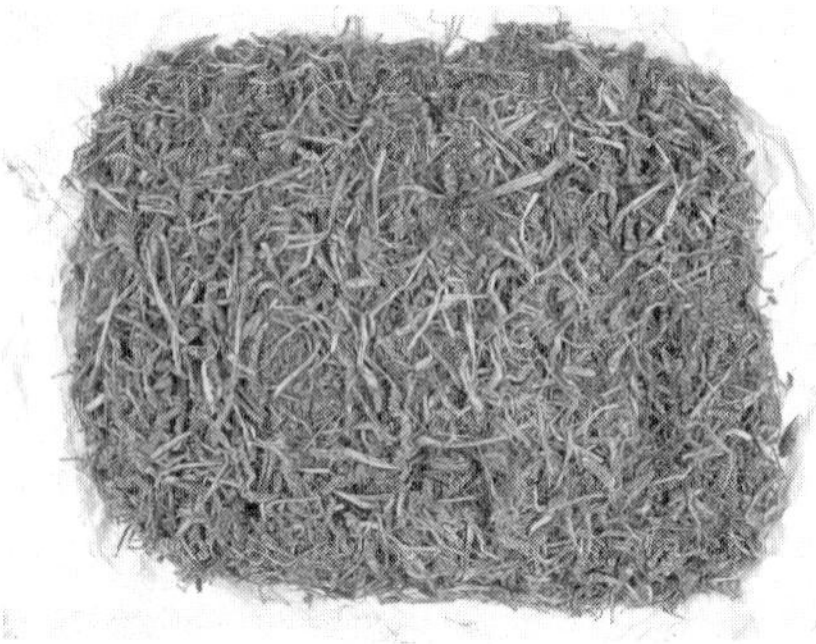

図９　「人參」

弘仁二年（八一一）の記録には「人參二百五十斤八両（中略）欠十二斤八両　定一百卅五斤之中　塵卅五斤　布并袋三口」とある。延暦一二年（七九三）の曝涼帳はまずはじめに三一の櫃の内容物を総記しており、そこには「人參二百五斤八両并袋　塵卅一斤」と記すが、各櫃の状況を記す項にあっては「第九櫃収納　人參二袋　重八十一斤并袋虫喫下品　塵卅五斤」「第十櫃収納　人參二袋　重一百卅四斤八両（中略）虫喫下品」とある。「人參」の二櫃の合計は総記の数字と合致するが、「塵」の数字は異なっている。このことから斉衡三年時に不用としたのは「塵」のことではないと判断した。

(2)　曝涼帳の「不用」とは

延暦六年以来の歴代の曝涼帳には薬物を評して「中品」との記載を多く見ることができる。また、「下品」との記載が「人參」など少数の薬物に見ることができる。入庫以来数十年を経た物では外観も変わり、「虫（虫）喫」によって薬物としての質に何らかの変化が生じていることを認識していたことと思う。その結果を上品、中品と記したのであろう。薬物を上中下に分類することは『神農本草経』など歴代の本草書に見ることができるが、それは薬物の薬効などによることで、曝涼帳に記載の意味とは違う。

ところが、「人參」には珍しく「下品」と記載され、あげくの果てに斉衡三年の曝涼帳にも「不用」との記載があり、その他の薬物には存在しない表現が見られる。それゆえ、伝存する「人參」は曝涼帳に不用と記された物としてよいだろう。その特徴は人参を薬物として使用する時のことからうかがうことができる。伝存する「人參」は図8・9の通りである。細茎の下にやや肥大した竹節状の地下部が付いている。これは蘆頭と呼ばれる根茎部分である　その先に肥大根が付く。これが植物体のニンジンの本来の形態である。薬用とする部位は肥大根で、庫内には「薬塵」（北倉一三五）の中に一点だけが遺されていた。今日にあって、我々が使用する人参はすべて栽培品であって、そこには肥大した蘆頭を見ることはない。しかし、稀に野生の人参の供給を見ることがあるが、それらの蘆頭は肥大し、庫内の「人參」ときわめて似ていることを実視して確認している。このことからも、古代にあっては人参は肥大根のみを使用していたとしてよいだろう。その結果、「人參」は古代では不用とされたのであろう。なお今日では供給される人参の蘆頭が小さいこともあって、根と区別することなく使用している。

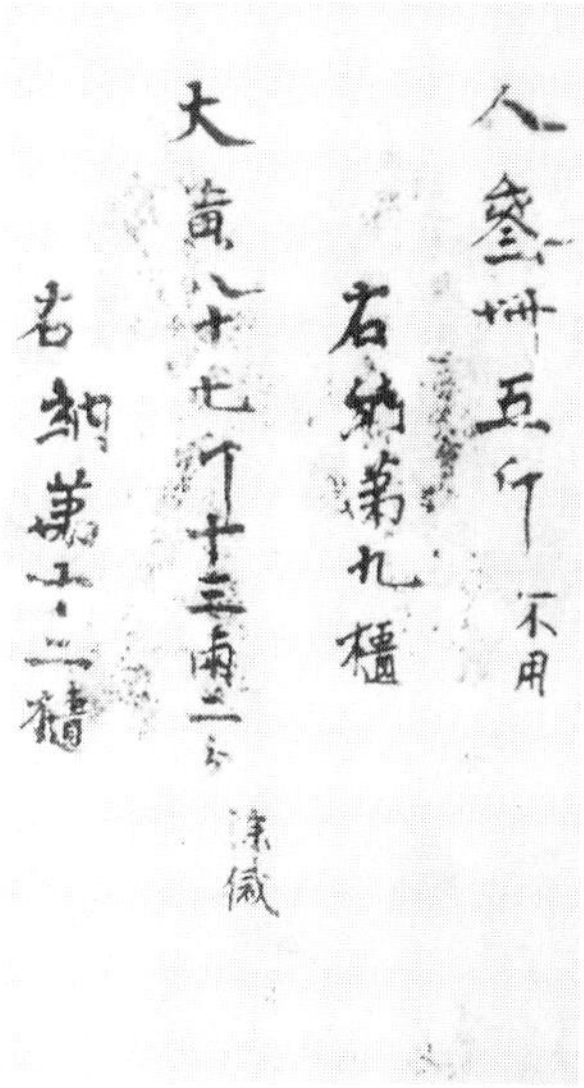

図10　曝涼帳に見る「人參……不用」の記載

なお、このように入庫した「人參」から生じた不用とされたものも、次に記す「人參塵」なども、所蔵庫を移すことなく保存し伝存してきたことは、現在にも受け継がれている。保存に携わる者には指針となることだ。

(3)「人參塵」について

延暦六年（七八七）「曝涼使解」には「人參」を記録して、

人參　五百卅斤十二両并袋
九櫃　納二袋
十櫃
十一櫃

と見え、その最終行には、

見二百卅六斤七両一分　虫喫　下品

とある。

延暦十二年（七九三）「曝涼使解」には「人參」を記録して、

人參　二百五斤八両并袋
第九櫃　人參二袋　重八十一斤并袋　虫喫　下品　塵　五斤
十櫃　収納　人參二袋（中略）虫喫　下品

とある。

新たに「塵」とする物は「虫喫」のこととしてよいだろう。なお「人參塵」の名は今日に受け継がれているが、かつての「虫喫」の字句から虫喰いの残渣とされてきた。「人參塵」の「人參」に対する重量比は、献納から三十年後にして、献納当初の総量のほぼ一％である。

人参は虫害に侵されやすい薬物で、生薬を取り扱った経験者には周知のことである。「人參塵」を精査した限り、食害虫の遺体や虫糞と判断されるものが混入しているが、その量はきわめて少ない（正倉院薬物中で発見された害虫については第五章を参照）。また、「人參」には虫喫によると思われる穿孔状の損傷は認められるが、その数は少ない。「人參」が虫害に遇っていたことに疑いはないだろう。(14)

「人參塵」が生じた原因や経緯などをはじめ、塵の実体のことについては明確な記載はない。曝涼帳に「虫失」と記載する字句から、「人參塵」は虫害による粉塵とされてきたようである。その後時代が下った文書中には「人參屎」と記載されたこともあるが、失が屎と同じ声音であるから、解釈に違いはない。そこで、改めて「人參」を納めた箱を調べた。その底には「人參塵」と近似した黒い粉粒が少量ながら散在しているのを確認したが、それ以外の異物は認められなかった。粉塵を拡大鏡で確認したが、その粉粒と「人參塵」との間に違いはない。「人參」の組織が何らかの要因で崩壊して生じた物と推断した。そこで、「人參」から粉塵が生じることの可否を検討した。

人参の組織学的特徴は、肥大する根部では表層のコルク細胞や表皮細胞、通導組織の道管などの他には厚壁化した細胞はなく、多くは柔細胞からなっている。このことは組織間の堅牢度に違いを生じることや、保存中に乾燥や吸湿を繰り返すことで、組織内では一様でない収縮が生じ、細胞壁の堅牢度の違いから崩壊が生じたのであろう。細胞壁や組織の崩壊の機構について、第一部第一章で詳解したのは木質材のことであったが、人参の場合も同じ崩壊機構である。植物体を構成する組織や細胞のうち、柔細胞壁は保存中に化学的に変化をし崩壊しやすくなり、移動など何らかの物理的な震動を得て崩落し、そのとき生じた粉状物が「人參塵」とされたのでは、と推測した。それは、人参など主として柔細胞からなる生薬を、多年にわたって常温の標本保管室で保管したとき、柔細胞や組織の一部が崩壊し紛状となることをしばしば実視していることによる（たとえば三十年近く保存した人参でも微小な粉塵（人参塵）が生じていることを経験している）。

ただ、人参を組織学的に見るとき、注意しなければならないことがある。それは現存する「人參」は根茎や地上茎だけであるため、柔組織の占める割合は小さく、全体が強靱である。それに対し肥厚した主根部は、膜壁の薄い細胞群（柔細胞組織）が多いことから、硬さは茎に較べれば遥かに脆弱である。それでも、現存の「人參」

からは、わずかな振動でも粉粒がこぼれ出る（口絵6）。

以上のことからも「人參塵」は乾湿の繰り返しによって組織の崩壊が生じた結果の産物であって、虫害によるのではない、と結論した。このことは後述する「甘草」や「大黄」における「甘草塵」や「大黄塵」とても同じである。

この「塵」については、単にその前後に記された「蚛喫」との記載から、寄害虫による糞塵や虫の遺体残渣とされてきたのであろう。ただ、過去に「蚛喫」のことで調査されたとは承知していない。

ところで、本調査中に、「蚛喫」のことで気になった記事がある。それは虫喫の害に遭ったとする「人參」は下品としていることである。同様に虫喫に遭ったとされる「大黄」は上品、「甘草」は中品と記されている。その違いについては「大黄塵」の項で詳述する。

(4)「人參」の混乱と訂正

「人參」について過去の正倉院薬物の調査記録を見るとき、存否・真偽などのことで混乱があった。明治期の調査では、宝庫には「人參」は存在しないとされてきたが、庫内には「人參」やその類が数種あると記録されていた。たとえば「人参」（北倉九三）はいつの頃からか真正の人参とされてきたが、第一次調査で人参やその類薬ではないことを明らかにしている。帳外品11番の「竹節人参」（北倉一二二）こそが「人參」であると訂正され、「種々薬帳」に記す「人參」として帳内薬物に復すとされた。これらの結果を踏まえて従来人参とされてきた「人参」（北倉九三）を帳外品に移し、名称はそのままに帳内から帳外へと所属を変更したが、それでは混乱が生じるとの懸念から、関係者は、北倉九三の薬物を「いわゆる人参」として「人參」とは区別している。このことは第二次調査でも承継され、「帳外人参」とか「いわゆる人参」として報告している[15]。なお、庫内には「いわゆる青木香」（北倉一一六）と称される薬物があるが、「いわゆる人参」（北倉九三）と同薬であることは第一次調査時にはすでに推断されている。「いわゆる人参」については後述する。

「人參」は長くて肥大した根茎部と短い地上茎からなっていて、本来あるべき根部は既に使用され、庫内では数点しか伝存していない。

一方現在の我々が見ることができる竹節人参は太くて長い根茎を薬用として、根を付帯することはほとんどない。竹節人参とはチクセツニンジン、トチバニンジンなどの和名を持ち、分類学上は（薬用）ニンジン（*Panax ginseng*）と同属で *Panax japonicus* の学名を与えられた植物の根茎を用いた薬物と規定されている。国内にあってはその使用は近世に始まる薬物である。

栽培によって得られる人参は、根は肥大するが根茎は細くて短い。ところが、野生の株では根とともに根茎も肥大して長くなり、栽培人参とは性状を異にしている。その点では「人參」は、野生株の特徴を顕著に残し、根茎は太くて長いことから、竹節人参と誤認したのだろう。一六、七世紀には原産地でも野生の人参は減少し、薬物の専門家にあっても実見する機会は大幅に減少していた。それだけに残存する「人參」の性状から誤認したことはやむを得ない。先人は「人參」を実視しても竹節人参とのことを訂正していない。外観から人参を判断するのは難しいことである。

(5) 人参について

今日でも人参は薬用人参、高麗人参、朝鮮人参などと呼称されるが基原植物はすべて同一種のニンジンを基原とし、中国・東北諸省から朝鮮半島の山岳地帯や東部シベリアのウスリー河流域等を原産地とする東アジア特産の生薬である。現在では野生株がきわめて少なく、野生株から得た薬物は希少価値が加わって驚くほどの経済価値を付けることがある。しかし、現在薬種として利用するのは人為栽培によって生産された薬物で、栽培は近世以降に始まった生産技術である。それ以前の人参は野生株から得た物である。

第一次調査では植物組織学的に、「人參」（北倉一二二）が真正の人参であることを明らかにした。その後、第一次調査に従事した柴田承二は追加調査として化学分析から、「人參」のサポニン画分は現代の人参と同じTLCパターンを示したことで、化学的にもニンジンと同一であることを確認するとともに、ニンジンサポニンを構成するジンセノシド類は千二百年余の保存にもほとんど変化していないことを報告している[16]。

第一次調査の後にあって、人参のことは第一次調査に関係した各位によって植物、生薬、薬史などから研究は進められた。特に柴田は人参のことでは化学面からだけではなく、斯界のそれも海外からの研究者をも糾合して薬理、薬効、製剤など、各方面から研究を進めた。その結果、人参や関連薬物の研究は大いに進んだ。

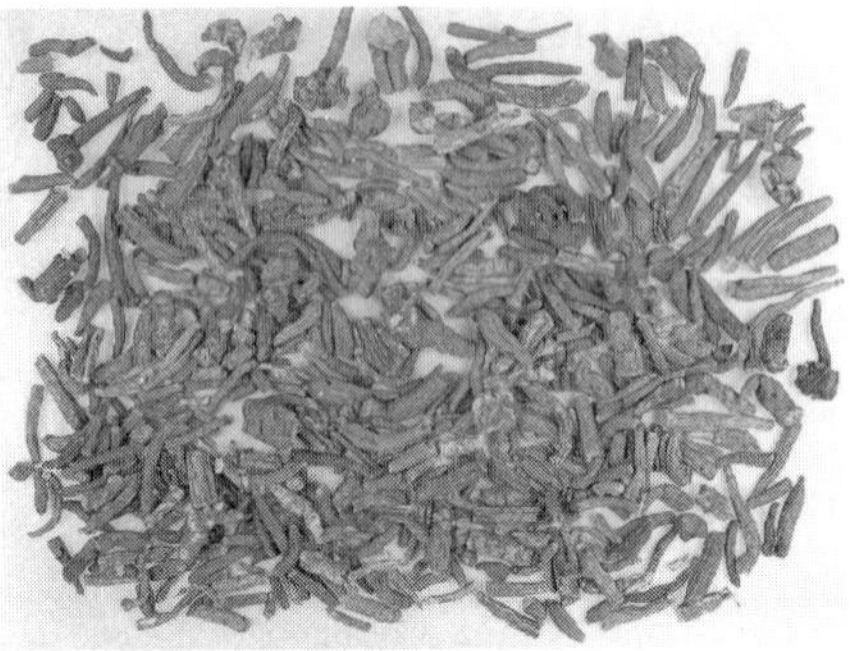

図11　「いわゆる人参」

(6)「いわゆる人参」（北倉九三）「いわゆる青木香」（北倉一一六）について

第一次調査の結果、帳外薬物11番の「竹節人参」が「種々薬帳」に記す「人參」であることから、帳内薬物の「人參」（北倉一二二）として元に復された。同時にそれまで帳内薬物とされてきた「人参」（北倉九三）は基原などは不明のまま帳外薬物へと移行した。なお、北倉九三の「人参」は帳外薬物の「青木香」（北倉一一六）と性状、基原を同じくする薬物であって、それぞれは正規の人参、青木香とは無縁の薬物であることも指摘している。ただ、庫内においては両薬物に付された題箋は庫内における薬物の歴史的史料であるとして、名称・所蔵番号などを変えることはなかった。しかし、それでは調査中に限らず、その後の管理にあっては混乱をきたすことから、関係者の間では「いわゆる人参」「いわゆる青木香」との仮の名を付している。『正倉院薬物』では仮称であってもその名と旧来の所蔵番号を継承して報告している。第二次調査にあっても承継し、第二次薬物調査報告（『正倉院紀要』第二〇号）および『図説 正倉院薬物』にあっても用辞としている。

第一次調査では、これら二種の薬物について植物組織学的に調査を行っている。その結果、同一の薬物であるが、形状から二種に分けたことと推論し、その基原植物について藤田路一はガガイモ科またはキョウチクトウ科植物に近似するとしている。さらに、木村康一は「いわゆる人参」は宝庫に存在してしかるべき薬物であって、薬帳に記載の品であるはずだとして、現存していないとされている「防葵」または「狼毒」ではなかろうか、と一歩進めた推論を提示している(17)。このことについては、木村や藤田の見解には敬意をもって賛意を表したい。項を改めて後述する。

「いわゆる人参」〈図11〉は、その形状からは真正の人参と混同されることは考えられない。また、「いわゆる青木香」は「いわゆる人参」と同類で、外部形態・内部構造・化学分析などから両薬物は同一であることを確認し、第一次調査の結果を追認した。

なお、一九八〇年代になって、中国産のイケマ属（*Cynanchum*）植物の化学成分は詳細に検討・報告されている(18)。第二次調査にあって「いわゆる人参」と「いわゆる青木香」を化学成分から検討し、両薬物は同一であると確認し、ともにイケマ属の種を基原とする塊根であることを明らかにしている。ただ、イケマ属植物は中国には三十余種が分布し、薬用と記載される種だけでも十数種もあり、すべての種の根と比較できていないとして、基原植物の種は未定である(19)。

大　黄（北倉九五）

(1) 現状と保存

「種々薬帳」には、

大黄　九百九十一斤八両并帒

右納　第十二　第十三　第十四櫃

と記されている。

「大黄」の献納時の総量は、ほぼ二二三八キロにあたり、大量が献納されている。その後東大寺僧綱などからの度重なる要請に応じて出蔵したことが記録されており、百年後の斉衡三年（八五六）には八七斤一三両二分と、献納時の十分の一以下に減じている。その後、昭和二年（一九二七）に行われた秤量では完全な形を保っているものとして一四・六二五キロ、「大黄屎（塵）」は三包があり、総量一六・六八七キロと記録されている。

「大黄」の表面は経年変化で暗褐色〜灰褐色を示すものと変異がある。また、「大黄」には小さな貫孔を認める（図12・13）。これは乾燥などの加工調製の際に穿孔し、紐を通して天日乾燥した残痕である。

(2)「大黄屎（塵）」について

「大黄」には、全形をとどめるものとは別に、粉塵である「大黄屎（塵）」があり、容器を異にしている。伝存する「大黄裹」（北倉九六）には「太黄屎塵

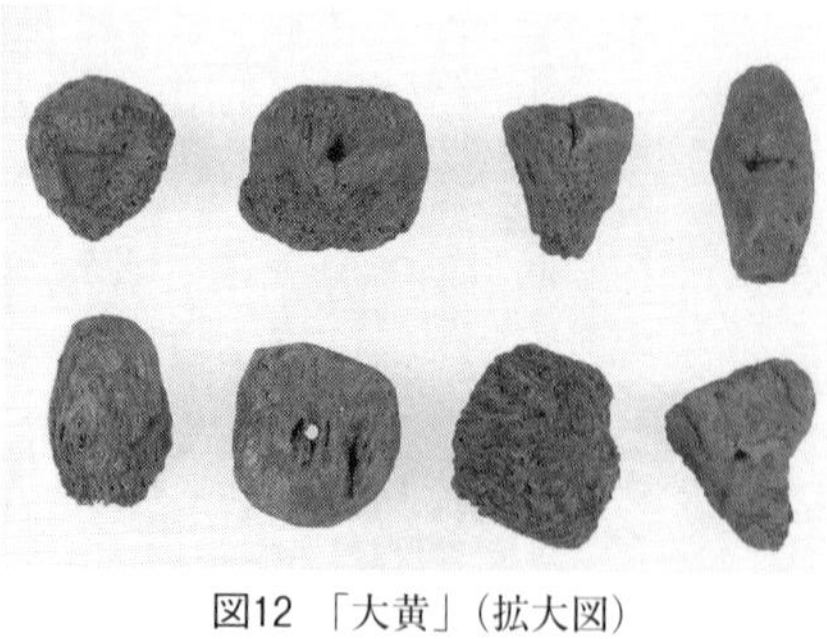

図12 「大黄」（拡大図）

十二両并帒布」「以弘仁二年九月一八日定六斤十両小」と墨書されている。斉衡三年の曝涼記録にも「太黄屎塵十二両……」とある。しかし、「大黄屎(塵)」についてそれ以上の記録はなく、延暦六年（七八七）の「曝涼使解」の記録には、「大黄」の項の末尾に「又虫失十二両」と付記がある。失は屎と同意で虫喰いの残渣と見なしていたのであろう。しかし、六年後の延暦一二年の曝涼記録には「塵十三斤二両」と単に塵とのみ記し、数量はやや増加している。

　同時に延暦年間の二度にわたる曝涼記録には、「大黄」の項の末尾に「虫喫上品」との記載がある〔図14〕。これは「大黄」は虫喰いがある故に上品である、とのことなのだろう。それは、つい先年まで大黄の評価の一つとして、〝虫に喰われるほどの物が良品である〟とすることが伝統的に言い習わされてきたことがある。〝大黄は収穫後、直ちに薬物として仕上げたものよりも、投薬するときには古くなった物を使うべきで、虫喰い跡が生じるほど保存し古くなったものなら、なおよい〟とのことは後世の漢方医書には散見され、医家の間ではいわば常識とされていた。同趣旨のことは唐代の『新修本草』の大黄の項にも記載されている。現代にあって薬物を評価する立場からは議論はあろうが、薬物の使用、評価の歩みからはきわめて興味ある記文である。

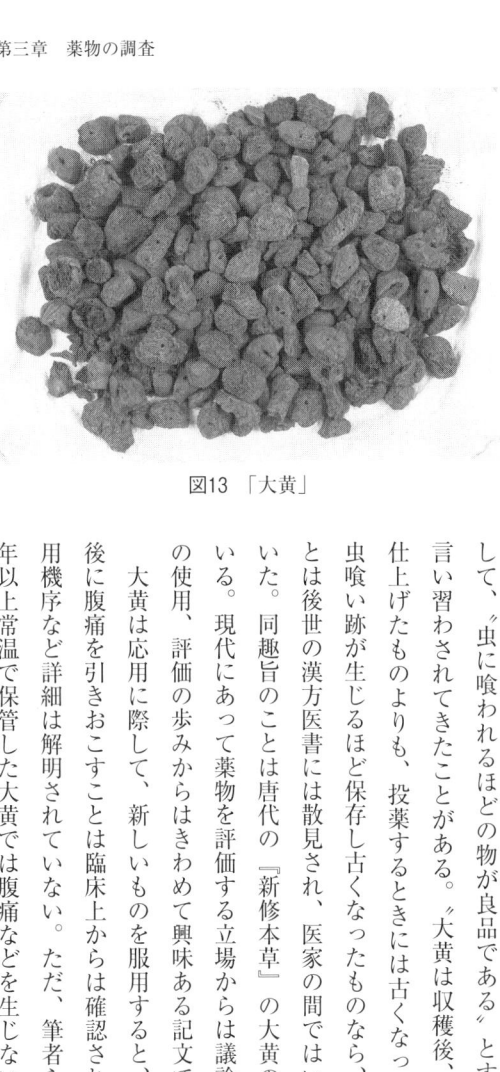

図13 「大黄」

　大黄は応用に際して、新しいものを服用すると、薬効はあるがその後に腹痛を引きおこすことは臨床上からは確認されているが、その作用機序など詳細は解明されていない。ただ、筆者らは掘りあげた後一年以上常温で保管した大黄では腹痛などを生じないことを確認してい

図14「大黄塵」を記す「延暦一二年曝涼帳」

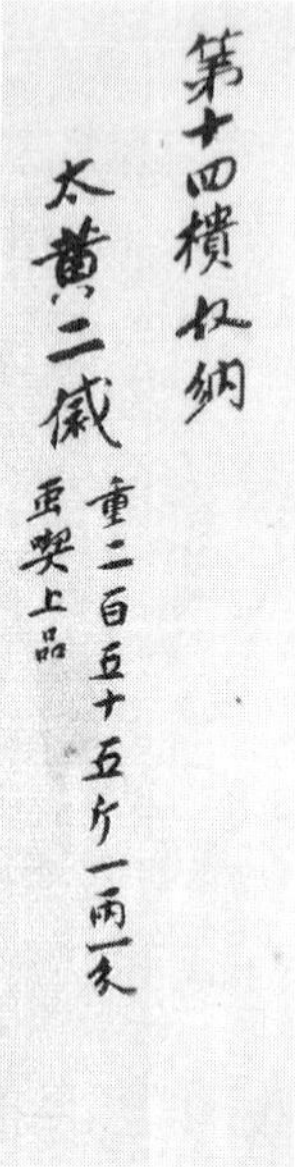

るが、漢方の臨床医家の間では広く言い伝えられてきたことであった。現今の大黄でも産地の中国での収穫、調製を経て、我が国に届くのには早くても二、三年は必要であった。実際の応用時には何ら不都合を生じることはない。大黄の産地は古来変わることなく中国の西方の高山地帯であって、採取・加工調製後、東方の積み出し港へ搬送、輸送されてきた。採取後の保存期間とともに搬送には長時間が必要であった。

同時に、大黄は虫害に遭いやすい薬物で、防虫対策は注意して行うが、それでも保管や輸送中に虫害に遭うのは避けられなかったことであろう。

ところで、庫内には「大黄裹」と「大黄袋」とされる二様の袋がある。「種々薬帳」では帒または裹と記し、曝涼帳では袋と記していることから裹と袋には特に違いはないのだろうと思う。それぞれには表に墨書がある。内容物についての銘文である。その「大黄裹」には次のように記されている。

大黄屎塵十二両并帒布
以弘仁二年九月十八日定六斤十両小

これは弘仁二年（八一一）に行われた勘物使解の点検記録のことで、「大黄屎」との文字が裹に表記されている。屎、塵、失の文字は同意で用いていて、意識的に使い分けたとは思えない。原形をとどめる大黄は度重なる出用で減少し、容器の袋は時に不明となっているが粉塵が出用の対象となることはなく、粉塵の総量を示す数字に古来変動はない。

この「塵」は後に触れる「薬塵」とは別のことで、先の「人參」、そして「大黄」、後記の「甘草」にあっては、庫内での保存中にそれぞれの薬物から生じた粉塵のことで、納庫から三十年後の延暦六年の曝涼帳に記載がある。「塵」に関する「曝涼帳」などの記事については第一章において「人參塵」を例に検討し詳述した。塵の様相や、生じた経緯、崩壊の機構には変わりはない。

第二次調査時には「大黄屎(塵)」についても実見した。そこには昆虫の小さな遺体や断片は認められるがその数量は少なく、さらに虫糞と判断できるような物はほとんどない。虫害によって生じた粉塵ならば、それなりの痕跡が残るのが普通である。虫喰いの跡は認められるが、その数は少ない。

「大黄屎(塵)」は乾湿などの変動で、組織の脆弱な部分が崩壊して生じた粉末で「人參塵」と変わらない。「大黄」の外観からは組織の崩壊が生じていることは判りやすい。繰り返しになることは多いが、改めて「大黄」の粉塵の生成について考察した。

(3)「大黄」の保存と組織の崩壊

「大黄」の植物学的なことは第一次調査でほぼ解明された。特に解剖学的に構造は詳細に検討され、顕微鏡写真を付して報告している。今回筆者は外観の性状が異なる三資料の分出を受けて組織並びに化学分析の調査を行った。

「大黄」の組織上の特徴としては、根および根茎は薄膜の細胞壁からなる柔組織が発達し、澱粉粒など豊富な内容物に満たされている。同時に木部を構成する導管・師管以外には機械組織となる厚壁細胞はほとんど存在しない[20]。極度に発達し厚壁化した細胞の膜壁はリグナン類やセルロースなどの多糖類をはじめ、化学的にきわめて安定した高分子化合物によって構成されている。そのような厚壁細胞からなる組織が大量に存在することで、その植物体は強固なものとなり、乾燥後にも全形を保持することができる。樹木に見られる材の堅硬化の機構と同様である。大黄には厚壁細胞やそれからなる組織は少なく、主として柔組織からなっている。長期にわたる保存中に柔組織が容易に崩壊することで、大黄は本来の形状を保ち続けることがきわめて困難な薬材である。「大黄」には色調や充実度など、性状において現今の大黄と変わらないものは少なくないが、中には粗松にして骨状の形状を示し、全体が灰色化し、一見しただけでは大黄とは判じえないほどのものが散見される。このような性状の違いは大黄中の内容物の充満度の違いから生じたことである。保存中に組織の崩壊が生じている例を図示した〔口絵7・8参照〕。「大黄屎」「大黄塵」は「大黄」の組織が崩落して生じた微小粒である。次いで崩落を確認し得る保存期間のことを検証した。

時間の経過の明らかな古い大黄を求めたが博物館や史資料館に実存例はなく、一八四〇年代の薬箱に大黄が保存されていた大黄を最古の例として、三十～七十年ほど保存されてきた大黄の標本をも併せて試料とした。供与された試料には長期保存と推測される大黄はあったが、年代が明らかな標本はほとんどなく、調査試料とできなかった物は少なくない。

百七十年ほど前の大黄の箱には、塊状でやや褐色を示す大黄がほとんどで、箱の底には粉末となった黒褐色の微細な粒子が多数認められた。粉末の重量は一割も満たないが、虫害によるものではなく生じた粉塵であることを確認した。このことから、明治以降に保存されてきた標本資料を年代的にも点検したが、保存期間が四、五十年を超えると、密閉した瓶中での保存であっても粉塵を生じていた。

「大黄屎塵」の記録は納庫から三十年を経た弘仁二年の曝涼記録に始まる。その時にはすでに「大黄」に崩壊が生じていた。大黄の表面の色は褐色～黒褐色と多様に変色し、時間の経過とともにその表面は濃淡だけでなく、汚濁化している。さらに崩壊によって生じた粉末も「大黄」の色調とは異なり、黒褐色化しているのは、現今の大黄の保存中にも経験することである。曝涼時にあって、色調の変化から粉末を異質なものとして虫喫などの虫害によるとしたのだろう。

なお、「大黄」の中にはほとんど組織の崩壊の認められない例がある。これを顕微鏡下で精査したとき細胞中には澱粉粒をはじめ固形物が充満していた。このことは、長期にわたる乾燥や吸湿の繰り返しによっても収縮や膨張を繰り返すことなく、細胞壁は薄膜であっても形状に変化はなく、結果として組織の崩壊は生じていないことを示している。

大黄中の澱粉粒など貯蔵物の量に多寡が生じるのは、採取時期（季節）の変動によっている。現在では大黄も栽培による生産が進んでいるが、二〇世紀半ばまで大黄はすべて野生株を採取していた。薬効が確かなこともあって、早くから大量に供給されることが求められた薬物であった。しかし、ダイオウ属植物は温帯地域に広く自生しているが、良質な薬用種は温帯北部の冷涼な高山地帯に自生する。採取も多くは海抜二千メートルを超えるような地域で、輸送のこととなると状況は劣悪である。それゆえ採取の時期を揃えることは難しい。その結果、収穫された根茎や根における貯蔵物の蓄積量はばらつきが多くなり、根の内部の充実度が一様になることはない。結果として、「大黄」の中に、内質に粗密の異なるものが混在することになったと推測している。

(4) 大黄について

大黄を薬用としてきた歴史は長い。唐代の『新修本草』には「大黄主下血血閉寒熱破積聚留飲宿食蕩滌胃推陳致新通利水穀調中化食安和五臓平胃下気除痰実腸間結熱心腹脹満女子寒血閉脹小腹痛諸老血留結」と記されていて、漢方医学的には瀉下効果を主体に駆瘀血作用を薬効目標としている。判りやすく言えば、便秘のように腸管に腸内容物が蓄積したときに、それらを体外へ排出させる（瀉下）ことが大黄の主効であるとされている。瀉下薬としての大黄の評価は紀元前から既に高く、古代ギリシャやローマでも大黄が用いられ、今日でも緩下薬として世界中で広く用いられている。なお、瀉下薬には作用の発現から緩下薬と峻下薬に区分するが、字義の通り激しく下す時を峻下、穏やかに排便をなすことを緩下と区分する。同時に前者は小腸に作用し短時間で効果を発現し、後者は大腸で作用し遅れて効果を発現することが知られている。このことから、緩下薬である大黄は薬物として今日にあっても価値を失っていない。

大黄の医療上での効能は瀉下作用のみではない。現在では薬理、臨床での研究から大黄の諸成分が様々な活性を発現することが報告されているが、第一の薬効は緩下作用にあるとしてよいだろう。薬効発現の本体はアントロン構造を持つ化合物で、大黄中にあるときは配糖体構造であることが望ましい。そのなかでも、ジアントロン（二量体）構造で配糖体であるセンノシド類の効能が最も注目され、大黄の薬物としての評価にはセンノシド類を定量分析することは不可欠とされ、公定書をはじめとして大黄の評価はそのように規定されている。

大黄の成分化学の進展とともに作用機作等も明らかになっている。大黄が薬効を発現するときには薬効成分は配糖体構造ではない。服用後各種の成分は体内、特に大黄の成分は消化器官内で順次構造を変換している。しかし、作用を発現する時の化合物をいきなり服用しても薬効発現は期待できない。やはり大黄の評価はアントロン配糖体、特にセンノシド類の定量から始めなければならない。「大黄」の化学分析もそれに従うこととした。

大黄はタデ科ダイオウ属植物の根茎または根を薬用としたものである。我が国では長年にわたってダイオウは根茎のみを使用するものとして公定書も用部を根茎と規定していた。しかし、薬効成分を用部別に分析した結果、肥大した根は根茎と区別する必要のないことを知った。その結果、我が国でも根を用いることが可能となったが、それは比較的近年のことである。ところが庫内の「大黄」には、それなりに肥大した根と根茎が混在している。いつ、なぜ、大黄は根茎のみとなったのか、など、用部の変遷を検証する貴重な資料である。

ダイオウ属の植物は中国西部から東北部、ヒマラヤ山系に三十余種が分布する。ダイオウ属の種が薬用か否かは地下部の根茎が含有する薬効成分の存否、多寡などによって判定される。その結果、薬用とすることが可能な種は一〇種ほどあるが、薬物として必要な量の供給を可能とする五種ほどに限定されている。現在繁用されるダイオウの原植物を表記しておこう。

表3　ダイオウの基原植物

薬用大黄

生薬の質	通　称	基原植物	産　地
重質系	錦紋大黄	R. tanguticum	青海
		R. palmatum	青海、甘粛
軽質系	雅黄	R. officinale	四川、湖北
	馬蹄大黄	R. officinale	湖北
その他	鮮大黄	R. coreanum	北朝鮮北部
	印度大黄	R. emodi	インド

非薬用大黄

通　称	基原植物	産　地
籽黄	R. franzenbachii	中国河北
和大黄	R. undulatum	日本
マルバ大黄	R. rhaponticum	欧州
インド大黄	R. emodi など	インドなど

(R. :Rheum)

「大黄」は薬用大黄であって、性状から重質系の大黄に該当する。重質大黄のうち錦紋大黄の名称は、その断面や表皮の切削面に特長ある放射状の渦紋、螺旋紋等の紋理が確認できる大黄に付された名である。ダイオウ属植物は国内に自生分布しないことから、早くから薬用大黄の種苗の導入を図ってきたが、薬物として評価可能な生苗の導入は二〇世紀まで叶うことはなかった。昭和初期にいたって大黄の生産を可能とするダイオウが我が国にもたらされたが、国内での生育適地は限られていた。その後、わずかに二か所の高地（長野県内）で生存していることが確認されたが、それぞれの株は独立した系統であって、ともに臨床応用が可能な大黄の生産を可能とする株であった。それらを親株として増殖させるだけでなく、交配・選抜を繰り返して、薬用とともに生産に応える系統の確保と栽培技術を確立した(21)。一九八〇年頃には薬物として評価できる大黄の国産が可能となった。その結果、現在では国内産の大黄も供給され、臨床にも実用されている。とはいえ、「大黄」と比較する意義はないだろう。

(5) 大黄の化学と分析

大黄の含有成分のうちすでに数十種は化学的に明らかにされ、主たる効能である瀉下作用はアントラキノンやアントロン類の配糖体化合物によることで、薬効成分量の多寡が品質の判定基準となっている。特に、一九六七年に大黄中からアントロンの二量体であるセンノシドA・Bが分離、確認されたことは薬としての大黄を理解し評価する上で、大きな発見であった。この二種の化合物は瀉下薬として利用されるセンナ葉の瀉下成分で、含量も薬効発現に充分なことから、大黄の瀉下作用の主力をなすものとして注目を浴びた。その後大黄からもセンノシドC、D、E、Fなどの化学的同族体も発見されたが、その量はA・Bに較べて少なく、薬効上からは考慮する必要はない。その他、一九八一年以降、大黄からはナフタリン誘導体、クロモン誘導体、また、消炎作用を有するフェニルブタノン配糖体、タンニン類（ラタンニン）などの化学構造や諸性質が相次いで解明され、多様な薬効を併せ持つ薬物としても評価されている。

柴田承二は第一次調査の追加調査として「大黄」の再出蔵を受けて、遊離アントラキノン類を高速液体クロマトグラフ法（HPLC）を用いて分離定量を行い、その結果を報告している。現在、入手可能な錦紋大黄の多くはセンノシドA（含量一・四三〜〇・一六％）、センノシドB（〇・八一〜〇・一一％）を含有していることからすれば「大黄」に残存している量はやや少ないが、個体差のことを考慮すれば、現実にはほとんど変化はないとしてもよいだろう。[22]

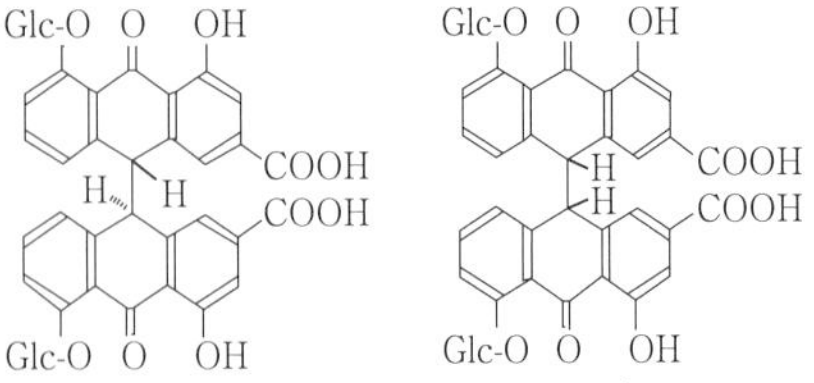

センノシドA　センノシドB

図14 「大黄」のセンノシド類

第二次調査において筆者は「大黄」の中から、性状を異にする三試料の分出を受け、それぞれの成分組成をＨＰＬＣによって試験した。なお、先の報告に合わせてセンノシドＡ・Ｂおよびアロエエモジン、レイン、エモジン、クリソファノールの定量と数種のアントロン配糖体類の存否の確認を行った。

分析に供した試料と性状は次の通りである。

①表面は平滑にして卵円形に成形され充実した「大黄」

約五センチに切断、表皮は剝離し卵形に成型された根茎で、縦割している。表面は明るく、光沢のある黄褐色を呈し、維管束による文様も明確である。断面の紋理も明確で、組織は緻密で固い。「大黄」は全形を残すものは一四キロ余が箱二つに保存されている。その中でもこのような性状を示す「大黄」の数量は少なく、きわめて特異な形で保存されてきたものである。また、放射状の紋理が認められる辺縁部と縦割面には黒変した髄が識別できた。

②柔組織がかなり剝落している「大黄」

五・五〜六・〇センチの円錐形を示し、表面は淡い褐色を帯びた灰色で、表面は縦方向に多くの溝が認められる。これは木部組織を残して、柔組織が剝落しきわめて脆い。そこで、まずこぼれ落ちた大黄粉を分析試料とし、同時に全形組織も試料とした。

③根からなる「大黄」

長さ約一〇・〇センチ、径一・五センチの棒状にして、表面は②と近似した性状を示すが、やや堅固にして、剝落はほとんど認められない。形状や組織構造からは明らかに根からなるものである。

大黄中のアントロン配糖体やジアントロン配糖体の量的な比較は、近年ではＨＰＬＣによって検査するのが普通である。その定量値は表４に示す通りである。公定書では大黄はセンノシドＡ・Ｂなどを含むもので、公定書

表4　「大黄」中の主な薬効成分量

試料含有成分	1　重質		2　軽質	3　根
	内部	外皮		
ゴール酸	4.11	19.04	1.52	4.00
カテキン	0.06	—	—	0.12
センノシドA	0.14	0.16	0.18	0.07
センノシドB	—	—	—	—
アロエエモデン	—		—	—
レイン	2.83	0.49	0.79	1.35
エモデン	2.5	0.66	0.45	0.61
クリソファノール	2.6	0.54	0.29	0.70
フィスシオン	＋＋	＋＋	＋＋	＋＋＋

（％：成分量／乾重）

ではAを〇・二五％（成分重量／乾燥重量）以上の含量が必要としている。それに較べれば「大黄」での定量値はやや少ない。その理由は配糖体成分であるセンノシド類が糖部分を失ってアグリコン（非配糖体）になっていることが推測される。千二百余年の保存年数を考慮すれば、配糖体は献納された当初には充分量が含まれていたが、保存中に解糖作用や分解などの化学的な変成を受け、減少したと推測される。試料③の「大黄」のセンノシドAは〇・〇七％と低かったが、その他の指標成分の含量は試料①②と較べても著しい差異は認められなかった。

大黄の薬としての良劣判別の前段階として、薬用における可否の判別を行う。現在では薬効成分ではないスチルベン配糖体の一種であるラポンティシンの存否によっている。この試験法は簡易であることから早期に実用化され、一九五九年以降、現行の日本薬局方（二〇一一年改正公布）においても引き続き採用されている。

そこで「大黄」でのラポンティシンの存否の確認を行ったが、いずれからも検出されなかった。本来存在しなかったのか、保存中に分解・変質した結果なのかは定かではないが、センノシド類やアントラキノン配糖体量の多い大黄は通常ラポンティシンを全く含まないが、含むことがあってもきわめて少量であることから、「大黄」には当初からラポンティシンは含まれていなかったとしてよいだろう。なお、ラポンティシンの人体への作用は不明であるが、ラポンティシンの存在を認める大黄は効果や作用が弱いだけでなく、往々にして臨床上好ましくない作用を発現することは、臨床上からも既に確認されている。

その他、縮合型タンニン類のうちカテキン、ゴール酸（ともにタンニンを構成する基本物質）の量はいずれの試料にあっても比較的高い値を示した。供試したのは外観の異なる三様の「大黄」ではあるが、残存する薬効成分の組成、含量にはほとんど差異は認められなかった。

以上のことから、「大黄」は根茎および根からなる重質系の大黄で、今日の錦紋大黄に相当するものである。「大黄」には色調や充実度など、性状において現今の大黄と変わらないものは少なくないが、中には粗松にして骨状の形状を示し、全体が灰色化して、一見しただけでは大黄とは判じえないほどのものが散見される。このような性状の違いは大黄中の内容物の充満度に違いがあり、保存中に組織の崩壊が生じたか否かによるもので、「大黄屎（塵）」が生じることを例証するものでもある。

「大黄」に含まれるアントラキノン類は、当初の値と較べると非配糖体（アグリコン）量が増加し、配糖体の量は減少していることが確認できる。このことは保存中に糖結合が開裂した化学的な変質の結果であって、化学式で表現できる。しかし、その裏にある分解の化学的な機構、それを導き出す要因などについては不明である。

従来、大黄中のアントロン類化合物は不安定で、永年の保存中に化学的に変質し、その配糖体化合物となればさらに不安定であると信じられてきた。その根拠が何によったのかは判らない。柴田が「大黄」からアントラキノン類やその配糖体が「大黄」に存在することを報告したときも、天然物化学者の間ではすぐには受け入れられなかった。第二次調査を終えた後、筆者も「大黄」や「甘草」などの分析結果を海外の学会で報告したことがあった。報告内容は、アントロンの二量体配糖体であるセンノシドAをはじめとする配糖体が残存することであったが、すぐには受け入れられず激しい討論となった。それは古文化財という経年をした財物の有機化学的な調査経験がなかったことにすぎなかったからだと思う。有機化合物が環境因子によって激しく変動することは周

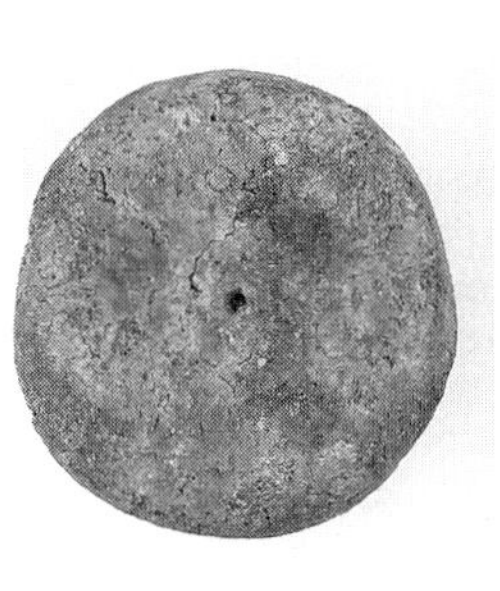

図16　「臈蜜」個

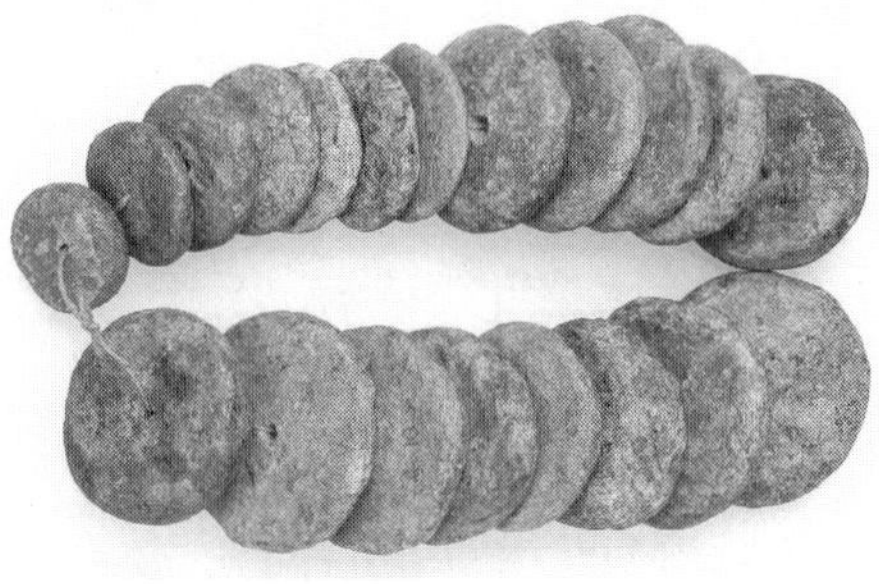

図17　「臈蜜」連

知されていただけに、千年余も経た天然薬物中に配糖体化合物が変化をしないまま残存することは、かえって理解され難いことであったのかもしれない。

臈　蜜（北倉九七）

(1) 現状と保存

「種々薬帳」には、

臈蜜　五百九十三斤四両并帒
右納　第十五　第十六櫃

と記されている。

献納時の総量は一四二・九キロにあたる。現在の総量は八五・四六キロで、帳内薬物としては最大量が保存されている。「臈蜜」は通常二〇個の円盤状の塊の中央部に紐（緒）を通して三、一〇、一六個をもって一連としたもので、三〇連にも及ぶ「臈蜜」が保存されている。一塊の大きさは大小不揃いで、厚さ一・五〜三・〇センチ、径一〇〜一三センチで丸みのある円盤状で、中央に緒で繋ぐための丸い穴がある〔図16・17〕。その他、不整の小塊が箱に納められ、保存されている。それは保存中に壊れたものを集積したのであろう。外面は淡褐色〜赤褐色で、濃淡は均一でない。献納時の性状等についての記文はない。

「臈蜜」は蜜蝋のことである。古来その名称、用字について議論があったが、臈は臘の慣用字・互用字で古代には一般的に使われていたようだ。『神農本草経』をはじめとして中国の古本草にあっては蠟蜜と記し、『本草和名』『医心方』などの和書でも蠟蜜と記し、「臈蜜」は稀用の例である。

臈蜜の名は『神農本草経』に見ることができるほど古いが、薬としての利用は多くはない。正倉院文書や紙箋や屛風の下貼りなどの紙類には、東大寺造仏所などからの要請で「臈蜜」が出用されたと記されている。それは金銅の鋳造時や臈纈染めなどの製造時に利用されたことを示しており、多くの場合調度品などの加工用材とした と理解されている。現在では蜜蝋として軟膏、硬膏などの膏薬剤や香粧品などの基材として多用されるが、古代にあっても同様に用いたのではと推測している。

ただ、『名医別録』には晒白したと思われる白蝋を医療用に用いていたことが記されている。「臈蜜」には晒日または類似の作業を施したことをうかがわせるような痕跡は見出していない。

「臈蜜」の表面には新鮮な蜜蝋に見られるような色調や蝋特有の光沢はなく、細かな凹凸が全面を被っている。これは長期の保存中に蝋中の水分が揮散し、混入している多くの有機物が変色したもので、蝋成分が変化したのではない。この種の変化は生蜜蝋を長期間保存するときにしばしば見る現象である。さらに「臈蜜」の表面には袋地の圧痕跡と思われる文様を認める。これは、円形に整形する時の布地の織目の跡だろうが、輸送時や保存時の梱包材の袋地の織目が写し込まれたのかもしれない。当時の蜜蝋の製造や保存・運搬等の方法をうかがわせるものである。調査試料としたのは既に砕片状になっていたもので、一括して箱に納められていた。表面や断面、破砕面はいずれも滑らかではなく、光沢はなく、凹凸に富んでいる。「臈蜜」の個数は多いが、外観からはそれらの間には顕著な違いを認めることはない。拡大視からも質的には同一であるとしてよいだろう。

「臈蜜」は生蜜蝋で、野生の蜂巣から得られたままで、円盤状に整形すること以外の加工は施していないと判断している。現市場の蜜蝋は大別して晒蜜蝋と生蜜蝋がある。この違いは視認可能な夾雑物を除いた上で、漂白などの加工処理を施したか否かである。現在、日本市場に供給される蜜蝋の産地は時代とともに変遷しているが、製法には大きな違いはない。採取された蜂巣房を加熱圧搾したり、やや酸性に調整した熱水を通すことで蝋部分を主として得た物で、不純物は除去され、時には漂白処理を施している。その蝋は今日ではほとんどが養蜂によって生産されたもので、野生の蜂房（巣）から得られる蜜蝋は量的には多くはない。

ところで、『神農本草経』の上品には「蜜蠟」として記され、『名医別録』には「白蠟」として記されている。白蠟の製法については『集注本草』に蜜蠟の製法を記した後に「（前略）今薬家皆応用白蠟但取削之於夏月日暴百日許自然白卒用之亦可蚌内水中十餘過亦白（後略）」と記している。その記文は、陽光にて自然に晒白し、さらに水中に滴下して粒状の蠟を得て、さらに陽光に曝して白蠟とする、と読んだ。それを見る限り現在の製法と基本では同じとしてよいだろう。

用途については『神農本草経』では「主下痢膿血補中續絶傷金瘡益氣不飢耐老」とあり、以後の古本草では外用薬とすることに始まって、不飢の薬物としている。蜜蝋に不飢の効用があるかどうかは承知しないが、人間は蝋を消化できないことから、飲食したときには膨満感は維持されるだろう。そのことでの我が国での応用例として、中世にいたって戦時の非常食や飢えの対策とした兵糧丸、飢渇丸などの遺品を各地に見ることがある。その多くは蜜蝋が主原料であった。

ところで、正倉院に石鹸があったのか、と尋ねられたことがある。それは、慶長年間の『東大寺三蔵御宝物御改之帳』に「長持壹つ、内しゃほん壹、長持有」との記載があり、その後も元禄六年（一六九三）、天保四年（一八三三）の調査時の目録に、「しゃほん」とか「シャポン」と記載されていたことから、庫内に石鹸（シャボン）があるのだろうかと質問されたようである。シャボンは近世以降に西欧から外来語とともに渡来した物で、その後には東大寺の方達もシャボンのことを承知していたのだろう。外観から庫内の「臈蜜」をシャボンと早合点したようである。

（2）臈蜜の化学と分析

ミツバチ類の分類と分布のことはよくは承知しないが、ユーラシア大陸の中部から東部にはオオミツバチ、コミツバチ、セイヨウミツバチ、トウヨウミツバチなど多くの種が自生分布している。そのうち採蜜を行うのは中国をはじめ東アジアではトウヨウミツバチ（ニホンミツバチを含め数種がある）で、西域から西方ではセイヨウミツバチであるとされている。種の違いは分類学上のことだけでなく、蜂蜜の生産性にも違いがある。一般にセイヨウミツバチの方が生産性が高いことから、我が国では近代になってからは蜂蜜の増産を目的にセイヨウミツバチを導入し、現在では全国各地で多くの養蜂家が飼養している。蜂蜜の特色は蜜源植物の違いを反映するが、蜜蝋の物性値から蜂種を判別できるとの報告もある。第二次調査に試用したが、得られたデータは地域特異性が顕著なようで、「臈蜜」の調査には応用できなかった。

第一次調査で柴田承二は当時施行されていた『第六改正日本薬局方』に準拠して理科学的に測定している〔表5〕。第二次調査でも現行の日本薬局方の規定に従って分析を行った[23]〔表6〕。試料量を可能な限り少量とするために薬局方の試験法を一部改変とした。現在入手可能な新しい試料を用いて、予備試験を繰り返し行い、供試量は一〇〇ミリグラムとした。試験法をはじめ諸規定にはほとんど違いはなかったことから、結果を比較することは可能となった。

第一次、第二次の調査による結果には大きな違いはなかった。「臈蜜」の融点は新鮮なものに比し高い傾向にある。「臈蜜」には現代のものに較べたとき夾雑物が多いことから、融点は高い値になったと推測している。ここでいう夾雑物とは花粉や虫体の破片、植物組織の砕片などが主なもので、結果として各種の溶剤に不溶な物が

表5　「臈蜜」の測定値（1955 柴田承二）

融点　69～71	酸価 8.8	鹸化値66.5
アルコール不溶物除去後	酸価11.4	鹸化値84.5
比重	d15＝0.978	

表6　「臈蜜」の測定値（1995 米田該典）

試料	酸価	鹸化値	エステル価	融点（±0.3）
1	6.7	100.2	93.5	69.5
2	8.1	98.8	90.7	69.1
3	9.5	99.0	89.6	71.0°
4	6.6	99.1	92.6	70.6°
5	12.2	100.7	88.6	69.8°
平均	8.6	99.6	91.0	70.0°
偏差	2.1	0.7	1.8	0.4

表7　ミツバチの種と蜜蝋の違い

ミツバチの種	酸価	鹸化値	融点
セイヨウミツバチ	17～22	70～100	61～64
トウヨウミツバチ	5～9	70～100	65～66

現代の蜜蝋に較べて多いことを確認している。花粉分析は蜜源植物を同定することで、植物分布地理のデータと比較すれば産地の推定も可能となることから「臈蜜」中に残存する花粉粒を顕微鏡で検査したところ、三十余種の花粉粒を見出した。しかしながら、蜜源植物の種を決定するのに必要な海外植物の花粉の理科学的な情報が限られていたことから、花粉の一部は植物科属と推測することはできたが、蜜源植物の種の決定にまではいたらなかった。今後の検討課題である。

「臈蜜」はトウヨウミツバチによって生産された蜜蝋である。中国にあっては古代から蜜蝋は甘粛や青海省など中国の西北地区からもたらされるもので、「石蜜」（亡佚）の産地と変わらないだろう。石蜜の産地について時代は降るが中国の『天工開物』（一六三七年）は蜂蜜の条に「西北は天下に半ばす」と記している。明代の西北が具体的にどの地域のことか筆者には判らない。なお、蜜蝋の主成分は有機脂肪酸と高級アルコールのエステル、遊離脂肪酸、パルミチン酸、セシルアルコールなどで、化学的に分析することは容易である。ただ、これらの成分や組成は蜂種の種差や産地（蜜源植物）、さらには保存の方法や手段によって異なるであろうことは推測できるが、その基礎となる情報がなく検討できていない。

甘　草（北倉九九）

(1) 現状と保存

「種々薬帳」には、

　甘草　九百六十斤

　右納　第十七　第十八　第十九櫃

と記されている。

献納当初は九六〇斤（約二三二キロ）とあり、大量が献納されていたが、延暦六年（七八七）の曝涼帳には五八一斤五両、虫失一一斤一両とあり、斉衡三年（八五六）には四五斤二両と減少している。昭和二年（一九二七）の秤量では「甘草」二・五二キロ（換算一一斤三両強小）とある。「甘草塵」と表記する裹を確認していて、「明治三十六年十月條補」と記し、重量は従来通りの一一斤一両と記している。なお、本項の「甘草」は、一見して判定できる形状や性状を維持している。

第一次調査では「甘草」はすべて表皮を取り去ったもので、今日の皮去り甘草と同じとされていた。しかしながら、第二次調

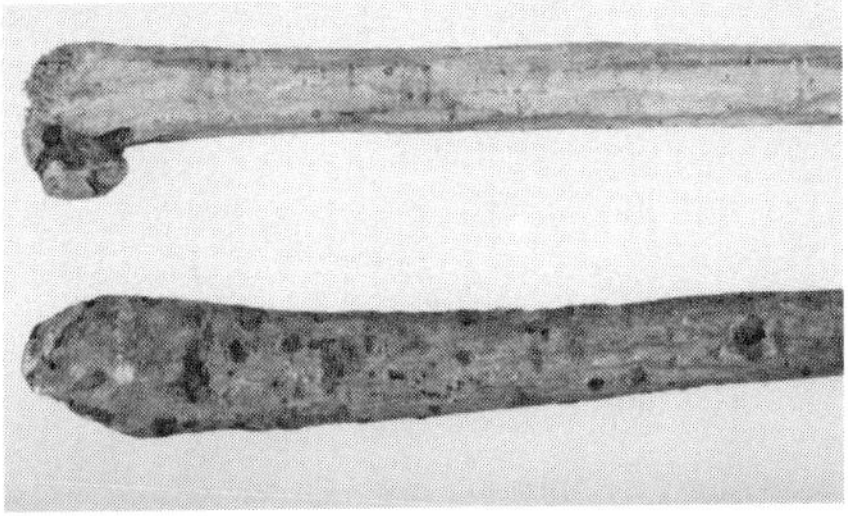

図18　「甘草」拡大

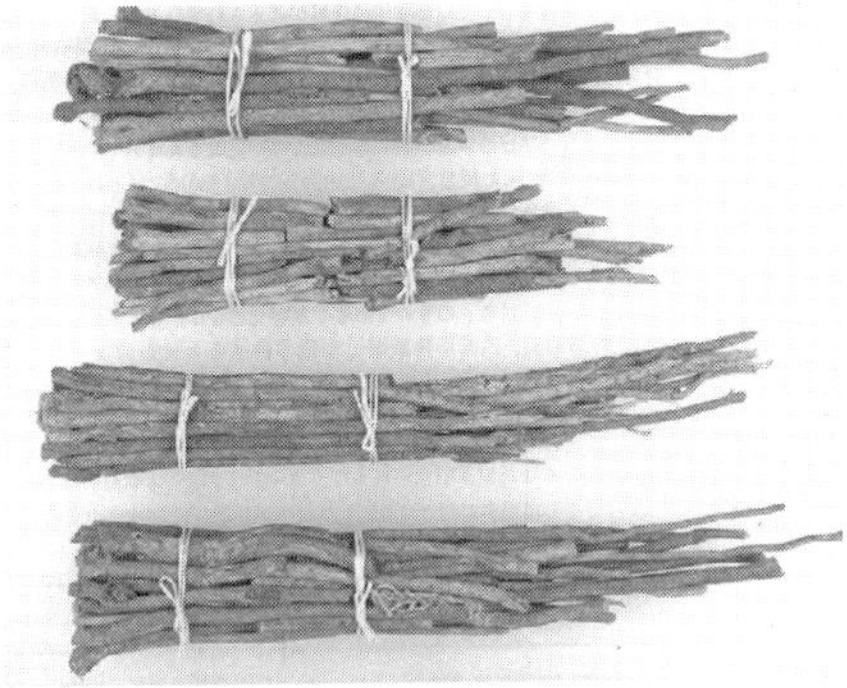

図19　「甘草」の束
皮去り（上）と皮つき（下）

査時に庫内に保存されている全量を実視したところ、「甘草」のほぼ半量が皮つきの甘草であった〔図18・19〕。「皮つき甘草」は、新旧にかかわらず外皮は剥落しやすく、断面はやや粉状である。形状からは現市場品の甘草と違いはない。「皮去り甘草」には、外観からは多くは組織の欠損は認められない。皮去り、皮つきとの表現は外皮の有無のことで、外皮を切削して調製することは現在も普通に行われている調製法である。なお、「甘草」は千二百年余も保存されてきたことで、外表面の色調はやや変褪色をし、組織が脆弱になっている例は少なくない。

(2)「甘草塵」について

延暦六年の曝涼使解の秤量記録は「甘草」五八一斤五両と記載すると同時に最終行に「見五百八十一斤五両　虫喫中品　又虫失十一斤一両并俵」と記録している。その後、延暦一二年(七九三)の曝涼、弘仁二年(八一一)の曝涼時の両記録には「甘草　五百八十一斤五両并袋　塵十一斤十両并袋」とあり、「甘草」の数量には増減はない。「塵」とした物の数量は先の延暦六年の記録の「虫失」の数量と合致することから、「塵」は「虫失」のこととして、「甘草塵」の名は今日に受け継がれてきた。「甘草塵」の「甘草」に対する重量比は、献納から三十年後にして、献納当初の総量のほぼ一%にあたる。

ところで、甘草は虫害に侵されやすい薬物であって、生薬を取り扱った経験者には周知のことである。しかし、「甘草塵」を精査した限り、食害虫の遺体や虫糞と判断されるものは混入はしているが、その量はきわめて少ない〔正倉院薬物中で発見された害虫については第五章に表記した〕。また、「甘草」には虫喫によると思われる穿孔状の損傷を確認できるがその数は少なく、とても塵一〇斤を生み出すほどの食害があったとは思えない。「虫失」の字句から「甘草塵」を虫喰いの残渣とするのには納得がいかない。そこで、「甘草塵」をも調査対象とした。

「甘草塵」の存在は曝涼帳などに明記され、「甘草屎」とする文書もあるが、性状など詳解した記載はないようである。「虫失」の字句から「甘草塵」は虫害による粉塵とされ、失が屎と同じ声音であることから、そのように解釈されていたのだろう。そこで、改めて「甘草」を納めていた箱を調べた。その底には「甘草塵」と近似した黒い粉粒が少量ながら散在しているのを確認したが、それ以外の異物は認めなかった。その粉粒と「甘草塵」とは外観には違いがないことから、「甘草」の組織が何らかの要因で崩壊して生じたと推察した。さらに「甘草塵」を顕微鏡で精査したところ、植物組織の断片であると確認したことから、「人參」「大黄」などと同じく「甘草」にあっても組織が崩壊して生じた粉塵であるとして、「甘草」の組織から粉塵が生じることを検討した。

甘草の横切面は組織学的には、膜壁が肥厚した細胞群（厚壁細胞組織）と、膜壁が薄い細胞群（柔細胞組織）が複雑に重なり合っている。保存中に乾燥や吸湿を繰り返したことで、組織内では一様でない収縮が生じ、細胞壁の堅牢度の違いから崩壊が生じたのであろう。植物の細胞壁や組織の崩壊の機構については、「人參」「大黄」に見られる塵、失、屎と同じであって、「大黄」の項で詳解した通りである。植物体を構成する柔組織の柔細胞壁は保存中に水分を失して崩壊しやすくなり、わずかでも震動などの物理的な刺激によって崩落する。そのとき生じた粉状物が「甘草塵」である（口絵9・10）。現今の生薬でも、常温で永年保管したときには柔組織の一部が崩壊し紛状となり、組織中に多くの空間を有する東北甘草は西北甘草よりも早く粉塵が生じ、その量も多いようである。組織の崩落にいたる期間は保存環境によって変動するが、十年に満たなくても甘草塵を確認することはしばしば経験している。

以上のことからも「甘草塵」は乾湿の繰り返しによって組織の崩壊が生じた結果の産物であって、「甘草塵」は「人参塵」や「大黄塵」と同類であって虫失ではない、と結論した。

(3) 甘草の保存

「塵」の発生はなくても多くの植物材は保存中に、乾燥や収縮などから重量が減少する。現在の薬学界で目欠《めけつ》と称する重量の欠損のことであり、曝涼帳に記載された薬物の減量は出庫による減量であり、自然減量については記されていない。量目が多い「甘草」「人参」「大黄」など献納量の多い薬物では減損した量目は多くなり目立つことから、曝涼帳に記載され「俳」が用意されたと理解している。その組織の崩壊物は微細で黒っぽく乾燥したものである。それは乾燥が進むとき原薬の組織が崩壊して生じたものである。

薬物が献納入庫されたときには、すでに乾燥による減量が生じないほどの安定状態にはなっていたはずである。それは「甘草」に限らず生薬は生産から市場への提供までに多大の時間を要したことからも、充分に乾燥していたはずである。

第二次調査に従事する数年前のことだが、東北甘草の生産（野生株の採取）から加工、調製、包装などを経て積み出し港に集荷され、船載されて我が国の港にいたる全経路を自ら辿る体験をした。甘草の生産地は野生株の自生地であって、半砂漠状の地帯であることは、今も昔も変わらない。いわゆる半砂漠地帯で農耕などは望むべくもないほどの遠隔地である。甘草の採掘にも適期がある。収穫された甘草は地域ごとに集荷を繰り返し、拠点へ運ばれる。当時の運搬や輸送の状況などと地理地勢を勘案すれば、我が国に甘草が輸入されるのに採取後複数年が経過していたことは充分推測される。現在にあっても、甘草の採取やその集荷が行われるのは遠隔地である。採取後集荷、調製、選別などを経て、繰り返し集荷を行った後に検品、梱包を経て積み出し港に集め、船載して輸出される。我が国に到来した時点で採取後かなりの時間が経過している。甘草の採取から輸出までの経路を実際に辿ることで、見聞する経験もした。その時に得た流通経路や状況のことを勘案するとき、最も大きな違いは輸送手段のことで、集荷に要する時間の長短であろう。古代にあっては集荷、輸送に多大の時間を要していた。

近年の流通事情は手段の整備において、特に輸送時間の改善が進んでいる。それでも採薬、集荷、輸送、二次三次の集荷等の経路のことでは変動はないようである。

(4) 甘草について

甘草はマメ科カンゾウ属植物の根や根茎を薬用としたもので、原植物は東北アジアから中央・西アジアの乾燥地帯を中心に、西欧州まで東西に広く分布している。甘草はピラミッドの中から発見された例もあり、古くから洋の東西を問わず用いられてきた薬物である。『神農本草経』には上薬とし、諸薬を和す、とその効を記している。『傷寒論』をはじめとする漢方医書中には収載された処方の七〇%を超えるほどに甘草は配合される。甘草が多くの処方に配合されるのは、医療上において多様な効果を発現するのを期待したためで、現在、甘草に種々の薬効とともに多様な薬理作用があることが明らかにされ、関連する研究報告は数多い。たとえば、甘草を特徴づける主成分はグリチルリチンで、その量は乾物に換算して二～五%が含まれる。主たる薬効は各種の消炎作用にあり、今日ではグリチルリチンの非配糖体（アグリコン）であるグリチルレチン酸の化学的誘導体を抗潰瘍薬として利用するなど、多種の薬品の開発源となっている。グリチルリチンには抗炎症、抗アレルギー、抗肝炎作用、抗ウィルス作用があり、臨床的に多用されている。その他、フラボノイド類についても薬理活性の研究報告は多い。同時に、グリチルリチンは蔗糖の三～五〇〇倍もの甘味を有することから、調味料や嗜好品をはじめとする各種の加工食品の添加物として、また非エネルギー甘味料として洋の東西を問わず多用してきた。

なお、近年の我が国の甘草の生薬としての輸入は年間千トン（乾燥品）ほどで、産地で加工調製した甘草羔（カンゾウコウ、水製エキスのこと）が大量輸入されている。甘草羔の量を原料の生薬量に換算すれば年間三万トン以上になる。

甘草の基原となるカンゾウ属植物は、中国東北部からユーラシア大陸の北方の乾燥地を横断してスペインにいたる広大な地域に自生・分布しているが、薬物としての産地は中国から中央アジアにかけてのやや乾燥した、いわゆる半砂漠の地域である。古来ほとんど変動はなく、供給は古代から永年にわたって野生株を採取してきた。近年では資源の減少が懸念され、採取地では乱掘によって自生地の砂漠化を招いているとして環境保護が強く叫ばれている。それだけに甘草資源を安定して確保することが喫緊の課題としてしばしば議論される。その結果、栽培による生産が試みられているが、その歴史は浅く、現在の栽培面積から推測される供給量では、拡大した需要量に対応するにはほど遠い。

そのことで、採取地の拡大についても検討されてきた。カンゾウ属の植物はユーラシア大陸の北部に広く自生し、その種数は多いが、薬物としての利用可能な種は数種のみで、多くは甘味は乏しい。むしろ苦みが強いことで実用には供し得ない。そのため、甘味や薬効に関係する成分のみを抽出することも行われているが、資源の消費量を減少することにはつながっていない。一方で、これほど利用されながら、カンゾウ属については植物分類学に限っても今なお多くの課題を残している。我が国の公定書（日本薬局方）で基原植物の学名の変更が行われたこともあって、いまだ植物学的な研究が必要な植物でもある〔表8〕。

ところで、現在日本の公定書で薬用とされる甘草は中国産の東北甘草・西北甘草の二群に分かっている〔表9〕。この二群のことに限れば古代、現代に限らず外部形態の特徴から比較的容易に判別されてきた。ただ、我が国の薬物の供給史にあっては、先の二群と異なる甘草が供給され、用いられてきた事例がしばしばある。近年では一九六〇年代になって甘草の需要が急激に高まったことから、新たな資源として新疆省を中心に産する甘草が薬用とされたことがあった。この種については、第一次調査の時点では薬用との認識はなく、比較検討の対象ではなかった。

しかし、第二次調査時には公定書にも記載されるほどに使用されていたことから、比較検討を行い、外部形態・内部形態・化学成分やその組成の特徴から、「甘草」とは異なることが明らかとなった。なお、現在では、薬物学的に精査し新疆甘草は生薬として利用する甘草には該当しないとして公定書から削除しているが、グリチ

表8　現在の薬用とされる甘草の原植物とその産地

生薬名	学名	産地
東北甘草	*Glycyrrhiza uralensis Fisch.*	中国東北、河北、内蒙古
西北甘草	*G. uralensis Fisch.*	中国陝西、甘粛、青海、新疆
〃	*G. glabra L.*	中国北部、小アジア、欧州中部
新疆甘草	*G. inflata Batal.*	新疆北部
〃	*G. korshinskyi G. Hrig.*	新疆南部、甘粛
〃	*G. uralensis Fisch.*	新疆、中国西北部
〃	*G. aspera Pall.*	新疆
ロシア甘草	*G. glabra var. glandulifera Regel et Herder.*	ロシア南部
イラン甘草	*G. glabra var. β-violacea Boiss.*	イラン、アフガニスタン
スペイン甘草	*G. glabra var typica Reg. et Herd.*	スペイン

表9　我が国で利用される中国産二大薬用甘草の特徴

生薬名	原植物	産地	根の形状
東北甘草	*G. uralensis*	内蒙古、吉林、遼寧、黒龍江	断面の組織は粗造。表面はやや赤みが強く、最外層は鱗片状にはがれやすい
西北甘草	*G. glabra* 及びその変種	内蒙古、陝西、新疆、小アジア	断面は密で、やや重い。表面はやや白味を帯る。やや苦みが強い

ルリチンなど特定の成分の抽出材として、薬用資源の価値は失っていない。

(5) 甘草の化学と分析

甘草の強甘味成分はグリチルリチンでそのアグリコン（配糖体構造から結合糖が解離した原基）であるグリチルレチン酸とともに多様な薬理活性を示すことが知られている。さらにフラボンやその配糖体化合物を多種多量に含有している。甘草を薬物として評価するときにはこの二群の化合物の評価は欠かせない。

第一次調査では、グリチルリチンが「甘草」中に残存することを予試験として確認したが、それ以上検討はしなかった。フラボノイド類のことは全く検討していない。甘草中にはフラバノン配糖体とそのアグリコン、カルコン配糖体およびそのアグリコンが広く存在することが知られているが、それは第一次調査の後のことで、今日では甘草には数十種に及ぶ化合物とその効用が知られている。

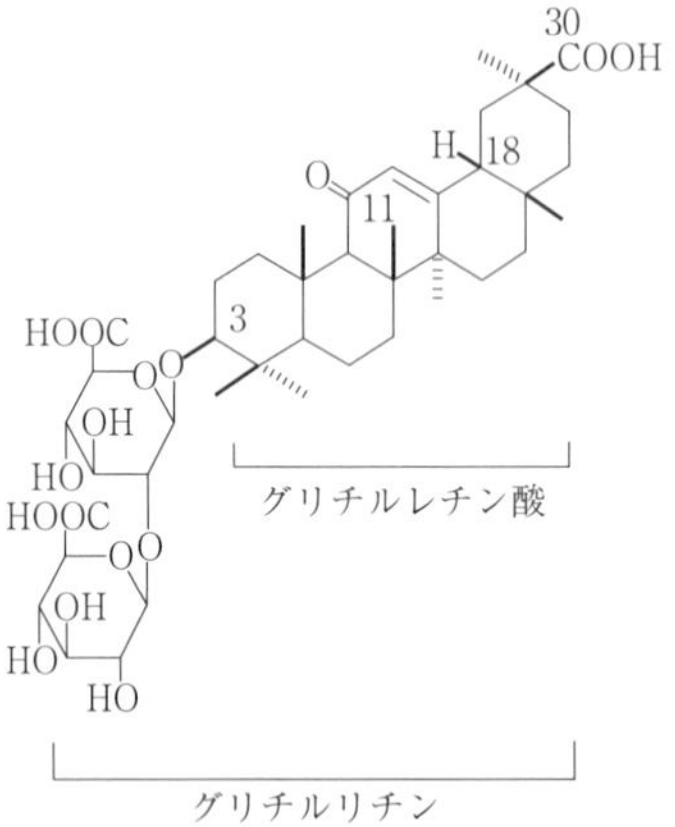

図20　グリチルリチンの構造

第二次調査に際してＨＰＬＣを用いて各種の成分の分析を行った。「甘草」中には、グリチルリチンは二・五～三・二％が含まれていた。これは現代の東北甘草とほぼ同等の値である(24)。柴田承二は第一次調査の追加として「甘草」の成分分析を行い、「甘草」中にはグリチルリチンはさらに高含量で一五％を超すものがあったと報告している(25)。同時に同一試料の分析値としてフラボノイドのリクィリチンも比較的高い含量値を保っているとしている〔表10〕。甘草ではこれらの成分は柔組織より硬組織に多く分布すると確認されていることもあって、「これはサポニン類が昆虫の忌避物質であって、その部分が虫害を避けて高率に残ったとも考えられる」と考察している。組織の崩壊によって甘味部分が集中して残存した可能性も考えられるが、「甘草塵」は全量で一％ほどであることから、仮に分析値が高い数値を示したとしても、数値の上で全体への影響は少ないと考えられる。むしろ、グリチルリチンを高含量に有する株や品種が存在することを推測させる。

なお、甘草中の甘味成分を定量測定する方法や機器は様々な形で現在も進展し、分離技術の向上は著しい。定量に際して、夾雑物を排除した目的物のみの測定が可能となったことで、測定精度が向上している。その結果、最新の機器による分析値が数字の上では減少している例が少なくない。これは薬品としての品質が低下したことを示すのではない。このことは医薬品の公定規格の変遷を辿ることでも判る。しかし、文化財の保存の立場から経年して測定を繰り返したとき、試験法やその設備が異なっていては過去の測定データと比較できないことになる。

表10　「甘草」中のフラボノイド類の含量

フラボン化合物	定量値(%)
リクィリチン	1.76～0.62
イソリクィリチン	2.11～0.80
ネオリクィリチン	0.21～0.19
リクィリチゲニン	0.42～0.13
イソリクィリチゲニン	1.52～0.16

「甘草」はすべての調査項目で高い値を示していて、現今の市場品生薬と比較しても、薬物としての品質に遜色は認めない。ただ、「甘草」の性状や分析値が一様でなかったことは、「甘草」の保存中の変質もあろうが、献納物の集荷の事情も考慮しなければならない。

胡同律（北倉一〇二）

現状と保存

「種々薬帳」に、

胡同律　　廿四斤并壺

と記載されている。

現存量は四三八・七五グラムである。「胡同律」は壺に納められていたと記録され、延暦・斉衡時の曝涼記録も壺と記している。現在では壺は佚しており、「槻薬合子胡桃律付属」（北倉一〇九）と題箋される容器が遺されているが、内容物はない。現存品は径二～三センチの塊状〔図21〕で、黄褐色、ほぼ透明であって、塊の大きさは不同で滴状のものもある。中に石塊または樹皮を挟むものがある。『新修本草』の胡桐律の記載の中に「有火網木器」とあるのに一致する。

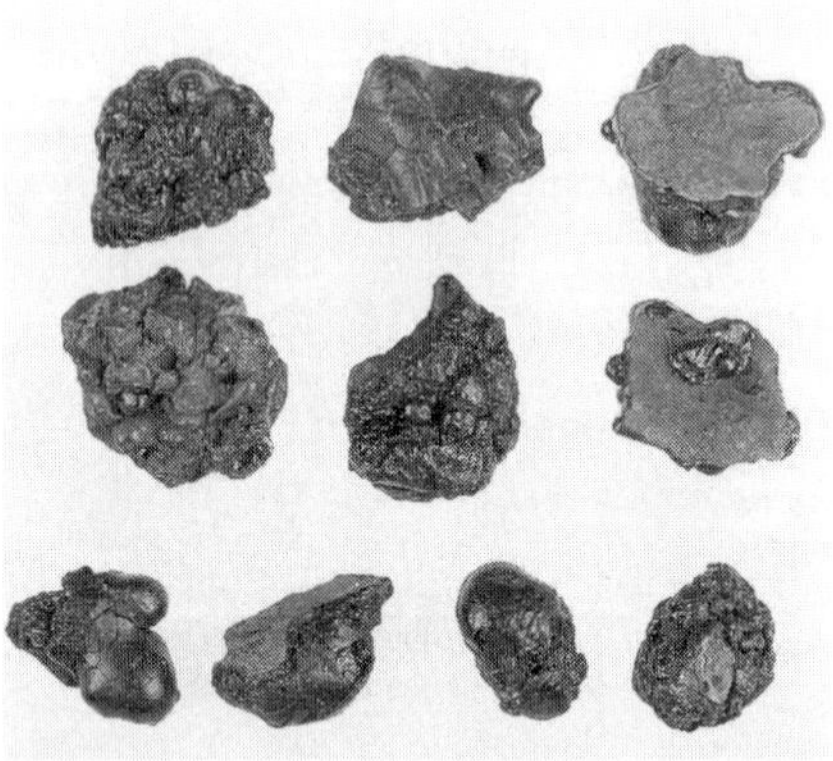

図21 「胡同律」

「胡同律」の名は歴代の本草書には見られないが、正倉院文書には胡同律、梧桐律、胡桃律などとあって、統一されたものではない。同、桐、桃の文字は音が同じことから、同意とされている。胡桃律は唐時代の『新修本草』に初めて登載されるが、本草書にあっても胡桐涙と記すことを例として、律と涙は互いに音が近似することから混用されるとある。古来我が国では稀用の薬物であった。「胡同律」の実物は「種々薬帳」に見るだけである。

中尾万三は中国での調査経験から、本草書にいう梧桐涙はポプラの類の *Poppulus suaveolens* に由来するものではないかと推測し、同時に「胡同律」は「上海の梧桐涙なりや明ならず後の調査を要するものとす」と注記している。

第一次調査では「胡同律」は樹脂の乾燥品で、外形には基原植物の形態をうかがわせるような特徴はない。熱帯アジアに産するアジアタカマハクに一致し、その原植物はおそらくオトギリソウ科のテリハボクあるいはその近縁植物であろうと考えられる、と推察しているが、実体は不明であるとしている。

第二次調査においても、「胡同律」の原植物についてタカマハク（ヤナギ科）やテリハボク（オトギリソウ科）およびそれらの近縁植物やそれから得られる樹脂と化学的に比較検討している。さらに中国西部地区で入手したヤマナラシをはじめとするポプラ属の各種植物の樹脂や、中国の新疆省で名称の類似する生薬を入手し供試している。試験法としてはアセトンで加熱抽出し、そのエキスを各種の機器で分析しているが、「胡同律」と類似するものはなかった。このことから従来どおり「胡同律」は不明のままである。

千二百余年もの保存中に、樹脂中の成分が変質したことも推測されるが、過去の経験からは試料とした樹脂類を常温で保存した程度では成分に大きな変性を生じるとは考え難い。ただ、現今にあっても、眼前に樹脂塊のみを提示してその基原植物を確定することは、著名な数種の樹脂ならば鑑定は可能であるが、多くの樹脂では不可能である。それは樹脂についての研究情報、とくに理科学情報の蓄積がほとんどないからである。永年の保存を経た樹脂における変性などの情報は、全くないとしてもよいだろう。第二次調査でも「胡同律」について理化学分析は行ったが、検討を進めることが可能な情報は得られなかった。樹脂類の理科学情報の蓄積と進展を待つこととした。

ところで、第一次調査では、「薫陸」について「帳外品として、宝庫に蔵せられる薫陸と題箋のある薬物は、真の薫陸（*Retinite*）ではなく、本品（胡同律）と全く一致する。何れの時代にか、胡同律の滴状あるいは小形のものを異品として区別し、それを薫陸と誤認したものと考えられる。また帳外の「琥碧」（北倉一一五）も真の琥珀（*Amber*）ではなく、胡同律と同一基原のものと考えられる」としている。それは庫内に伝存する「胡同律」「薫陸」「琥碧」の三種の樹脂塊の外観が近似していたことで比較したのであろう。一般的には胡同律は生樹脂で琥珀は化石化した樹脂である。薫陸はその中間的な性質を持つとされている。それぞれは産地に対応して基原植物を想定しているが、それが妥当であるとは言い切れない。樹脂としての定義は確立していないと判断している。

没食子之属（北倉一二四）

庫内には帳内薬物の「無食子」（北倉八三）と題箋される薬物がある。別に帳外薬物として「没食子之属」と題箋する薬物もあった。過去にはこの両薬物をめぐって変転があった。中尾万三は庫内で実視調査の折に、それまで「無食子」（北倉八三）と題箋されていた薬物は元来は没食子であって、「没食子之属」とする薬物は全くの別種の想思子（トウアズキの種子）であることから、名称はそのままとして、内容物を交換することを提案している(26)。

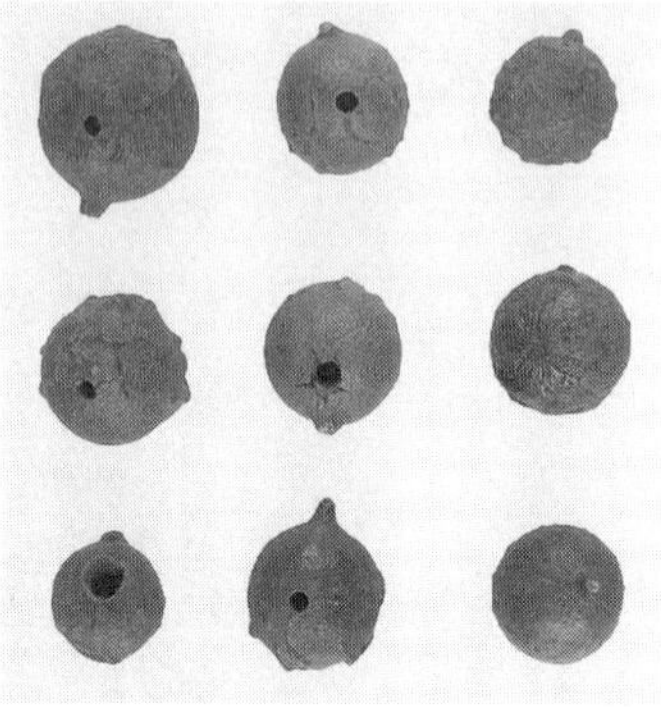

図22 「没食子之属」

その根拠は、「没食子之属」は庫内に伝存してきた「薬塵」中の一群の香薬で、①没食子〔図22〕、②相思子〔図23〕、③雑（その他の種子類）とする三群に分けていた。その時、数量が最も多かったのは①であって既存の「無食子」と合したことは、大宮武磨らが行った調査時の数量が物語っている。

中尾は「没食子」と「無食子」は同一物であるとして報告に書き遺しているが、北倉八三と同一二四とを取り違えている。中尾は無食子・相思子のことを詳解して報告をしている。その報告には今日の没食子や相思子に関する情報からみても誤りなどはないが、取り違えていたことは明らかである。さらに中尾はその記載の末文に、互いに入れ替えることを提案している。

その後無食子・没食子に関してどのような動きがあったかは判らないが、第一次調査で「無食子」「没食子之属」を担当した藤田路一は、中尾の判定に誤りはないが、「無食子」を正式名とすることを求め、現在では、そのように変更されている[27]。さらに、北倉一二四の主薬は②となったが、過去の記録として、「没食子之属」との題箋は従来通り残されている。

なお、無食子は「種々薬帳」に記載の名である。没食子や無食子は、『新修本草』から新たに収載された薬物でそれ以前の本草書には見ない。昭和期以降の両薬の記録を整理し、表記した〔表11〕。

ところで前述のように、現在では「没食子之属」の主薬はトウアズキの種子（相思子）である。インドから中東地域では古くには催吐薬や刺激薬として薬物に利用されるとも記す報告はあるが、作用が激しいことから薬物としての用例はほとんど聞かない。それは含有されるアブリンなどの蛋白質はきわめて毒性が強いことが承知され、トウアズキを毒薬の一つとしているからである。その一方で、種子の外観は赤黒の二色に彩られた性状から装飾用として珍重されたようで、その例を「礼服御冠残闕」（北倉一五）や「沈香末塗経筒」（中倉三三）の表装

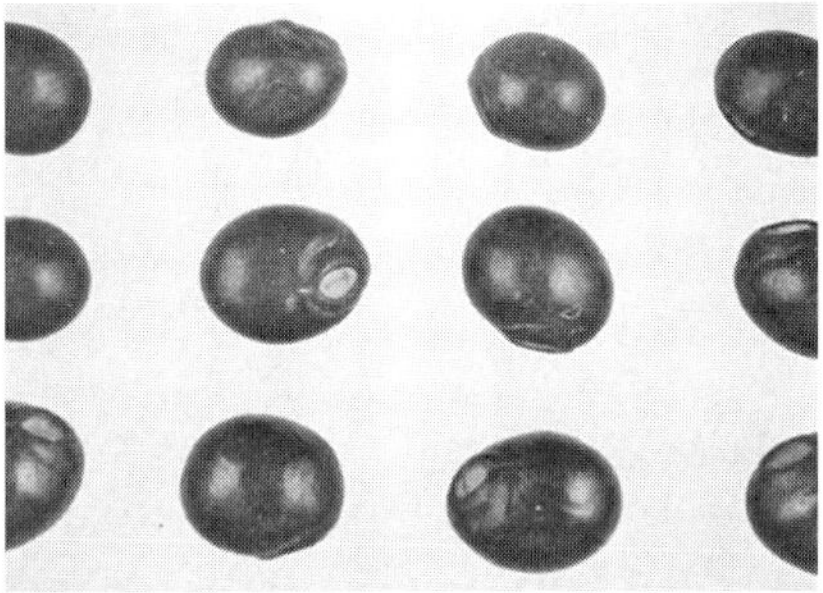

図23　「相思子」

表11　「無食子」「没食子之属」の混乱

報告者	調査時期	北倉八三（無食子）	北倉一二四（没食子之属）
大宮・久保田	昭和2年	没食子	（記載なし）
中尾万三	昭和4～5年	トウアズキ	没食子
棚別目録	昭和6年	無食子	相思子
木村康一	昭和22年	没食子	トウアズキ
第一次調査	昭和23～24年	没食子	トウアズキ・ダイズ
第二次調査	平成5～6年	没食子	トウアズキ・ダイズ

に見ることができる。近年にあっても装飾用や玩具類に用いられていた。しかし、相思子の毒性は致死性であることから、使用・移入などを禁じ、厳密に規制している。

また、③の中にはダイズ類種子の混入が認められる。第一次調査では、大豆種子は野生のダイズではなく、熱帯気候に対応可能な夏ダイズの系統であろうとし、トウアズキに混淆していたものと推定している。

古来ダイズは食用、油用に限らず様々なことで用いられてきただけに、早くから栽培による生産が行われ、品種改良も進み、生産量は大きかった。それだけに古代にあっては食用以外にも幅広く利用されていたことは、他の豆類の利用からも類推されるが、どのような用途があったかまでは解明されていない。庫内の宝物には様々な油料が用いられている。そのことを抜きにしては、ダイズの存在を評価できないと思う。筆者は、ダイズは何らかの目的のもとに庫内に持ち込まれ、過去の整理の段階で一体化されたものと推測している。

草根木実数種（北倉一三三）

薬物を収納する櫃のなかには、袋が裂けたり、その他の要因により取り混ぜられた薬物が雑多に混じっていることがある。正倉院では保管に努める傍ら、互いに混じり合った物の整理・分別を行っている。その中に庫内の植物性の薬物で、名称が判らなかったものを集めて「草根木実数種」と名付けて一括して保存したものがある。昭和の初めにさらに形状の類似したものを三種に分けて「草根木実数種一、二、三」と各々に題簽し、ガラス瓶に保存している。ここでは、その中からすでに明らかにし得たものについてのみ、報告することとしたい。

○「草根木実之一」　本瓶中は香附子が大半を占めている。

香附子〔図24〕

香附子の名は『新修本草』に初めて見られる名称で、それまでは「沙草」の名が使われていた。中国に限らずインドでも広く使用される薬物で、『金光明経』にもその名が確認されるようである。その用途は利尿、通経、発汗、収斂などの作用があり、単独で用いるよりも処方に配合されることが多い。ハマスゲ（*Cyperus rotundus* カヤツリグサ科）の球状の塊茎である。漢方では比較的よく使用される薬物であり、豊かな精油成分を含むことから薫香料の一つでもあったが、第一次調査で詳細に検討された結果、澱粉粒が糊化していることからみて、すでに加熱処理を施されていたようである。現在でも、薬として調製する時に加熱処理を行っている。それは香附子の精油は沸点が高く、常温では揮散しにくいことから、「香附子」も精油分はきわめてよく残存している。宝庫では帳外薬物で、入庫の経緯などは不明である。

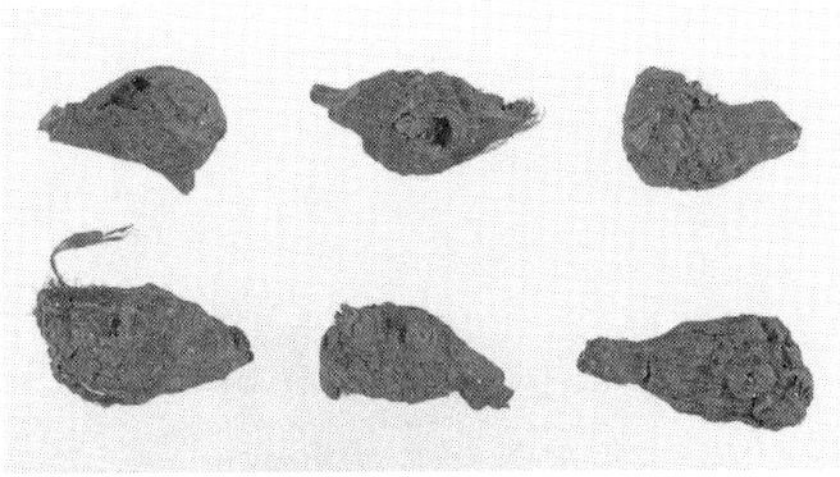

図24　「香附子」

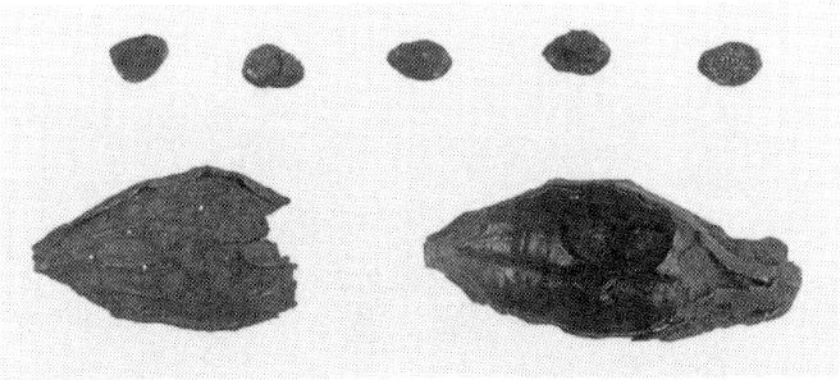

図25　「山梔子」

○「草根木実之二」　本瓶からは「呵梨勒」「雷丸」「山梔子」「不明種子」「念珠玉二種」を分離している。「呵梨勒」「雷丸」は「種々薬帳」に記載の薬物であって、第二次調査にあっても実視し確認した。

山梔子〔図25〕

古来、山梔子は黄色の色素材としても珍重され、薬用にとどまらなかった。その基原はクチナシ（*Gardenia jasminoides* アカネ科）の果実で、薬用には緩下薬として汎用されてきた。本品は薬用でなく黄色染料として利用されたものの一部ではなかったかと第一次調査では推測しているが、長期保存されてきた布地などに残存しているかどうかなどは精査していない。

蓮子、念珠玉〔図26〕

第一次調査では「果して蓮子であるかどうかは不明である」と結論している。本品は長さ一・五センチほどの種子で、裂けた種皮の間からは胚乳が見え、外観とも相まって蓮子（ハスの種子）を思わせるに十分ではある。一点しかないことから理化学的な調査は行わなかった。

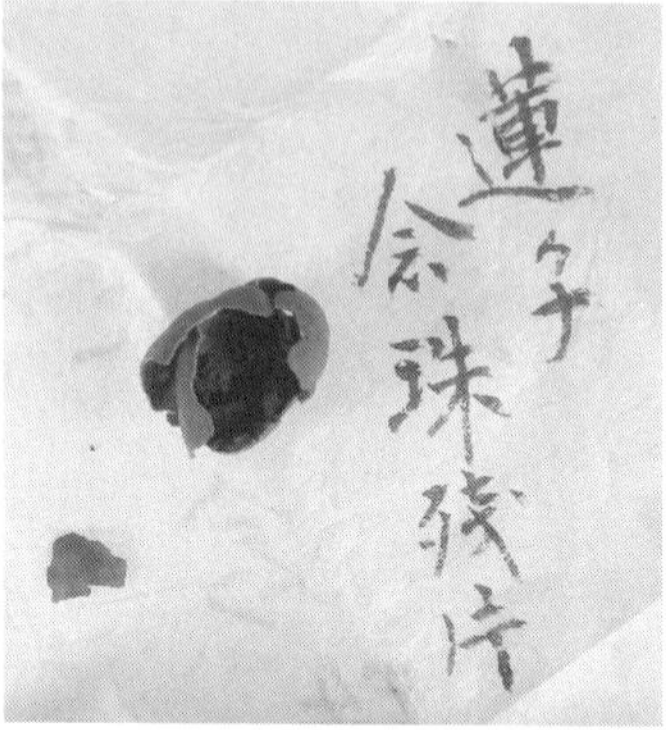

図26「念珠残片」

長軸方向に孔が通じており、そこにわずかながら紐の残片がある。瓶内には同様に紐を通したと思われる植物の根が別に一つある。長さ〇・七五センチ、径一・〇センチ弱の偏球形で、先の種子とともに念珠玉の一つと考えられなくはないが、不明としておきたい。かつて中尾万三は本品を菩提樹の玉ではないかと推察しているが、その説にも直ちに賛同しかね、本書では不詳であるとしておきたい。

○「草根木実之三」　本瓶からは第一次調査時に「蕤核」「無食子」をはじめ数種の「帳内薬物」を発見して、それぞれの位置に戻されている。全体には多種の種子や根が存在し、数量として中心となるものはない。

薬　塵（北倉一三五）――保存の過程で生じた断片――

(1) 現状と保存

正倉院には一破片、一断片といえども、庫内で生じたものであれば塵埃であっても捨てることなく保存してきた伝統がある。保管されてきた宝物から外れたり、崩落した破片など、ほとんどは本来の所属や由来が不明のものであって、各倉に集中して保管してきた。このことは早くから行われてきたことで、歴代の曝涼帳からもうかがうことができる。「薬塵」と題箋される一群の薬物もその一つである〔図27〕。「薬塵」は香薬の出し入れや薬櫃の整理、その他の事情によって生じた小片を中心に、その他の宝物類から逸離した小片などを集めたものである。そこには保存、管理にあたられた関係各位の宝物への思いを見ることができる。献物帳にその名があっても庫内に対応するものが見つからないときは亡佚とされてきた。しかし、第一次調査では、亡佚とされてきた薬物を「薬塵」中に少なからず見出している。そして第二次調査でも、調査の試料として新たな発見をなし得たことは少なくない。「薬塵」は他の宝物と同様に重要な意義を秘めていることが明らかであった。

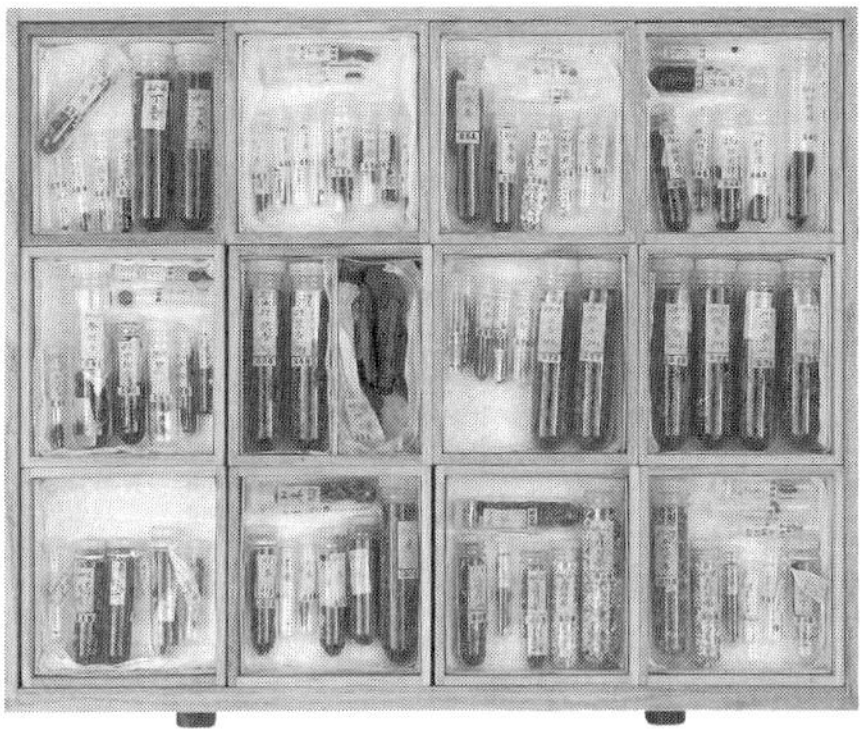

図27 「薬塵」の整理例

第一次調査では、本調査の追加（昭和二七～二八年に本調査に引き続いて関西班で行った）として「薬塵」の調査を行っている。第二次調査にあっては、先の調査で「薬塵」の調査を担当した木島正夫と筆者が、「薬塵」の調査を改めて行った。ただ、第二次調査の終期ではあったが、木島は故人となったことから、単独での調査となり、本調査に引き続いての平成八年（一九九六）から、追加調査として薬塵に集中して調査を行った。調査中に新たな課題が次々と生じ、未解決のことばかりが目立っている。「薬塵」は材質のことだけでなく、素材や保存について調査・研究する上で貴重な情報を提供してくれる試料群である。

(2) 整理の経緯

「薬塵」の調査の歴史を整理しておこう。第一次調査に際して、木村康一と木島正夫は数年間にわたって分別を行い、外観を調べ「薬塵」中からは帳内薬物二二種、帳外薬物六種を見出している。その中には、すでに亡佚とされていた「蕤核」「胡椒」「奄麻羅」「阿麻勒」の四種を発見したことを報告している。曝涼期間中の調査とあっては時間は限られ、調査のための設備も情報も万全ではなかったし、当時の薬物情報は乏しく、十分な調査を行い得なかった。このことは折にふれ木村・木島から度々伺い、さらに第一次調査時の所感を書きとどめた資料を受け継いだが、調査の完了、判定にいたらなかったことは少なくない。そこで第二次調査の終了後に「薬塵」の再調査を申し出て追加調査とした。

第一次調査時の「薬塵」の調査法は、すべての「薬塵」を篩別し、粉塵など微小な物を除き、外観から形態類似のものごとに可能な限り分別し、紙の袋や容器に収納している。同類と判断される物も形状からさらに細かく分けている。正倉院事務所の人々によってさらに詳細に分別整理され、現在では「薬塵」のうち少量や小型のものはガラス瓶に、やや大型や多量にあるものは木箱などに整理し、その数は五百五十余となっている。それぞれに番号を付し、分類名称が付されている。そこで、追加調査は既に付された番号に従い、順次再点検を行なった。なお、必要に応じて本調査での理化学調査の試料ともした。

「薬塵」とはいえ貴重な資料で、概して少量であることから、破壊して調査するのは可能な限り避けることとした。外観から形状を観察する手法を第一とし、実体顕微鏡などの光学機器を使用して調査を進めた。個々の調査結果は後に一括して報告するが、今回の調査によって訂正・追加することを得た中から主な点を略記しておく。

(3) 調査結果の概要

「薬塵」はその内容や由来から次のように大別できる。

①宝庫に所蔵の薬物で、「帳内薬物」と呼称されるもの
②宝庫に所蔵の記録はなく、「帳外薬物」とされるもの
③宝庫に所蔵の工芸品、冠、文書、念珠、幔などの残闕
④仏事や各種の祭事に使用された香などの残材と認められるもの
⑤その他のもので、収納の経緯とともに目的などが不明のもの

第一次の調査では、次のことが確認されている。

1．「種々薬帳」にその名が収載されその残片と確認できるもので、基原が確認されたものは次の通りである。
　蕤核、小草、畢撥、胡椒、寒水石、阿麻勒、菴麻羅、黒黄連、理石、大一禹余粮、龍骨、龍歯、雷丸、鬼臼、紫鑛、赤石脂、檳榔子、巴豆、無食子、厚朴、遠志、呵梨勒、桂心、芫花粉、人参、大黄、甘草、芒硝、胡同律、白石英

2．明治時代の調査では「種々薬帳」に記載されないが庫内で確認された薬物およびその関連物を帳外薬物とし、その数は二五種を数える。

第一次調査では、帳外薬物とされ、帳内薬物に移すべき薬物や容器類は薬物から移動することで、その数は減少したが、今も当初に付された番号は現在にも受け継がれている。その際に「薬塵」中から個々の量としては少

ないが、多種の薬物が発見された。その調査はほとんど進められなかった。今回の調査の結果、今日の薬物知識から薬物と判断できるものは薬物としたことで、帳外薬物の数は大幅に増加したが、帳外薬物として新たな番号を付すのではなく、「薬塵」に含むこととしている。なお、第一次の調査時に存在とともに由来が明らかにされた帳外薬物は、「滑石」「木香」「丁香」「没食子之属」「薫陸」「沈香」「甘松香」「香附子」「蒼耳子」である。

調査は五〇〇点余に及び、全容を詳記することは能わないことから、本書に関連する数点について要点だけを記すこととしたい。ご寛容を乞う。なお、以下の頭書として記す数字は、「薬塵」として一括保管するため、性状から分別して瓶や箱に付されたもので、「薬塵」のなかでのみ有効な整理番号である。

195〜197「種々薬帳」に記載される「人參」(北倉一二二)で真正の薬用人参である。保存されているものは地上茎と蘆頭と呼ばれる細い根茎のみである。主根はすべて切り離されており、根にあたる部分がないことは第二次調査で確認した。

202〜207「大黄」と付箋されているが大黄のみではない。表面が黒化し外観が近似したものを集めたようで「大黄」と性状を異にする数種の物がある。207番は沈香の砕片である。「沈香及雑塵」(北倉一二九)の中にも大黄の混入を確認した。これは外観が黒色化していることと大黄も微弱ながら特異な香りを発することから、沈香と大黄を混同したのであろう。

209〜222「大黄」と付箋されているが大黄ではない。すべては同一物で、総重量は一二八グラムに達する。その形状は径五〜七ミリの球形物が念珠状に直線的に連結している。多いものは九〜一二個を数える。内部は中空になっており、蛹化前の巣のように見えるが、不詳である。なお、どのような根拠で「大黄」としたのかは判らない。

226、227「甘草」である。成分的には保存期間中の変化を実験的に再現できないことから性状のみで現今の甘草と対比した。226番は西北甘草、227番は東北甘草に近似している。性状には明らかに違いが認められることから「甘草」（北倉九九）とは入庫の事情を異にするようである。

272 「薫陸」と題箋されているが、現今の薫陸とは同類ではなく、実体についての結論は得ていない。

273〜286 「沈香」である。「沈香及雑塵」（北倉一二九）に比してより細かな砕片で、性状を異にすることから、入庫の経緯は異なると推測される。第一次調査では小砕片の香材は防虫に用い、そのまま伝えられたものとしている。しかし、宝庫に残る香材の多くは防虫効果を示すことはほとんどない。にもかかわらず先の見解が支配的であったのは、創建時の献物帳（「国家珍宝帳」）に多くの書や経文とともに「裛衣香」や「合香」が献納され、併置を目的に献納されたことがある。その全形をとどめる事例はきわめて少ない。納帒は破損しても、内容物だけが収集されたようで、香材の用途は多様であったのだろう。粒度に違いがあるのはそのためであろう。裛衣香、合香には沈香が配伍されるのは普通のことであった。

512〜515 「炭」とだけ付箋されている。炭化して黒色を呈する小塊で、破片状を示す。従来、詳細に検討されることはなかったが、破片を組み合わせると見事に接合し、球状を呈することがわかった。その断面を顕微鏡下で検討すると、多くは炭化し黒変していて、木片の炭化物も存在していることを確認した。同時にその細片に沈香特有の紋理を示す小破片が認められた。これは香の練り玉を焦熱した後の残渣であると推測している。

（4）紐について

紐が幾本か、「薬塵」中に残されている。多くは麻の繊維で編まれたものである。薬物を整形したり、束ねたりするために使用したもので「遠志」〔図28〕「大黄」「人參」などに実例が残されている。

紐の断片とはいえ、遺存することは当時の包装・梱包の様子を伝える物として貴重である。同時に薬として仕

図28　紐で束ねた「遠志」

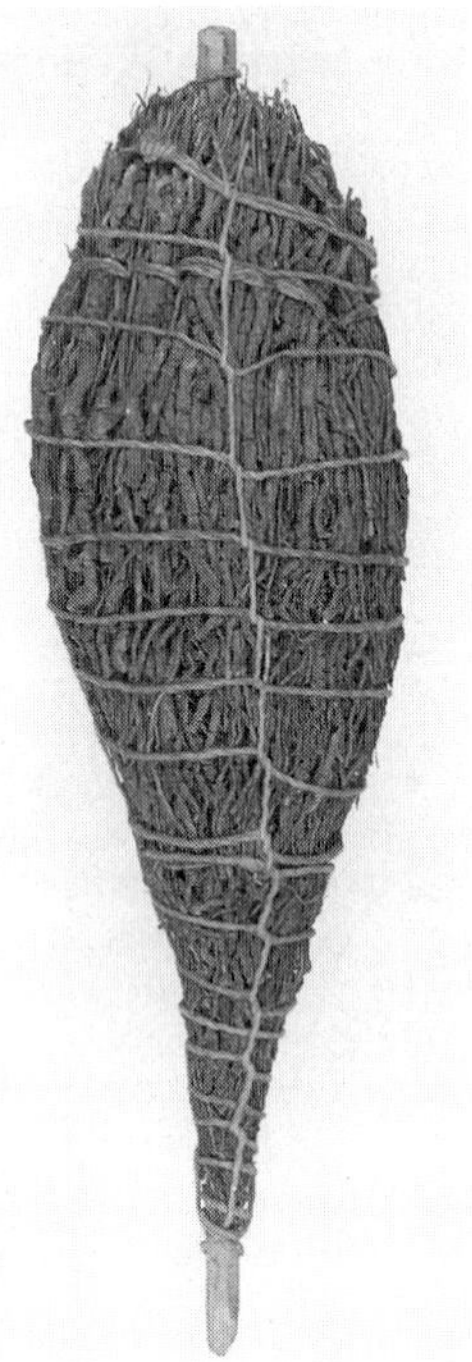

上げる前段階として乾燥することにも用いたことは、当時の調製法の一端を推測させる。たとえば、「大黄」など肉質の塊根の乾燥は半切や小切りにした後に、紐を通して吊るし、風通しをよくすることで乾燥を早めて、仕上げ時間を短縮する。これは薬としての効能を効率よく保持するために必要な措置で、そのため大黄には孔を穿っている。「大黄」中には孔中に紐の断片が残存していた例も認められた。また、「甘草」の中からも紐の断片が発見されている。輸送時の包装や梱包材の一部であった。「人參」から発見された紐の例数は少ない。庫内に残存している「人參」（北倉一二二）は根を除いた根茎（蘆頭）やその上部の地上茎である。「人參」は肥大した根の部分のみを使用する。地上茎は乾燥や輸送時に束ねる等に必要なことから、人参として供給されたときには残されていたのであろう。切除された地上茎や根茎が現存する「人參」であって、そこには茎を束ねていたことをうかがわせる紐の断片が少ないながらも根茎に絡むように残されていた。このことからも当時にあっては人参の加工・調製は、地上茎を付けたまま吊るして乾燥させるものであり、その茎は包装・梱包時には残されていたことが判った。薬として使用するのは、太くなった主根のみであることをも伝えている。

なお、延暦六年の「曝涼使解」の「人參」の記文中や伝存する袋には「不用」との文字が認められるが、このことは先に「人參」の項で考証した通りで、この「不用」とする袋には太根を切除した後に残った地上茎や根茎を集め納帒していたと解釈している。

防葵と狼毒（ともに亡佚か）

「種々薬帳」には、

防葵　　廿四斤八両并壺

狼毒　　卌二斤十二両并帒及壺

として「防葵」は第二十櫃に納めたと記している〔図29〕。また「狼毒」は第二十一櫃に「冶葛」とともに二点だけを納めたと記している。

「狼毒」は「冶葛」とともに毒薬として扱われ、それぞれは個別の容器に入れ同櫃に納めている。「種々薬帳」を見る限り種子などの小型の薬物や製剤でない固形の薬物を壺などの密閉容器に納め、櫃を別とする例はほかにはない。それは、すでに『大宝律令』（六〇〇年）において規制の毒薬の管理令など、その規定に従ったのであろう(28)。

「狼毒」は天平宝字五年（七六一）に三斤一五両が出蔵されている。「狼毒」の出庫として確認できるのはこの時だけである。延暦六年（七八七）、同一二年（七九三）に行われた曝涼使解の検定・検量ではいずれも残量三八斤一両で、弘仁二年（八一一）の勘物使解の検定・検量では残量三六斤一二両と秤定されているが、斉衡三年（八五六）の「雑財物実録」では残量一九斤二分と著しく減量している。なお、容器は奉献以来「櫃」（第二十一櫃）で変わることはなかった。「狼毒」は斉衡三年以後、そのまま宝庫に保管されていたと思われるが、いつの日にか亡佚したようで、明治以降の記録ではいずれも「狼毒」は亡佚とされてきた。しかし、「冶葛」が残存していることから、「狼毒」の在庫も推測されていた。第一次調査で「狼毒」を担当した木村、藤田、木島はそのとき既に関心を寄せ『正倉院薬物』にそれぞれの考察を発表している。しかし、結論は得ていない(29)。

「狼毒」「防葵」のことについて、過去の調査報告を整理した。

二薬のことが最も詳しく議論されたのは『正倉院薬物』であろう。清水藤太郎は中尾万三が「香附子」としたものが「狼毒」ではなかろうかと推察したが、第一次の調査時に薬物班の人々によって否定されている。その根拠は狼毒は防葵や玄参、商陸に似ているとする中国の古本草書によったものの「香附子」とはそれ以上に異なることは明らかである。しかし、この判断はきわめて示唆に富んでいる。歴代の本草書は狼毒が多くの薬物に形状が似ているからと指摘しているが、現在の判断からは、似ているとは思えない。庫内には由来が不明の薬物がいくつかある。その中に「いわゆる人参」「いわゆる青木香」とされてきた薬物がある。その現存量は他の薬物と較べても少なくない。柴田は第一次調査の終了後も、両薬物には関心を寄せ、成分化学の研究を基にして、両薬種は同一でその原植物は、ガガイモ科ガガイモ属（*Cynanchum*）植物を基原とすることを明らかにしている[30]。

『神農本草経』以来、狼毒が防葵と混乱していたことは歴代の本草書に記されている。「防葵」は「種々薬帳」の52番に記載があり、その後の曝涼帳の記事からも出入りがあったことで、庫内に実存したことは明らかである。しかし、現在は亡佚とされている。ところが、第二次調査時に「薬塵」（北倉一三五）中の198～203番および505番の不明品とするものはセリ科植物に特有の性状を示す物である。

これについて過去に調査が行われたことはない。性状からセリ科植物の地下部で、大きく肥大したものであることは確認できた。さらに実体顕微鏡下で精査した。この形状から「種々薬帳」中で対応が可能な薬物を探せば「防葵」がある。

狼毒と防葵について早くから混乱していたことは、古代の本草書に記載されている。しかし、古代の狼毒や防葵の実物は残されていない。それだけに「薬塵」の中に残されたセリ科植物の根が、「種々薬帳」の記載とともに気になっていた。

狼毒・防葵についての本草書の記載

狼毒の名が本草書に登場するのは『神農本草経』に始まる。そこには狼毒の性状についての具体的な記載はない。

その産地として『名医別録』には「生秦亭山谷及奉高」、『神農本草経集注』には「出宕昌乃言止有数畝地生蝮蛇含其根故為難得、亦用太山者、今用出漢中及建平」とある。当時にあっては漢中、建平産のものを用いるとしていた。その後、『新修本草』では「太山、漢中亦不聞有」と反論し、「今出秦州、成州、秦事故在二州之界（中略）、奉傭審地元無援蛇復言数敵地生蝮蛇含其根誤也」として『本草経集注』の説と真っ向から対立している。『新修本草』の説は宋代の開宝本草にも引き継がれ、『図経本草』においては「生秦亭山谷及奉高、今駅西州郡及密石亦有之」と支持されている。これら秦亭、案州、成州、宕昌は現在の甘粛省内にあり、蜜州、石州は山西省内の地名である。今日、これらの地から産する狼毒はトウダイグサ科の *Euphorbia palassi* を基原とするものである。また、『名医別録』『図経本草』に記す奉高は現在の山東省にあり、植物分布地理的にみて *Euphorbia palassii* は自生しない。

一方、基原植物の形態の記文は宋代の『開宝本草』（九七三年）に「狼毒葉似商陸及大黄、茎葉上有毛、根皮黄、肉白」とあり、同書にはさらに「四月開花、入月結実」と記している。この記文は先の *E. palassii* に合致するもので、『証類本草』（一〇八二年）に付された石州狼毒とする付図もそれを想起させるものである。この石州狼毒について牧野富太郎は「*Euphorbia palassii* かも知れない」と指摘したが、中国の本草家である謝宗万は「茎が叢生することから *Euphorbia spp.* とするのは不適当（原文は中文）」として *Stellera chamaejasme*（ナデシコ科）とすべきとしている。*Euphorbia* 属植物の多くは茎は単一であるが、必ずしもそれは特性でなく、中には叢生する種や株もある。これらの記文・付図だけから、狼毒の原植物を *Stellera chamaejasme* や *Eupohorbia spp.* とすることは断定も否定もできない。しかし、その他にも異種の狼毒は存在していたようで、唐本草には「根似玄参浮虚者為劣也」と記している。今日の玄参はゴマノハグサ（*Schrophularia buergeriana* ゴマノハグサ科）や同属植物の根部を用いたものであり、歴代本草書の記述からみても、玄参には古くから変動はなく、これに類似のものが用いられていたとしてよいだろう。

次に漢中（陝西省）、建平（四川省）、太山（山東省）に産するものは『神農本草経集注』に「云与防葵同根類、但置水中沈者便是狼毒、浮者則是防葵」と記し、防葵については建平に産し「云本与狼毒同根」と記していることから、この地に産するものが防葵を指していることは明らかである。防葵は『神農本草経』以来歴代の本草書では上品（薬）に分類されるが、狼毒は下品（薬）に分類される薬物である。この上、中、下品（薬）とする分類は薬効から分けたもので、養生に役立ち連用を可能とする上品、それなりの薬効があり薬として重要な中品、薬効は顕著であるが使用には注意が必要な下品との分類で、薬効の記載にもそれなりの相違が認められる。『名医別録』には防葵の効を「中火者不可服、令人恍惚見鬼」と記している。上品の防葵がこのような作用を呈することは考えられず、下品としての狼毒の薬効を記したものである。この点について、明代の『本草綱目』は防葵を「是豊上品養性所宜乎、是豊寒而無毒者乎、不然則本経及蘇恭所列者防零功用、而別録所列者乃似防宰之狼睾功用、非防葵也」として、時珍も同様の見方をしている。古くは西晋の頃（二五〇年代か）の『博物誌』に「防葵似狼毒」と記しており、これらの事実から、『神農本草経』の成立時には明確に区別されていた狼毒と防葵が、『名医別録』成立時には既に混乱しており、その混乱が後々まで引き続いていたと考えられる。本来は別物で良悪に区分されるべき二物が混同されていたことの比喩として、防葵と狼毒の混同のことは文芸作品をはじめ各種の書物に見ることができる。唐代以降の本草書においては再び両者は区別されるが、薬物の区別に依拠していたとは思えない。

中国での薬物の流通史からみたとき、狼毒・防葵の流通は古来多くはない。狼毒の名を有する薬物は現市場にて確認できるが、それらはきわめて稀用の薬である。各地で入手した狼毒は、場所や時によって原植物の分類学上の種属レベルを超え、科目さえ異っている例は左記の通り多い。

○現在の中国における狼毒の原植物

（薬物名）	（基原植物）
狼毒　大戟	トウダイグサ科
綿大戟（北大戟）	ヂンチョウゲ科
広狼毒	サトイモ科
白狼毒	ナデシコ科
白狼毒	ガガイモ科

さらに筆者は白狼毒と称する二種の薬物を入手した。ナデシコ科のイトナデシコ（*Gypsophila oldhamiana*）の根部からなる生薬で、澱粉粒を豊富に含み、質は充実し、表面は剝皮し、断面とともに白い。また、別の一種は、やや粗大にして断面はやや繊維性で、灰白色を示し、表面は剝皮して所々に周皮を残していて、これはガガイモ科のイケマ属を基原とする白狼毒であった。それらの外観や性状は「いわゆる人参」（北倉九三）と「いわゆる青木香」（北倉一一六）にきわめて近似していた。

「いわゆる人参」「いわゆる青木香」の二種の薬物は同類であって、ともにガガイモ科イケマ属の植物を基原とすることは、柴田承二が第二次調査報告書で化学組成の情報から明確に指摘している。ただ、これを区分して二種とした理由は判らない。

第二次の薬物調査において、「いわゆる人参」「いわゆる青木香」を直接手に取って調査したとき、既に調査し報告した現今の白狼毒にきわめてよく近似していることを強く感じ、含有成分からともにガカイモ科イケマ属の植物を基原とし、同一の薬物であるとしたことに合点がいった。イケマ属植物は中国四川省から湖南省、さらには安徽省にかけて広く分布し、白狼毒の産地と符合する。

以上のことだけで「いわゆる青木香」や「いわゆる人参」は狼毒であった、とするのは早計であることは承知しているし、本推論はいささか大胆に過ぎるのでは、との懸念はある。しかし、調査に関係した者として「いわゆる人参」、「いわゆる青木香」さらには「薬塵」中の「防葵」類似物などを不明としたままで、調査を終えることはできない。本書では、なお調査研究中であるとさせていただきたい[31]。

獣　胆（北倉一三二）

(1) 現状と保存

「獣胆」と題箋される薬物は一点保存されている〔図29〕。「種々薬帳」にはその名はなく、これが薬物として献納されたものか、その他の事由で納庫されたのかを含め、納庫の由来は不明である。

中尾万三は本品を実視して、「種々薬帳」に記載の物として「麝香嚢の外皮の毛の部分を除いたものかもしれない」と推測している。第一次調査では、麝香ではなく動物の胆嚢であることを確認しているが、由来する動物の種の決定までにはいたっていない。さらに、各種動物膽と「獣胆」とを比較調査し、「本品も中国よりの渡来品とすれば、当時の本草書や傷寒論や千金方等の薬方書に見られる猪胆と同定するのが穏当であろう」としている[32]。

第一次調査の当時にあっては動物膽についての理化学的な研究報告はほとんどなかった。構成成分の胆汁酸をはじめ、化学調査に必要かつ有用な情報が揃い始めたのは近年のことで、外観のみから「獣胆」は動物胆であることを確認したのみであった。

ところで、「種々薬帳」に動物の胆を想定させる薬名はないとしてきたのは、歴代の本草書に膽の字を名に持つ表題を見ないことによる。ところが気になる一点が種々薬帳に記載されている。それは「新羅羊脂」のことで、字面からは新羅産の羊脂となるのだろう。新羅は地名であるが、羊脂の記載には注意がいる。それは、『新修本草』などの古本草書では熊胆のことを記した項は熊脂と題簽されているからである。付図として熊の図を載せたのは宋代の『証類本草』で、そこに「熊膽」との題簽を初めて見る。これに倣えば、羊脂は羊胆のことであったようだ。当時にあっては羊脂は羊か山羊などの胆嚢であった可能性は否定できないことから、「種々薬帳」に動物胆を推測させる名はあった、としてもよいだろう。

「新羅羊脂」のように地名を冠した薬物名は「種々薬帳」にはほかにはない。現在にあっては物産名に地名を付すとき、その産地のことと理解するのが普通であるが、その多くは近代になってからのことで、「新羅羊脂」の名は四文字で薬物名を表す固有名詞であったと理解している。古代から各種の動物胆が薬用とされてきた。その多くの産地は東アジア北部である。漢代から唐代には中国で医療用に供される薬物の供給地はすでに拡大している。それらを勘案するとき、「新羅羊脂」の基原を特定の動物種とすることに躊躇している。

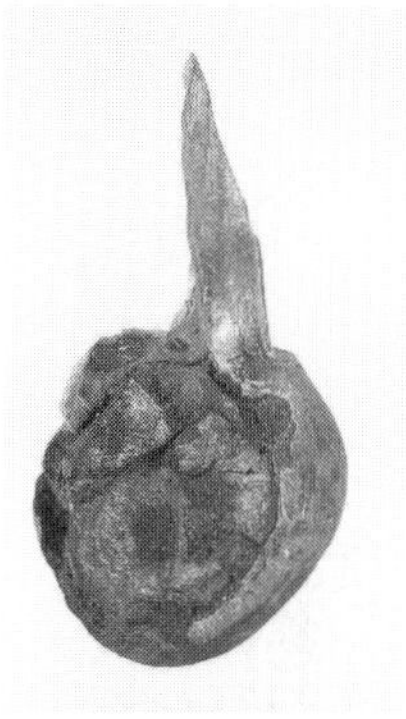

図29　「獣胆」

(2)「獣胆」の化学

近年、動物の胆汁の持つ生理的な意義などに関心が払われ、各種の動物の胆囊・胆汁について各方面から理科学的な調査が精力的に進められている。動物胆に含まれる各種胆汁酸、その組成と種特異性、胆汁の持つ生理作用、さらには薬物としての効能などについての理科学的な調査・研究が増えている。今回の調査にあって、「獣胆」中の胆汁酸や主要アミノ酸の組成から基原動物種の確定を試み、現在の各種動物胆と比較して胆汁成分の変化の有無を調査した。

　動物の胆汁の固形分は通常一六～一七%でその主なものは胆汁の色素成分であるビリルビンなど多様な胆汁酸である。特に胆汁酸は各種の生理活性を発現すると同時に、動物種によって組成は異なることも確認されていた。胆汁酸を分析し、その組成から動物種の決定を企図した。

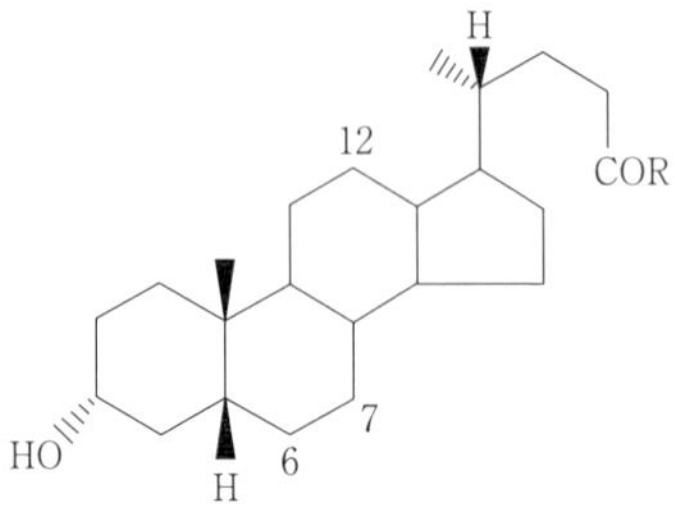

遊離胆汁酸　　：R=OH
タウリン結合体　：$R=NHCH_2CH_2SO_3H$
グリシン結合体　：$R=NHCH_2COOH$

図30　胆汁酸の構造

　比較対象とした動物胆は、すでに薬用として使用されたことが確認されている熊胆、牛胆、豚胆、猪胆、羊胆、海狸胆などの哺乳動物胆のほか、魚類などである。各々は原動物から得た胆嚢を乾燥固化し、胆汁酸やアミノ酸組成を分析した。

　分析法に関しては、近年各種の方法が報告されていることから、それに従ったが、供試可能な試料がごく少量であるため、試料量をはじめとして試薬量などすべてにおいてスケールダウンをしたことにより、分析法も部分的に変更した。

「獣胆」の基原動物種を決定する上で、各種動物胆の胆汁酸組成を知ることは必須である。同一種では定性的には変わらないが、定量的には季節や食性、さらには動物の体軀の大小などによって組成値は大きく変動する。そのため、種内の変異の幅など種による特異性のことも承知しておかねばならない。以前に、国内で得られる熊胆の分析調査を行ったことがある。そのとき使用した試料はすべて野生の熊から得た胆嚢であった。その特性として、年齢・採取時期・生息環境や食餌などは多様で、同一種の胆嚢であっても試料ごとに変異があり、個体差が大きいことを経験していた。

一般に新鮮な動物胆の胆汁酸はグリシンあるいはタウリンなどとの抱合体であって、遊離胆汁酸の含量は多くはない。しかしながら、「獣胆」には胆汁酸は大量に含まれるが、アミノ酸との抱合体はほとんど認められず、遊離胆汁酸ばかりで、本来の動物胆に見られない、きわめて特異なことであった。このことが、種の特異性なのか、永年の保存期間中の変化によるものなのかも含めて検討した。

「獣胆」からは抱合胆汁酸は検出することはなく、遊離胆汁酸のみで、胆汁酸組成は現今の動物胆と変わらない。各種胆汁酸の同定と確認はできたが、多くの胆汁酸の中でヒオデオキシコール酸かウルソデオキシコール酸かを決定することは容易ではなかった。前者は猪胆・豚胆に、後者は熊胆に特徴的な胆汁酸であることから、いずれの胆汁酸に該当するかは基原動物の種の決定に影響する。それ故この成分を単離して同定する必要があるが、供試可能な量がきわめて少量であることから、単離して同定する等の方法は採用できなかった。機器分析に拠って得られたデータを包括的に把握し、標準品とそれらの計測データとを照合することとした。その結果、「獣胆」にはウルソデオキシコール酸が含まれていると決定した〔図31〕。

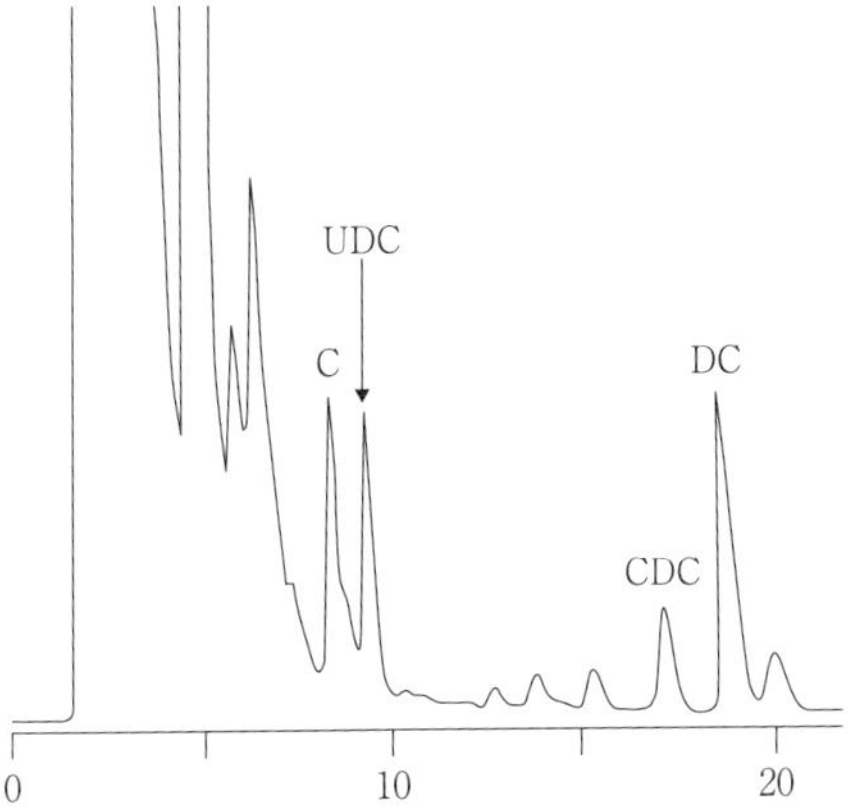

UDC：ウルソデオキシコール酸
CDC：ケノデオキシコール酸
C：コール酸（胆汁酸）
DC：デオキシコール酸

図31　「獣胆」の胆汁酸の組成

次に、胆嚢中の胆汁酸は通常タウリンまたはグリシンなどのアミノ酸との抱合体の形で存在する。どの種の胆嚢にあっても先の二種のアミノ酸は共存するが、熊胆・牛胆はタウリンとの抱合体を比較的多く含み、豚胆にはグリシン抱合体が多く含まれる。猪胆ではタウリン、グリシン各抱合体の組成は豚胆ほど明確ではなかったが、それは採取時期の違いによることであった。比較のために分析した猪胆（野生のイノシシから直接得た胆嚢）・豚胆ではグリシン抱合体が多量に検出され、遊離グリシンも多いことを確認した。そこで、「獣胆」のアミノ酸組成を分析しタウリンを多く検出した。比較した動物胆においても、タウリンが多く含まれる試料ではタウリン抱合体が多いことから、「獣胆」も本来はタウリン抱合体が多く含まれていたとしてよいだろう。

第一次調査では「獣胆」は猪胆であろうとしながら、羊胆である可能性をも記している。[33]「種々薬帳」には「新羅羊脂」の名があることから羊胆の可否についても検討した。第二次調査の開始時には羊胆についての分析情報はほとんどなかった。そこで、生羊から胆嚢を入手して、乾燥環境を様々に設えて試料を作成した。現今では羊は日本各地で多種が飼育されているが飼養条件を揃え、大量に試料を得る必要から、北海道で飼養の羊から生の胆嚢を多数入手することとした。乾燥によって組成が変動することの可否をも調査するため、胆嚢の嚢皮を付したままのものや、内容液の胆汁のみを試料として種々の条件下で乾燥、調製して供試した。結論からいえば、我々の行った実験期間程度では、いずれにも確認できるような変化変成はなかった。ただ、胆汁のみを分離乾燥させた時にはタウリン抱合体の量は減少し、遊離タウリンの量が増加する傾向を示した。このことから、アミノ酸組成は乾燥法によって変動しやすいと推測した。先の猪胆と豚胆の分析値の違いなども改めて検討する必要がある。他の動物胆においても、乾燥方法によってはアミノ酸量が変動する可能性があることを指摘しておきたい。[34]

以上のことから、「獣胆」から確認された胆汁酸はすべて遊離型であって、コール酸・ケノデオキシコール酸・デオキシコール酸などを主とし、同時にウルソデオキシコール酸を確認した。一方、アミノ酸としてはタウリンを多く含むことから、遊離した胆汁酸は本来はタウリン抱合体の胆汁酸であったと推察した。

分析機器上では各種の分析データと標品のデータを比較し、多くの点で「獣胆」は熊胆であると結論した。しかし、クマ属には多種があるが、薬用とする種は限られている。それでもすべての種から試料を得ることができず、種差についての分析データを得られなかったことから基原とする種の特定まではできなかった。

なお、調査を通じて熊胆・猪胆・豚胆は乾燥することで「獣胆」と同様に固化するが、他の動物胆ではやや硬化するものの固化することはなかった。

本草書には薬用の動物胆として熊胆・象胆・牛胆・虎胆・猪胆・豚胆・羊胆等の大型からやや大型の動物に由来するものを挙げている。また、世上では胆嚢は苦玉《にがたま》とも呼ばれるほど苦いことから、鯉・鶏・蛇（蝮蛇）・蛙・犬などの小型動物の胆嚢も苦味薬として利用してきた。その伝統は日本各地で今日に受け継がれているが、ある時期までは慣習や宗教的な制限からであろうが、利用していることさえも秘匿されることがあった。

また第一次調査において「獣胆」が熊胆でないとした判断の要因に、その大きさが一般に見ることができる熊胆よりも小形であった点を挙げている。かつて北海道で収穫された数十にも及ぶエゾヒグマの胆嚢を調査したことがある。乾燥していても、その時の熊胆の重量は数グラムから数百グラムと幅があり、大きさも多岐にわたっていた。それは、動物令、動物種、系統、採取時期、さらには保存乾燥の方法などによって変動する。その時の経験から、外観、特に大きさのみから動物種を判定することはできない、とのみ記しておきたい。

その他の薬物

庫内には今まで記してきた薬物以外に決明子、大麻子、*Prunus* の種子、小麦、蕎麦種子、キビ、粟、緑豆など、さらには雲母、鋼玉、辰砂等が現存していることを確認した。多くは「薬塵」（北倉一三五）中に見出すことができた。ただ、限られた時間の中では右記の薬物などは外観を実視することしかできなかったことから、名を列記するにとどめた。さらにこれら以上にあることは判ったが、同定鑑別ができなかった物も少なくない。今後の課題である。

（1）薬学領域での用語で、元となった動植鉱物のことを表す。英語の origin に相当する語である。

（2）生薬は明治時代、大井玄洞（一八五五～一九三〇）による造語である。幕末には緒方洪庵（一八一〇～六三）が乾薬の語を使用している。Drug（薬）の語源は dry（乾燥）であるという。

（3）筆者が使用したのは第一次調査のために昭和二四年に復刻謄写された「久保田・大宮　正倉院薬物整理始末書」（副本写）と題簽する史料である。

（4）中尾万三『正倉院宝庫漢薬調査報告』、一九三〇年

（5）平成の調査を第二次薬物調査と呼ぶことから遡って第一次とした。

（6）『古文化財の科学』（現『文化財保存修復学会誌』と改称）第七号、一九五一年

（7）K. R. Kirtikar, B. D. Basu, *Indian Medicinal Plants, and Plates*, 1918. など

（8）現在学界ではアムラタマゴノキの分類学名として *Spondias pinnata* Kurtz.（syn. S. mangifera Willd.）を広く使用している。この種はインドからモルッカ諸島まで分布し、生果を食用とし、樹皮や樹脂（ゴム）も利用し、各地で栽培をしている。インドやタイでは伝統医療薬物として、現在も広く利用されている。

（9）タイではアムラタマゴノキは Ma-kok、果実を Luk-ma-kok（Luk ＝果実）と呼び健胃薬、赤痢の薬として利用している。

（10）縮砂とはショウガ科の *Alpinia* 属植物の種子で、熱帯東アジアに産する。

（11）現存の「無食子」は小塊となったものが多く、現存量を個数として記すことは不可能である。同時にその意味も認めなかった。

（12）柴田承二、『正倉院紀要』第二〇号（一九九八年）および『図説　正倉院薬物』参照

（13）柴田承二、『正倉院紀要』第三〇号（二〇〇八年）および指田豊ほか『植物研究雑誌』第三四巻二号（二〇〇九年）

（14）シバンムシなどは人参に限らず生薬の保存中には普通に見られ、虫害は保存管理時の最大の難敵である。

(15) 注(12)に同じ
(16) 柴田承二、『植物研究雑誌』第六六号、一九九一年
(17) 『正倉院薬物』、二六〇・三三九頁
(18) 三橋博・林紘司、『生薬学雑誌』第三九号、一九九五年
(19) 『図説 正倉院薬物』、一一五頁
(20) 以前は厚膜細胞と表記していたが、植物細胞の多くでは肥厚するのは膜ではなく細胞壁であることから、学術用語として厚壁細胞と統一された。
(21) ダイオウ属植物は自家不和合の特性があり、一株から生じた系統だけでは種子は稔らない。
(22) 柴田承二、『植物研究雑誌』第六六号、一九九一年
(23) 現行の『第十六改正日本薬局方』の規定は、それ以前の局方に準拠し規定する試験法・規格値に変動はない。
(24) 甘草分析値の公定書での変遷その結果、薬用とする甘草の甘味成分の含量を規定した公定書の規格値も時代とともに変動し、現行の『第十六改正日本薬局方』では二・五%以上としている。
(25) 『植物研究雑誌』第六六号、一九八六年、一三〇頁
(26) 注(4)と同書
(27) 『正倉院薬物』、二〇八頁
(28) 『養老律令』(賊盗律第七)には「凡以上毒薬、々人及売者絞。即売買而未用者、近流。謂。以鴆毒、冶葛、烏頭、附子之類。堪以殺人者。将用薬人。及売者知情……」と厳しい規定があり、さらに『医疾令』には医薬に関係する者の守るべき規定が綴られている。『養老律令』は唐の『唐律疏議』(六五三年)に倣って作られたとされており、そこには薬物の管理についての記事がある。そのことは『大宝律令』には記載があったようだが、『養老律令』では逸文となっている。この部分の考証は筆者には困難であった。『律令』日本思想大系3、岩波書店、一九七七年
(29) その後にあっても、木村康一をはじめ薬物調査の担当者は「狼毒」と「防葵」に関心を抱き続けていた。『正倉院薬物』の発刊後、十年を経過していた昭和四一年のことであるが、薬物調査研究における初めての課題として狼毒と防葵の二薬の解明が筆者に課された。その間にどのようないきさつがあったかは承知しない。

(30)『図説 正倉院薬物』参照
(31)『日本薬史学雑誌』第九号(一九七四年)一・九頁。『生薬学雑誌』第二二号(一九六八年)一一五頁、同第二七号(一九七三年)一五頁、同第二八号(一九七四年)一五・一九・二七頁
(32)『正倉院薬物』、三八五頁
(33)『正倉院薬物』、三八三頁
(34)米田該典ほか「羊胆の乾燥調製と抱合胆汁酸および遊離アミノ酸」*Natural Medicine*, 52. 1998.

附章　ある蘭方医の薬箱に見る保存例

はじめに

正倉院の香薬は千二百年以上を経過し、それも地上空間で保存されてきた財物である。保存を念頭に時系列での変化変成を検討するには時間的に現代との間を埋めるような香薬材が必要であるが、実際にはほとんどない。時には数点なら伝存している香薬にであうこともあるが、過去の保存状態が判らない。そんな中で、六〇点近くの薬材がまとまって、それも一様に保存されてきた香薬群にであった。時代は江戸時代末期でわずか二百年足らずしか時間は経過していないが、希有な例である。所有者(個人)の了解を得て、分析供試した。保存の時間は正倉院の香薬と比べてあまりにも短いが、中間に位置するものとして、附章を設けて簡記した。

緒方洪庵が天保九年（一八三八）に開いた蘭医学の学塾、適塾（適々斎塾）の遺構が大阪市中央区今橋三丁目にある。昭和一七年（一九四二）に緒方家などから大阪帝国大学を主管として国に寄贈され、今日にいたっている。その前年に史跡として、昭和二七年（一九五二）には重要文化財にも指定されている。寛政四年（一七九二）頃、大坂は大火で街を大きく消失している。その後に船場に再建された両替商・天王寺屋の建物が現遺構となったようであるが、その建築の正確な年代を示す史料はない。やがて町並みは再び商都として再建を進めて、その中の一つを、弘化二年（一八四五）に緒方洪庵が買い取っている。洪庵は、天保九年に大坂瓦町に開塾したものの五年余を経て手狭になったこともあってそこに新たに開塾している。現在に遺構の残る場である。

適塾の遺構は明治以降には病院として改装され、昭和一五年（一九四〇）まで病院として機能していた。さらには大正四、五年（一九一五、一六）頃には世にいう軒切りという都市整備事業で北面を削除されるなど、姿を変えているが、その時には塾などの教育施設ではない。百八十余年を経て傷みも進んでいたことから、建屋の保存を目的に昭和五一年（一九七六）から五年をかけて全面的に解体修復が行われ、公開もされている。近年では耐震工事が施され外観はともかく内実は変容しつつある。

洪庵は江戸出府の折に多くの書物道具を持参しているが、洪庵の死去、時は明治となったこともあって、夫人や子息達はやがて帰阪している。その折にいくつかの資料も環流していて中に薬箱があった。そこで、所有者で子孫の了解を得て、内容薬の調査をはじめとして、薬箱の構造、装飾、さらには残存する容器などについて調査を行った。完了とまではいかなかったが、大要を得たことで、調査の概要は関係学会に報告してきた(1)。

ところが、その薬箱の調査中に、玄孫の許にも、洪庵が晩年に使用したやや小型の薬箱（Ⅱ）が残されていることを知った。その薬箱の状態はきわめて良好で、外面は先の薬箱（Ⅰ）と同様に繊細な加工や細工が施され、特に外箱の表には外見する限りでは全く同質の材で加工が施されていた。薬箱Ⅱについては永年知られることはなかった。両薬箱はともに百五十年以上を経ている。内容薬を含めて、保存の視点から調査をした。

現時点で薬箱Ⅰに残されていた薬物は全て生薬で、容器は折りたたみが可能な紙箱であって、ほぼすべてを調査することができた。それに対し薬箱Ⅱ中の薬物で調査を行い得たのは全体の二割にも満たない。Ⅱの薬箱中の薬物は粉末や液剤で、化学薬品や洋薬などと呼ばれる薬品で、すべて共栓のガラス瓶に収めてある。永年の保存中に吸湿や薬品自体の揮発作用の結果であろう開栓困難な瓶が多く、内容薬の調査は進んでいない。

ところが薬箱Ⅰの薬物には保存科学の立場から興味深い薬物が少なくない。調査を行ったのは六十余種にわたるが詳解は冗長になることから、薬箱での保存例として五点だけについて記すこととした。

一　薬箱とは

医者、特に内科医が診療後に投薬をするのは普通のことである。近世の医人は往診を主として診断をし、その場で当座の薬を手渡している。薬物と共に診断に必要な診療具を用意し携行する必要から生まれた道具である。薬は後刻医家に受け取りに行くのが近世の医療では普通のことであった。それだけに薬箱だけで持ち主である医人を評価することはできないし、すべきではない。そんな薬箱を残しているのは投薬が必要な医師達であって、漢方医も蘭方医も変わりはない。

薬箱も時代によって変遷している。一七〇〇年代の薬箱として残されているものは、小さな柳行李などで作られた持ち運びのできる箱であって、薬箱との目的に合わせた容器ではない。一八〇〇年代になると、合目的に様々な工夫を凝らし、薬物を分類して調合に便利なように箱内を分割し、多くの小箱や引き出しを設えている。医者としての個性や知識を凝集した意味を持つ道具と

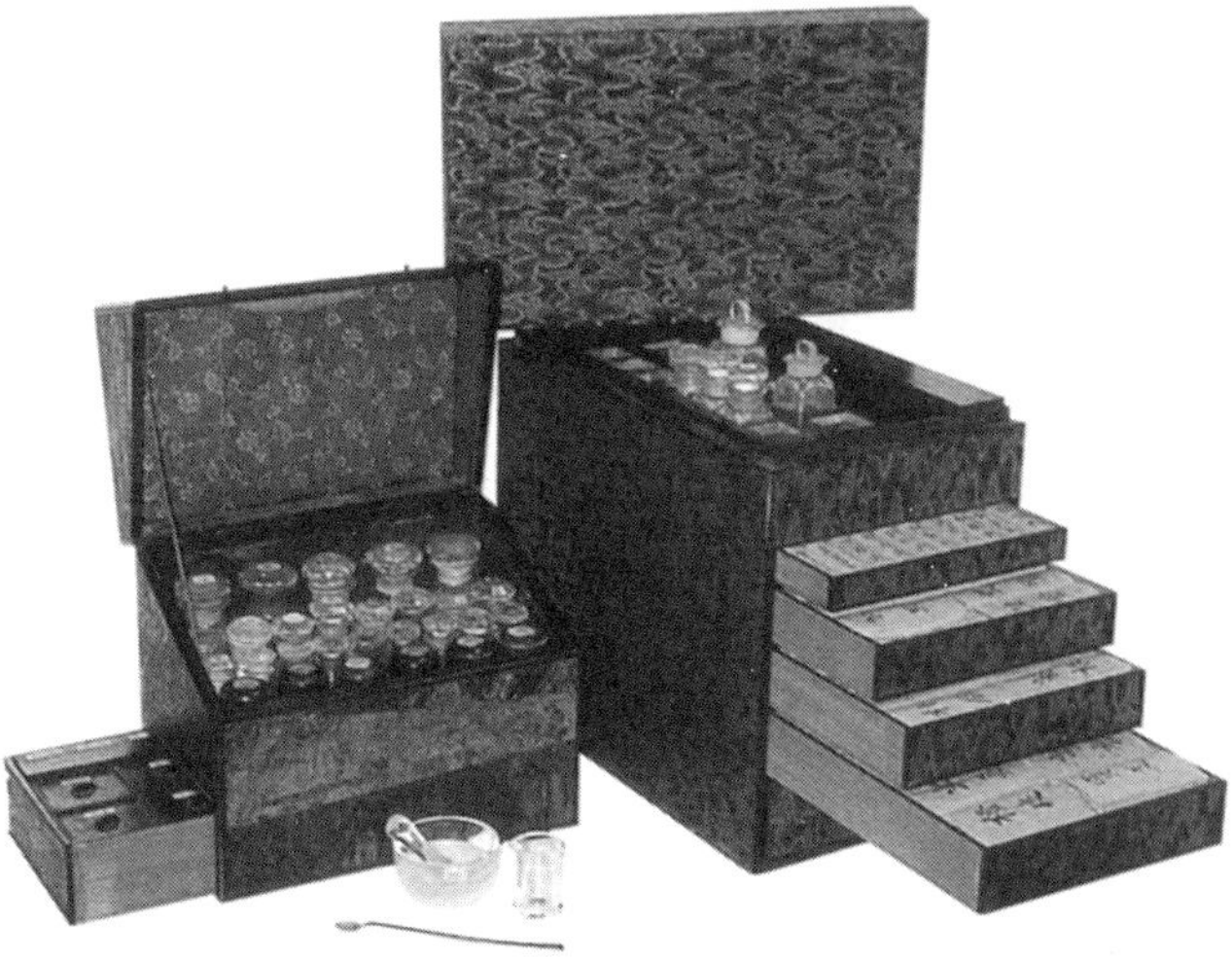

図１　洪庵の薬箱二種（左：Ⅰ初期　右：Ⅱ後期）

なっている。別な見方をすれば、薬箱そのものが医者の姿、医療の得手不得手を代弁している。

医者としての公認制度のない時代にあっては、薬箱を持つのは医者として一人立ちしたことを内外に宣言することでもあった。たとえ家業として医業を継承しようとも、薬箱は子々孫々に伝承されることはなく、その人一代限りの医療用具であった。現存する薬箱には医者の家紋など家系を示すものはほとんどない。ただ、大名家等では自家用の薬箱を準備し、嫁入り道具に家紋入りの薬箱を持たせたことから、各地の藩邸や館に少なからず残されている。この種の薬箱は医者が個人で使用する薬箱とは性格を異にし、同列で比較することはできない。

緒方洪庵は薬箱だけでなく投薬に際しての基本的な指針を塾生たちに開示している。その一つに『適々斎薬室膠柱方』がある。洪庵が適塾を開塾したのは天保九年（一八三八）三月のことで、その年の一二月に著わしていたようである。

同書は刊行されることはなく、写本が残されている。各地には同題や類題の伝書は数多く、体裁は様々である。表題や洪庵著とすることなどでは同じであっても、書跡、構成、内容にいたるまで大きな違いがある。元書は塾内での教育資料として開示したものであって、塾生たちは書写し、自らの経験を踏まえてそれに追加・削除を繰返し、帰郷時には携行し、その後も書き加えや削除を行ったのであろう。各地に伝存する書は表題は同じようでも一見しただけで別書と思えるほどに変容している。洪庵自筆の元書が不明とあっては、原形をうかがうことは困難である。確認できた伝書を比較したとき、大阪市立大学の森文庫の中に残されている書冊が最も原形を残しているようである。ただ、写筆者のこと、所蔵者（末尾に加藤との名はあるが）のことなどは不明である。同題の書は各地に伝わり、名塩（兵庫県西宮市）の洪庵夫人の実家にも一部が残されていた。医家としての実家でも手許資料としていたのだろう。

同書の内容や形式は森文庫の書と大きな違いはないが、薬物名を漢字一字で略記している。この習俗は我が国の医薬資料ではしばしば見ることで、現在にあっても医業や薬業の人々の間では普通に行われている。古来、薬物名の記載は中国の伝統を受け漢字二字で表記するのを常とし、ときにはそれ以上の文字数で記してきた。漢蘭を問わず医療に関係する仲間内の隠語でもあったのだろう。

(1) 緒方洪庵の薬箱

薬箱には外箱（外枠）があって、内箱である本体に被せて用いるようになっている。外箱を被せた後は、十字に組むように幅三センチの緑色の帯を上部にある組み留め金具に掛けて固定するように細工されている。留め金具は瓢簞型に細工され、外箱の表装には暗青色系の織布が張られており、箱の角は金唐革で縁取りして保護されている。内箱（薬箱）は黒色地に金糸の織布で表装されている。箱は高さ二八・五センチ、横三〇・五センチ、奥行き一八・〇センチで、箱の上蓋は印籠細工で最上段に被せる形で、最上段には形態を異にする二種の薬液瓶が五本残されている。瓶はすべて空ですでに洗滌され、薬名などの文字はない。第二段からは引出しとなっていて、五段からなる。第二段の下地に張られたビロード地には収納していた用具の姿をうかがわせる型跡が深く残されている。その形から簡単な患部の切除や切開用とみられる鋏やメス、さらには薬の重量を量る秤（チギ）と錘を収納していたことが判る。薬箱には赤錆びたへら様の器具が一本残されているが、それが当時の物であるかどうかは判らない。また、この段にはやや退色はしているが青く染色された厚手の和紙で表貼りをし、折りたたみが可能な箱型に設えられ、表には薬剤名が墨書された一〇箱が納められている。うち六箱には小さな丸薬六種が残されている。四袋には製剤名が表に記されているが、中には薬剤などはなく、わずかに微少な粉末が箱の紙に付着している。

第三段から第五段までは、細切された生薬用が薬袋に納められている。薬袋の大きさや数は各段で異なっているが、引き出しの設えは先の第二段と変わらない。薬袋の大きさに違いがあるのは薬を使い分ける上で、一回の処方量の多寡や頻度などで区別したのであろう。第三段に二四袋（二・二×二・五×八・〇センチ）、第四段に二二袋（二・五×二・五×八・〇センチ）、第五段に一四袋（三・九×三・〇×八・〇センチ）が隙間なく並べられている。総数六〇袋中五五袋に内容物が納められていて、箱袋の上には薬物名がすべて二文字で墨書されている。薬袋の外面はすべて灰青色で箱型に形作られ、頻繁な出し入れにも耐えうるように比較的厚みのある和紙製である。最下段には、代赭石（鉱物薬で酸化鉄）とその包装紙があり、仕切りとして木枠が取り付けられている。この段には他には何も残されていないが、乳鉢や乳棒、薬匙、計量器具の類が収納されていたと思われる。

(2) 薬袋のこと

薬箱は五段の引き出しで区切られ、一枚紙で折り成形された紙箱が多数納められている。紙箱は四通りの大きさで、それぞれに砕片となった薬種が納められている。紙は形態を変えられることから包装材とするのが古来重要な用途である。既に正倉院薬物の多くが紙によって包装され、袋の代わりに用いている例を見ることができる。一七世紀には既に「薬袋紙」と呼ぶ紙を使用している。字義からして薬を包装するためであるが、このときの薬は銃砲などの火薬であって医療用の薬ではない。この用法は渡来の文化で、一六〇三年の『日葡辞書』には、薬袋は鉄砲用の火薬を入れて携行する小瓶であると解説している。現在でも火薬の分装には防湿紙を使用し、それを薬包紙と呼んでいる。湿気を避けて火薬を包装することは、医薬品の包装と通じることで、薬物を包装するために火薬用の薬袋紙が応用されたのである。その後、火薬の包装に見られる防湿紙の登場で薬の粉末や砕片の包装にも応用されるようになり、薬の使用の増加とともに薬袋紙はその時々に必要な量だけを小分け包装することを可能とした。こうして携帯時に簡便なように様々な工夫が施されたことで、医者にとって必携の道具となった。

現存する多くの薬箱のような形になったのは一八世紀末以降のことである。

ところで、江戸時代には各地で多種の和紙が作られている。薬物を包装するだけならともかく、用語として薬袋紙と限定するときは、粉末の防漏や防湿効果、折り曲げの作業を度重ねて繰り返しても耐え得ることが求められる。蝋引きの紙を用いた例もある。防湿効果から保存には適していても、度重なる折り曲げには適さない。油紙も防湿効果は大きいが、薬と直接に接する薬袋紙としては不適である。これらの紙は実際には薬包紙として実用されていない。薬袋紙は土佐では一七世紀末には生産が始まり、一八世紀の終わり頃には名塩でも生産されていたが、二〇世紀はじめには、薬包紙の生産はなくなったようである。現地には当時の薬袋紙が現存するが、ほとんどは実際に使用された薬袋の残片である。

薬箱に残された薬袋紙は、ガンピ（雁皮）やコウゾ（楮）を主原料とした雑紙で、ヤマモモやキハダの樹皮のエキスや蘇芳《すおう》やベンガラ（弁柄）などで染色して入念に仕上げた紙である。多くの漢方医の薬箱に見る薬袋紙は赤く、一見しただけでは表面は蝋引きかと見間違えるような艶やかさも併せ持っているものが多い。ベンガラで染色された赤紙も薬袋紙もあるが、一般には薬袋紙は赤褐色の厚めの紙であった。

それに対し、洪庵の薬箱の中の薬袋紙は、外は藍で染めた青紙で中は素地の白紙の二枚を貼り合わせたものである。様々な色紙はすでに各地で作られていたが青紙の多くは藍染め紙である。ところが、当時広く使われていた薬袋紙は青色紙としたとの記事はない。一九世紀の初めに活躍した備前の医師・緒方惟勝は自著『杏林内省録』(2)の中で「京地の心ある医は田舎の医と違い、土佐製の紙に素地を以て背装し……」と記している。当時の薬袋には土佐の紙を用いるのが普通だったようであり、洪庵の薬箱内の薬袋が青地と素地の貼り合わせの紙であることと符合する。この記載を根拠に薬袋紙の材質を調査したが、土佐紙であることを否定する根拠は得られなかったが、積極的に肯定する根拠もなかった。

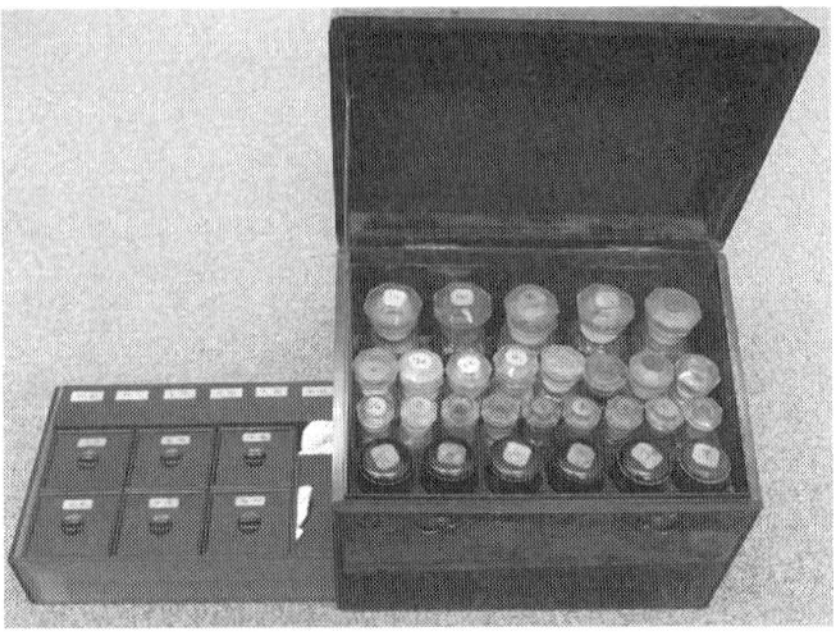

図2　薬箱Ⅱのガラス瓶

(3) ガラス瓶のこと

薬箱Ⅰには五本の角型のガラス瓶があり、すべて内部は洗い清められている。視認できるような内容薬はなく、化学分析でも特異な物を確認することはなかった。瓶は木製の固定枠に納められ、枠数からは二〇本の薬瓶の収納が可能である。どのような薬液であったかを残された薬瓶から知る術はない。

蘭方医の使用する薬箱の特徴はガラス瓶の使用がきわめて多いことである。南蛮医療の伝来時から薬は油液や水溶液、軟膏が少なくない。そのため容器は密栓が可能な硝子容器が使用されていて、一九世紀に洋薬の渡来が増えるとガラス瓶の使用は急増し、ガラス瓶の多用は蘭方医の特徴ともなった。ガラス瓶の利点について、蘭方医は多くの記録を残している。文化一三年（一八一六）大槻玄沢は「硝子、元玲瓏光徹なりといへども、徒に玩弄の具となすべきものにあらず、壺瓶につくり、ものを貯え、固封するときは、久しきに耐へて基本性を存し、諸薬品の風化すべき、香気あるものにても、能く久遠に伝ふべし。これ硝子の本徳なりと彼書に説けり」と記録しているように、当初、硝子瓶の効用は漏れ出さないことが主で、液体や流動性のある薬剤の貯蔵が目的であった。しかし、幾多の経験からガラス瓶は内容薬の変質を防ぐことができると知るや、粉末や丸剤も硝子瓶に納めるようになった。それは、密封することで空気の流通・乾湿を防ぎ、貯蔵場所を箱内とすることで光をも遮絶できることを知ったからであろう。彼らが承知していたかは判らない。

一八世紀初めのフランスのショメールの百科事典の蘭訳本を和訳した『厚生新編』が残されている(3)。翻訳は文化八年（一八一一）から弘化二年（一八四五）まで行われた壮大な事業で、そこには医薬品やその処方、薬物をガラス瓶に貯蔵することなどを指示している。その内容は固形物（粉末）やアルコール製剤（チンキ、エリキシル）、油、水溶液、乳剤のことから、液薬などの貯蔵にも及んでいる。宇田川榛斎（玄真）の『遠西医方名物考』（文政五年＝一八二二）ではガラス瓶に貯蔵すると指示しているものは一一六種におよび、固形薬（散剤、丸薬）四二、アルコール製剤三八、油一二、水溶液二四が記録されている。

我が国におけるガラスの使用の歴史は古く、弥生時代にまでさかのぼることができるといわれている。その後幾多の変遷があり、奈良時代には良質のガラス製品がつくられ、正倉院には多くのガラス製宝物が伝存している。しかし、その宝物をはじめ当時のガラス製品は器であって容器ではなく、蓋などを持たないものが多い。我が国においてガラス容器を保存具として利用することは近世までなかった。ガラス瓶を薬の保存に使ったのは徳川家康が最初かもしれない。久能山東照宮には家康所用で、薬と覚しきものを保存しているガラス瓶が三点残されている。このガラス瓶は形状から渡来のガラス瓶で、平戸のいずれかの商館長から江戸参府の折に贈られたものであろう。国産のガラス瓶のことが我が国の薬物史に登場するのは一七〇〇年代半ば以降である。

文政五年（一八二二）に来日したシーボルトが使用したとする薬箱がいくつか伝えられている。中には多数のガラス製の薬瓶を見ることができる。この頃の薬瓶は共栓《ともせん》であった。共栓とは栓と瓶の接する部分を互いに磨滅して擦り合わせで密着させ密封度をあげたもので、共摺《ともずり》ともいう。今日では各種の科学実験用のガラス管を連接したり、ガラス瓶の密封度を上げるための普通の技法である。この栓の技法は洪庵の薬箱の中に残されている薬瓶にもみられる。

ガラス瓶の使用で忘れられないことがある。緒方洪庵の事蹟に除痘館の開設がある。嘉永二年（一八四九）六月、長崎・出島の蘭医モーニケの働きかけによって、長崎へ渡来した牛痘苗が同年一一月に京を経て大坂にも届いている。洪庵はそれをもとに牛痘種痘を定着させ、天然痘予防を広めることを目的に除痘館を開設している。

除痘館では、接種の技術教育だけでなく、痘苗を維持し継続することなど凡そ種痘に関する技術研修を行い、研修を終えた者には、種痘医免許証を授与している。牛痘種痘は種痘医という専門医によって各地に広まっていった。その時でも痘苗の伝承は善感の幼児から痘漿（液）や乾痂を確保するしかなく、幼児を介して種継ぐことしか術はなかった。海外からの牛痘苗の導入は前年にも行われていたが、その時の痘苗の伝来は漿液によっていた。長期の船旅も夏季とあっては、漿液は変成し、来日時には失効していた。翌年には乾燥型の痘痂（カサブタ）の形での渡来を併用して導入を図り成功している。それがどのような容器で渡来し、各地に届けられたかは定かではない。渡来当初にあっては、長崎で幼児に種継ぎ増殖された痘苗は、京都へ送り出されたときはガラス器が使用されたとのことで、『内科秘録』（慶応三年＝一八六七、本間棗軒著）は、共栓角型のガラス瓶が用いられたと記録している。当時、痘苗の容器にはガラス器（窪みのあるガラス板二枚で挟んだ物）と共栓のガラス瓶の二様があったと記録されている。痘苗の保存や輸送にガラス瓶が使用されたことに関連して、文政三年（一八二〇）馬場貞由は『遁花秘訣』の中で痘汁（漿液）の貯法をつぎのように説明している。

痘汁を貯ふるには其の気脱せざる様にするを肝要とす。動もすれば腐敗して其気変じ、且脱するなり。是を貯ふるには小さ硝子の平なる盤二つを取り（其一の片面を中に少し窪め、また其一は両面共に平なり）新鮮な痘汁を海綿或は綿繖に染み込ませたるを其窪みたる中に納め、今一つの硝子盤を蓋となし、少も気漏れず、且外気絶し、入らざる様に堅く結げ密封し、其上を松脂ロウ、或いはラーキルの類にて塗るべし、七、八日は保つなり。（中略）長さ五、六分の小さき硝子瓶に納め、密封して貯へる方、稀勝れりとす、是にては其の功速に脱失することなく二、三ケ月保つべし

この書は、中川五郎治が文政三年に我が国にもたらしたロシア語の種痘書を馬場貞由が和訳したものである。
一方、北九州では一九世紀初頭には人痘種痘が行われていた。牛痘と人痘とは痘苗を得る原体が牛か人かの違

いであって、痘苗の由来以外には違いはない。ただ、人痘種痘は接種後に発病することが稀にあって、時には流行を引き起こすことがあった。しかし、感染牛から得た牛痘苗には二次感染の危険性が皆無であるとのこともあって、一八世紀末にイギリスで開発された牛痘種痘は、一九世紀初頭には欧州をはじめとして各地に急速に広まっていった。免疫学の発達した今ではこの因果関係を説明することは可能であるが、当時にあっては危険と安全のことは経験知であった。我が国では一九世紀半ばまで人痘種痘法しか行い得ていないが、この時点では国内でも種痘の接種技術は定着していた。しかし、ジェンナーが行った牛痘種痘の、牛痘苗の導入が未だ成功していなかった。牛痘苗の漿液の移入の試みは一九世紀半ばまで、成功することもなく繰り返し行われていた。

我が国に牛痘苗が伝来したのは嘉永二年のことで、蘭館医モーニケの事蹟である。モーニケは前年に牛痘苗を持参して初来日しているが、長崎に着いたときには失活していて、なんら効果がなかった。そのことを伝聞した唐通事は蘭通詞に、中国からの痘苗移入は人痘ではあっても、漿液による移入ではなく罹患者等から得た痘痂を乾燥させた乾痂として移入していることを伝えている。そのことに倣ってモーニケは牛痘苗の乾痂をも併せて移送することを計っている。渡来した痘苗は漿液と乾痂が複数個ずつ個別の容器に入れられていた。そしてモーニケはそれぞれを接種し、乾痂で接種に成功している。それ以降は漿液で種痘を行うことができる。こうして増殖した痘苗が各地に広まっていった。ただ痘苗移入の経緯を記すことが本書の目的ではない。詳しくは『緒方洪庵の「除痘館記録」を読み解く(4)』に記していることで、了とさせていただきたい。

江戸時代の薬用のガラス瓶の多くは角型瓶で、原型は蘭館医の多くが持参した薬瓶であった。当時、江戸の加賀屋というガラス屋が発行した引き札（チラシのこと）が残されている。天保年間（一八三〇〜四四）以降の版には角型の瓶が登場し、薬籠用瓶として「摺瓶」という名が付されている。薬籠とは薬箱、摺瓶とは共(摺)栓の瓶のことで先に触れた通りである。携帯や持ち運びの効率からは角瓶がよい。しかし、瓶の強度や成形のことからすれば、円筒瓶のほうが合理的な型であろう。

一八世紀にもなると大坂・長崎・江戸だけでなく各地でガラス瓶が製造されている。当時の薬用ガラス瓶の生産は小規模であったとする説がある。しかし、文化八年（一八一一）式亭三馬は化粧水を売り出すにあたって、ガラス瓶を使用し、その数は月間三〇〇〇本であったとも言われるように、ガラス瓶の需給からみて製造規模はそんなに小さくはなかったのではなかろうか。

ところで、痘苗の運搬・輸送にガラスなどを使用するには、従来の国産ガラスの製法では強度や耐液性（化学的な安定性）での懸念がある。しかし、すでに耐酸性の高い硬質ガラスが輸入され、国内でもその製造が試みられている。佐久間象山は江戸のガラス屋加賀屋の主人に、次のような手紙を送っている[5]。

黒き火打ち石はラテン語にてクワルトスと申すものにて、最上堅剛のギヤマンに相成候と申す事、蘭書中に見出し候（中略）かつは天下に舶来を待たずして強き薬を製し、強き薬を貯へ候に因らざる様申度所存にて、試に掛り候

象山はガラスの製造・利用に関しての業績も多く、斯界では近代ガラス工業の草分けであると評価されている。

二　洪庵の薬箱に見る薬物の保存例

摂綿（セメン）

摂綿と墨書された薬袋がある。セメンはシナ、シナ花、セメンシナ等と同じ薬物である。以前には国内でも多くの人々が寄生虫に悩まされていたが、現在では食環境の変化もあって罹患者は少なくなり、駆虫薬を知る人も少なくなった。それでも世界規模では、地域によっては現在でも駆虫薬は必需品で広く用いられている。薬袋中

にあるのは褐色化した長さ三～四ミリ、厚さ一ミリ程度の小さな薬物で、一見すると種子のようにも見えるが花蕾である。基原はキク科のシナヨモギ（*Artemisia cina Berg*）である。

我が国では蘭方の導入とほぼ同時に駆虫薬として流布し、その製剤はセメン丸、セメンシーナ丸等として広く知られていた。セメンとは種子のこと、シナとは中国のことであろうが薬材は中国には産しない。欧州では早くから駆虫薬として知られ、ロシア南部地域（中央アジア、キルギス地方）のみに自生するシナヨモギの花蕾を薬用としていた。駆虫薬として有名になるとキルギス地方では厳格に種苗の管理を行って、地域を限定して栽培し、独占して供給する体制を作り上げ、種子や生苗を原産地から国外へ出すことは二〇世紀にあっても禁じていた。薬効が顕著で、寄生虫に悩まされていた各国では自国での生産を望んだが、生種苗の入手が叶う状況ではなかった。せめて効能で類似するか代用可能な種苗を入手したいとの願望から、シナヨモギの類縁種の探索調査が各国で進められた。サントニンを含有する植物種には *A. cina* 以外には *A. maritima, A. absinthicum, A. kurramensis, A. monogynya* などが知られていたが、含量の上で検討に値する種は多くはない。

我が国においても昭和二年（一九二七）になって南ヨーロッパ原産の *A. monogynya Waldst et Kit.* の株の中からサントニンを含有する生株を入手し、京都の壬生地区で栽培を始め、この株を基にサントニンの含量を高めることを目標として、育種改良を続けてミブヨモギと命名される品種の作出に成功した。ミブヨモギの登場でサントニンの国産化は成功したことになる。[6]

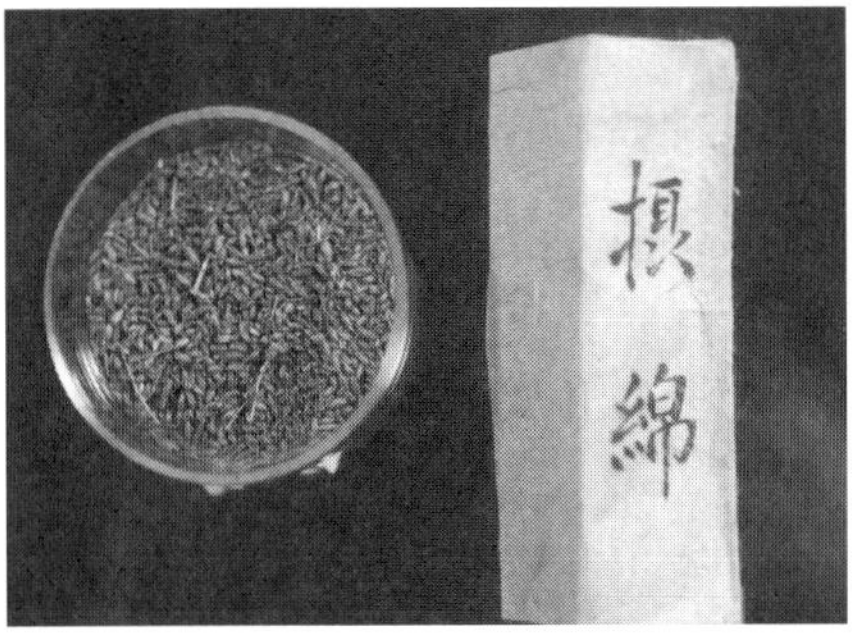

図3　薬箱Ⅰ中の摂綿

(1) 摂綿とサントニン

シナヨモギに含まれる駆虫成分の研究は早くから進められ、昭和四年（一八二九）にはサントニンが化学的に単離されている。天保八年（一八三七）に書かれた日高凉台の『用薬便覧』には、「駆虫子末（セメン、サントニキュム、オルム、サード）」として記載されている。我が国にサントニン製剤がその時すでに輸入されていたかどうかは判らないが、文久二年（一八六二）の司馬凌海著『七新薬』第五編には「珊多尼（サントニニュム）」の項目で、サントニンは光で黄変するので黒紙に包んだ瓶に入れるように、と指示している。保管のことまで言及するほどにサントニンが使用されていた。シナ花は独特の臭みや苦味を有することで内服に難があっただけでなく、生薬（摂綿）を施用するよりも、単一（抽出）成分（サントニン）の投与の方がより有効なことを知っていたからで、有効成分のサントニンやその製剤が広く用いられていた。時は洪庵晩年の頃のことであった。

しかし、国内にはサントニンに限らず生薬から有効成分のみを分離して製剤とする技術はなかった。そのことを語るのは『福翁自伝』（明治三二年＝一八九九）の中にある。福沢諭吉が兄の死去に伴い適塾から中津藩の実家に帰省した際、諭吉の母が病に伏せており、医者に見せると寄生虫だといわれ、「当時はサントニーネというものはなく、セメンシーナ……」との記述を残している。しかし、洪庵が薬箱Ⅰを使用していた時期には摂綿しかない。セメンシナやサントニンは現在の我が国での使用は少ないが、世界の多くの地域では今なお必要な薬物として使用されている。

(2) 摂綿の化学

薬箱の摂綿を調査し分析を行った。試料は薬箱内の他の生薬と同様に、和紙の紙箱に納められている。生薬シナ花の有効成分はサントニンで主成分であって、化学的に類縁のアルテミシンなどをも含むがその量は多くはな

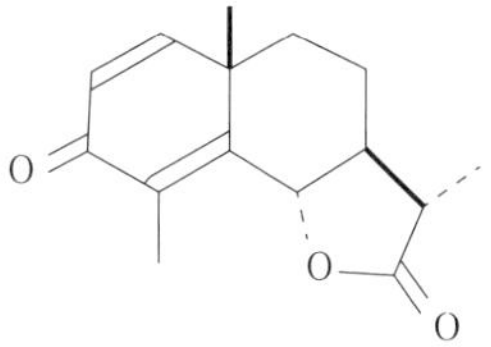
図4　サントニンの構造式

表1　シナ花(標本)中のサントニンの含量(残存量)

番号	シナ花(試料)	入手年	含量(%)
1	摂綿(洪庵の薬箱)	1840年頃	2.91
2	露西亜産(表書き)	1880年頃?	3.19
3	標本等	1930年頃	2.08
4	〃	1938年	0.06
5	〃	1951年	検出せず
6	〃	1955年	検出せず
7～16	〃	不明(～1960)	検出せず
17～25	〃	不明(1860～)	検出せず

い。また、生薬には芳香があり、それはシネオールを主成分とする精油で、薬箱中の摂綿は既に失香していた。

摂綿は、二・九%のサントニンを残存していた。当初の値は判らないが、新鮮なシナヨモギの花蕾はサントニンを二～四%を含むことから、きわめて良好に保存されていたとしてよいだろう。

試験用の標準溶液として調製したサントニンは時間の経過に随い量は減少し、化学構造を異にする新たな成分が検出される。また、意図的に弱アルカリ液または弱酸性液を添加したときも同様であった。速やかに、新たなピークが検出されたが、その化学特性などは確認していない。

昭和一三年（一九三八）に国内で入手し確認された試料3〔表1〕は、サントニンのメタノール溶液に紫外線を照射した際に生じる成分と同一の吸収特性を示したが、詳細には検討していない。

(3) 摂綿の保存

薬箱の摂綿にはサントニンが二・九%も含まれていたが、大学標本室にて所蔵し保存してきたシナ花の標本からはサントニンは確認されなかった。基原植物の同定鑑定を行ったが、シナ花であることに誤りはない。それ故、サントニンは保存中に消失したと推測し、その可否について検討した。

供試料としては新鮮な花蕾とともに、可能な限り古いシナ花を各地の薬資料館や大学の薬物標本室から提供していただいた。多くは遮光ガラスの標本瓶にて保存されていた。紙包みや透明ガラスの瓶に保存した試料は少なくないが、その多くは一九二〇年代や一九五〇年前後に集めたものであった。社会が駆虫薬を求め、特にサントニンに関心が向いていた時期であったのだろう。ただ、それらの試料にサントニンを検出することはなかった。木箱や紙箱に収めていた試料も少数ながら伝存していた。供試できたのは少なかったが、明治後期に輸入のセメンシーナ(7)は、木箱に密閉して保存され伝存していた。それには二〜三%前後のサントニンの含有を確認できた。

以上を踏まえ、サントニンやシナ花に光が及ぼす影響を精査した。常温でサントニンは経時的に減少し、同時に新たな成分を生成した。ところが、サントニンを冷暗所に保存したときには、実験期間中には変成を確認できなかった。次にサントニン溶液を紫外線照射下で二八時間、太陽光線下で三日間放置してから分析を行ったところ、サントニンはほとんど確認できなかった。

シナ花の保存について、江戸時代以来「硝子壜中で光線を遮ぎって貯へる」と指示されている。これは保存中に光を受ければサントニンが分解する可能性を承知していたことにほかならない。

そこで、新たに入手したシナ花(乾燥品)を用いて屋外、屋内、遮光容器内など各種の保存条件を設定し、一定期間放置した試料で変化の有無を検討した。データは煩雑なことからここでは割愛するが、サントニンの量に限れば、遮光容器の外にある試料は比較的短時間で減量し、消滅するものさえあった。全く遮光されたもとではサントニンの減量はほとんど認められなかった。

以上のことから、薬箱中の摂綿がシナ花としての品質を保持していたのは、紫外線など光の影響を遮っていたことにほかならない。薬箱の摂綿の貯蔵は紙袋に始まって、段木や箱全体で二重三重になることは光を遮ることにきわめて有効な保存手段であったことを示している。しかし、薬箱は保存箱ではない。往診などで日々戸外へ持ち出すものであったし、紙や木でできた箱であったが、十分な保存効果を保持していた。それは偶然の結果なのであろうが、先人の賢察に敬服している(8)。

将　軍（大黄）

将軍は大黄の古からの通名で、正倉院の「大黄」と同類の薬物である。陶弘景は『神農本草経集注』において「大黄とはその色であり、将軍なる号はその峻烈、快速なる作用を表示したもの」と記している。古くから大黄は作用が顕著な薬物として知られ、今日でも漢方に限らず医療界では瀉下を目的に広く重用されてきた薬物である。

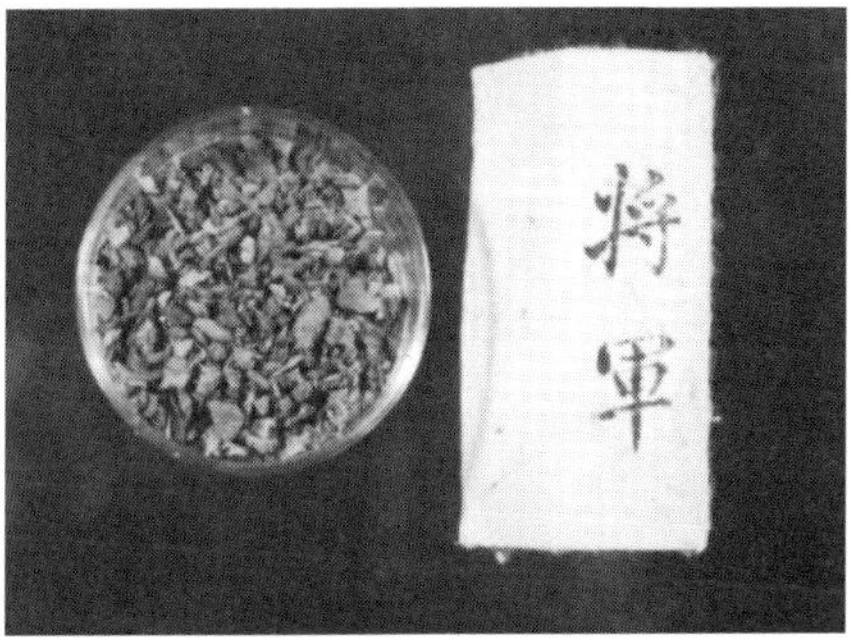

図５　薬箱Ⅰ中の将軍

将軍は薬箱では中サイズの薬袋に納められている。一回の使用量は一グラム前後とあって、生薬としてはさほど多量を使用する薬物ではない。しかし、処方に配合される頻度は高く、洪庵著『適々斎薬室膠柱方』にも度々登載されている。その主効は瀉下にあって、処方においても瀉下効果を期待して配合されるのが普通である。大黄は瀉下薬として、いくつもの薬物を規矩（手本のことで、医療では手本となる処方のこと）に従って調合し、漢方処方に配伍するが、単独でも発現する効能が顕著なことから、しばしば大黄だけ、すなわち一味だけで用いられることもある。この用法は古代から変わらない。

将軍は他の薬物と同様に粗砕されている。色調は現今の軽質系大黄と近似し、やや濃い褐色を並び、小片は脆くて軽い。虫害を受けた跡はほとんどなく、粉塵も少ないことから、当初から比較的よい状態で保存されてきたことをうかがわせる。将軍は根茎の砕片であるが、約五ミリ四方の皮層部の組織片が少なからず混在している。大黄は古来根茎は剝皮するが、根は皮部を伴ったままの利用が多いことから、皮部が少なからず混在するのは根をも使用していたことをうかがわせる。いつの頃からとは断定できないが近代以降大黄は根茎を利用してきたことから、大黄の用部・用法の歩みを知る上での資料でもある。本品を鏡検するとき、道管やその群、内容物を含む柔組織などの組織片や澱粉粒、シュウ酸カルシウムの集晶、色素塊などを確認し、第三章「大黄」の項に記したように、薬用大黄は古来軽質・重質の二群に大別されてきたが、本生薬は軽質に属する大黄の小片である。

表2　将軍・大黄の分析値(%)

薬物名	センノシドA	レイン
将軍(薬箱)	0.34	0.36
大黄(現市場)	0.25～0.4	0.07～1.22
大黄(正倉院)	0.07～0.18	0.76～2.83

将軍の化学

将軍の薬効成分は正倉院薬物の「大黄」と変わらないことから、主要成分の定量値のみを表2に示した。長年の保存によって有効成分の分解や損耗も推測されたが、アントラキノン類やその配糖体、センノシド類の残存量は現在の市場品に匹敵する。併せて、現行の『第十六改正日本薬局方』(二〇一一年公布)に従って、各種の試験を行ったがすべての項目で規定に適合していた。

我が国では大黄の栽培は享保年間(一八世紀初頭)に始まったとされるが、その時、栽培されていた種はカラダイオウと呼ばれる種であった。それから得た生薬は和大黄と称して利用した時期もあったが、その基原種は公定書に限らず我が国では薬用種として認めていない。薬箱の将軍は和大黄などの非薬用種ではない。性状や化学成分からみて、輸入の薬用大黄である。古来、大黄は中国からの輸入品を用いて、医人達は期待通りの薬効を得ていた。[9]

江戸時代の薬物を詳細に論述したものに『本草弁疑』（天和元年＝一六八一）がある。輸入大黄はソギ大黄、ツナギ大黄などの種類があって、乾燥や調製などの方法によって生薬の形状や薬性（薬が持ち、発揮する性質）が異なり、品質は薬としての仕上がりの違いであるから用途は区別すること、と論じている。また、『古方薬品考』（天保一二年＝一八四一）にあっては錦紋系重質大黄を上品と位置づけ、ソギ大黄、ツナギ大黄を「舊船」（コワタリ）と称して次品とし、さらに舶来品には別に紅毛大黄のことを記しているが、具体的には何を指したものかは判らない。

大黄は歴史的にも有名で、現在にあっても世界的に使用される薬物である。かつて欧州には帝政ロシアを経由して中国産大黄が輸送され、モスコー大黄と呼ばれていたこともあった。その名残の品々であろう、欧州の各地の博物館などでモスコー大黄と題箋された大黄に出会うことがある。それらはすべて重質大黄である。正倉院の「大黄」も重質大黄である。しかし、一八世紀終わり頃から我が国では重質大黄よりも、軽質大黄を好んで利用している。その後の薬物史にあって、重質大黄が我が国で普及する機会は幾度かあったが、今なお用薬の大勢は軽質大黄である。大黄の輸入や使用状況のことは江戸時代の本草書からもうかがうことができるが、軽質大黄の輸入を証拠づける史料がなかった。しかるに、緒方洪庵が薬箱中に将軍を残していたことは、江戸時代後半には軽質大黄の輸入があったことの証左である。本草書の記載を裏付けるなど、薬物史からみても貴重な資料である。

甘　草

甘草と墨書された薬袋がある。砕片は正倉院の「甘草」と変わることはない。古来甘草は頻繁に使用され、我が国では繁用する漢方処方を列記した各種の処方書や公定書が公表されているが、その全処方の七割近い処方に甘草は配合されている。その薬効は諸種の炎症を鎮め、身体を総合的に守ることにあるとされてきた。(10)甘草の概要は第三章の「甘草」の項で述べた。

甘草の化学

薬箱中の甘草を分析したところグリチルリチンが二・五〜三・二％も含まれており、現今の生薬と比較しても遜色はない。また、リクィリチンをはじめとするフラボノイド類の組成は、現今の生薬とはほとんど変わらない。さらにグリシロール、グリシクマリン、イソグリシロールなどの成分を確認できた。根の断面に見る形成層の内側には特徴的な成分は認められなかったが、グリチルリチンの含量は皮層部より多い。

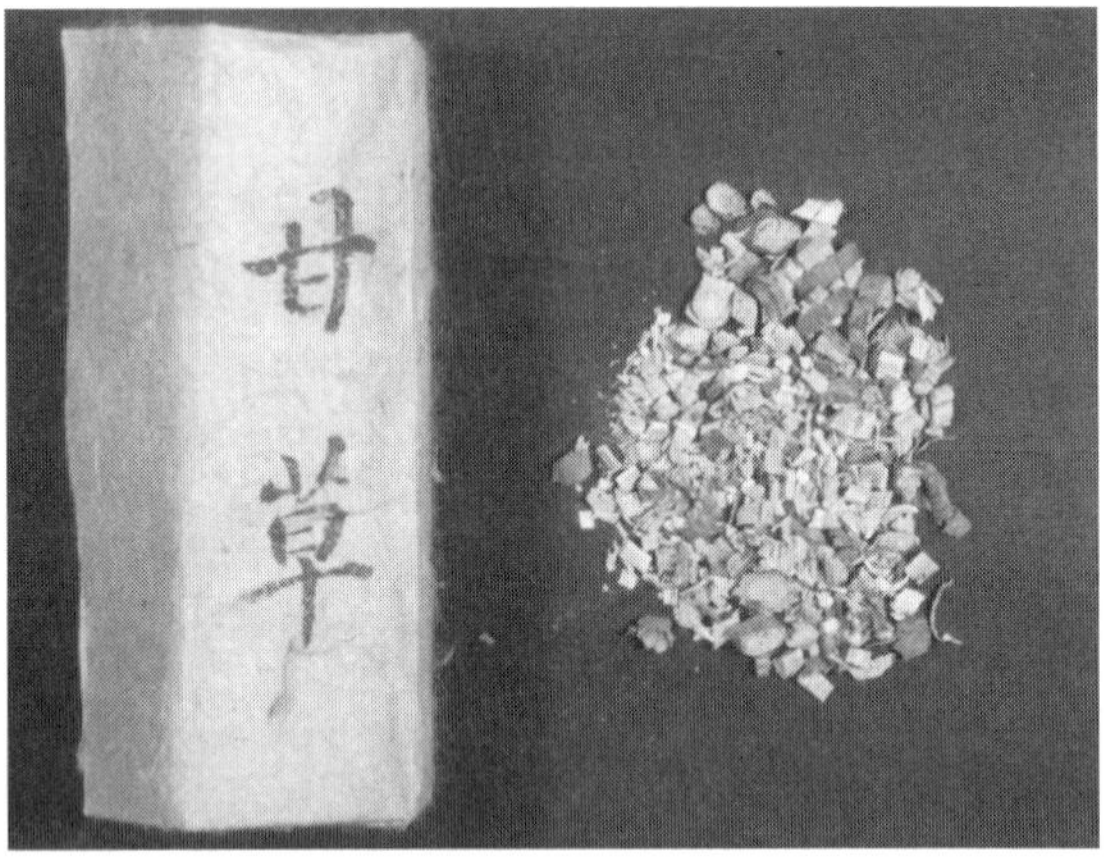

図６　薬箱Ｉ中の甘草

甘草の調査結果から、薬箱の甘草は西北甘草と東北甘草が混合していることが判った。薬箱中の薬物は減少すれば補充する。当時の医師にとって、薬物の確保は市場の供給事情に左右されることで、江戸時代の流通事情が今日ほどに安定していたとは思えない。それ故、品質にばらつきがあっても、それはやむを得ないことであった。

このことは、国家における家老の役目であって、人体にあってその役を果たすのが甘草であるとして、甘草には別に国老の名が古来与えられてきた。薬箱には病を攻める薬物として将軍（大黄）と対をなす薬物である。

桂　枝

桂枝と墨書された薬袋がある。薬は厚さ二ミリ以下、長さ一〇ミリ前後、幅二～五ミリ程度の不揃いな樹皮の小片である。形態からは現今通用する桂皮と同類で、正倉院の「桂心」と変わることはない。桂枝とあるが形状からは桂皮のほうが判りやすい。漢方医学書では桂枝湯・桂枝乾姜湯などと処方名には桂枝の語を使用してきた。桂枝と桂皮は区別することはない。字義にこだわったのではないだろうが、桂枝は皮付きの細枝であって、それに対応する薬物が現薬物市場にはある。桂皮・桂枝の基原植物は産国によって種を異にし数種があり、用部も樹皮、幹皮、根皮（細根）、細枝などさまざまである。桂皮は用部や産地などによって味香などに特徴があることから、市場では区別点とするが、薬としての良劣の鑑別点とはされていない。

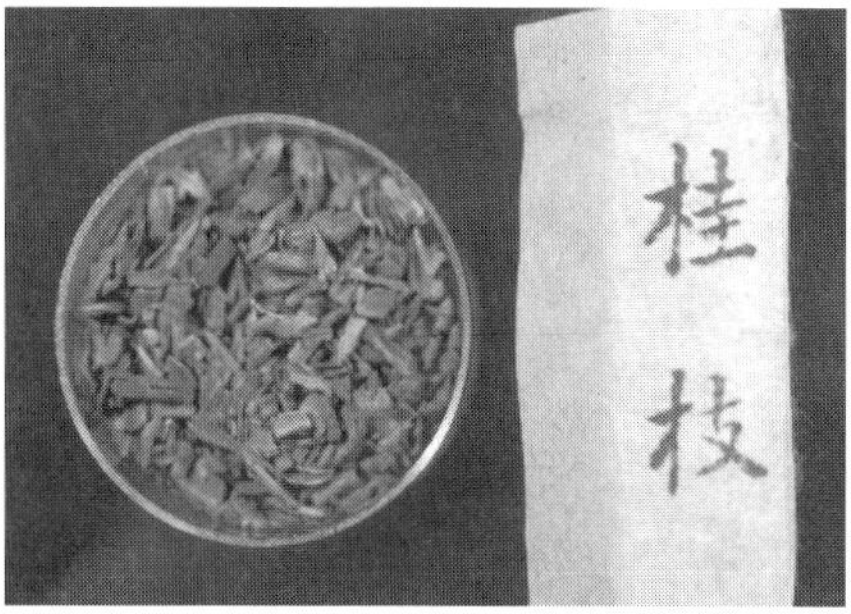

図７　薬箱Ｉの中の桂枝（桂皮）

日本では古来国産のニッケイの樹皮や根皮が使用されてきた。薬名はニッキとかニッケイとか呼ばれている。中国においても名称は多く、さらに調製加工のことは地域的な特徴もあって多様である。樹皮の外皮やコルク層などを削って仕上げたものを桂心、平板状に調製したものを玉桂、また筒状に調製された肉厚の良品を官桂と称し、形状・由来によって名称を異にしてきた。その他にも桂皮の名称には肉桂、桂爾通、企辺桂など数十に及ぶ各種の名が市場にあり、詳細は筆者には把握できない。時代とともに名称と形状に変化があり、桂皮の細枝はそのまま乾燥させて桂枝、桂尖などとして供給することもある。多くは漢方医書や本草書など古典に忠実な漢方医家からの要望に応えている。

桂枝の化学

「桂心」の項〔第三章〕でふれたように、桂皮等は経年保存する間に精油成分は重合などの変成をして、芳香は減衰する。薬箱の桂枝も精油分のことは確認できたが、油量は明らかに減少している。桂皮の保存中に精油が樹脂化（重合）することは避けられない。古い桂皮の調査には、現今の桂皮と数字によって比較するのは適法ではないようである。

なお、ガラス容器に封入し密閉された気密状態で三十～六十年が経過した桂皮でも、ケイアルデヒドの含量は本来の値からすれば著しく減少している。薬箱中の桂枝に限らず、供試した古い標本でも桂皮酸の含量はかなり少なくなっている事例もあったが、桂皮酸に関してはほとんど変わらない桂皮も少なからず確認された。これが植物分類学上での種の違いか、生育地の違い、収穫後の処理法の違いなどによることなのかどうかは判らない。今後の調査研究に委ねたい。

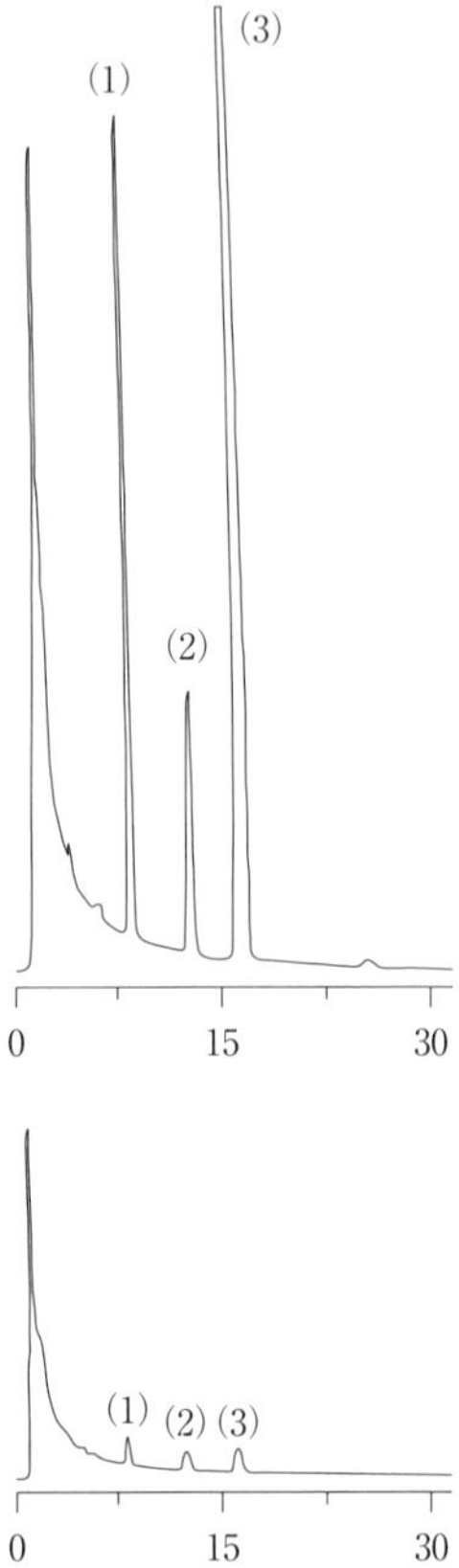

(1)クマリン
(2)ケイアルデヒド
(3)桂皮枝

図 8　新鮮な桂皮(上)と薬箱 I 中の桂枝(下)

旃　那（センナ）

薬箱の中に旃那と墨書された薬袋がある。旃那は公定書に記すセンナのことで、今日にあっても大黄とともに瀉下を目的に広く用いられる。旃那の薬袋は薬箱中では最も大きく、洪庵はこの生薬を繁用し、駆虫薬の一つとする一方で、『適々斎薬室膠柱方』には駆虫薬投与後の緩下薬として使用することを記している。

センナはマメ科植物を基原とし、生薬には古来二品種があることが知られている。各々は産地を異にしていて、基原植物は ①アフリカ産、ヒロハセンナ（*Cassia acutifolia*）、②インド産、ホソバセンナ（*Cassia angustifolia*）である。ともに、その小葉を薬用とし、葉の形状に広狭の違いがあることで区別できる。

また、以前にはセンナを集荷し出荷される港の名に因んでチンネベリーセンナ（インド産）、アレキサンドリアセンナ（アフリカ産）とも称していたが、今日ではアフリカセンナ、インドセンナと呼ぶことが多い。これらの二種の間には臨床、薬効には差異はないとして薬としては区別をしていない。我が国の公定書にあっても両種の利用を可として併記してきた。永年国内消費の多くをインド産センナに依存してきたが、近年は生産事情も変化し、アフリカ産センナも少なくない。

薬箱の中の旃那がインド産かアフリカ産なのかが判明すれば、当時の蘭方医が用いた薬物の供給についての調査に何らかの手がかりを得られることを期待して、両者の判別を試みた。ただ、判別の試みは順調に行われたのではない。薬効・用法からはインド産、アフリカ産と両者を区別する必

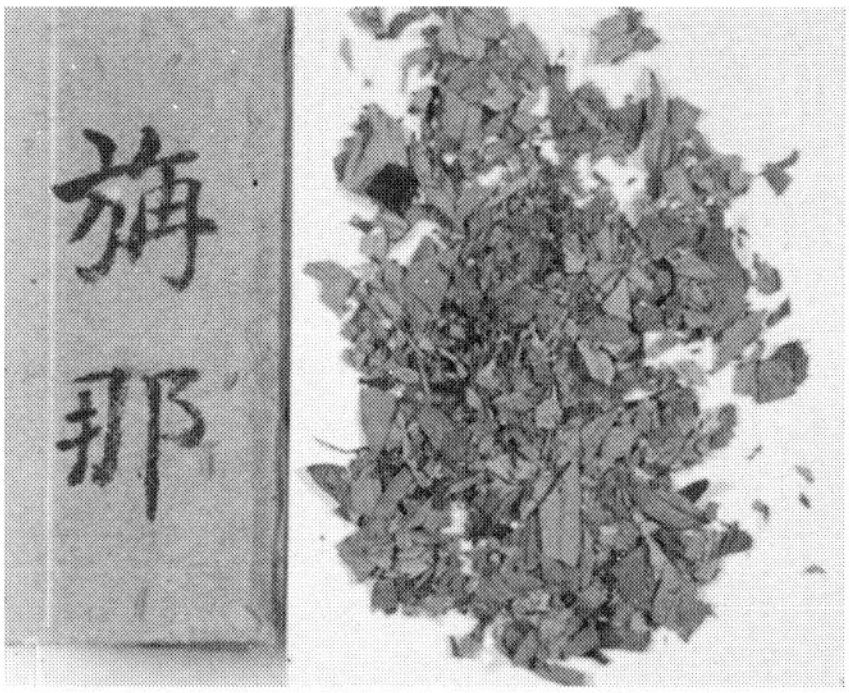

図９　薬箱Ⅰ中の旃那

要がなかったことから、判別に必要な情報がほとんどなく、調査はそのデータの蓄積から始めなければならなかった。

センナの化学

センナは小葉を砕切したものでわずかに緑色を帯びた淡褐色の断片で、大きさは不揃いである。また、果実や花萼、細枝に由来する組織片が小数ながら認められた。また、小葉の断片の形状は幅〇・五〜一・三センチ程度のものが多い。しかし、葉全体の形状を類推できる試料片は限られ、ほとんどは砕片である。本品の横切片を鏡検したとき、厚膜の単細胞毛や結晶細胞列が分布し、厚いクチクラを有した表皮細胞と多数の孔辺細胞が見られ、維管束に接してセンナの特徴を示している。センナを形態学的に識別する方法として、葉全体の性状や、表面組織にみられる単細胞毛の分布やその湾曲度などを測定することで区分できることを示した[11]。

このことから顕微鏡によって詳細に検査し、旃那はインドセンナの構造と一致することを確認できた。

センナの瀉下作用の薬効本体はアントラキノン型の化合物で、とくにそれらの二量体であるセンノシドA・B・C等が主な作用本体である。旃那からはセンノシドAとともにセンノシドBが検出された。その量は〇・四四%と高い数字を示している。センノシドAはアフリカ産、インド産の二種のセンナに共通する成分であるが、センノシドBはアフリカ産のセンナにはほとんど含まれない。このことから、薬箱中の旃那にはインドセンナが存在することを示している。

センナを化学的に特徴づけるのはイソラムネチンやチンネヴェリン、ムシジン等の配糖体化合物の存否にあるとの研究報告があることから、これらの成分についても、旃那の分析に応用した。6-hydroxymusizin 8-O-glucoside はアフリカ産センナの指標成分とされている。新しいセンナでは容易にその成分を検出し確認できたが、数年間保存してきた生薬では検出できなかった。また、チンネヴェリン配糖体はインド産センナの指標とされている。比較的古い試料でも検出し確認することができ、薬箱中の旃那からもチンネヴェリンを検出確認した。また、旃那はレイン配糖体、イソラムネチン配糖体やフラボノールおよびアントラキノンの非配糖体（レイン）の組成比が高い傾向を示した。旃那の主要成分の定量結果はホソバセンナの特徴を示している。

以上のことから、旃那中のアントロン配糖体類の含量は、現在市場に供給されるインド産センナの特徴を強く示している。しかし、組織学的検索の結果はアフリカ産センナの特徴を示す試料が混在している。

なお、百五十年前の生薬の供給状況が現在と同じであった、とするのはいささか乱暴であろう。そこで現在は薬用とはしないが、かっては薬用とした可能性のある近縁種の試料を可能な限り収集して形状、成分を比較検討したが、形態・成分組成において異なるため、旃那には二種以外が存在することはなかった。

薬箱には産地を異にする二種の旃那が存在していた。旃那はセンナの生木から小葉を採取し、乾燥して製するものである。我が国の気候条件の下にあっては吸湿、乾燥などによって変質を生じている可能性は否定できない。にもかかわらず、上記のような結論を可能とするほどに保存されてきた。薬箱のことにこだわれば、個々の薬物を厚手の和紙で作られた薬袋（箱）に納めてきたのは、きわめて適切な保存方法であることを、先の摂綿と同様に確認できたことであった。

莨　根

莨根と記載された薬物がある。薬物は草本性植物の根および根茎を粗砕した不揃いで、やや堅い小片である。表面は灰白色で表皮の一部を残存し、葉柄残基が節痕のようになって多数認められる。大きいもので四ミリ程度の小塊で、小さいものは粉末状である。

莨根の名称をめぐっては永年混乱があって、薬物の専門家でも時に混乱する。それは莨根の正名を莨宕根《ろうとうこん》とすることは妥当であろうが、莨宕の解釈では長い間混乱してきたためである。名称の変遷を記しても、混乱は回避できないことから、現在の公定書の規程に準じて理化学調査について記すこととしたい。

混乱の最大の原因は、世界各地にはアトロピンなどのトロパンアルカロイドを含む多種の植物が分布し、類似の効用を期待して利用してきたと同時に、それぞれの地域では独自の名を与えてきたことである。その作用は共通して副交感神経遮断効果にあるが、最も顕著な利用は人体臓器の活動を抑制することにある。たとえばベラドンナは内臓の鎮痛だけでなく、眼瞳の収縮を抑え開瞳させる。このことで眼科領域の施術は急激に進んだ。さらに、鎮痛効果を招来することで内臓の痙攣等の激痛を緩和することなどから、複雑な近代社会では急激に利用が拡大し、地球規模での交易商品となった。その結果、資源競争が過激となり、様々な植物種がアトロピンアルカロイド原料として評価され、ある種の混乱が生じてきた。このことでは日本も例外ではなく、一九世紀初めにはその潮流の中に巻き込まれた。その例は後述するとして、我が国での混乱について整理しておきたい。

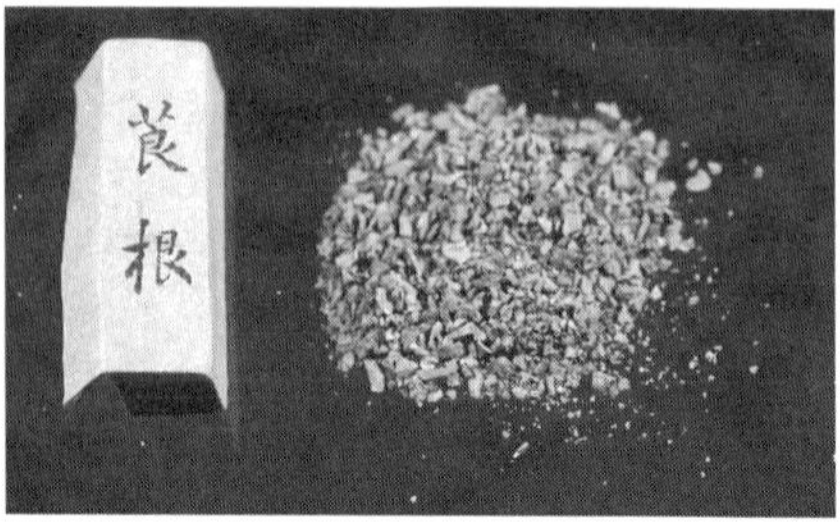

図10　薬箱Ⅰ中の莨根

莨宕の名は中国の本草書に見ることができ、その基原はシナヒヨスである。該種は日本にはないだけでなく、臨床に利用することはなく、輸入はなかった。ところが文政六年（一八二三）シーボルトが来日し、日本産植物の中にアトロピン含有植物の自生を知り、日本人医師を教育すると同時に、欧州へも紹介している。この時シーボルト（一七九六～一八六六）は、日本には欧州にあるベラドンナと同種が自生するとしていた。しかし、本草家は植物種がハシリドコロであることを知っていたものの、薬物としての利用経験はなかった。そこで薬物として精査し、ベラドンナとは別種でヒヨスに類似するものとし、中国本草書の莨根の名をハシリドコロに与えている。このことから、近年までハシリドコロの根が莨宕であるとされてきた。中国に産する莨宕はシナヒヨスのことで、植物種・含有成分が日本産のハシリドコロと異なることから別種の薬物とすべきであるとして、ハシリドコロの薬名を変えることが必要になった。その結果、永年馴染んできた名ではあったが、ハシリドコロには漢字名をやめ、発音が似るロート根と表記することとなった。カタカナ表記にあって、ウ音に代えて「ー」を用いることは禁則かもしれないが、薬物として混乱を防ぐための苦肉の策であった。国産の生薬にあっても漢字名を持ち、カタカナ表記と併用してきたが、ハシリドコロには漢字名はなく、カタカナ表記、それも長音を意味する「ー」を持った名となった。この変化はの公定書の日本薬局方での名称変遷に見ることができる。

本章では薬箱の表記を重んじて漢字表記とした。

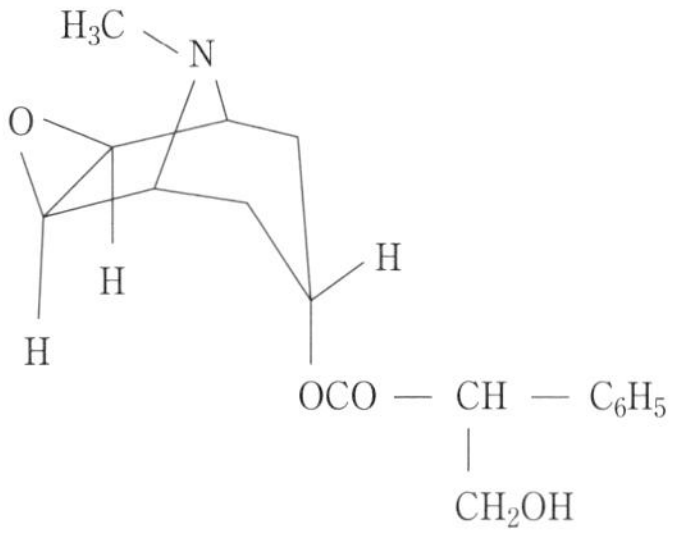

図11　スコポラミン

表３　各種莨根の分析値(％)

薬物名	スコポラミン	アトロピン
莨根(薬箱中)	0.63	0.12
ハシリドコロ	0.02〜0.04	0.22〜0.27
ベラドンナ	—	0.23〜0.39

莨根の化学

薬箱の莨根は草本植物の根を用いた生薬の根である。莨宕については古来混乱が多く、一八〇〇年代初頭でも原植物にヒヨス、シナヒヨス、ハシリドコロ、ベラドンナをはじめとして、多くの植物種が基原とされるが化学的には共通してトロパンアルカロイドを認める。それ故、薬効に関する記述も共通しているのは薬効本体がトロパンアルカロイド類に基づくからである。現在、我が国で使用されるトロパンアルカロイドを含有する生薬には、ロート根（日本固有種のハシリドコロが基原）、欧州産のベラドンナ根（ベラドンナが基原）をはじめ、ヒヨス（欧州）、シナヒヨス（中国）、チョウセンアサガオ属の各種（温帯から亜熱帯の世界各地）やヅボイシア属植物（オーストラリア東海岸）などがある。

各種の植物は共通してヒヨスチアミン（抽出過程で光学異性体のアトロピンになる）を主成分としている。ところが、我が国に自生するハシリドコロやチョウセンアサガオ属のある種の種子はスコポラミンを含むことが知られている。スコポラミンはアトロピンとは化学的な諸性質だけでなく副交感神経遮断をはじめとして薬効においても近似するが、臨床上においてはアトロピンとはやや異なる作用があることも知られている。現に消化器系の鎮痛薬として広く利用されている。そのスコポラミンの有無が基原を推測する上で重要な手がかりとなる。そこで、アトロピン含有植物としてして知られる各種の植物根を収集し、分析調査を行った。トロパンアルカロイド類のうち主成分でもある二種のアルカロイドを指標とした。莨根は現今入手のロート根とほぼ同等の品質を維持していたが、それぞれのアルカロイドの含量は少ない傾向にあった。

洪庵は前掲『適々斎薬室膠柱方』にも莨根の処方例を記している。本書は適塾を開塾した直後に記したもので、本草書の記載からは、当時の莨根は輸入品でヒヨスのことであったとされている。ヒヨスのことについては我が国の本草書では、『袖珍薬説』（「非阿斯」）、『遠西方彙』（「菲阿斯」または「菲阿私」）、『究理堂備用方府』（「比玉石薬莫私」）などにあっては莨菪とは別種としている。たとえば、『究理堂備用方府』においては蘭方清涼鎮痙飲に配合され、シーボルトの一処方薬と記載されていることから、ヒヨスとベラドンナ（あるいは莨菪）は区別して施用していたことがうかがえる。さらに呉秀三によると『薬品応手録』（シーボルト口授・高良斎筆記）においても、ヒヨスを煩悩苦痛、莨菪を眼科開瞳薬として別途に用いたと解釈している。しかしながら、洪庵が莨根として施用していたのはハシリドコロであった。

ハシリドコロの開発のことでは次のエピソードが知られている。蘭館医として来日していたシーボルトは文政九年（一八二六）に江戸参府の道中、尾張の宮にて水谷豊文（一七七九～一八三三）らと会見し、幾多の動植物の植物標本や生植物を実見し、その学名（西洋名）について質問をされたとある。シーボルトはハシリドコロ（実物、写生図、おし葉標本のいずれであるかは不明）を見て欧州産のベラドンナと同じであると答えたという。その後シーボルトは江戸において、城詰めで眼科医の土生玄碩（一七六二～一八四八）や、その子息の土生玄昌らに持参の散瞳薬を用いて開瞳試験を開示したと記されている。その著効に感嘆した玄碩はシーボルトに質して、薬はベラドンナのエキスであると教えられたという。さらに玄碩はベラドンナは日本にあるか、と問うと、シーボルトは前記の尾張の宮で見たハシリドコロのことを教えた（または、水谷豊文との仲介をした）と伝えている。いずれにしろ、このことを境にハシリドコロが薬物として注目されるようになったとしてよいだろう。植物学的にはベラドンナとハシリドコロは別種であって、混同することは少ないと思われる日本産のハシリドコロと西洋産のベラドンナが、薬物としては同類であるのを見抜いていたことは事実であろう。シーボルトは日本特産のハシリドコロに *Atropa belladonna L.* の学名を充てた(12)。

後に伊藤圭介（一八〇三～一九〇一）がフランスの植物学者サバチェを通じてロシアのマキシモビッチに鑑定を依頼した結果、新種と鑑定され、*Scopolia japonica Maxim.* の学名を与えている。そして今日もその学名が正名とされている。

ベラドンナや莨宕と同様の成分・薬効を有する曼荼羅華（チョウセンアサガオ、花か種子かは不明）を使って華岡青洲（一七六〇～一八三五）が全身麻酔を施し、無痛での外科手術（乳がん摘出）を行い成功させている。同時に文化元年（一八〇四）のことで世界に先駆けること四十年も前であった。一九世紀初頭に書かれた『三法方典』（文化元年）には、「本草家皆毒草ニ列ス余イマダ能毒ヲ験ミズ故ニ其當否ヲシラズ明者之ヲ審ニシ而後人ニ施セ下同」とあるように、毒草としての印象が強い植物であった。なお、平安時代の『医心方』や『延喜式』等にも莨菪の名を認めることができる。しかし、当時実用されたことをうかがわせる史料はなく、さらに江戸時代の莨菪と同一物か否かのことは判らない。

三　幕末の製薬剤に見る保存例

さきに記したロートは正倉院の香薬には全く関係しないが、同類の原料や正倉院の大黄と同種の素材から製した薬剤が伝存していた。それらを供試したことから、製剤としたときの保存例として、分析に付したのでその結果を参考資料として併せて記しておきたい。

(1) シーボルトの残した点眼筺発見の経緯

シーボルトが我が国に残した薬箱が現在も存在することは早くから知られていて、その数は数個になるようである。薬箱中の薬瓶をはじめ内容薬には違いがあるように思えることから、シーボルトがいくつもの薬箱を使用したとは考え難い。オランダ商館に残されていた先医達の薬箱がシーボルト使用の薬箱となったこともあったかもしれない。いずれかの薬箱はシーボルトが使用したのであろう。ところが、一方でシーボルトが愛弟子に贈った点眼瓶が存在するとの噂は従来からあった。薬液を入れた瓶ケース程度なら複数個用意していた可能性はあるが、実物の存否は判らなかった。そんな点眼瓶が、国内に残されていたことを知った。その経緯は、伊東玄朴（一八〇一～七一）が外国奉行に差し出した伺書の記事が発端であった。伊東柴著『伊東玄朴伝』[13]には以下のように記載されている。

伊東玄朴

私儀去十二日赤羽根異国人旅館に罷り在候シーボルト方に質問として罷越候虜眼洗スポイト硝子器壱本日築指硝子器壱本相贈度旨を以差出候間再應断申候得共奉引不仕無餡儀預り罷辟り候右之品如何淑斗可申哉此段奉伺候　以上

七月十五日　　　　　　　　　　奥御医師　　伊東玄朴

シーボルトから眼洗いスポイトと目薬指し一本をもらった、再三断ったが聞き入れてくれず、仕方なく預かったけれども、いかがいたしましょうか、との趣旨の伺書である。これに対し幕府からは、

伺之趣者更納致し不苦候間相嘗之返謝差遣其段可申披聞候事

という沙汰が下されたと記録されている。このようにして伊東玄朴の手に眼洗いスポイト・目薬指しが正式に渡ったことになっている。しかしこの時の品物は、現在は行方不明である。

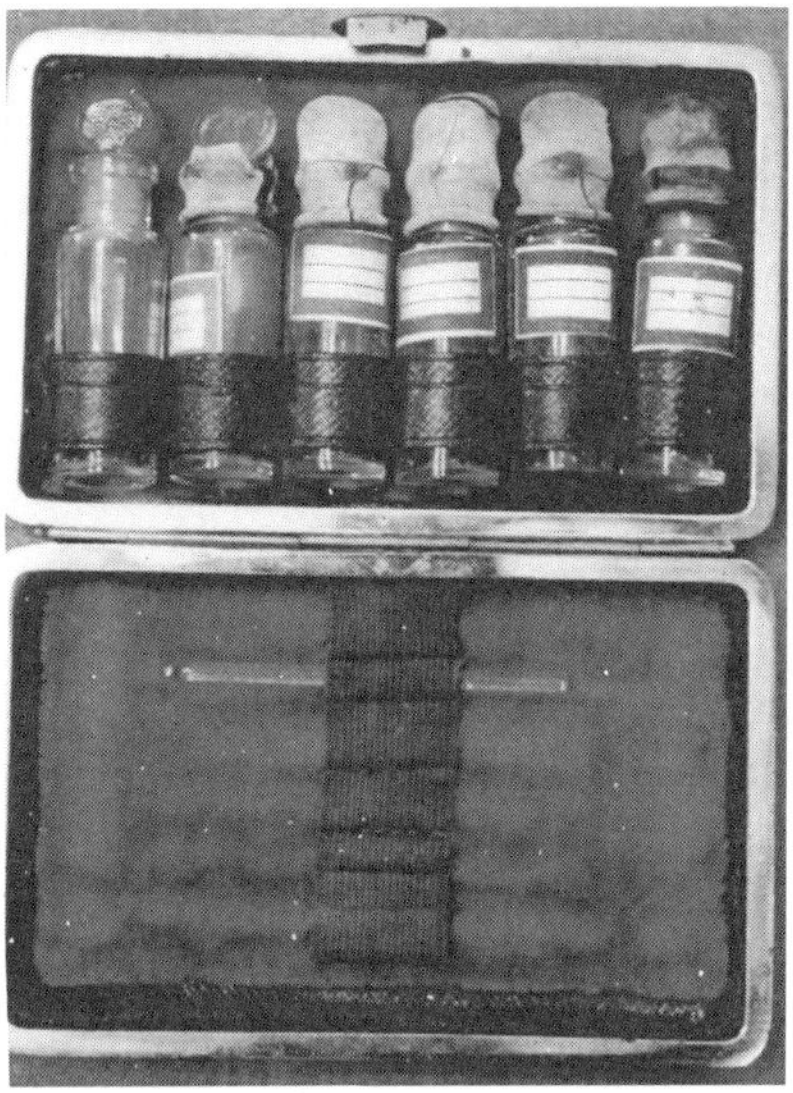

図12　シーボルトが残した点眼筐

引用文には月日しか記していないが、シーボルトが再来日した時のことであろう。シーボルトは二度の来日を果たしているが、初回は文政六年（一八二三）から同一二年まで滞在し、二度目は安政六年（一八五九）に来日をしている。そのたびに江戸参府を果たし、その期間は一度目が一八二六年四月一〇日から五月一八日まで、二度目は一八六一年六月から一〇月のことである。この日程に照らし合わせ、さらに記事の内容からして、玄朴は二度目の来日中に赤羽接遇所でシーボルトから眼洗いスポイト・目薬指し一本をもらったのであろう。

ところが、『江戸時代の科学』[14]には次のような記録がある。

　シーボルト持来眼科器械
　　シーボルトが米澤藩侍医伊東昇迪に輿へたものである。日本の眼科が実地臨床的となったのはシーボルトが来朝してからである。（伊藤祐彦氏蔵）[15]

伊東昇迪（一八〇四～八八）が点眼瓶のケース（以後薬筺とする）を贈られたとすることは、シーボルトが最初に来日した折の文政一〇年（一八二七）一一月二九日のことであって、昇迪の日誌から判る。ただ、日記に見える「点眼筺」が伊東家に保存されてきた点眼筺と同一か否かは検証の必要がある。図12に示すように、中には六本の薬瓶が納められているが、実際に開封されたのは一本のみであった。昇廸がシーボルトの許を辞してから数か月でシーボルト事件が発生している。シーボルトの門弟は言うまでもなく、当時の多くの蘭学者はシーボルトとの関係どころか、蘭方を学んだことさえ秘匿する風潮が蔓延していた。それだけに、シーボルト門下第一の高弟との評価がある昇迪としても、師から贈られた薬液とはいえ使用するのは憚られたのであろう。六本の薬瓶のうち、たった一本しか開封されていなかったことが雄弁に物語っている。それだけに、嗣子伝存の薬筺がシーボルトの第一次来日時の贈品であるとしてもよいと思う。昇迪が受領した点眼筺は米沢図書館を通じて、子孫の方から一九九八年に長崎シーボルト記念館に寄贈されていた。

点眼液の瓶は携帯用のケースに収納され、すべての瓶にラベルが貼ってあったと思われるが、左端の二本にはラベルはすでにない。以下概要を記す。

外容器　点眼瓶：ケースの大きさ　一四×九×三センチ
薬液瓶：高さ五・六センチ　外径一・八センチ　瓶本体の高さ四・五センチ
テーパー付き栓の露出部分の高さ一・一センチ　全高六・六センチ

また蓋の内側には、ガラス棒一本を残している。内張りされた羅紗に残された圧痕からみて器具であったと思われる細い棒状物が五本収納されていたようであるが、細いガラス棒一本以外には何もない。

この点眼瓶は、型の合わせ目がほぼ一八〇度の違いで前と後にある型造りである。瓶口もしっかりしていて、かなり高度なガラス瓶製造技術が施されたことをうかがわせる。瓶口と栓の接合部分はテーパー（摺ガラス）になっていて、精緻に作られている。蓋の取手が半円形のガラス板状にあるのは当時の渡来の容器瓶に共通の特徴であり、この形状の瓶は明治一〇年代後半まで輸入されていたようである。

点眼瓶は六本が残されているが、すべては空であった。瓶は同じ造りである。共摺のガラス栓で蓋をし、その上にゴム布で覆いを掛けてある。四瓶に残されたゴム帽は薬液の揮散を防ぐ目的であったと思われ、一見しただけでは原状を残しているように見えるが、すでに塑性を失い硬化していてひび割れによる間隙が多数認められ、揮散を防ぐ効果は既になくなっている。当時のガラス瓶の密閉性と共に被覆材としてのゴムの耐久性からはやむを得ない。

シーボルトは江戸参府の折、長崎から持参した薬品を用いて、いわば公開の形式で開瞳実験を江戸の医師達の眼前で行っている。この記録に疑問の余地はない。二回目の試験は御典医・土生玄碩、玄昌父子の眼前で行われたとある。その効果を認めた玄碩が葵の御紋付きの裃を贈ったことが、後のシーボルト事件の糾弾中に明らかになり、責を問われていることからしても間違いないであろう。

(2) 点眼瓶の調査

点眼瓶の検査を行うことは、具体的には何を解決してくれるのだろうか。

1．江戸で開瞳試験を行ったものと同一組成なのか？

2. 使用した薬液は世上言われているベラドンナから抽出したものか。ではその加工法は？
3. 日本産のハシリドコロが使われたのではないのか？
4. 包含成分の混合体であったのか、単一の成分からなるものか？
5. 筺に残された一本のガラス棒はどんな目的に使用するものか？
6. 瓶の中には液も粉末も残っていないが、かっては液剤であったことは判る。ではその特徴は？
7. シーボルトの開瞳施療を実視した土生玄昌が、父親玄碩の眼前で開瞳試験をしたにもかかわらず、失敗したとあるが、なぜか？
8. 保存には万全の策が講じられているように思われる。過去において開瓶されたのは一本のみである。何故、すべての瓶の内容液が揮散してしまったのか？

主に以上のような課題を考えながら、眼前の薬瓶の調査を開始した。

ケース内にある六本の瓶内には、既に肉眼で確認できる薬液はない。しかし、瓶の内壁には残滓と思われる白い小さい結晶が付着していることを視認した。シーボルト記念館に分析依頼を申請し、許可を得たことで、二〇〇一年三月一三日にシーボルト記念館を訪れ調査を行った。

点眼瓶は共栓である。しかも文政一〇年（一八二七）にシーボルトから伊東昇迪に贈られて既に百七十余年が経過しており、ガラス瓶口と栓は開く気配はない。そこで、ガラス細管で有機溶媒（このときはメタノールを使用）を摺ガラスの接面に落としたところ、液が接面深く漫透していった。これは望みがあると辛抱強く続けたが、やはり人手では微動もしない。そこで、いささか乱暴な手段ではあるが瓶体を温湯（可能な限り低温で）に浸し、瓶内の空気を膨張させ開瓶を試みた。幾度かの試みの後に栓と点眼瓶に何ら損傷させることなく分離することができた。直ちに瓶内にメタノールを注入して、わずかな薬液の残滓を溶解して研究室に持ち帰り分析に供した。

これは昇廸に眼科医シーボルトが贈った眼科用薬瓶であるから、残滓はアトロピン系アルカロイドを主成分とした液剤であろうと予測したことに始まる。溶液は高速液体クロマトグラフィーにて分析した。調査は先に緒方洪庵の薬箱に残されていた莨根を化学分析した時の条件を若干変更した。

結論からいえば、主たるアルカロイド成分としてアトロピンを検出することができた。

アトロピンはナス科植物に含まれるアルカロイドで、鎮痙薬として今日でもきわめて重要で広く利用されている。結晶としては光化学上、左旋性（l-）であるヒヨスチアミンの形で植物体中に存在するが、製剤化の抽出過程で容易に右旋性（d-）を示す光学異性体が生じて溶液中では両型が混合した形になる。このことをラセミ化したとする。このような光学異性体の混合体がアトロピンと呼んでいる。それゆえ、薬瓶の残渣が光学的な混合体であるアトロピンであるのは不思議なことではない。なお、薬効の発現にはl-体（左旋性）の化合物が重要であって、d-体（右旋性）はほとんど効能はないとされている。

同時に、副アルカロイドについても分析を試みたが、薬瓶の残滓からはほとんど何も認められなかった。なお、残滓を溶媒を瓶中に滴下した直後には若干の白濁を確認したが、直ちに無色透明となった。

薬瓶は先に示した日記にある通りであるならば、持参していた薬液は欧州で製薬されたものである。ところが一九世紀には、すでに欧州でベラドンナは資源的に危機的な状況にあった。それに代わる物としてシーボルトは帰国後、日本特産のハシリドコロを日本産ベラドンナとして欧州に広く紹介している。とすればその後日本から大量に輸出されていたハシリドコロの根から製した物である可能性を考慮しなければならない。

昇迪がシーボルトの再来時（安政六年＝一八五九）に面会したことを示す記録は承知しないが、再来時は長期の滞在であることから面会は皆無であったとは言えない。それでも、昇迪が残したシーボルトから贈られた点眼筺は、シーボルトが文政六年に初めて来日した時に持参した物であると判断している。このことにこだわるのは、一八五〇年代半ば以降、我が国の医薬品の供給事情が大きく変化したことがある。

ベラドンナとハシリドコロは副アルカロイドを化学的に分析することで判別が可能である。点眼薬の調査結果はスコポラミンの存在を否定していた。アトロピンに較べてスコポラミンは化学的に安定性が劣るとされている。それも液剤での保管であったことからすれば、変性している可能性を否定できない。その一方で洪庵の薬箱の中に莨根があった。これは日本産のハシリドコロの根を砕片しただけであって、ほぼ原形で保存されてきたとしてよいだろう。点眼瓶中の薬剤は液剤で渡来品であって、同一に論じることには無理がある。スコポラミンが変成するのかどうかを含めて、変成のことの確認はいまのところできていない。早計であるとのそしりを覚悟で、現時点では薬瓶にはベラドンナの抽出物があったと判断している。

(3) 点眼篦と点眼棒

シーボルトの薬篦の調査を終えた今、薬液以外のことでどうしても触れておかねばならないことがある。それは薬篦中に残された一本のガラス棒のことである。

土生玄昌がシーボルトから薬液を分与されながら、父親の眼前での開瞳試験に失敗したことは先に記した。しかし、シーボルトが改めて土生玄碩父子の眼前で行った再試験では開瞳に成功している。この事由については、玄昌が投与した薬液の量が十分ではなかった、と私には思える。シーボルトが玄昌に分与した薬液量が少なくて有効量を投与できなかったとか、薬液の真贋のことではなかったと思う。従来、我が国の伝統的な医療は漢方であり、薬剤は薬煎液の飲み薬か膏薬（眼膏を含め）としたものであって、水薬を外用することは眼科においてはなかった。とすればいきなりベラドンナエキスを入手しても適量を投与することができただろうか。適切な器具や道具はなかったはずで、滴下などによる微量を投与できる術はなかったはずである。

伊東昇迪が受けた点眼篋には一本のガラス棒が残されていた。点眼篋には五本の細長い器具が納められていたようで、底敷きの羅紗の面にはかつて収納されていたと推測される細長い棒状の押し痕が確認されたが、残されていたのは一本の細いガラス棒（長さ七・五センチ、径〇・四センチ）だけであった。このガラス棒は図13に示す通りである。先端に丸い球が付着したガラス棒は薬液に差し込むだけで容易に薬液を付着させ、溜め込むことができる。ガラス棒を傾斜させるだけで薬液は滴下する。単にずんどう型のガラス棒では、液を溜め込まず、滴下できるほどの薬液がガラス棒に残ることはない。

　薬液の残滓の溶解液を採取中に、ガラス棒をメタノール溶液で洗浄した。液中には黒化した小さな塊が落下するのを認めたが、研究室に一晩放置しておいたところ、翌日には溶解していたことを確認した。この塊の溶解液のチャートは先の瓶の液の分析結果と近似していて、塵埃など異物は確認できなかった。これは薬液成分が付着したまま乾燥固化し、ガラス棒に付着したものと推測している。

　土生玄昌に限らずとも、当時の眼科医達が、このように工夫されたガラス棒を知ることはなかったはずである。薬液を与えることではシーボルトの手順と違いはなかったと思う。しかし、彼らの手持ちの道具では実際にはほとんど薬液の滴下はなく、効力発現には十分な量は投与されなかったはずである。当時の国内にあって、このような工夫をこらしたガラス棒が使用されていただろうか。眼科領域での文献・史料については承知していないが、伊東昇迪が残した点眼ケースは、道具の面からもきわめて貴重な情報を与えているように思う。

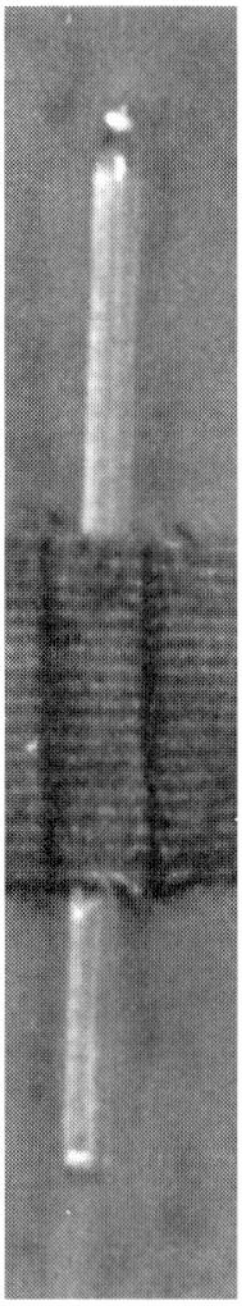

図13　シーボルトが蔵した薬篋中のガラス棒

　先に示した伊東玄朴がシーボルトから受けたスポイトは、再渡来時の一八六〇年代には欧州では普通に使用されていて、洗眼などに大量の薬液を流すことができるものであろう。それでは微量の薬液を滴下することはできない。細管のガラス管が利用されるにはガラス管の製造や加工の技術の進展が必要であった。点眼をするのには、残されていたようなガラス棒が利用されていたのである。このようなガラス棒や細管が我が国で用いられるのは明治以降のことであり、管径の細いキャピラリー管となればさらに時代は下る。

点眼棒について小川剣三郎は、銀製点眼棒は中国での眼の施術器具であると紹介している[16]。この点眼棒は化膿局部を押して排膿するようにできているが、薬液を滴下するための道具ではない。シーボルトの点眼棒の特徴は、くびれた球の溝に薬液を溜めることができ、溜めたまま棒を患部（眼）の上で斜めに傾けることで、薬液が滴下し薬量は微量にしてほぼ一定となる。近年の点眼棒は両者の長所を併せ持つ構造となっている。詳細は割愛する。

⑷ 点眼篦の調査の反省と課題

アトロピンは一八二三年に初めて化学的に単離されて明らかにされた。この時期とシーボルトの来日の時期に時間的なずれは少ない。とすれば、化学的な性質も判らぬままに点眼液は製剤化されたのだろうか。

一七〇〇年代の後半に、薬には精があってそれが効果を発現する上で重要なのだとする考え方が広く認められていた。その薬の精を凝縮させるために各種の手段が講じられていて、有効成分を濃縮したり、その純粋の結晶を得る技術へと進展した。フランスのゼルチュルナーによってアヘン中のモルヒネの薬効やその作用とともに化学的な研究の成果が公表（一八〇七年）され、それをきっかけに、薬物中の有効成分の化学的な検討が各国で進められ、薬物化学の華々しい時代を迎えている。シーボルト自身は自らが持参した薬瓶の組成について、実際にはどの程度のことを承知していたかは判らない。しかし、欧州においてはベラドンナの抽出物を液剤の形で使用することが普通であったのだろう。ではその溶液の製剤技術はどのようであったのだろうか。

今回の調査において、失敗も犯している。調査開始時には薬液の組成のことを念頭にアルカロイドの有無にばかり眼を奪われ、薬液（溶解液）のことまで考えが及ばなかった。それで、三級アルカロイドであるアトロピンの存在の有無を念頭に、薬瓶から溶出することを考えてメタノールでいきなり抽出してしまった。ベラドンナのアルカロイド類は通常では水には不溶である。メタノールを使用したのはそのためで、結果として初期の目的は達成できた。しかし、一面において失敗もあった。それはアトロピン類の溶解液の性状を探る手がかりを失ってしまったからである。一般的にはアルカロイドはそれ自体が塩基性（アルカリ）である。人体に直接応用する点眼液である以上、溶解剤は有機溶媒のみではなかったし、水液としてもアルカロイドを可溶化するような強い水素イオン濃度（pH）を示す液ではない。

当時の製剤技法での再現実験は行い得ないが、その一端でも、との思いから数種のトロパンアルカロイドを混合し、水や水と有機溶媒の混液中に溶解して、各種の条件下で変性を誘起した。経過した時間が百八十年余であることに較べれば試験時間は十分ではないにしても、スコポラミンの変性は生じていないと判断している。薬瓶の溶媒が何であったかは判らない。

この点眼筐の瓶の薬液は、当初から欧州産のベラドンナ根から得たアトロピンを主体とする薬液であったが、かなり高度な製剤技術を既に実用化していたと推測している。

四　幕末の大黄製剤ウルユスの分析

宝暦七年（一七五七）に田村藍水が平賀源内の勧めで江戸で最初の薬品会を開催して以来、諸国産の薬品やその原料の流通が活発化した。大坂でも享保（一七一六～）の頃から医薬品の普及が進み、いわゆる「売薬」と呼ばれる製剤の販売が隆盛となっている。売薬の歴史は古く、いつの時代に現れたのかははっきりしないが、古代には寺院で製造された薬物が信徒達に参詣の証として手渡されていた。やがて著効が知られるようになると、都市での拡販の対象となった。薬品も他の経済商品の流通の拡大と時を同じくして大衆の間での評価の高まりを受けて、やがて売薬として流通機構の中に組み込まれ、簡便に入手し得るものとして一七世紀末頃から広く普及した。

そんな幕末期の売薬にウルユスがある。

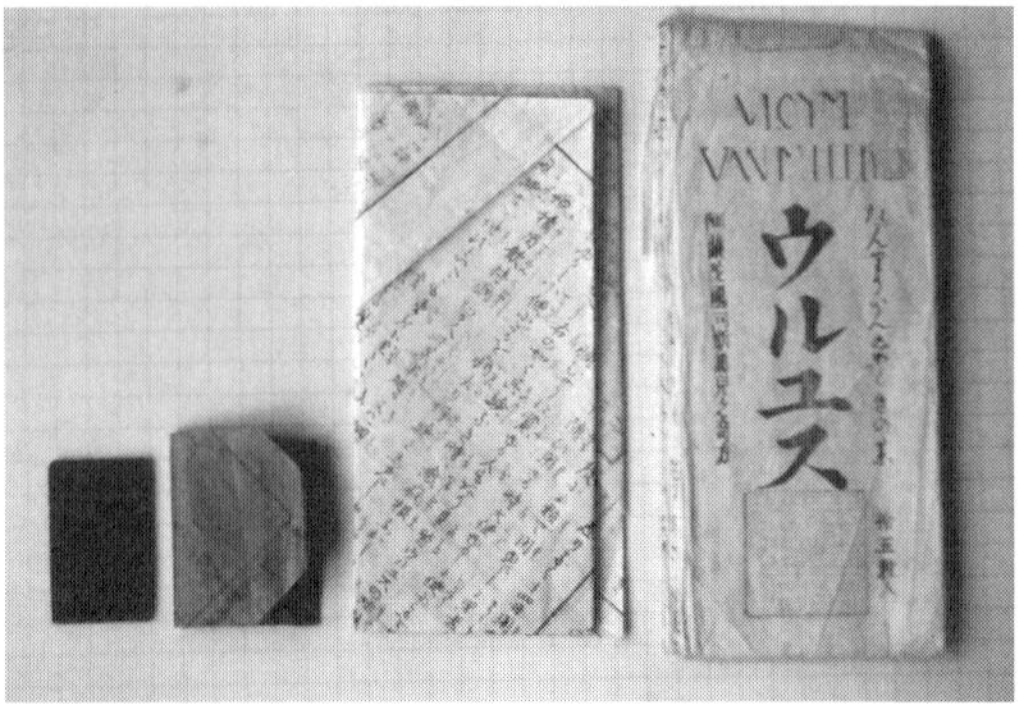

図14　ウルユス製剤(左端)と包装紙

(1) ウルユスとは

ウルユスとの洋風の名を持つ売薬の現品が現在に残されている。江戸時代における蘭方医療や西欧知識の浸透は、外来語による宣伝効果を期待して薬品名をカタカナ書きとするなど、時代を表すものとして持て囃されたのだろう。そして、それに附属した引札には蘭医の回斯篤児（ヘストルと読んでいた）の処方による製剤としている。(17)

薬名の由来がオランダ語にあるわけではない。発売時期も明らかではなく、一八世紀末から一九世紀初頭のことと言われる。包装を兼ねた効能書には瀉下、排泄を主な効果とする製剤であると記されている。また、ウルユスはヘストルの奇方というが、そのような医者や人物がその頃の日本にいたかどうかは判らない。薬の由来にはヘストル以外に、泉州堺津の廻船問屋・高田屋嘉兵衛により紹介されたとする巷の噂話が『甲子夜話』の一節に「文化年中官用にて蝦夷地へ遣わされしとき、鄂洛斯（ロシア）在留中に伝へられし、留飲を下す薬にして、我邦に於ては官許を得て売薬とせり」とある。伝来は文化年間（一八〇四～一八）ということであるが、寛政四年（一七九二）この時期、根室では対ロシア通商交渉に関与した漂流民の話や蝦夷地開拓が始まっていた。それだけに蝦夷地に対する好奇心が高まっていた時期である。噂話として宣伝に利用したのかもしれない。宣伝用の看板は数種が知られているが華美な物が多く、米・ニューイングランドの博物館所蔵のモースの収集資料にあるウルユスの看板や、数多く現存するウルユスの看板などには金文字が描かれ目立つものである。しかし、看板が華美になりすぎたことから、幕府は看板に諸種の制限を加えられ、天保二年（一八三一）は金銀箔金物の使用禁止、同一一年（一八四〇）には用の令（嘉永六＝一八五三年に再通告）などの触書が相次いでいる。この種の看板の一つ、蘭字のないウルユスの看板に少なからず影響があったのだろうが、実態はわからない。とにかく、宣伝効果を意識していたことに違いはない。

(2) ウルユスの分析

ウルユスは一枚の薄板状の薬剤で一五片を一枚となるように刻み目をつけていた。この種の型が普通のようで、中には三二片、六五片を一枚とするものもある。表面は黒褐色で比較的固く、内部は若干黄褐色を帯びている。服用に際しては砕いて量を調節してもよい、との指示もある。

分析結果だけを示しておこう。百五十年も保存されてきたウルユスではあるが、主成分はアントラキノン配糖体を主とすることが判った。粉末や色調、香りなどから大黄を主薬とする製剤であることは容易に推測された。アントラキノン誘導体の含量は表4に示す通りである。製剤の露出していた表面部の成分含量は内部に較べてやや低いが、薬効に関与する配糖体成分の多くは残存し、良好に保存されている。また、分析結果からは、大黄のみからなる製剤であることが判った。大黄の主な効果は便秘に伴なう各種の症状を改善することで、漢方では「溜飲、宿食を胃、腸の蕩滌によって結毒を通利する」として利用されてきた。ウルユスの効能書の文とよく一致している。

ウルユスの服用方法として、その中包に「朝三粒、昼三粒、夜三粒怠りなく十四日用ゆるを一回りと定む」、「症重きは一度に五粒づつ用ゆべし」と、その服用量の加減を指示してある。これによると所定の一日量は約三グラムに達し、効果が認められない場合は最大五グラムを服用することになるが、その同量を大黄として服用すると、瀉下効果を期待したものであるとしても大黄の処方量は多くても一～二グラム程度で十分であることから、過剰量であるように思える。

表4　ウルユスの主な化学成分

成分名	含量(%)
センノシドA	0.32
センノシドB	N.D.
アロエエモジン	0.44
レイン	0.18
エモヂン	0.27
クリソファノール	0.20

漢方薬を処方するとき、配合する薬の種類が少なければ作用が強く、多くなると効果は緩弱になるとされている。室町時代も終わりの頃に活躍した曲直瀬道三（一五〇七～九四）は、投薬した薬の効果を早急に上げたければ配合する薬種の数を少なくし、症状の変化に応じて順次変化させるべきであるが、そのためには薬の特性を熟知しておく必要がある、との記事が当時の医書にしばしば見られる。家庭薬である売薬は配合する薬種の数を多くしている。本来薬方は患者の症状の変化に応じて変更する必要がある。それでは医薬の専門家でなければ対応できない。処方をたびたび変更しなくても幅広く対応できるように、配合には主たる薬効では同じでも、異種の薬種を配合して個々の薬量を少なくすることは、結果として弊害（副作用など）を小さくすることでもある。道三の解説の通りであろう。売薬に限らず、一四～一七世紀初頭の漢方医は比較的多くの薬種を配合した処方薬を好んで投薬していたが、やがて、江戸時代中期には古方派と呼ばれる医流の復興とともに、少ない薬種で治療するほうに傾いていった。このことと民間の売薬とは直接には関係はないが、江戸時代の漢方医で、幕閣にあった多紀元堅（一七九五～一八五七）は、無知の愚民は常に一、二味の単方草薬を用いてよく奏功し、費用を省いている。これは誰もが悦ぶべきことであろうが、村落の賤民は身体が剛健で毒に耐える腸胃を有するので加療も必

要としない。しかし、元気がやや衰えている者、貴人の如きは害となるから注意しなければならない……としているのも、当時の医療の在りようを解説していて興味がある。ウルユスがそんな時代の考えまでもを反映しているとは思わないが、庶民の間に根強い人気を持って迎えられていた。使用が簡便なことにあったのだろう。

なお、同類の伝承薬で名を変えたものを各地に見るが、それらの分析調査はほとんど行っていない。

（1）米田該典『洪庵のくすり箱』大阪大学出版会、二〇〇一年、二〇〇四年再版。『日本薬史学雑誌』第三一号（一九九六年）九六・一〇三・一七一・一七四・一七八頁、同第三二号（一九九七年）一七八・一九〇頁、同第三三号（一九九八年）三五・三九頁

（2）富士川游ほか編修『杏林叢書』上巻、一九二四年、思文閣出版、一九七一年復刻
緒方惟勝と緒方洪庵とは血縁関係はない。惟勝は一九世紀初め、讃岐（香川県）から備前（岡山県）に来た医者で、蘭方医療を学び、学者としても活躍した。明治以降子孫は大阪にて医を生業としている。『杏林内省録』は広く知られ、大正・昭和期に活字化して出版されている。

（3）貞松修蔵編・刊『厚生新編』、一九三七年。原書はフランスのショメール著で、デ・シャルモット蘭訳補、日本語訳は馬場貞由・大槻重質ほか五名の名が記されている。

（4）緒方洪庵記念財団 除痘館記念資料室編、思文閣出版、二〇一五年

（5）東徹『佐久間象山と科学技術』思文閣出版、二〇〇二年

（6）日本新薬社史室編・刊『ミブヨモギ栽培史』、一九八六年

（7）内藤記念くすり博物館提供、信州大町にて保存。

（8）『日本薬史学雑誌』第三二号、一九九七年、一九〇頁

（9）薬界では植物名はカタカナで、薬物名を漢字で表してきた長い歴史がある。我が国に最初に渡来した大黄の原植物はカラダイオウと呼んだが、生薬の唐大黄と発音が同じことから、薬や植物の関係者間でも混乱がある。現在では植物名

はカタカナで、薬物名は漢字でと使い分けている。ただ、薬物の公定書などでは薬物名の題箋はカタカナとしていることから、漢名を持たない洋薬が増え混乱が進み、当事者以外には判りにくい。教育現場でも混乱しているが、是正の動きはない。

（10）甘草（欧名ではリコリスなどと称する）の束がピラミッドの中から大量に発見された事例もあり、西洋においても古来薬物としての評価は常に高い。洋の東西、時代を問わず甘草を利用し評価してきた歴史は長い。

（11）Yoneda et al. *Natural Medicines*, Vol. 52, 1988

（12）シーボルト『日本誌』、原書は一八三五～七〇年に発刊、一九三一年に植物文献刊行会から縮刷影印版が刊行。本書ではそれを用いた。

（13）伊東栄『伊東玄朴伝』、玄文社、一九一三年。八潮書店、一九三三年復刻。

（14）東京科学博物館編・刊、一九三四年

（15）引用文の括弧内の伊藤祐彦氏は伊東昇迪の孫である。

（16）『日本眼科学史』、吐鳳堂、一九〇四年

（17）著名なオランダの名医で、我が国でも広く知られていたヘイストルの名を借用したのだろう。

第四章　宝物を彩るもの——織布・紙に見る——

はじめに

我が国に伝存する財物に織布や紙類が数多いことは特徴である。その材質は動植物の繊維であって、それらの多くは共通して何らかの彩色が施されている。庫内には「朱」「銀泥」「丹」「雄黄」などの無機性色素材が現存していることは早くから知られていた。しかしその一方で、庫内の彩色財物の多くは植物、動物などに由来する有機性色素でもあることも知られていた。そのことは献納帳に記された財物に「蘇芳染……」と題箋される例とともに「蘇芳」（北倉一二一）と題箋する木片の束が伝存していることから気になっていた。「蘇芳」については第一次調査での結果が報告されている。それを読むとき、なんとなく納得できなかった。そこで、第二次調査で改めて「蘇芳」を検討することとした。その詳細は後述するとして、有機性色素材については多くのことが明らかではない。

正倉院事務所では所蔵の染布の機器分析が続けられ、その詳細は『正倉院紀要』に相次いで報告されている。最近の報告でも、染織布に臙脂を用いていたことを明らかにしている。[1]

第二次調査にあって、筆者が調査した「薬塵」（北倉一三五）の中に茜根、紫根、刈安、山梔子、榛実、榛類の乾燥葉などが存在することを確認した。それぞれの量は多くないことから、何らかの理由で実用された残りのものを保存したとは思えない。庫内にはこれらの染色材が入庫したことを記す文書はないようである。どのような目的や経緯で庫内に伝存するのかは判らない。ただこれらすべてに共通していえることは、古来染色材として繁用されたもので、精査した限りではすべて国内で産したものばかりであった。まるで染色材の標本を見るようであった。それらのうちいくつかについて分析調査を行ったが、茜根と紫根の二点について詳述する。

一　古代の天然色素材

天然の色素材は染料と顔料に大きく区分される。染料は主として動植物類から得られる有機化合物で、溶媒に可溶なものとし、顔料は主として鉱物・鉱石類から得られる無機化合物で溶媒には不溶なものとしている。彩色や染色の対象となる材質は、植物素材としては木質材・植物繊維などで、動物素材としては獣毛・皮革・蛋白繊維などである。

画軸や調度類の中には動植物材を無機顔料で彩色し、無機素材を有機染料で彩色したものなどがある[2]。また洞窟などの岩絵や古代墳墓の内壁画などは無機質の顔料を使用した例がほとんどである。ところが、我国では岩盤の構造や気候の特質から、画材を岩壁に固着させるには糊材や漆喰などを用いてきた。その固着材は膠や布海苔などの有機素材が多い。染料と顔料を併用したり混合した財物となるとさらに数多くが知られている。財物を彩る色料は変色や褪色していても視認できることが多いが、その変化を理化学的に検討した報告は少ない。庫内には色素材の原材料が保存されていたことから、その材質を調査し検討した[3]。

(1) 古代の赤色素

庫内の宝物には赤く彩られた物が少なくない。宝物を彩る色素料は顔料・染料を含め、植物・動物・鉱物に由来するなど多様である。赤や類似の色を呈する色素材に限っても表1のように各種のものが使用されていた。

たとえば、紫鑛はラックカイガラムシの賛成する分泌代謝物で、今日ではシェラックと呼ばれ、ワックス（蝋）の原料としているが、『新修本草』には既に赤色素材として利用することを記している。今日では副成分であるラッカイン酸の構造を持つ化合物はラックダイと称して紅赤色の色素材として利用している。

紫鑛は明礬で赤く発色する特性があり繁用されてきた。この色素部分を遊離して綿糸や厚手の紙に染み込ませ、利用の便を図ったものが綿臙脂であるとされている。庫内には「烟紫弐拾枚」とか「烟子」「大烟子」と記す文書がある。別称としての「燕紫」「焉支」などの名も記されていることからともに綿臙脂のことと推測している。庫内には烟子や臙脂と考定できる物は見つかっていない。「紫鑛」は当初は六〇斤が献納されている。その後の検量で減量との記録はない。現在も献納当初とほぼ同量が保存されている。

表1　古代の赤色素素材

植物性素材	動物素材	鉱物素材
蘇芳（紅木、曽米紀）	**紫鑛**	朱丹・辰砂
茜根（阿加弥、茜草）	ケルメス	鉛丹
紫根（紫草）	臙脂	**銀朱**
紅花（久礼奈為、末摘花）		石黄（雌黄）
臙脂		弁柄
山梔子		朱土・赤土

ゴチックは正倉院に素材の現物が保存されているもの

古文書に記載される臙脂の数量の単位が「枚」であることから、紙または織布などに濃縮した色素成分を染み込ませた色素材では、との見方もある。しかし、「種々薬帳」では「檳榔子」などの薬物の量を表記する単位として枚としているように、「紫鑛」も枚と記していることから、臙脂もそう記したにすぎないであろう。なお、臙脂は鉱物染料であったとしてベンガラ（弁柄、紅殻など）を充てる見解もあるが、鉱物のことであったとは考え難い。

織布の中には紅花で染色された例が多いことも報告されている。紅花で赤染するには様々な操作が必要で、紅花をどのように加工し、どのようにして染色したのかまでには及ばないが、紅花で染色した財物が庫内に多数存在することを明らかにしている。
一方で、古代の烟子や臙脂は紅花に由来するとの見解もあるが、報告では臙脂と紅花の違いも明らかにされているのはありがたいことである。

(2) 彩画の素材

色料には各種の素材が使用されているが、それらに求められるのは彩色基材に固着することである。水溶性の色料は水分の除去によって概ね接着させることができるが、新たな給水にあうと容易に溶離する。色素料の利用史において水溶性の色料を使用することは最も遅いとするのが一般的である。水溶性でない色料は顔料、岩彩、岩絵具などと呼ばれるが、多くは鉱石・鉱物類などの無機素材であって水洗などに遭遇することはない。このことは、直視するままの色調が維持されることでもある。[4]

色料を分類すれば次のようになろう。

顔料は水や各種の有機溶剤に不溶で、無機性と有機性に区分できるが、大半は無機性顔料である。

色料の分類大概

- 色料
  - 顔料
    - 無機色素
      - 天然――岩絵具
      - 人工――絵の具
    - 有機色素――レーキ顔料（植物性色素を石灰などの無機原材料に吸着させたもの）
  - 染料
    - 動物由来色素
    - 植物由来色素

顔料を固着させたり、混合するためには溶剤または拡散剤が必要で、植物油等を利用するのが一般的であって、「密陀絵」と呼ばれる一群の絵画技法に見ることができる。その一方で、伝統的な固着材や接着材には米・豆等の穀類、布海苔などの海藻類、漆等の樹脂類、膠等の動物由来物が使用されてきた。

さらに同様に接着剤を使用したものに漆喰がある。漆喰の組成は時代によって違いがあり、概ね炭酸カルシウムを主成分とする生物素材を利用しているが、後には鉱物素材からも得ることが多くなっている。しかし、炭酸カルシウム自体には粘性はなくそれだけでは互いに接着することはない。そのため、基盤とする漆喰の強度を得るためには、接着剤を使用する必要がある。漆喰を大量に使うことで、しばしば目にするのは大寺院の壁材である。この時、仏教で求める浄性から、動物由来の物は基本的に避けられ、植物性素材に依存してきた。しかし、動物由来の膠の固着能が優れていることは既に広く知られていた。その事例として正倉院文書の天平宝字元年（七五七）九月二六日付「奉写経所解申請応絵軸用度事」には、

応用紫十二斤　　雌黄二両

金漆二合　　阿膠三斤小

画師三人　漆工一人　瑩生一人

との記録がある。阿膠は驢馬や鹿などの動物から得る膠質材である。その名は正倉院文書中にしばしば見られ、古来薬材とするだけでなく、接着料として幅広く利用されてきた。阿膠を得る動物種を驢馬や鹿としたが、時代によって変動がある。今日では薬用とする阿膠は大半を二種の動物から得ている。一半は驢馬等のやや大型の動物の皮革、骨格、筋繊維素などから得た粗抽出物で、他半は亀や鼈の類から得ているが、ともに多くを輸入に依存している。

膠は動物組織を構成する蛋白質などからなる高分子化合物で、化学的には比較的安定し、変性の少ない化合物

である。蛋白質は動物種によって組成に違いがあり、物性も異なる。膠の物性などについての研究報告が近年とみに増加している。先の二種の阿膠は画材としては粘度が高いことから、用に臨んでは粘度の低い膠が求められる。膠の粘度が種によって違うことは、由来する動物種や利用部位によって蛋白質の組成が異なることや、製造調製時の技術的な違いによる。保存に際しての時間の経過や環境の変化（温湿度など）によって諸物性値が経時的に変化していることで、変質や変成を繰り返すことは推測されている。たとえば、表面に塗布された色素剤が変色している事例の多くは何らかの変性を生じており、その影響によることは予測されるが具体的な報告事例はない。

量の多寡に限らず膠を得ることは多くの動物種で可能である。現在市販される膠類には兎膠、魚膠、鹿膠、牛膠、生麩膠、膃肭臍膠、その他があり多様である。これらの名称は元来素材とする原動物の名称であるが、現在では名称と基原が一致するとは限らない。

さらに好事家の要求に応じて製された膠類も少なくない。丁寧に調査をすればさらに多種の膠が使用されていることだろう。常に入手可能な膠種は限られる。現場では数種の膠を混合、調製することで適度な粘度とすることを知っていた。膠を混用している事例は少なからず知られている。蛋白質やアミノ酸を分析することで基原動物の種を特定することは可能である。

しかしながら、機器分析の結果だけで原動物の種を決定するのには基礎となるデータの蓄積が少ない。さらに保存の視点からは単独種の膠質だけでなく、複合された膠質についての経時変化のことなどほとんど研究は進んでいない。

二　染色材の調査

蘇　芳（北倉一二一）

(1) 現状と保存

「蘇芳」と題箋される材が長短あわせて三束ある。「種々薬帳」をはじめ、その後の曝涼帳にもその名はなく、入庫の経緯は明らかではない。現存量は一・三キロ余である。材の最長は七四・八センチ、最も太いものでも径三・五センチの細長い木片で全体は紫褐色〜暗褐色を呈し、表面のところどころに赤褐色や濃い赤味を帯びた部分が認められる。第一次調査においても検討され結果が報告されている。それによれば、「蘇芳」には色素類は認められず組織形態も紫檀とは異なるとして、「正倉院の蘇芳は今日の蘇芳木と同じ原植物に因る品であるが、年数を経てその含有色素がまったく変化したものと断定する」としている。

正倉院には宝物名に「蘇芳染……」と記された調度品が多数伝存している。その宝物を外観するとき多くは紫色を帯びた赤褐色の色調を示している。このことから蘇芳の色素は化学的には何らかの変性があったとしても、「蘇芳」が色素類を失ったとすることは承知し難かった。同時に、「蘇芳」の表面に帯状になって確認できる濃赤紫色のことも気になっていた。

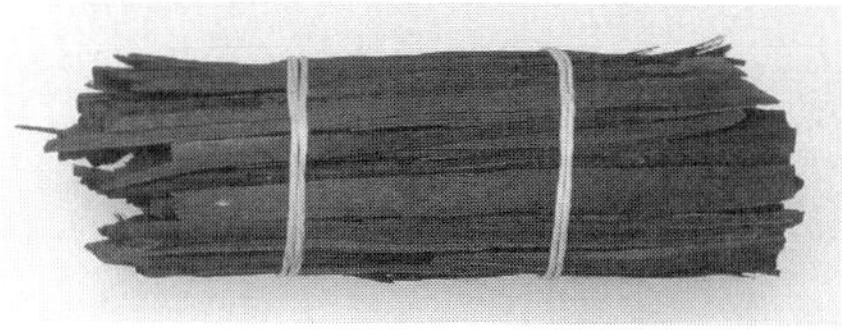

図１　「蘇芳」材の束

(2)「蘇芳」の材種

試料（Ⅰ・Ⅱ）は「蘇芳」と題箋する束の中から抜き出したもので、長さ七・〇センチ、〇・七×〇・八センチの方柱形で、材は重質で横断面は紫黒色を呈し、密に実している。全体は紫褐色でところどころに赤味を呈する部分があり、外観からは赤色部分は何らかの色素が塗布されたようで、表面に確認できる色素が剥脱したり、何らかの変成をしたものではない、と判断した。さらに、近縁の材と比較するために中国産蘇芳（Ⅲ）、タイ産蘇芳（Ⅳ）、中国産の紫檀（Ⅴ）、黒檀（Ⅵ）を併せて試料とした。

この結果〔後掲表2〕から、「蘇芳」は本来の蘇芳ではなく、着色部分のみが蘇芳の色素である可能性が推測された。色素の判定には材中央部（Ⅰ）と赤色部分（Ⅱ）から試料を得たが、確認には抽出分離して精査することが必

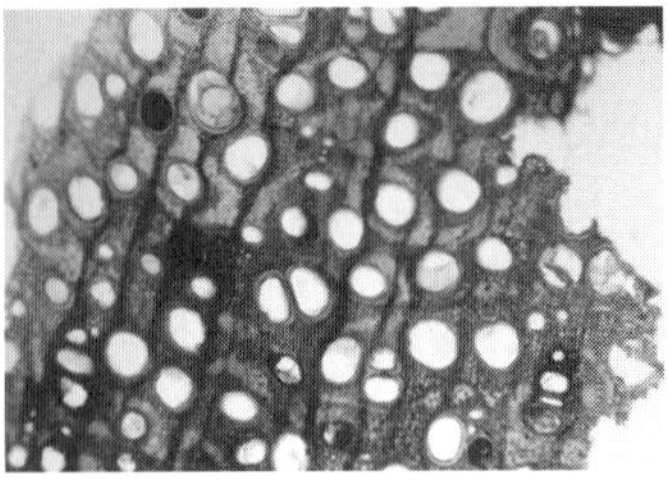

図2　真正の蘇芳の組織構造

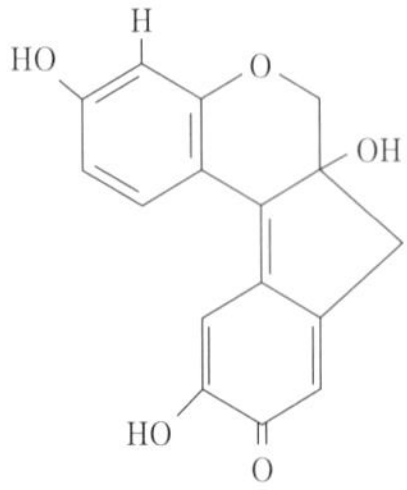

図3　ブラジリンの化学構造

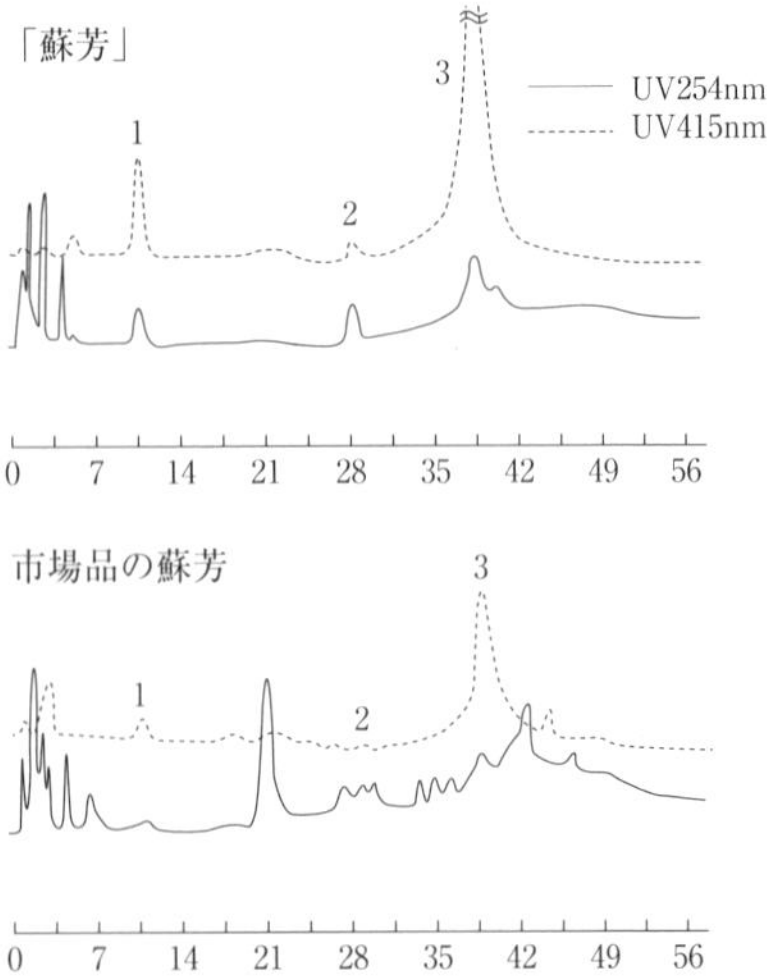

図4　「蘇芳」色素の分析図

要である。供試しうる試料は僅少であったことから、TLC（薄層クロマトグラフィー）、HPLC（高速液体クロマトグラフィー）を用いて定性的に確認することにとどめた。

「蘇芳」の材の部分(Ⅰ)からは現今の蘇芳と共通するピークは認めなかったが、試料の(Ⅱ)と(Ⅲ)には共通したピークが見られ、それぞれの紫外部吸収スペクトルもよく一致した。その(Ⅰ)の表面着色部分には現今の蘇芳と同一の色素が含まれていることを確認した。「蘇芳」の材(Ⅰ)の抽出液からは褐色の色素を検出したが、現今にあって、入手可能な蘇芳に一致する物はなく、TLC、HPLCのパターンやチャート図〔図4〕からは紫檀(Ⅴ)と近似していた。

次に木材部を組織学的に検討した。「蘇芳」(Ⅰ)は現代の蘇芳(Ⅲ、Ⅳ)とは木部組織（道管、木部繊維、木部柔細胞など）の分布の様子は異なり、(Ⅰ)は紫檀(Ⅴ)と近似していた。第一次調査では「組織形態も紫檀とは異なる」としていることから、形状が近似する紫檀、黒檀、降真香と組織学的に比較したが、いずれとも一致しなかった。紫檀は東南アジアの広汎な地域に産し、その原植物には数種がある。紫檀として使用するすべての試料を入手できず比較試験を行えなかったことから原植物の種の決定にはいたらなかった。

(3)「蘇芳」の色素

着色部分(Ⅱ)を掻き取った後、メタノールに溶解してTLC、HPLCに付した。「蘇芳」では有色の一スポットであったが、新たに入手した蘇芳では二スポットであった。ともに蘇芳の色素であるブラジレイン（非配糖体）とブラジリン（配糖体）であることを確認した。このことから、長期の保存中に色素が変質したと推測した。新しい蘇芳から得た抽出液を室温で三か月放置した後TLCで分析を行った。その結果、時間の経過とともにブラジリンのスポットは小さくなり、ブラジレインのスポットが大きくなることを確認した。

表2　「蘇芳」と関連材の抽出溶剤と色変化

抽出溶剤	「蘇芳」中央部（Ⅰ）	「蘇芳」赤色部（Ⅱ）	中国産蘇芳（Ⅲ）	タイ産蘇芳（Ⅳ）	紫檀（Ⅴ）	黒檀（Ⅵ）
MeOH 抽出液	橙	淡黄	橙	黄	橙	橙
酢酸 Mg	—	赤	濃赤	赤	—	—
HCl	—	赤	濃赤	赤	—	—

（—：変化なし）

このことから、長年の保存期間中にブラジリンが変性（酸化）してブラジレインに変化したのであろう。蘇芳によって彩色された調度類は、当初の赤から紫褐色を主とする色調に変化すると推測している。

ところで、着色塗布には他の色料を併用した重ね染めや、混合染めの有無も考慮しなければならない。赤色には黄色色素材を併用することが多い。奈良時代には紅花、山梔子、黄蘗、刈安を、平安後期にはさらに鬱金などを用いて交染していた事例が報告されていた。交染や他の色素料の重ね塗りなどの有無についても検討したが、「蘇芳」からは蘇芳以外の色素成分や他の色素材の特徴成分を確認することはなく、また他の色素の分解物と推測できるような化合物を認めることもなかった。

したがって、供試した「蘇芳」はスオウ（マメ科）を基原とする蘇芳木ではない。材の表面に確認された赤色部はブラジレインであって、蘇芳木を特徴づける色素成分であることは、材の表面に蘇芳の色素を塗布するなどの着色加工を施したものであることを頷かせる。

以上から、「蘇芳」の中には本来の蘇芳木ではなく、紫檀などの加工材に蘇芳の色素を塗布着色したものであることが明らかとなった。「蘇芳」の材種については一次調査の報告とは異なった結論となった。調査は第一次調査と同じく「蘇芳」の束の中から一本を取り出したもので、すべての材を調査していない。第二次調査では、弱拡大視で全試料を外観したが「蘇芳」として束をなす材は共通していて、真正の蘇芳木ではなかった。このことから、庫内に保存されていた調度品で破損などによって生じた木材のうち、蘇芳で染色された材を束ねて、「蘇芳」として保存してきたものであろう。なお蘇芳を直接加工材とした例は承知していない。

紫　鑛（北倉一二三）

(1) 現状と保存

「種々薬帳」に、

紫鑛　　六十斤并帒

と記されている。

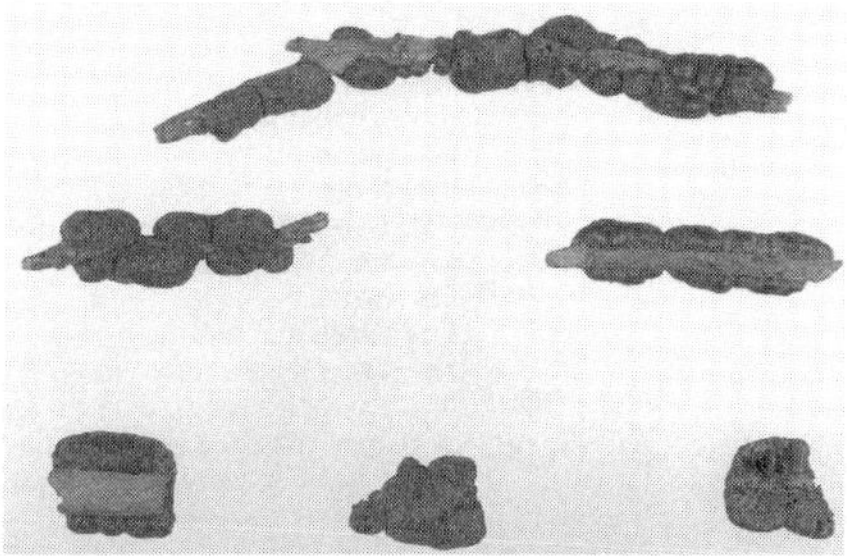

図5　「紫鑛」

「紫鑛」は奉献後、約六十五年後の弘仁一三年（八二二）に八斤四両が出蔵され、東大寺での灌頂行法に用いるために「行法之所」に与えられたとの記録がある。これが斉衡三年（八五六）までの公式記録に残る「紫鑛」の唯一度の出蔵である。現在、「紫鑛」は八・六キロが伝存している。

近代になってから、紫鑛が庫内に存するか否かに関して検討されたことがあった。明治四一年（一九〇八）『宝器主管目録』（『正倉院御物目録』）が作成されたとき、当時の担当者は、代々の曝涼帳やその他の正倉院文書に記す紫鉚は「紫鉚」（北倉一一三）であって帳外品であるとした。その結果、「種々薬帳」の「紫鑛」は亡佚とされてきた。

昭和二年（一九二七）に提出された『薬物整理始末書』には「紫鉚一袋八六三〇グラム。換算二貫三百一匁強、右献物帳（種々薬帳）薬物六十種以外のものにして『宝器主管目録』に紫鉚壹袋とあるもの即ち是なり。納庫の由来詳ならず。従来納器なし。今整理して新袋に包み、新造玻璃蓋箱壹合に納む」とある。このときも現存するものは「紫鉚」であって、「紫鑛」は亡佚としていた。(5)

第一次薬物調査では、伝存する「紫鉚」は薬帳の「紫鑛」であろうと推測して、調査はその確認から始めている。その根拠としたのは『新修本草』巻四に見える、紫鑛を紫鉚樹から得るとの記載である。当時の人々は紫鑛と紫鉚は異種のものとしていたのだろう。しかし、紫鉚のことはすでに『名医別録』に記載があって、そこには音曠とあり、さらに宋代の『証類本草』では紫鉚を注して「鉚音鑛」と記しているように、中国では鉚は鑛と同音同意の文字として混用されてきたことも判断材料であった。本草考証のこともあって、紫鑛と紫鉚は同一物であるとし、「種々薬帳」の「紫鑛」は従来別物とされてきた「紫鉚」であって、現存する「紫鑛」(北倉一一三)と同じものとして、帳内品に移行した。

(2) 紫鑛について

紫鑛は、現在も中国南部から東南アジア各国で採取され、ワックス料や染色料として多くを輸入している。中国産の紫鑛は中国では紫梗とか紫草茸と称するが、我が国では伝統的に花没薬と呼ばれ、『正倉院薬物』でも花没薬と記されている。紫鑛は和名であるが、中国産のものに限った名称である。紫鑛は薬物の公定書では蝋成分はセラック、またはシェラック、さらにはラック蝋などと呼ばれている。また色素成分はラック色素、ラックダイなどと呼ばれて今日では広く利用されている。ちなみに花没薬の名は香料として知られる没薬(ミルラのこと、カンラン科の低木の樹幹から分泌する樹脂を乾固した物で、中東・アフリカなどに産する)と外観が類似することから名付けられたのだろうが、それぞれは別物である。

庫内の「紫鑛」は微小昆虫のラックカイガラムシ類による樹枝上の分泌物である。その虫種は現代品と同じくラックカイガラムシ（*Laccifer lacca*（KERR）ラックカイガラムシ科）で、現今のシェラックの基原昆虫である。「紫鑛」には寄生蜂の幼体が遺存していたことから「紫鑛」はラックであることは確認した。基原虫の分布は広くインドからベトナム、インドネシア、そして中国南部に及んでいる。ラックカイガラムシが寄生する樹種はトウダイグサ科の *Bridelia* 属、*Phyllanthus* 属を主としてマメ科、クワ科、ムクロジ科など多くの樹木の枝に寄生することを東南アジア各地で視認している。なお、「紫鑛」には幼若枝が付着しているが、寄生していた樹種の確定にはいたっていない。

正倉院文書に「烟紫弐拾枚」とか「烟子」「大烟子」と記したものが納入されたとの記録がある。それは臙脂のことであろうが、庫内には伝存する関係物がないため、それ以上のことは判らない。

古くからの臙脂が色素料として使用されていたことは疑いはない。国内の美術史料館や博物館で厚手の紙や、綿塊に染みこませた臙脂を見ることがある。厚手の沪紙などに色素料を染み込ませて、方形や円形に裁断して数十枚を単位として広く提供していた。現在でも少量は国内で生産されているようだが、筆者が視認した多くは過去の産物であって、臙脂の現状は承知していない。

ちなみに現在では、ラック（花没薬、紫鑛）は天然蝋の原料とすることが主な用途である。

(3)　紫鑛の化学

ラックの主な赤色素はラッカイン酸A、B、Cである。色調は鮮烈で調度類の染料として好まれるが、明礬の添加によって、より赤く発色することが知られている。紫鑛から色素類を分離するのは容易である。

一方で、今日ではラックから化学的に分離精製した色素で、純度の高い結晶（ラックダイ）が市場に供給され

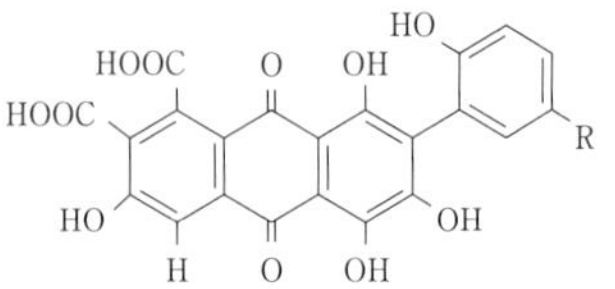

ラッカイン酸A　R=　$-CH_2-CH_2-NH-COCH_3$

B　R=　$-CH_2-CH_2OH$

C　R=　$-CH_2-CH(NH_2)-COOH$

図6　「紫鑛」の色素

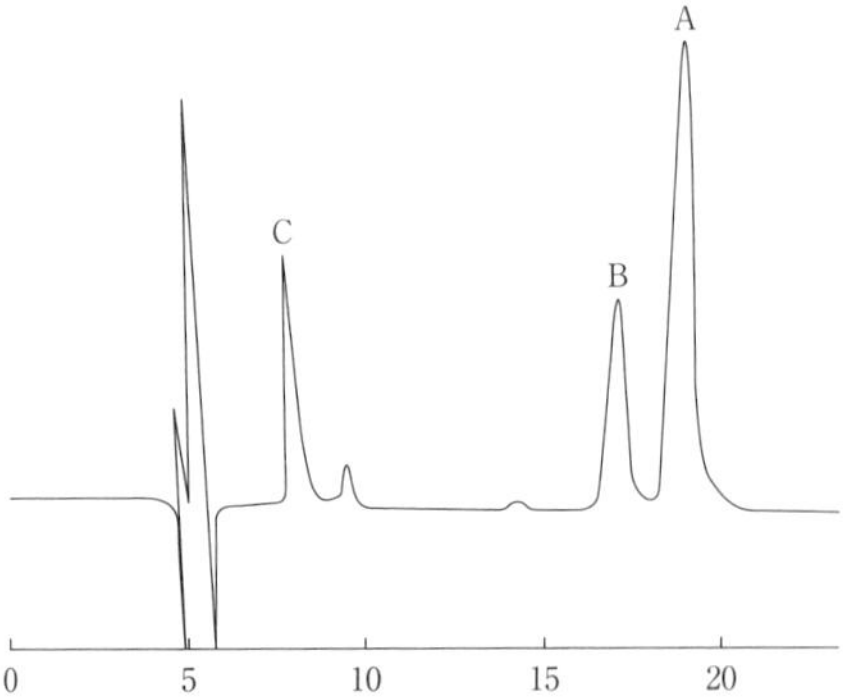

図7　「紫鑛」色素分析例

ている。結晶はラッカイン酸A～Cで、個々の発色は微妙に異なっている。ラッカイン酸には共通して極性を示す官能基が多い。それぞれを分離することは以前には困難なことであった。近年では分離技術の進展で比較的容易に単離精製できることから、紫鑛の色素を分離して精製し、純品として市場に供給されているのだろう。

　ラックダイを古代書画の修復に際して応用が可能かどうかを検討したことがある。古代画幅の修復を専門とする研究者と、まずは溶剤（水）による色調の変化について検討した。それぞれの地域で採取した井戸水では溶解した時に変異は認めなかったが、上水道水を用いたところ地域によって色調が大きく異なり、中にはラッカイン酸の溶液とは思えないほどの違いとなる事例を経験した。水道水を蒐集する地域を広げて試験をしたところ、色調は地域（水道水）によって大きく変動することを確認したが、その原因については不明である。このことから、シェラックから精製した色素による染色、彩色には溶剤に注意を払う必要がある。同時に色素を混合するだけでは元の色調を復元することは難しい。それ故、混合体としての臙脂を求める向きが少なくないことは理解できた。

　「紫鑛」からはラッカイン酸A～Cのすべてを分離確認することができたが、各々の含量は現今のラックに較べてやや少ない。現在東南アジア各地から入手したラックは産地によって色素の組成が微妙に異なっている。昆虫の種の違いが産地の違いと対応することはしばしば認めることだが、基原昆虫種に違いはない。各地からラックを集め、組成と同時にラックの色素成分が保存中に変成するか否かを検討した。

現在の紫鑛は産地に対応してラッカイン酸の組成に違いがあることから、東南アジア各地から集めたラックを比較のため色素を分析した。詳細は割愛するがラッカイン酸の組成比は異なっていて、「紫鑛」はインド産ラックに近似していた。第一次調査では「紫鑛」はタイ産と推測しているが、その根拠は不明である。ただ、保存による色素の化学的な変性のことを検討していないので、ここで得られた結果だけでは判断できないが、タイ産と限定することもできない。

茜　根（北倉一三五「薬塵」の中）

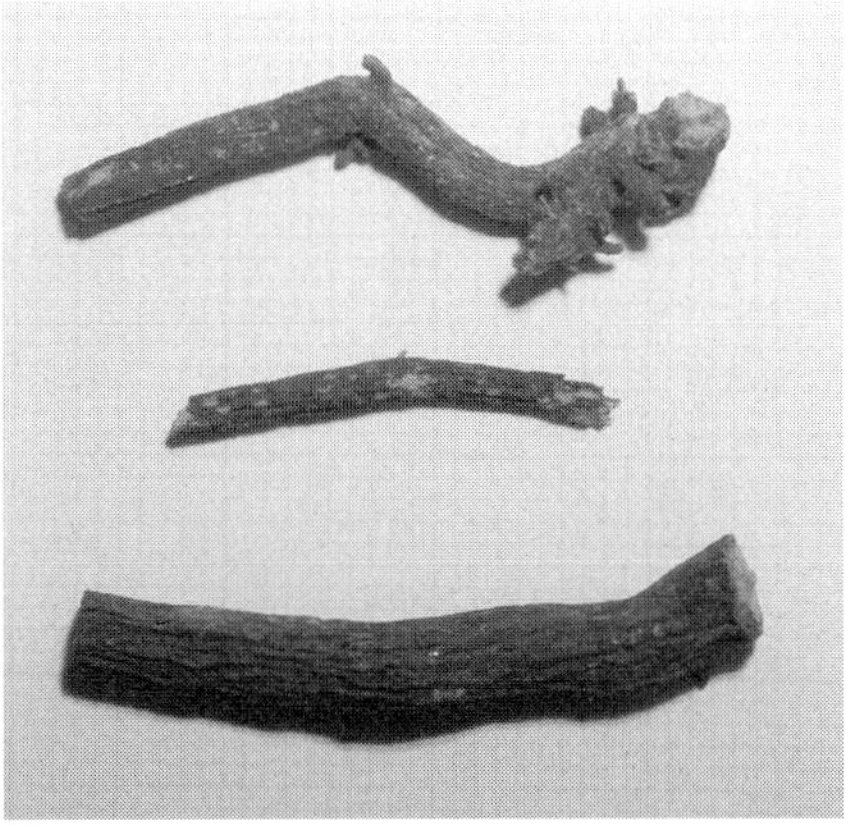

図８　「茜根」

(1) 現状と保存

「薬塵」中に、外観からは明らかに茜根（アカネの根）と判断される植物根がある。

茜根の基原種はアカネ科アカネ属アカネなど数種が知られ利用されている。アカネ属には世界中で六十余種があるが、染料植物として実用可能な種は一〇種を超えることはない。ただ、ユーラシア大陸西部に産するセイヨウアカネは元来はインド地方に自生分布する種で、紀元前後にはすでに欧州に生苗が伝えられ、各地で栽培し利用されてきたようで、遺伝学からも確認されている。また、中国産茜根として利用される種に数種があるが、現時点では分類学的に明

表3　「茜根」の色素成分

	色素成分	R_1	R_2	R_3
1	アリザリン	OH	H	H
2	プルプリン	OH	H	OH
3	プソイドプルプリン	OH	COOH	OH
4	ムンジスキン	COOH	OH	H
5	ルビアヂン	CH_3	OH	H

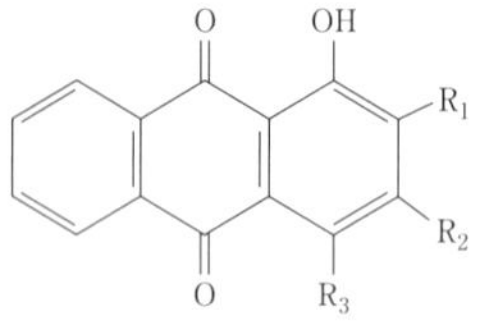

図9　「茜根」色素の化学構造

らかではない。

種の特定には植物の組織形態から判断することは可能であるが、微量の試料では植物種の精細な決定には困難なことが多い。そこで、化学成分を分析することを主とした。結果として庫内の「茜根」はニホンアカネの根であることを明らかにした。

正倉院には鮮やかな緋の絁《あしぎぬ》をはじめ、赤染された織布類が多種残されている。その織布にどの種の茜根が用いられたかをめぐって、きびしい討論があったようだ。昭和二〇～三〇年代に行われた調査において、古代の染色布で茜染めの染色材として用いられたのはセイヨウアカネ（西洋茜）の根であるとする見解と、ニホンアカネ（日本茜）の根であるとする見解の違いがあった。

調査は織布の外観の調査から理化学試験を行っている。報告からは調査方法にはなんら問題はない。勝手な推測は許されないが、古代から各地に伝存される衣裂れの数は多いが、供試できた試料は限られていたはずで、供試した試料にどのような関連があったのかは判らない。試料を違えてそれぞれ独立して行った試験であるならば比較はできない。それぞれの結論を肯定し、多くの宝物の中にはそのようなものもあったとしておきたい(6)。

なお、過去の調査記録には、庫内に伝存する「茜根」についての記録はない。

表4　各地産茜根の主な基原植物と含有色素成分

産　地	日　本	中　国	インド	欧　州
基原植物	*Rubia akane*	*Rubia cordifolia*	*Rubia tinctorum*	*Rubia tinctorum*
成　分	2、3、4	1、2、4、5	1、2、4、5	1、2、4、5

(2) 茜根の化学

日本産アカネの色素成分は一九二〇年代に化学的な検討が始まり、その後、多くの人々によって調査が進められ、色素の化学構造はアントラキノン型であることが判明した。その結果を踏まえて、分離分析することも進み、アカネ属植物は種によって色素成分の組成に違いがあることが判明した。

「薬塵」中から発見された「茜根」について化学的に分析調査を行った。色素類の確認は色素成分の標準品と比較した。

「茜根」の比較試料としては欧州、インド、中国および日本国内で得た生薬や染色原材料の市場から得た。なお、中国の生薬市場では外観の異にする数種の茜根を得たが、基原は確定していない。さらに生植物として、日本国内の各地に野生するアカネの根を兵庫県と岡山県内の地域に限定し、時期を変えて採集し、同時に宮崎県、鹿児島県をはじめ各地の野生株を採集し試料とした。なお、宮崎・鹿児島で得た株はオオアカネ（*Rubia hexaphylla Makino*）の根であったが、色素組成には変異を認めなかった。

分析結果は表4の通りである。欧州産は日本産や中国産と違って1および5を確認できる。1はアリザリンで5と同様にセイヨウアカネにのみ見られ、ルビアチンであろうと推測したが、標品の入手が叶わなかったので比較はしていない。2はプルプリンでニホンアカネの主成分である。4はムンジスチンであった、なお分析チャートではこれらの成分以外にいくつかのピークを見たが、抽出液をアルカリや酸を加えた試液では消失することから、これらは1～5の配糖体化合物であると推測した。「茜根」にはアリザリン(1)、ルビアチン(5)は全く確認できなかった。これらのことから、「茜根」はニホンアカネの根で日本産の茜根である。中国産の茜根には数種があり、その中には日本のアカネと形態的にきわめてよく似るが、色素成分の組成は異なることから、日本産アカネとは区別できる。それでも保存中に色素成分が変化し、組成も変わるのでは、との疑問から、様々に保存条件を変えて試験を行ったが現時点では変成を認めることはなかった。また、「茜根」から得た分析チャートと現今の茜根のチャートに注目すべき違いを認めないことから、現時点では色素成分に関しては変質、変成はなかったと判断している。

ニホンアカネの色素は不安定であるとされてきた。それは日本産の茜根の色素の成分組成は採取時期や産地によって変動するからである。ニホンアカネは全国の山野に広く自生するが、密生することはない。野生株からまとまった量の根を確保するのには広範な地域から集めざるを得ない。性状、成分の組成などを揃えることは難しい。現在では、アカネの栽培が国内各地で行われているが規模は小さい。その一方で、明治以降、セイヨウアカネの種苗が導入され、根の収量が多いこともあって各地で栽培による生産が行われ、今日では逸出した株が半野生状態に広がり、時にニホンアカネと混乱しているのを見る。一般にセイヨウアカネは六つ葉、ニホンアカネは四つ葉として地上部の形状から区分されるが、根の形状や色調などは生育状況によって変化することから、外観から判別するのには習熟が求められる。市場においては明瞭に区別され、通常混同されることはない。また、現在まで交配を疑うような株を確認したことはない。

紫　根（北倉一三五「薬塵」の中）

現状と保存

「薬塵」中に、外観からは明らかに紫根（ムラサキの根）と判断される植物根がある。

紫根はムラサキ科ムラサキ（*Lithospermum erythrorhizon*）を基原とする薬種である。日本では関東以北に多く、東北アジアでは比較的普通に見ることができる。根の外表部は紫色素を含み、紫色染料として利用してきたことから、現在では野生品を見ることは少ない。近年栽培によって生産された紫根が供給されている。栽培には播種後数年を要するが技術的にはさほど困難ではない。しかし、多くの地域では容易に罹病することから、栽培が可能な地域は限られる。現在の生産は北方寄りの地域に偏っている。植物種が同じである限り、国の内外を問わず、形態・成分組成などに大きな違いはない。

現在、紫色の染材として日本産の紫根のほかアルカンナ、セイヨウムラサキ、軟紫根（新疆紫根）、中国産紫根などを市場で見る。海外にあっては貝やウミウシ等の動物性紫色材を用いることもある。これらの染料源は日本産のムラサキ（紫根）とは形態とともに、色素成分やその組成が異なることから、色素成分のみを指標とした分析でも容易に判断できる。

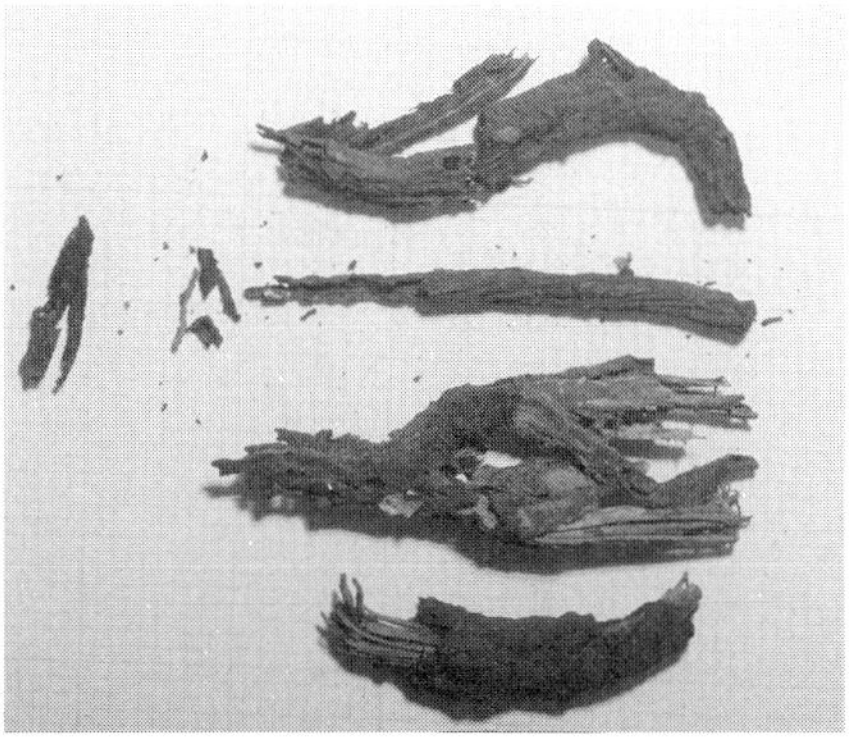

図10 「紫根」

「紫根」はムラサキの根であることを化学的にも確認した。同時に永年の保存にもかかわらず、紫色素に変化を認めなかったことから、「紫根」の色素は化学的に安定で、永年の保存にも変質していないと判ったが、色素の変化のことまで調べられなかった。

なお、原材料の市場での紫根は、以前は野生・栽培にかかわらず日本に自生の株から得ていたが、近年では中国北部から野生株からの採取品、次いでそれらを栽培して得た紫根がもたらされている。これら二種は植物分類上は同種である。その形状、性状には野生と栽培との違いはあるが、色素成分の組成は近似している。紫色素の定量値は栽培株ではやや少ない。染色などでは配慮が必要かもしれない。

なお、鉱物性素材は第二次調査の対象品ではなく、以下の物について視認による調査を行ったので、記録として残すことにしたが、多くは第一次調査報告の枠を抜け出るものではない。

その他の植物性色素料（北倉一三五「薬塵」の中）

「薬塵」の中に茜根、紫根の他に山梔子、刈安、榛葉、栗実、矢車実などが伝存している。それらは我が国に産する伝統染色材で、特に黄色、褐色の染色原料では……と推測したが、個々の量は少なく、染色に用いた残渣とは考えられない。しかし、宝物の修復や製造などに関与する人々への教育用見本であったとすればどうであろう。正倉院の宝物の管理は時代に応じて変動があって、歴史的にはいくつかの組織が司ってきた。都が奈良にあった八世紀には造東大寺司が実務において果たしていた役割は大きかったようである。正倉院宝物については修復などにも大きく関わっていた。造東大寺司では教育上使用する見本や素材であったとしたらどうだろう。このことは宝物の献納の趣旨に関わるため、勝手な推測は許されないが、庫内の香薬の調査を進める上では気になることである。

先に挙げた素材は色素材ばかりで、用部だけが残されている。素材の適否は外観からの判断だけが求められるが、それが可能なほどに原形をとどめている。

正倉院宝物の多くに国産の素材が数量ともに多種多様に用いられていたことは、戦後途絶えることなく行われてきた特別調査（材質調査）で多くが明らかになっている。庫内に伝存する香薬は単一の種からなる原材料であって、「種々薬帳」に記す薬物のほとんどは素材でもある。多くの香薬はアジア地域にとどまらず中東、南方諸島など中国以遠の各地から渡来したものであろう。その結果をそのまま完整された財物の産地にまで及ぼすことはできない。宝物の多くは多種の素材を組み合わせて完整しており、その素材の多くに国産の材を見るように、内外の素材を巧みに組み合わせて工作している。しかし、完整した宝物のほとんどは多種の素材を巧みに組み合わせて作製されたもので、素材は国内外に産するものが少なくない。それだけに国内で産した財物が多いのではないだろうか。

銀　泥（北倉一〇三）

現状と保存

「銀泥」と題箋される紙包みがある。紙上には「銀渥上定十五両三分二朱」と記されているが、本紙は天平時の紙と判定されており、(7) 現在約九〇グラムが残されている。「種々薬帳」にはその名はない。第一次調査では、「銀泥」は化学分析の結果、銀九四・一七％、金一・一四％、銅〇・八四％、その他に王水に不溶の成分があることが明らかにされ「少量の金および銅を夾雑する銀粉である」と結論づけられている。

銀泥は彩色材料として用いられ、「全浅香」に付された「牙牌」の文字は銀泥によるとされていることから、第二次調査の際に「銀泥」を実視し、外観の確認をした。

銀泥の名は歴代の本草書には見られない。類似の名称は漢代の本草書『名医別録』に銀屑の名があり、そこに記載されている性状から銀屑と同じであろう。銀屑は鎮静、鎮痙薬として薬用とすることもあるが、「銀泥」は薬用として納庫したのではないだろう。銀屑の製法には薄く延ばした銀箔を水銀と処理して作るアマルガム法や直接銀塊を破砕する方法があるが、「銀泥」には水銀を含まず、珪酸塩が含まれることから直接製粉化したものであろうと推測されている。追加調査をする必要を認めなかった。

丹（北倉一四八）

現状と保存

古代の鉱物性の赤色色素材としては丹がよく知られる。丹には鉛化合物の鉛丹と水銀化合物の朱丹がある。正倉院には「丹」と題筆される鉱物が保存されている。橙赤色の粉末で、一二八裏、あわせて一〇一・八四六キロが残されている。色調によって上中下と区分されていたようで、裏の表には「上丹」「中丹」「下丹」などの等級と斤数が記されている。「鉛丹」は、四三酸化鉛よりも一酸化鉛の方が多く含まれている。赤色が最も強くて、四三酸化鉛の量が一番多い「上丹」でさえ、その量は二五％程度で、残りのほとんどは一酸化鉛（密陀僧）である。

鉛丹の製法として、鉛を溶融し、六〇〇度で空気を通すと黄色（密陀僧）になり、さらに長時間加熱すると赤色の四酸化鉛（鉛丹）になる。この四三酸化鉛の含有率の大小が「上丹」「中丹」「下丹」の区分と対応するはずである。それでも現在の鉛丹に較べれば、「鉛丹」はいずれも四酸化鉛の含量は低く、一酸化鉛（密陀僧）のまま残存している。同時に鉛丹は容易に酸化鉛に変質して変色する。鉛酸化物は古代には痔疾や金創ほか治療用の膏薬などの基剤であった。現在の日本では鉛酸化物を薬用とすることはほとんどない。鉛の酸化物には表5の五種が知られている。

その他に、鉛化合物で炭酸と結合した炭酸鉛がある。水に不溶で、熱水中では容易に塩基性炭酸鉛に変化する。顔料の鉛白のことである。陶磁器の釉薬とされ、古代にあっては漆喰や白壁の塗材として用いられていた。顔料の変色事例として、中国の敦煌幕高窟や高句麗遺跡の墳墓などの壁画の事例が知られている。これらは千～二千年もの間ほとんど変色することなく保存されてきた壁画で、発見された時には全体は明るい色調であったという。

表5　鉛丹（酸化鉛）と各種鉛化合物

一般名	組成	組成　Pb：O	色調
酸化鉛	Pb2O	2　：　1	暗灰
密陀僧	PbO	1　：　1	黄
鉛　丹*	Pb3O4	1　：　1.3	赤
三酸化二鉛	Pb2O3	1　：　1.5	赤黄
二酸化鉛	PbO2	1　：　2	褐色

Pb3O4＋ O2→3PbO2　＊光明丹ともいう

しかし、開封後程なく人物の顔をはじめ多くの部分が茶褐色に変色したという。この時用いられたその彩色顔料は鉛丹であることが明らかにされた。このような変色の事例は高句麗の墳墓の壁画においても確認されている。

これらは、化学的には紫外線によって表5の下部に示すような反応が生じたことで、現在の壁画を確認する限り、開封によって壁画が紫外線に曝され、鉛丹が一酸化鉛に変質した結果であることは十分推測される。変成後の顔料の分析は、しばしば報告されている通りである。

「種々薬帳」には鉛化合物の一種である「密陀僧」八斤一〇両が献納されたことが記されている。密陀僧は黄色を帯びた化合物であるが、鉛丹の製造時の原料であって、加熱することで容易に赤変することが知られている。献納から百年後の斉衡三年（八五六）の調査記録には「密陀僧」の名はない。この時までにすべてを鉛丹に加工して在庫しなくなったとも推測されるが、その頃にはすでに密陀僧を加工して丹を製造するまでもなく、丹の入手は容易になっていて、朱丹の利用が拡大していたことから、鉛丹はそれほど必要はなかったのかもしれない。

朱・辰砂（北倉一三五「薬塵」の中）

現状と保存

朱や水銀などが献納されたとの記録はない。しかし、「辰砂」と題箋された赤色の小塊が一点存在する。

辰砂は水銀化合物の一種で、庫内に水銀が伝存するとのことは既に中尾万三が指摘している。奈良時代の水銀の利用については、大仏の金鍍金の際に大量が使用されたようだ。さらに古代寺院に限らず公共の建物の外装にも朱（水銀化合物）を塗布したとされている。

水銀は古くから薬用とされ、伊勢の軽粉は特産品として知られ、昭和四〇年頃まで生産されていた。その現場を見学した経験がある。しかし、古代の水銀は不老不死の薬として評価されていた。「種々薬帳」には水銀やそれに類する名はない。「薬塵」中に「辰砂」の小塊が一点あるが、医薬用であったとは考え難い。現在朱は水銀を主とするが、当時の朱は水銀のみではない。朱を化学組成から分類すれば次のようになる。「辰砂」は天然物ではあるが、人為的に加工されたものである。

朱の化学組成分類

- 朱
  - 水銀朱
    - 人工水銀朱（人工辰砂）（「辰砂」北倉一三五「薬塵」の中）
    - 天然水銀朱（天然辰砂）
  - ベンガラ（赤鉄鉱）（「紫色粉」北倉一三〇）
  - 鉛丹（「丹」北倉一四八）

なお、「紫色粉」について、第一次調査では無機分析を行った結果、鉄、珪素、アルミニウムなどを含むことから、「太一禹餘糧」（北倉六二）の内容物であると推測し、ベンガラの一種であったとしていることに随った。第二次調査では、「辰砂」を実視し、確認しただけで、それ以上の調査は行わなかった。

雄　黄（北倉一一一）

(1) 現状と保存

「雄黄」の名は「種々薬帳」などの献納帳にはない。天平勝宝四年（七五二）の文書にはその名を見ると同時に、庫内に「雄黄」と題箋される小塊が包装紙とともに現存している。それと文書に記載のものが同一物かどうかは判らない。昭和二年（一九二七）の検査では「雄黄」は一五三・七五グラム（四一匁強）と記録している。

包装紙の年代は不明であるが、表には「四匁餘奇品」と墨書されていて、実際の重さとはかなり異なっている。その解釈について、『正倉院薬物』をはじめ各種の資料は、内容物が変わったのではなく四〇匁と書くべきところを四匁と誤記したのであろうとしている。「雄黄」がいかなる目的で入庫したのかは判らない。

(2) 雄黄について

「雄黄」は天然の鶏冠石で、硫化砒素（AsS）を主成分とする鉱物で元来は不定形であるが、図11のように卵形に加工成形されている。現在も鶏冠石を加工し整形することが一部で行われていて、筆者も幾度か「雄黄」と形状・大きさでほとんど変わらないものを中国で実見した経験がある。雄黄を美術品として加工成形することは以前から行われていたことで、第一次調査の報告書は、「雄黄」も美術品の一つとして伝世したものと思われる、

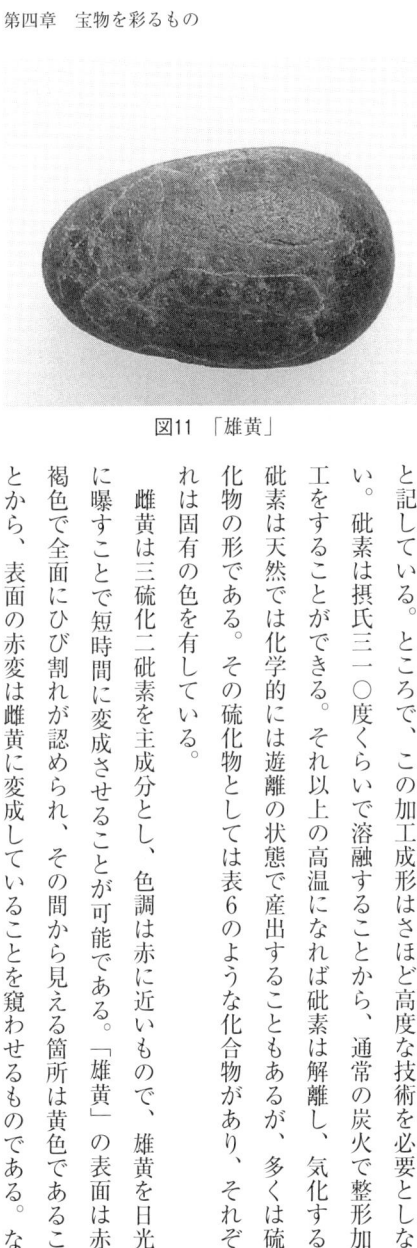

図11　「雄黄」

と記している。ところで、この加工成形はさほど高度な技術を必要としない。砒素は摂氏三一〇度くらいで溶融することから、通常の炭火で整形加工をすることができる。それ以上の高温になれば砒素は解離し、気化する。砒素は天然では化学的には遊離の状態で産出することもあるが、多くは硫化物の形である。その硫化物としては表6のような化合物があり、それぞれは固有の色を有している。

雌黄は三硫化二砒素を主成分とし、色調は赤に近いもので、雄黄を日光に曝すことで短時間に変成させることが可能である。「雄黄」の表面は赤褐色で全面にひび割れが認められ、その間から見える箇所は黄色であることから、表面の赤変は雌黄に変成していることを窺わせるものである。な

お庫内には雌黄とうかがわせるような物は確認されていないが、雌黄を購入したことを示す「買物帳」などの文書が残されている。

古代には砒素が不老長寿の薬物の一つとして信じられていた。比較的低温で自らの形状を変化させる雄黄や先の辰砂の類は、輪廻の具現化されたものとして崇められていたのであろう。中国の薬物や医療法を論じた『抱朴子』（三一七年）には、輪廻転生・不老不死の薬として金液丹がある。その主な配合薬は水銀や砒素、雄黄である。そこに記された処方製法に従って製剤化を試みたことがある。

原料となる鉱物類を鉱酸中に放置しただけのことであるが、数日を経たとき大きな変化が眼前に展開されていた。変化の経緯を記すことは煩雑になるので本書では割愛するが、容器の底には紅色の沈殿が生成した。それは水銀、砒素を中心とする化合物の混合体で、化学的に変成しているが、それ以上の調査は行わなかった。

表6　主な砒素の硫化物

名称	組成	色調	天然型	参考
三硫化四砒素	As4S3			
四硫化四砒素	As4S4	α型(赤)*	鶏冠石	雄黄
五硫化四砒素	As4S5	橙赤		
三硫化二砒素	As2S3	赤	石黄	雌黄
五硫化二砒素	As2S5	淡黄		

*α型：赤　β型：黒色　γ型：黄橙色

金液丹の名は平安時代の『竹取物語』にも登場する薬物名であって、不老不死への思いを仮託させるのに十分であった。砒素の化合物をして神仙思想への思いとを結ぶ具体的な薬物ではあるが、「雄黄」がそのような目的で保存されていたとは考えられない。

雌黄については、『夢渓筆談』（一〇八八年）には宮廷での公文書を書き損じたときには雌黄を塗布して訂正したことが記されている。ただ、中国では公文書に赤色紙が用いられることが多いことから、赤色の雌黄が訂正用とされたのであろう。我が国では公文書や写経紙に黄麻紙を用いることが多く、書き損じた時には雄黄の少量を塗布して修正していたように、「雄黄」は写経をはじめ各種の黄色用箋の修訂用色素剤であった。赤と黄と色調は違うが、使用した両色素は化学的にはほとんど違いはない。なお、正倉院文書の中には雌黄を購入したことを示す文書もあるが、同様の目的であったと思われる。

密陀僧（亡佚）

「種々薬帳」には、

密陀僧　八斤十両并壺

と記録されている。

庫内には密陀僧と想定されるものは確認されていない。「密陀僧」は天平宝字五年（七六一）に二斤四両が内裏に出蔵され、延暦六年（七八七）六月「曝涼使解」、延暦十二年（七九三）六月「曝涼使解」、弘仁二年（八一一）九月「勘物使解」にはその時々の点検、検量からいずれも存量は六斤六両と記録されている。天長三年（八二六）には衆僧病料として他の薬物とともに七両を施与した、との二度目の出庫の記録があるが、斉衡三年（八五六）六月「雑財物実録」には、なしと記録されている。

ところで、『新修本草』には玉石中品として密陀僧が収載され、「波斯国に産出する」との記文を拠り所に庫内の「密陀僧」も波斯（ペルシャ・現 イラン）近辺から来たとされている。密陀僧は稀用の薬で、本草書には爐底の別名があることを記している。爐底とは方鉛鉱や銀を含む銅鉱石から銀を取り出す過程で生じた残灰の中のもので、密陀僧は人工物であるとしている。以上のことから密陀僧は一酸化鉛であると理解されている。しかし、筆者の知る限りでは天然に一酸化鉛が産することは数少ない。

密陀僧の色調は淡黄色であるが、不純物の混入によって橙色の粉末となることが多く、さらにその色調は幅広く変化することが知られている。顔料として、欧米では淡黄色のものをマシコット、橙色に近いものをリサージと呼んで区別しつつ、混合もするなど顔料としての価値は今も高い。なお、我が国には金密陀・銀密陀という呼び名も別にある。色調から金密陀はリサージ、銀密陀はマシコットとなるのだろうが、鉛白を焼いて作るものが銀密陀である。金密陀は鉛と銀とを含む鉱物（たとえば方鉛鉱や、銀を含む黄銅鉱等の鉱石）から銀を取り出す際に生成する鉛の酸化物として区別している。

密陀僧を、荏胡麻油に加えたとすることがある。これは近代の油彩画で用いられる乾操剤（シッカティフ）に対応させることから生じたものであろう。仮に、乾燥のみを目的とするならば、一酸化鉛よりは二酸化鉛を用いた方がより好ましいはずである。さらに実際には、荏油は植物油の中では乾燥する性質が顕著で乾燥助剤の必要はなく、密陀僧などを用いた時は短時間に乾燥する。それだけに密陀絵に密陀僧の添加が行われたか否かのことが気になる。このことをうかがわせる事例に、時代は下るが次のような例がある。

密陀絵・日本の油絵

古代の絵画技法に密陀僧と名称がきわめて近い密陀絵と呼ばれる油絵技法がある。正倉院には「螺鈿紫檀阮咸」（北倉一〇二）、「密陀絵皮箱」（中倉四四七）、「密陀絵盆」一七枚（南倉三九）が保存されている。絵盆の多くの外表面には黒漆が塗られ、内表面には黄色顔料などで描画し、上表には油料が塗布されていることが確認できるが、それは絵画の保護のためであったと理解されている。その根拠は保存されている別の密陀絵盆の内表面の絵には油引きがなされていないことから剝落が甚だしく進行していることで、対比して理解されている。裏面には白色顔料を油で練って絵を描いたものや、顔料を膠で練って絵を描いた上で油引きする技法が応用されたものがある。前者の技法を施した物は密陀絵中四枚で、後者の技法のものが一七枚中一三枚を占めている。

これらの例から密陀絵における油引きは絵画の乾燥を防止し、保存の目的を達していることと理解している。しかし、密陀僧の配合があったのか、さらにはどの程度行われたのかは今後の検討を待たねばならない。木村康一・山崎一雄らは第一次薬物調査とは別に、昭和二五〜二八年に「密陀絵」の調査を行っている。密陀絵とは密陀僧を配合した油を絵画表面に引いたものとした旨を報告している。その確認は鉛化合物が紫外線照射で薄紫の蛍光を発することに依拠した検査であった[8]。

天然油は乾燥脱水し固化する性質があり、その難易度で乾性油、半乾性油、不乾性油と大別される。オリーブ油や胡麻油などは不乾性油と呼ばれ、乾燥しても固化することはない。亜麻仁油（リンシード油）や胡桃油は乾性油で乾燥によって固化する。展着剤として乾性油を利用することで油彩画は発展したのだろう。それは絵師や画工たちが経験から得たことで、油性についての知識の積み重ねであった。その密陀絵の技法は我が国にあっては、ほぼ千年以前に行われていた油彩画の一方法である。当時としては絵画技法というよりは工芸品の彩色技法とするほうが適切なのかもしれない。油絵技法には二法があり、一は天然油に顔料を加えて練り上げたもので描く油画技法で、二は絵画の表面に油を引く油引き技法である。しかし、多くの植物油は固化し難いとされている。それゆえ、乾燥を促進させるために油に乾燥促進剤を加えることが行われる。その促進剤が密陀僧であって、そのことが密陀絵の語源であるとされている。密陀絵の技法を施したものには法隆寺の玉虫厨子の側壁画をはじめ、正倉院御物の中にその事例がいくつか残されている。

三　染色材の保存と劣化

劣悪な環境条件下でなくとも、彩色財物を長期にわたって保存するとき、褪色劣化を視認することがある。染色材が有機物である場合は比較的短期間で確認できることが多い。彩色財物は多種多様な素材から成り立っており、保存にも多様な措置が必要である。色彩に限れば視認できることは①光沢の消失、②褪色、③変色、褐変化などであろう。

その変化の原因としては光（太陽光・人工照明光）・紫外線、熱・温度（太陽熱や気候の変動）、水分・湿度、細菌や昆虫、溶剤、大気や環境汚染物質、汚れや異物の付着などを指摘できよう。それは単独ではなく、複合し、相乗や相加によってさらに複雑になる。そして時には加速度的に劣化を招いていることから、褪色には保存状態とともに時間の経過を考慮する必要がある。

(1) 光による劣化

発色は光の反射、吸収に基づく物理的刺激に反応することで、同時に色素材は光によってわずかな化学変化を引き起こし、結果的に変退色を生じる。

光は物理的には一種の波動であると言える。波長の幅は広く、我々の生活環境で通常に存在するのは波長の短い紫外線から長い赤外線までで、その時発生している光の持つエネルギーは波長の異なる個々の光のスペクトルの総和として $\upsilon \times \lambda = c$（$\upsilon$：振動数　λ：波長　c：光速度）という式で表され、光のエネルギーは振動数に比例する。換言すれば、波長の短い光ほどエネルギーは豊富であることから、化学反応を生じやすく、変化変成を惹起し進行させることになる。このことは、自然界にあっては紫外線が劣化現象を招来する危険な光であるとしてよいだろう。短波長の光としてX線やγ線などは有名であるが、通常の環境下では存在しない光である。といって波長の長い光なら安全というのではない。望ましくない化学変化の進行が遅くなるにすぎない。

これらのことから、博物館や美術館においては、波長の短い光を発する光源を可能な限り避け、さらに強く影響する直進性を避けて間接照明法を広く採用し、同時に照度も低下させている。これらの課題への試みの具体化の例であろうが、素材が多種多様であるだけに、いずれも決して万能ではない。

以上のことから、色素の変退色の対策としては光を避けることを第一としてきたが、現場では同時に酸素、湿度、温度（熱）、環境汚染物質などの変化が加わった時には、劣化は加速度的に進行する。たとえば、空気の流通は酸素を供給することで酸化反応を促進させ、さらに湿気による水解反応が加わると、変色は一段と加速される。

紅花と茜染めの光による退色の調査報告がある。劣化の度合いを記す手段として、褪色前後の色調を色差計を用いて測定し、数値としている。それによれば、茜染めは紅花染めよりも堅牢であると報告している(9)。紅花が染料とされた歴史は古く、大量に用いられたにもかかわらず、紅花染めとする織布が残されている事例は多くはない。近年の調査から、正倉院宝物にあっては、染織布では折り重なって陰となっていた部分から紅花成分を確認したとの報告がある(10)。表層部分から確認していないのは色素成分が光によって変成したため、確認できなかったのだろう。

染めの対象材料である繊維の種類によって色素の固着や堅牢度は異なる。茜では綿布よりも絹布に染めた方が安定し、紅花では絹布よりも綿布の方が安定する。木綿などの植物繊維に応用された染料が光によって変退色するのは、酸化反応による変化であるが、絹布・羊毛などの蛋白繊維では還元反応となる。その違いは植物繊維は多糖類からなり、動物繊維は蛋白質からなるように、組成が全く異質であることに由来している。さらに紅花の主色素はカーサモンなどのカルコン誘導体であって、茜はプルプリン、プソイドプルプリンなどのオキシアントラキノン類である。それぞれの色素は異なった化学構造と性質を持っていることから、異なった結果となるのは理解できる。さらに加えるなら、織布の場合には汚れの付着も考慮しなければならない。衣類は実生活に根差したものが多く、汗などの分泌物が残存し付着することは避けられない。人間の汗中には微量とはいえ代謝による様々な有機物が含まれている。たとえば、蛋白質などでは分解して生じたアミノ酸やアルデヒドなどが財物にとって好ましくない化学反応を引き起こす。繊維類の保存には劣化に注目しておく必要がある。

(2) 灰汁利用の化学

染色において化学技術を巧みに利用した事例に媒染剤の利用がある。古代には媒染剤として①木灰を水中に投じて得た灰汁、②天然の石類や鉱物類の微粉末を水中に投じて得た液汁等が用いられてきた。組成は化学的には単純ではなく、不純物が多い。たとえば、明礬の主成分はアルミニウム塩であるが、ほかに各種の非金属イオンが多種含まれ多様な成分からなる媒染剤となるのではとされてきた。

染色は染液から別に準備しておいた媒染剤（金属塩）の溶液に漬ける。染料は水とともに繊維の隙間に溶解した状態で入り込み、その後金属塩と反応してレーキ塩（水に可溶性の染料を沈殿剤と反応させて、水に不溶とした有機顔料）を作り、それぞれの金属に応じて発色し、同時に不溶性となって染着する。たとえば、蘇芳は明礬で媒染すると鮮やかな赤色になるが、アルカリ性にして鉄分の多い媒染にすると紫色になる。古代の日本では、主に貯杆（木灰に注水後の上澄液）を使っていた。『延喜式 染色令』には染色材とともに色素剤でない三種の木材の名が記されている。木材は媒染用の木灰をつくるためのものであったとしてもよいだろう。三種の木材の原子吸光分析を行った結果が報告されている。

茜根や紫根の染色には木灰汁を用いてきた。木灰汁は単にアルカリとして種々の成分を溶けやすくしたり、色素の色を鮮明にするだけでなく、分析値からみたとき、含有する金属イオンが媒染作用を発する。たとえば、ヒサカキやツバキなどに多量に含まれているアルミニウムイオンはアントラキノン系色素をよく発色させる。木灰には多種の金属の存在が確認されているが、多くは微量であり、すべてが媒染作用に関与しているのではない。茜根では染色後空気酸化を経て助色団と呼ばれる官能基が発生して赤味が増え、色感を増している。

茜根や紫根の主色素は化学的に純粋な結晶の状態では水に不溶で、エーテルなどの有機溶剤にのみ可溶である。これらの色素は植物中では多くの場合、グルコースなどの糖類と結合した配糖体や、金属イオンと結合した錯塩となって、水溶性を保持する。また、中性の水には不溶であっても、アルカリ性水溶液には可溶のものは少なくない。そのため、樹木の灰汁（木灰の浸液はほとんどの場合アルカリ性を示す）などで液性を調整することで、色素類を水に可溶なものとして染色を行ってきた。日本の伝統的な染色技術である茜染めや紫染めの文化は、現実にはきわめて複雑な技術を案配しながら練り上げ醸成してきた技法である。

一方で媒染剤を必要としない染色材もある。たとえば、紅花での染色の場合、はじめにアルカリ性の溶液で染色後、クエン酸などの有機酸で染着させることが行われている。それは色素であるカーサモンがアルカリ液には可溶で、酸性液では固形化（沈殿）する性質に基づいている。天然有機酸の素材として古代から用いられてきたものに烏梅（ウバイ）がある。烏梅はウメ（*Prunus mume*　バラ科）の未熟果を燻製にして乾燥させたもので、クエン酸・酒石酸などの酸性化合物多く含み、それらを残したまま保存を可能としたものである。酸性染料はアルカリ液に可溶となって染着し、その後に弱酸性液に浸して染着し定着させることは知られるところである。色留めには弱酸液が好ましい。我が国の土壌で生育した植物の多くは、乾燥後に水で抽出した液の水素イオン濃度（pH）は3～5の酸性である。多くの場合改めて酸性溶液を使用する必要はなく、むしろ染色後に過剰の酸性液を除去するためには充分すぎるほどの洗滌が必要となる。

(3) タンニンと染色

植物は主色素以外にも何らかの着色性の成分を含む。染色に際してはその副成分の効果によって色調に幅ができ、色感として落着きや渋味が生ずるとされている。たとえば、茶の葉を染色に利用することは、タンニンによる褐色系統の染色が目的であるが、葉には黄色のフラボノイド色素が多種含まれ、それらが協同して独特の風味を持つ色調を呈する。しかも茶葉に限らず植物は含有する成分の種類や量など、組成は季節ごとに変動し、採取

表7　日本で黒染めに使用されてきた植物

原料	黒染の例
カリヤス	煎液に鉄媒染で黒染めとする
クロマメ	マメの煮汁
スギ	葉の煎液　淡黒紺色に
ヤマウルシ	葉の煎液
ヒメヤシャブシ	果実の煮汁
クルミ	樹皮の煎液を鉄媒染
カラコギカエデ	樹皮や葉を染料、コーモリ傘の黒染め
ナラ	樹皮、芽、果皮の煎液と鉄媒染
クヌギ	同右
ヤハズハンノキ	果実の煮汁と鉄媒染

時季によって染色の具合も微妙に変化する。タンニンは、絹や羊毛などの動物繊維、さらには植物繊維のセルロースとも容易に吸着する。茶葉で染色する目的は、タンニンによる染めにあるとしておきたい。

ところで、そのタンニンは植物の葉・幹・果皮など植物全体に普遍的に分布し、化学構造からポリ（多価）フェノールと呼ばれる一群の化合物で、加水分解によって没食子酸などを生ずる。分子量は数百から数十万にも及び、本来はほとんど無色の化合物であるが空気中では酸化などによって黄褐色から褐色になる。その性質は分子量の多寡に応じて変化があることから、その性質を利用したものに皮の鞣《なめ》しがある。

動物の生皮には分子量の大きなものから小さなものまで多種多様の蛋白質が大量にあり、そのまま乾燥させてしまうと硬化して、皮自体が脆弱となる。生皮中のゼラチンなどの蛋白質をタンニンと結合させて、高分子化合物として除去することが古来行われてきた。現存の皮革財物には鞣しが行われているとしてよいだろう。

タンニンは、色覚においてもいわゆる渋味を与える第三の染料として評価されている。タンニンは空気中では黄褐色から褐色であるが、鉄塩によって青黒色の沈殿を生じることは古くから知られ黒染め、墨染めの材として利用されてきた。そのときの黒染めの原料は表7の通りであろう。ちなみに長年インキの原材料とされていた。

五倍子や没食子などではタンニンの重量は全体の六割以上を占めることが知られている。没食子は「種々薬帳」に「無食子」として記載するもので、宝庫内に実物の存在が確認されている。

そのタンニンは化学的に上質であることから、古来薬材としても止瀉薬（いわゆる下痢止め）として重要である。柿渋も日本伝統のタンニン材であるが、柿渋は薬用とすることはなく工芸用である。また、江戸時代以降ある時期まで我が国ではお歯黒の風習があった。そこに用いられた黒色素はタンニンによるということであった。用いられた植物はキブシ、ヤシャブシ、ハンノキなどの果実である。「薬塵」（北倉一三五）中には榛の果実や、槲の葉などが保存されている。その量は少なく所蔵の目的は判らない。

タンニン（酸）の需要に応え得るような原料は国内にはなく、早くから外国産の輸入に依存してきた。それらには先の没食子、五倍子に加えて、阿仙薬（ガンビール）、ペグ阿仙薬（カテチュウ）、麒麟血などがある。そのほか鞣しなど工業用となるとさらに大量が必要で、多種多様な素材が使用されてきた。その原料が素材としての形状をとどめるときには確定は容易であるが、加工されたタンニンやその加工物である染色物では判定はできない。

四　包装材としての布帛

八世紀には繊維料の文化はかなりの水準にあった。その財物が海外産か国産かのことでは議論があろうが、国内ではすでに繊維類を使いこなしていた。そしてそれを可能とする技術がかなり高かったことは当時の繊維製品の遺品からうかがえる。そこに使用された繊維類はすべて天然繊維である。

これらの繊維は現在でも各地で使用されており、古代から大きな変化はなく、絹や獣毛に代表される蛋白繊維と、綿やシナノキに代表される植物性多糖類からなるセルロース繊維が主流である。今日では鉱物繊維（化学繊維を含めて）が広汎に使用されているが、近代の化学工業の中で生まれたもので、古代にはない。

我が国での織布について『魏志倭人伝』（三世紀）には「禾稲・紵麻を種え、蚕桑緝績し、細紵縑緜を出す」

天然繊維の種類

- 動物繊維（蛋白質）
  - 絹繊維
    - 家蚕
    - 野蚕　天蚕
  - 獣毛繊維 ― 羊毛　山羊毛　駱駝毛
  - 羽毛
- 植物繊維（セルロース）
  - 種子繊維 ― 木綿　カポック
  - 師部繊維（靱皮繊維）― 大麻　苧麻　あかそ　黄麻　葛布　亜麻
  - 樹皮繊維 ― 楮　楫の木　科の木　菩提樹　山藤　楡（ニレ）　オヒョウ
  - 葉脈繊維 ------ 椰子
- 鉱物繊維 ― 石綿（アスベスト）炭素繊維

とあるように絹を作り、麻を紡いでいたとされている。その後『日本書紀』の垂仁二年紀に任那の使節に赤絹百匹を持たせて帰し、新羅や百済、さらには隋から織工を大勢招来したと記されている。それらの人々によって織布だけでなく染色も盛んに行われたのであろう。たとえば岡山県にある月の輪古墳は五世紀のものとされ、赤・黄・緑・青と染色された布帛が発掘されているし、六世紀後半の奈良県の藤ノ木古墳からは紫・藍・山吹・赤・黄などに染色された布片が出土している。これらの出土布の多くは絹糸や絹布で動物性繊維製品である。発掘品の中には、植物繊維の遺物もあるようだ。

中国においても古代遺跡から発掘された植物繊維（多くは麻類である）が公開されているが、それらを見るとき、多くは織布とするより麻紙の先駆けのようで、文字や絵を認めたと思われる痕跡が確認されることがある。このように伝存する古代の布帛の多くは絹糸、絹布である。

(1) 絹と織布

絹はカイコガの幼虫が蛹化時に作る繊維素である。紀元前二〇〇〇年頃の中国・殷の遺跡から絹が発見され、すでにその時期にはカイコガが飼養されていたとされている。その後、カイコガはギリシャ、エジプトまで伝えられ、それぞれの地域で絹は特産的に作られるようになったと理解される。この時の輸送路が後のシルクロードと一致しているとのことであるが、絹に限れば常に東から西へ向かったはずである[11]。絹糸の供給増大からその利用は爆発的なブームを呼び、大量の需要を喚起しさらに大量の供給が求められた。その需要に対応できたのはカイコガの飼養があったからで、食餌であるクワ類クワ科クワ属（*morus spp.*）の桑樹葉の大量確保を可能とした地域であった。現在も絹糸は蚕繭から得ていることには変わりはない。しかし、現在では国内で野蚕から絹糸を得ることは少ないが以前にはかなり大量が得られていた。東アジアの各地には種々の野蚕類が生息していて、現在でも中国東北部・東南部の山地、さらにはベトナム、ラオス、ミャンマーなどのインドシナ半島の山岳地からインドにいたる山岳地帯は野蚕の大生息地で、野蚕繭から絹糸や絹布を作ることは地域の人々にとっては古来変わることのない重要な生活手段である[12]。

現在、最も一般的な絹糸はカイコガが作り出す繊維である。繊維を作り出す昆虫（野蚕）には各種のものが知られている。現在でも絹糸の生産を目的に世界各地で利用されている昆虫の種は多く、対応してその絹糸も多様で、白・黄・褐・薄緑やそれらの中間色などと虫種によって色調は異なっている。現在主流となっている白色系糸は主としてカイコガ（家蚕）とその品種が産生する絹糸である。

正倉院文書に見られる「絁」は撚った絹糸とされている。「白絁」や「黄絁」などと記すのは絹糸に品種が存在することなのか、染色済みのことなのか議論もある。筆者は色の違いは絹糸の本質によることと理解している。つまりそれは、字義の通り白絁は白い絹糸で家蚕によるもので、黄絁は黄色い絹糸で野蚕から得た絹糸のことではなかろうか。現在の感覚からすれば、家蚕から得た絹糸の特徴は光沢のある白色とあって広く好まれ、我が国でも七、八世紀には既に家蚕が大量に飼養されていたが、野蚕には様々な色のものがあり、繊維の太さも多様であることが知られている。繊維の太さ（径）の違いは紡ぎ、精練する技術差にもよるが繭糸を見たとき違いを認めることができるほどに品種間に差異はある。

(2) 絹の種類

今日の我が国の養蚕は大きく様変わりをしている。江戸時代まで国内で広く飼養されていた蚕は、現在飼養されている家蚕のなかでも繭が小さな品種であった。明治時代には殖産興業のかけ声のもとで生産性の高い外来種が導入され、在来種の中には絶えてしまった例も少なくない。小石丸を代表に、国内の養蚕家や研究機関でわずかに数種が保存されているにすぎない。ただ、近年の民芸織布への見直しからかつての蚕種を飼養している例を見ることがある。従来主流であった品種を飼養していることを謳い文句にしているが、各地に存在したであろう品種の継承ではない。

(3) 絹糸の脆弱化

各地の寺院に伝存する絹本画は少なくないが、それらの損耗はおしなべて大きい。絹布には寿命があり、それは七、八百年のこととの記録を見たことがある。この数字の根拠は承知しないが、絹糸の寿命とは絹糸がどのような状態になることをいうのだろうか。庫内には多くの絹織物が保存され、外観からは献納当時の姿を彷彿とさせる姿をとどめているように見える。献納からすでに千二百余年が経過しているが、外観からは寿命を感じさせることはほとんどない。しかし、絹製品の修復と保存の作業現場では幾多の困難に直面している。たとえば、修復作業を終えて、時を経ずして修復したはずの織布が形をとどめないほどに崩壊することがある。その要因や崩壊の機構などのことは判っていない。修復に際しての手順を考察したとき、折り畳まれたままで積み重ねていた絹地は永年にわたる物理的な圧力とともに、乾燥下での保存とあって可塑性を失ったのだろう。修復の作業にはいくつかの手法と段階がある。手始めは過乾燥の状態から脱することで、布地には若干の水分を補給することで一時的に可塑性を取り戻し、展開作業を行い損傷を少なくしている。

(4) 絹糸の構造

絹の耐摩耗性は植物性の繊維に較べて弱い。絹糸が繊維としての強度を保ちながら、形状をとどめ、同時にしなやかさを保つのは、絹の構造上の特性が大きい。絹糸を構成する蛋白質の大半はセリシンとフィブロインである。セリシンは硬質の蛋白質で絹特有の輝きを増す。原繭を湯煎するときセリシンは一定量が取り除かれるが、現今各地で行われている湯煎では二五〜五〇％が流去する。絹糸の形状や輝きを維持するのにはセリシンは必要で、少なすぎては不都合が生じる。

絹織物の布裂れの断面の電子顕微鏡写真が報告されている[13]。それによれば古絹糸は細く偏平のようで中央部が空隙になっていることが確認できる。膜厚は薄く、時には外膜しか確認できないことがある。化学分析の結果からセリシンは確認できるが、フィブロインは確認されてもその量はきわめて少なく、新鮮な絹糸の量とは比較にならない。この現象は一般的なことで、「長年の保存で絹糸が痩せた」と表現することと軌を一にしているのかもしれない。本来の形状は既にフィブロインは減少し、膜厚が薄くなっている。

ところでフィブロインは細い繊維状のフィブリルが縒り合わさった構造となって膜壁を作っている。このため摩擦などによって糸自体がフィブリルに分裂しては毛羽立ちが頻発し、互いに捩《ね》じれ合うことで、表面の乱れ

（ラウジネス）が目立つようになる。その結果、経年した絹糸では表面に割れを生じていることから、過剰の水分に出会うとその箇所から急激に吸水して短時間に膨潤し、フィブリル相互の接着は弱められる[14]。

(5) 絹布の黄変

絹の保存に際しては色調の変化は避けられない。家蚕の絹糸は劣化の進行につれて白—黄—褐—焦げ茶と変色する。それは絹糸中のフィブロインなどの蛋白質が色変化を生じたためとされている。色変化の要因には紫外線、通常光、酸素、炭酸ガス、湿度、高温（短期には一四〇度以上）の熱などが指摘されている。ただ、通常の保存に際して五〇度以上の高温を考慮する必要はないであろうから、大気と光線の影響を考慮した。

織布の専門家の間で強く関心を呼んでいたことに、正倉院や法隆寺の絹布などの古裂れの中に鮮やかな白色で、全く黄変化していないものが存在することが挙げられる。絹糸を保存する上で重要であるとして、それらの原因の探究が試みられた。得られた結論は次のようである。

1. 精錬工程での添加物の有無とその種類
2. 製糸工程での用水の性質による

紫外線によって絹糸の黄変は構成蛋白質の光酸化反応によるとすることはできる。その反応機構は必ずしも明らかではないが、部分的には繊維を構成するトリプトファンやチロシンなどのアミノ酸が有色性物質に変換することが確認されている。それらのアミノ酸の酸化を抑制することで変色の進行を減衰できるが、回避まではできない。そこで、フィブロインの活性基を化学的に修飾（安定化させる反応基を付加する）する試みがあるが効果のほどは判らない。絹糸はセリシンとフィブロインの二重構造で、開口部が限られている管状の構造では技術的に難点が多すぎる。

カイコガの繭から絹糸を紡ぐには、現今では繭を煮煎してほぐしやすくする解舒浴と呼ばれる湯浴の段階がある。このときに薬剤を添加することで、保存を延伸せんとする試みがある。たとえば、カオリナイトなどを〇・〇一〜〇・一%の割合で加えるとセリシンが容易に減衰するが、フィブロインには影響はなく、柔らかくて白度の高い絹糸が得られる。カオリナイトは、珪酸マグネシウム・珪酸アルミニウム・珪酸カルシウムなどからなるが、それらはセリシンを減衰させる。なお、絹の乾燥度（含水量の多寡）が変色の時間的な遅速に関与するか否かは判らなかった。

以上のように古絹糸の保存に際して、絹布に直接働きかけることはできないが、空気の移動がなく光を遮断した状態を作りだすことは可能であろう。無光の密閉容器や脱酸素剤の使用などで、若干なりとも延伸効果を期待されるが、保存方法はいまなお調査のことさえ手探りの状況である。

(6) 絹の虫害と劣化

絹に食害を及ぼす昆虫類としては多種が指摘されるが、幼虫期の食害による寄害が最も大きい。甲虫類では成虫期にあっても食害を続ける種もある。鱗翅類では成虫期には糞便等による汚染の他、自らの体制などから生じる害もある。カツオブシムシ類は自然界では動物の屍体の清掃を担うことで善玉とされるが、そうばかりではない。これらの昆虫は共通してアミノ酸や蛋白質を好み、動物やその組織などが使用された財物が食害の対象となる。しかし、その食餌傾向には選択肢があるようで、絹糸ではセリシンが残っているものほど被害が大きく、フィブロインだけにしたものでは食害はほとんどない。セリシン溶出液をフィブロインのみの絹糸に添加したところ、食害の程は元の絹糸と変わらない。このことからもセリシンの有無、多寡が食害の程度と相関しているとしてもよいと思う。それだけに、対昆虫に限れば生糸や精錬（セリシン除去）工程を経ていない絹糸ほど保存は

表8　よく見られる繊維の食害虫

蛾類	コイガ　イガ　モウセンガ　その他 ウール・毛皮等を好んで食害する。鳥の巣などで発生して人家に入る
甲虫類	ヒメカツオブシムシ　ヒメマルカツオブシムシ　シバンムシ　その他 ウール・毛皮など蛋白繊維を食害
その他の害虫	セイヨウシミ　ヒョウホンムシの類 レーヨンや人の食物・紙等を加害。主に食害以外の加害 ゴキブリ　シロアリ　木材に住む甲虫　その他

困難であるのかもしれない。検証が必要である。

絹糸のタンパク質を構成するアミノ酸の種類は限られる。食害を及ぼす昆虫類のほとんどでは絹糸の蛋白やアミノ酸だけでは生活環を全うできない。絹糸が幼虫期の寄害対象とされることはうまく説明できない。繊維へ危害を及ぼす微生物（カビその他菌類）がある。一般に木綿や麻などの植物繊維は微生物による害が主で、動物繊維である絹・ウールは昆虫類による食害が多い。これら繊維の害虫と微小生物を表8に示した。

近年のこととして懸念されるのは地球の温暖化に伴って、昆虫の生息前線が北上を続けていることである。過去に目安として記されてきた繁殖や変態の時期が適切か否かは判らないだけでなく、寄害虫の種の変化にも配慮が必要であろう。財物個々の点検を密に行うことしかない。

五　植物繊維と紙

正倉院薬物の研究は、「種々薬帳」を繙《ひもと》くことから始めなければならない。「種々薬帳」は正倉院宝物目録に「一巻　種々薬帳　褐色紙褾、白檀軸、白麻紙参張、遍鈐御璽」と見える。料紙は同日に献納された「国家珍宝帳」の料紙と類似している。褾《そでがみ》は褐色紙を用い、端は撥型に作られた白檀製の軸で正装されている。本帳の料紙は三枚の紙を貼り継いでいる。第一紙は横八五、縦二五・九センチ、第二紙は横四四・二、縦二六・一センチ、第三紙は横八二・一、縦二六・一センチである。それぞれには貼り継ぎの糊代がある。第二紙を除いて「国家珍宝帳」「種々薬帳」の両献納帳に用いられている料紙の横寸法はほとんど変わらず八五〜八八センチの紙である。これは奈良時代に用いられていた天平尺の三尺にあたり、当時の文献に見られる三尺麻紙、長麻紙にあたるようである。料紙は白麻紙で三枚を貼り合わせてつないでいて、第二紙は一、三紙に較べてやや薄い紙が使われているが、紙質に違いはない。製紙過程における叩解はきわめて丁寧に行われたようで、夾雑物は少なく良質の紙であることは理解できる。

(1) 文書材としての紙

紙を記録素材とするのは紀元一〇九年の蔡倫による蔡侯紙の製造に始まるとされている。しかし、この蔡侯紙は古織布を記録用として再利用したもので、今日でいう紙の類ではないが、記録材を大量生産する方法として各地に広まったとされている。それ以前にも文字を記録したものは作られ、多くの史料が残されている。たとえば、中国湖南省長沙の馬王堆の墳墓から出土した『五十二病方』は帛書といわれるように絹布に書き記されたものであった。その後、各種の紙片からなる書冊が作られたが、その頃の経緯は明らかではない。このことが東アジア特有の文字と紙の文化を創りあげたとしてもよいだろう。庫内には紙を素材とする財物は多く、薬物関係に限っても購入文書、処方箋、薬袋、画材と多様である。

その一方で、紙は重要な包装材である。多くの香薬は紙に包まれ保存されてきた。包装紙と文書紙は紙質は同じであるが目的は異なる。文字を書き留め、保存するのにはある種の堅牢さが必要である。包装の目的となれば堅牢さと同時にしなやかさが要求され、度重なる折り畳みにも耐える必要がある。

我が国においても奈良時代には紙は国内で生産されていた。『日本書紀』は製紙技術の伝来は推古天皇一八年（六一〇）のことであったという。高麗から遣わされた曇徴は儒教や仏教に明るく、絵具・紙・墨等の製法にも巧みで、碾磑《てんがい》（水力で動かす石臼）と共に製紙技術をもたらしたという。この年に製紙技術が伝わったとする意見もあるが、実際には曇徴の来日時には既に各地で紙は作られていたが、その生産量は多くはなかった。曇徴が碾磑を伝えたことは、紙の量産を可能とすることであったのだろう。

当時の国内での紙の需要量、生産量はいかほどだったのだろうか。写経が最も頻繁に行われたのは奈良時代である。たとえば、法華経一部八巻を書写するのには、紙が一六〇枚必要だったとされている。天平二〇年（七四八）頃には千部もの書写が行われている。書き損じなどを考慮しなかったとしても一六万枚の紙が必要であった。五千巻にも及ぶ一切経となると、その数はさらに膨大となり、その時行われた書写が二〇例にも達するとなると、必要な紙の数量はいかほどとすればよいのだろう。それを推測する術を持たないが、膨大な数量であったことは判る。正倉院には書巻、文書、経巻などが数多く伝えられている。当時それらの必要量をまかなうためには、輸入もあっただろうが、特殊な紙を除いて、多くの紙は国産品であったと推測している。そのとき、大量の需要に対応できる製紙能力が国内に存在し、地方に拡散していたはずである。

製紙の方法には、植物繊維を叩解・解繊後、漉《す》くなどの工程を経ることは古来変わりはない。紙漉きには溜め漉と流し漉の二法がある。溜め漉とは解きほぐした植物繊維を懸濁した液を漉き桁に汲み上げ、均等に繊維を分散させた後に水を自然に流下させ乾燥させたものである。植物繊維の比重は通常一・五ほどで水中にては繊維は沈殿することから、溜め漉にはなんら支障はない。この特徴は繊維を均等に分散させることで、重厚かつ堅牢な紙質となる。古代の紙の多くはこの系統にある。

流し漉は現在の国産和紙に見ることができる。流し漉は漉き桁の中で前後左右に振って均一に簀の子に吸着させ、結果として、繊維に方向性を持たせることが特徴となる。液に粘度を持たせることで繊維を均一に拡散させる。溜め漉で造られた紙は両端がやや厚くなり、厚さもそれなりにあるが紙全体でもやや不均一になる。しかし、流し漉では粘着材によって、繊維を互いに接着させ、強固となることから、薄い紙の生産が可能である。流し漉によって製せられた最古の紙は弘仁二年（八一一）に行われた曝涼の記録紙とされている。それ以前の紙は溜め漉によって作られたとのことである。ちなみに我が国で流し漉による和紙の生産が急激に拡大したのは平安時代のことである。東大寺文書として知られる『東南文書』は平安時代の東大寺の記録集であり、その紙の多くは流し漉で作られていて、溜め漉による紙の量は少ないようである。

現代にあっては流し漉による製紙には繊維を均等に拡散させるためにネリと通称される植物由来の粘液を添加する。そのネリにはトロロアオイ（黄蜀葵根）、ノリウツギ（糊木、楡木）、アオギリ（梧桐）の根、ギンバイザサ（仙茅）の根などが用いられている。正倉院文書には黄蜀葵根を購入した文書があるようだが、庫内にはネリの原材料と推測できるような素材は知られていない。ネリは水溶液として紙の繊維に付着し、乾燥させている。粘液質はネリの種類や量に違いはあっても吸湿性は高い。

トロロアオイの粘液成分は主としてガラクチュロン酸をはじめとする各種の多糖類で、多くは微小生物の栄養源となることから、紙の保存には防虫対策も必要である。ネリを使って紙を漉くことはそれまでの紙とは質の上で大きな変革ではあったが、一面では意外な弱点をも有していた。現存する文書量では、奈良時代に較べて平安時代に少ないことは製紙技術の変換であって、ネリの使用が平安時代に普通のこととなったことも一因であると指摘する向きもある。

なお、古代の紙から様々な分子量の多糖類を検出することができた。ただ、その多糖類の基原や由来のことまでは判らない。

(2) 製紙原料のこと

奈良時代の書紙の原料を知りたいとの願望は常にある。第一次の紙の調査は昭和四五〜四八年（一九六〇〜六三）にわたって行われ、平成一七〜二〇年（二〇〇五〜〇八）には紙の第二次調査が行われている。その結果は『正倉院の紙』（日本経済新聞社、一九七〇年）をはじめとして、『正倉院紀要』第三三号（二〇一一年）に報告されている。

原料がすべて植物繊維であって、主な原料は楮《こうぞ》の類であるが、中にはその他の植物の繊維を交ぜた混紙があるとしている。日本で製紙された最も旧いものとされているのは、正倉院に所蔵される「御野（美濃）」「筑前」「豊前」の戸籍調書の用紙で、大宝二年（七〇二）との記載があり楮紙であるが、中には大麻の混紙のことも確認されており、現在、雑紙と総称される混紙があったことがうかがえる。(15)

「種々薬帳」の紙については昭和四五〜四六年以降たびたび調査が行われ、国産ではないようだと結論されている。輸入の麻紙が使われたとする理由はよくは判らない。ただ、正帳である「種々薬帳」や「国家珍宝帳」に使う紙にはやや厚手で重厚な白色紙が望まれたはずである。その点では国産の紙では正帳の紙とするのには物足りなかったのかもしれない。

(3) 雁皮紙《がんぴし》について

我が国の製紙技術は楮を使用することに始まった。平安時代になってガンピ（雁皮）の使用を知ったことで大きく変容を始めたという。ガンピは日本特産の植物で主に関東以南の温暖な地域に、ガンピ（関西）、サクラガンピ（関東）、キガンピ（伊豆以南の本州南岸から九州）の三種が自生分布し、その資源量は豊かである。現在の認識からすればガンピで作った紙は強いだけでなく、従来の紙に較べて薄く、美しく、筆の滑りが格段に良いと聞く。この雁皮を従来の楮と混合したり、単独で原料とすることは、我が国の製紙技術の変換点であって、いわゆる和紙の概念が顕わになったとしてもよいだろう。

仏教の流布拡大には経典の頒布が必要で、大寺では写経所を設け、厖大な写経が行われていた。写経には保存が利き、強さを持つだけでなく写経生には筆の滑りがよい紙が望ましかったはずである。そこに生まれたのが流し漉で、雁皮紙を作ることだった。ただ、雁皮を漉くのにはそれなりの技術の革新が必要であった。雁皮は繊維そのものが細いこともあって、叩解した液はコウゾ（楮）に較べて粘性が高く、従来の紙漉きで行われてきた溜め漉では水の流れは悪く、作業は進まない。人為的に水の流れを作りだし、桁からの排出を手助けする必要があった。その対策として、流し漉の技法に発展したのではないだろうか。流し漉の紙質は薄いが強靭となる。繊維間の接合をよくし、それにあった表面加工の技術など、素材の特性を生かすことで、我が国独自の特異な和紙を作り出してきた。

そんな雁皮紙が本格的に珍重されるようになったのは平安時代中期からである。平安京へ遷都して以来、宮中人は雅を理解する平安文化・文学へと遷移して、国風と言われる文化を形成した。写経生達にとっても生活の糧を寺社での写経のみに頼ることは叶わず、文物の書写に関わらざるを得なかった、とは言いすぎだろうか。さらに薄手の紙を用いた書写は、従来の巻子を冊子に整えることを可能とするものでもあった。中国渡来の麻紙は強度、華麗さ、保存性においてすぐれているが、厚手となることであって、書冊とするのには不十分であった。その点では雁皮紙は薄く、強靱で平安期の多くの文芸作品の登場を可能としたのであろう。そして鳥の子紙や薄様雁皮紙のように、各地で多様な紙が作られている。一方で、平安時代には顔料や染料を使用して絢爛華美な世界を紙の上につくり出し、見事なまでの彩色には金銀箔、砂子を散らしている。これに耐える紙の多くは雁皮を厚手に漉いた紙でもある。当時から雁皮紙は薄手の紙だけではなかった。

雁皮紙の登場に帰することではないが、多くの書類の保存が困難になったようで、遺存する文書には平安時代の遺例が多いとは言えない。そこにネリの使用のことを考えたいが、その視点から理科学的に検討した事例はないようで、このことは単なる推測でしかない。

(4) 染め紙について

正倉院には文書類とともに未使用の紙が多量に保存されている。多くは白紙であるが、紅・白・痰褐色・黄褐色・褐色の五色に染めた五枚ずつを重ねて、都合二五枚を一組とし、四組で一揃えとした「色麻紙」(中倉四七)がある。

一方、染め紙では正倉院文書には数多くの記載があることが知られている。それらを左に一覧表記した。

表9　庫内に存する色紙とその色素材（推定）

種類	染色材	正倉院文書記載の年	紙の種類
紫紙	ムラサキ	天平三年	浅紫紙　黒紫紙　滅紫紙
黄紙	キハダ　カリヤス	〃	
紅紙	アカネ　スオウ（蘇芳）	天平七年	浅紅紙　中紅紙　深紅紙
蘇芳紙	スオウ（蘇芳）	天平九年	
縹紙	アイ	天平一二年	浅縹紙　深縹紙
緑紙	アイ　キハダの混色？	天平三年・天平勝宝四年	浅緑紙　深緑紙

青　紙	アイ	天平勝宝六年	
青褐紙	アイ?	天平勝宝三年	
胡桃紙	クルミ類（果皮）	天平三年	浅胡桃　中胡桃　深胡桃
呉桃紙	クルミ類	天平一七年	
白橡紙	トチノキ（果皮）	天平勝宝六年	
橡表紙	ツルバミ類（果実）	天平二〇年	
比佐木	アカメガシワ（葉?・）	天平六年	比佐宜　楸
松染紙	松皮	天平廿年	
垣津幡紙	カキツバタ（花?）	天平六年	
木芙蓉紙	フヨウ（茎葉）	〃	
蓮葉染紙	ハス（葉）	〃	
真弓紙	マユミ（樹皮）	天平勝宝元年	
黄褐紙		天平勝宝六年	

奈良時代の寺院での写経には楮紙が使われているが、先に指摘したように当時の製紙では虫害を避けることはできない。そのため、防虫効果を期待できる染め紙を開発したのだろうが、染料に黄蘗（黄柏）が用いられたことが知られている。黄蘗はミカン科の高木キハダの樹皮のことで、最外層のコルク層を除去した甘皮には数種の黄色アルカロイドが含まれ、そのうち、最も多量なのはベルベリンで光沢のある鮮黄色を呈すると同時に、防虫効果のことが知られている。我が国では写経の紙は黄色でそれも黄蘗染めを常としている。その風習がいつの頃に始まったかは承知しないが、国内では黄蘗の大量入手が可能なこともあった。なお、唐にあっては官の公文書は赤色が多いようだが、一般には黄色の紙が広く使用され、文人書家の書筆をはじめ、仏教・道教の写本も黄色紙を用いている。その色素を調査したことはない。

ところで、色素剤であるベルベリンは黄連（オウレン）にも五〜八％の高含量で含まれる。古来、黄連は薬用としての価値が高く、染色材とすることは少ないが、正倉院文書の中には黄連を紙の染色用に購入したことを示す記録もある。なお「種々薬帳」に「黒黄連」（北倉一二三「薬塵」中）の名が記され、その実物が宝庫に残されている。これはゴマノハグサ科の植物の根茎で、苦味を有すること以外には共通性はなく、ベルベリンなどのアルカロイドを含まない。また、「黒黄連」には染色に利用可能な色素成分は認められない。

染め紙を作るには二つの方法がある。①漉き枡の中に染色材を加えて一次的に紙を染色する方法と、②乾燥した紙に色素を溶解した液を掃いて着色する方法である。ベルベリンは水溶性で、媒染剤を使用しても固着しないことから布帛類の染色に黄檗、黄連を使うことはない。しかし、紙類は洗濯を必要としないことから、布帛に求められるような固着は製紙には必要ない。

写経紙の色素は、紙片をメタノールで抽出し、HPLCやTLCなどの分析法で容易に確認できる。検出確認は標準品と比較することでよい。ベルベリンは紫外線の照射で顕著な青黄色の蛍光を確認するだけでも判る。黄色の紙があれば紫外線照射だけでも、ベルベリンの存在を推測することは可能である。厳密にはその確認だけでは黄檗か黄連かは決められない。それは共通してベルベリンを主成分とするからである。黄檗による染め紙は長年の保存中に黄色から褐色や暗褐色に変色する。それは保存中にベルベリン等の黄色色素が化学変化を生じ、共存する他の成分と光干渉をすることで暗褐色化したのであろう。(16)

表10　黄連・黄檗のベルベリン型アルカロイドの分布

	ベルベリン	パルマチン	コプティシン	オウバクノン
黄檗	＋＋＋	＋	−	＋＋
黄連	＋＋＋	＋	＋	−

黄柏を特徴づけるのは粘液で、オウバクノンはその主成分である

(5) 藍染め紙

献物帳の一つ「屛風花氈等帳」は緑麻紙で緑色に染色された料紙を使い、「大小王真跡帳」は縹麻紙で青く染色されている。後者は藍によって染色された紙であろう。前者の緑麻紙は藍と黄染料との交染であるとされている。古代の紙の交染のことは判っていない。当時の黄色染料で蛍光を発しないものに刈安（カリヤス）などがある。筆者は刈安で染色した紙史料を調査したことはない。

天平勝宝八歳（七五六）七月八日と年月日が記載された献納帳がある。同日に法隆寺にも同じ用箋に書かれた献納帳が保存されている[17]。そこには平城京の十八か寺に、聖武天皇の遺品を分けて献納としているが、現在この二紙以外には確認されていない。その献納帳の染色素材についての科学的な調査については承知しないが、色調などから藍染め紙であるとされている。

文字の筆記材料として銀泥や鉛白などを使用するとき、文字を際だたせるためには背景色として青色などの暗色に染めることはしばしば行われている。

藍の中に含まれる藍色の色素は水溶性のインジカンである。しかし、その安定性は乏しく、生植物から分離されると短時間でインジゴに変換し、水に不溶となる。そのため、染色に際しては短時間に紙に吸収させてから、風乾すればよい。紙に限らず布を染色するには、藍色素は容易に溶解するが、時間の経過とともにインジゴとなって沈殿し、続けられない。インジゴは水、酸、アルカリに不溶であるが、インジゴに変成する前に苛性ソーダなどを作用させると水溶性の黄色物質として留め置くことが可能である。この段階で紙や織物に染色を行い、後は液中から取り出して風乾することで、酸化を進めて水に不溶のインジゴに変換させ、藍色を固着させることができる。ただ、この作業を一度行っただけでは染色度は薄いので、実作業では繰り返し重ね染めを行う必要がある。上記の操作は色素成分にとっては酸化還元の化学反応の繰り返しである。

藍の防虫効果については広く知られている。藍で紙を染色することは単に色彩効果のみではなく、長期の保存を願望することでもあった。

多くの染色材が薬用とされることから、色と病のこともたびたび議論されるが、我が国では藍を薬用とはしない。その理由は、インジカンは酸性下でインジゴに変性し、さらに酸化が進み、再び可溶化することはない。そのため飲用しても体内で不溶性化合物となって、作用を発現することはなく、むしろ飲用によって有害な作用を発現することが懸念されるからである。このことを承知していたかどうかは判らないが、江戸時代後半にあって、薬袋紙（薬物の包み紙）にも藍で染色された紙が利用されている。そこでも注目すべきことは、薬材に直接触れる内面には白紙を用いて、藍の使用は外表のみにとどめていることである。

(6) 包装材としての紙

紙と布帛の材質はともに植物繊維であることには違いはない。文書紙と包装紙で用途は違っても材質に変わりはない。庫内には包装紙に反故《ほご》紙を用いた例として「鉛丹」や「銀泥」の包装のことが知られている。紙を包装に使用するのは世界共通である。日本では包みが型を生み、折形《おりがた》と称されるように発展していったが、これは包装の様式、形式を尊重したことであった。西洋において紙箱が登場するのは一九世紀半ば以降であるとされている。我が国では一八世紀末には薬を入れる容器としての紙箱がつくられていて、それ以前にも、整形はされないが容器としての紙の利用を見る。

中国南部、ベトナム、ラオスで香薬をはじめ有用植物資源の調査を行ったことがある。山岳地域には多くの民族が生活し、中には今も文字を持たない部族もいるが、それでも山岳部族は製紙技術を有している。紙は交易品ではなく、自らの生活に使用している。現地にはコウゾの類には数種類があり、資源量も豊富であって、繊維に関しては日本産のコウゾと大きな違いはない。彼らが紙を漉くのは包装が目的である。インドシナ半島は熱帯とはいえ、山岳地帯は我が国と同様に季節の変化があって、夏季には高温多湿となる期間は長い。そこでは農業用の植物種子を健全なままに保存することは重要である。そのため紙を包装材として漉いている。漉き方は溜め漉であって、包装が目的であることから、折りたたみが可能な程度の厚手の紙質であった。

包装材としての紙は折り曲げることの繰り返しに耐える必要がある。同時に、そのときの紙の特性として、①通気性の確保、②いかなる形にも対応できる、③吸湿性が保たれることなどが求められる。この目的に限れば、紙としては書写用の紙と区別する必要はない。

世界の紙の歴史において、中国の紙と時代を競うものにエジプトのパピルスがある。手元にある現代の製法による現地産のパピルスを資料として幾通りもの検討を加えたが、パピルス紙は折り曲げには対応できない。漉き紙であれば折り曲げに耐え得ることは紙を包装材とする上での大きな特徴であった。

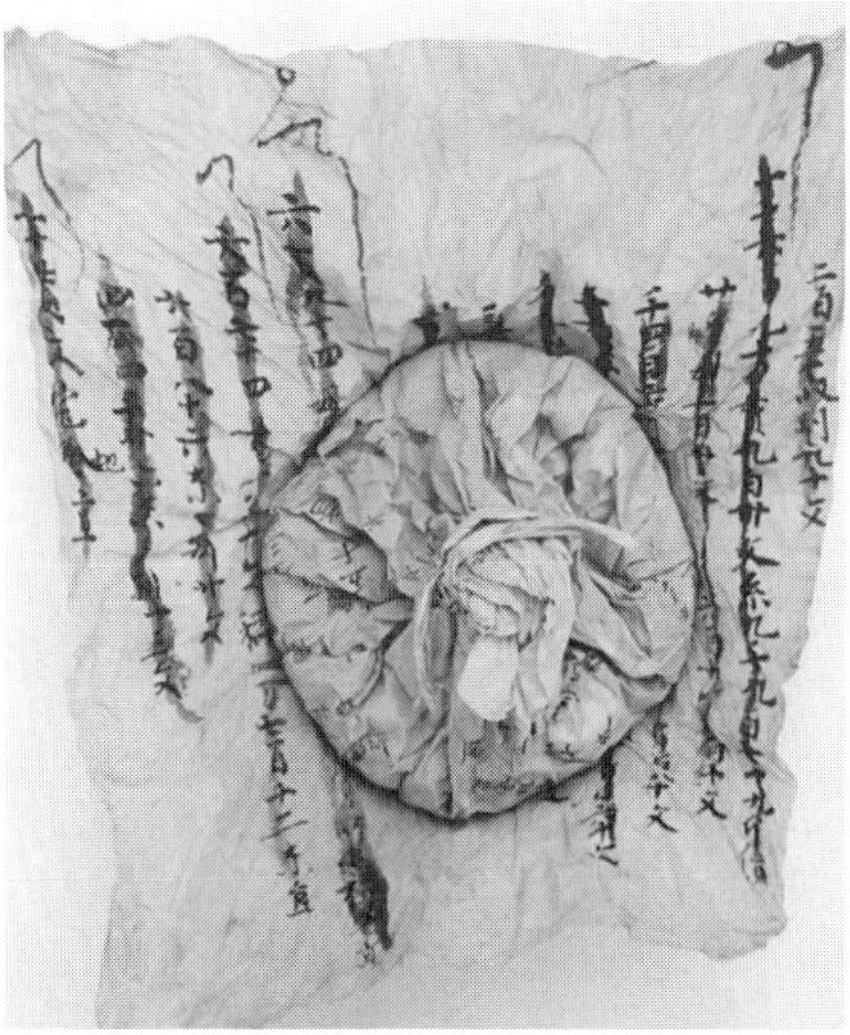

図12　「鉛丹」の包み

折り曲げを可能とした紙布がある。紙布は紙と布（絹や木綿）の混織である。経糸に布糸を、緯糸に紙糸を使って織り上げている。経糸、緯糸ともに紙糸を使用したものもある。紙布の歴史は古いが、残存する例数は多くはない。ただこの種の織布は用途も限られており、仏教僧達は早くから和紙を衣がわりに着ていたと言われているが、それが紙布や紙衣なのかどうかは判らない。中・近世にいたって、漆などで塗装し補強した紙布を胴服や陣羽織等にも用いるまでに発展している。紙布や紙衣が盛んに用いられたのは江戸時代である。また、紙類に漆などを塗布して仕上げた金革紙がある。

(7) 蔡侯紙以前の紙

ところで、香木としての沈香木を原産地で調査の折、沈香木の樹皮からきわめて良質の繊維が得られることを知った。それによって紙に漉くことの可能性を推測したことから、製紙に応用した文献を探した。『南方草木状』(晋嵆含撰、永興元年＝一九〇)巻中に蜜香紙の記載があることを知った。記事の主旨は香材としての沈香類を紹介したもので、紙についてては付記でしかない。

蜜香樹とは沈香を生産する樹木のことであって、特定の樹種を指した言葉ではない。

『南方草木状』中の蜜香紙の記文は次の通りである。

　蜜香紙

　　蜜香紙以蜜香樹皮葉作之微褐色有紋如魚子極香而堅韌水漬之不潰爛泰康五年大秦献三萬幅常以萬幅賜鎮南大将軍当陽侯杜預令写所撰春秋釈例及経伝集解以進未至而預卒詔賜其家令上之

そのジンコウジュ属の植物の皮はきわめて優秀な繊維に富んでいる。現在ではその繊維で紙を漉いたとすれば判りやすいのだが、既に述べたように紀元後一九〇年には未だ紙漉きの技術はなかったはずである。とすれば、このときの紙は樹皮のコルク層などを削り取って繊維部分だけで作られた紙と推測した。このような紙の製法は西方にはエジプトのパピルスがあり、中国には樺皮紙が、インドにはサンチー紙と呼ばれる一群の製紙がある。インドや西域から中国西部に樹皮を紙として利用した遺例が多数残されており、樹木の豊かな国々では普通のことであったと思われる。

インドからは仏教の教義を記した各種の仏典が紀元後三〜五世紀に西域を通じて大量に中国にもたらされた。道中の各地域から多くの経典が発見され、中国の官都では経典を翻訳し記録することなど記録媒体のやりとりが頻繁に行われ、インド（天竺）との関連は深かった。インドにおける事例を中心にして紙以前の記録媒体を考察した。

(8) 蜜香紙の試作

インド北東部、ことにアッサム地方で用いられたサンチー紙と呼ばれる樹皮文書がある。一三世紀初頭、アッサム地方にアホム王朝が出現する以前に同地では、独自の文字を持ちサンチー樹皮に文書を書きとどめていたと言われている。サンチーとは、ヒンディーやベンガル語にいう香木の沈香（agaru）のことで、インドでは東部アッサムから東部地域に広く分布するジンチョウゲ科のジンコウジュのことである。香木とするのは材であるが、文書材として用いるのは樹皮である。ジンコウジュの同属植物は東南アジア各地に広く分布しているが、樹皮から紙を作ることを書きとどめているのは『南方草木状』以外には承知していない。この書は中国から南方の物産について中国の視点から紹介した書である。それゆえ、中国で実際にジンコウジュの樹皮を使用して製紙していたかどうかは不明である。しかし、インドにはサンチー紙の実物が残されているようである。そこで、ジンコウジュの皮部を得て、ジンコウジュの樹皮をラオス北中部の自生地で採取し、製紙の可否を検討した[18]。

沈香紙の製造については、まず地上部（眼高）一メートルあまりのところで直径四〇〜八〇センチの成木の皮を剝ぎ取るが、その大きさは時には横幅七、八〇センチ、縦長二〜五メートル余にも及ぶとされている。樹皮の内側は純白で、粘液を帯びる。白い内側を外にして筒状に巻き、それを数日間天日で乾かす。次いでそれを板状に伸ばしておき、やや固いもので磨くようにして樹皮の最外層の粗雑なコルク層を削り取り、一晩夜露にさらして後、外皮部分を注意深く剝いだ後に、適当な長さに切る。その大きさは、幅八〜四六センチ、長さ二三〜六九センチほどのものであったらしい。これらをさらに一時間ほど水にさらしてあくを除去し、さらにその表面を鋭利な物で削って滑らかにする。それを三〇分ほど日に干し、乾燥後、石や煉瓦など重い物で押さえ、次に緑豆から得た豆糊を表面に塗り、ときには硫化砒素で黄色に染めるという。再びそれを陽乾して、表面に光沢が出るまで磨きあげる、と記録されている。

この記述に従って著者もジンコウジュの樹皮を採取して沈香紙を試作した。製紙に必要な大きさの樹皮は容易に採取できる。後の工程を記載通りに行ったが、素人の限界で欲目に見ても上手くはできなかったが、それなりには作り得ることを知った。試作した紙は保存性に欠けていたが、表面の仕上げ剤や結合材を工夫すればいいのかもしれない。さらに、紙漉きの定法に従って製紙したが、原料のジンコウジュの皮の量が限られ、設備も手許になかったことから、溜め漉によって製紙した。先の試作紙に較べて我々の知る紙にやや近い物となった。この種の紙が我が国に渡来したかどうかは承知しないが、西域の各地から発見される残紙の中には該当する物があるのかもしれない。

サンチー紙は、かつてはアッサム地方で用いられていたと思われるが、香木としての沈香の評価のもとでは製紙が目的とされることはなかったであろう。沈香から得た樹皮紙は古くはブーランジと呼ばれる歴史文書に多用され、ことに浄性を尊ぶ宗教文書や占星術等の記述にのみ用いられたようである。しかし、古い文書にあっては世俗的な文書であっても、樹皮文書には、それ自体が聖性を持つと考えられ、人びとの間で大切に子々孫々にまで伝えられていたとも記されている。

なおサンチーのほかにも、インドや西域では数種の樹種の皮が記録媒体として用いられていた。最も普及し、中国西部から西域や東北インドに多いのは樺皮文書と呼ばれる遺物である。

⑼ 樺皮文書

紀元前四世紀頃には、すでに中国西部からインド西北部にかけての地域では、樺皮が文書素材として用いられていた。このことはこの地域に遠征した当時のギリシャ系の人びとの残した史料からもうかがうことができる。時代はそれより降るが、一一世紀初頭のペルシアのアル・ビールーニーは「中部および北部インドでは樹皮を〔写字用に〕用い、そのあるものは弓の被いにも用いる。その名をブルジャという。長さ一ヤードほど、幅は掌の指を広げたほど、もしくはそれよりやや小さめな一片をとり、それをさまざまに加工する。彼らはそれを固くかつ滑らかにするため、油を塗り、磨きあげて、その上に字を書く」と記録している。ブルジャはカバノキ科の*Betula bhojpattra, B.utilis* のことで、古来サンスクリット文献等に bhojpattra, bhurjapattra とされてきたものであり、植物分類学上の種名の学名にもなっている。

この樹木は、ヒマラヤから北部中国領の山麓に多数自生し、インド北西部の山岳地方ではほぼ一九世紀末にいたるまで、これを紙の原料としていた。さらにこの樹皮に呪文を書いたものは、比較的近年まで、北インドの人びとの間では護符の紙として用いられていたようである。ことに護符として樺皮を使用することは八～九世紀頃のサンスクリット文書にもすでに記録されている。

この樺皮文書は、遺品としてもかなり古いものが伝えられ、法句経（二～三世紀頃か）をはじめとして、クチャ出土のいわゆるバウワー文書、ガンダーラ地方のバフシャーリー文書等、中央アジアから北西インドにかけて出土する五～一一世紀の文書にいくつかの古例が知られている。一方、また、カシミール地方からも多くの樺皮文書が得られているが、そのいずれもが、一五世紀をさかのぼるものではないという。

このように樹皮を記録媒体としたのは、製紙技術が確立された中国にあっても一四、五世紀までは普通のことであって、特に西方の一部地域では発掘墳墓の中からも見いだすことができる。

以上の通り樺皮はアジア各地で広く用いられていたらしい。その名残は、樺皮が文書素材の一般例をあらわす語とされていたことからもうかがえる。その他の文書素材としては、唐代には貝葉や竹皮があった。

①貝葉

樹木の葉を記録媒体として使用した例も多々残されている。最もよく知られるのは多羅葉であろう。我が国にあっては、現存する例数は少ないが、よく知られるものに、京都 峰定寺に安置される釈迦如来立像中の胎内品の結縁文がある。一枚は紙で、一枚は樹葉である。葉形からシナノキ（菩提樹）の葉であろうとされている。乾燥後に葉が白色を呈することに注目していたのであろう。

②木簡（板）、竹簡（板）

木板や竹板を文字の筆写用に利用した例は我が国においても古代遺跡から多数発見されていて、一般に木簡、竹簡と呼ばれている。国内各地で発掘が進む中で木簡、竹簡などが数多く発見されており、たとえば、藤原宮や飛鳥の宮で発掘された木簡には薬方名と薬物名が書かれている。発掘された木簡は国内で書かれた物で、中国の医学知識は紙による文書で我が国にもたらされていたと考えられる。紙類でもたらされた知識も流布するためには木簡や竹簡などの媒体に依存せざるを得ないのが、国内の実情だったのだろう。

医学知識の伝搬、流布の手段の解明にも木簡の材質をはじめ、素材学的な解明が急がれる。

⑽　紙以外の記録媒体への配慮

中世以降の西アジアやヨーロッパなどでは羊皮や仔牛皮が記録媒体として盛んに用いられているが、獣皮は宗教的に不浄であるとしたものであろう、我が国ではほとんど見ることはない。その理由は、インドでは紙の滲み止め（サイジング）に膠を用いたために、浄性を尊ぶ上で、動物成分を使用したものを忌避したのかもしれない。

日本では紙漉きに不可欠の糊材の探索を植物類に求め、紙の表面加工（サイジング）にも鉱物素材の応用にとどまったことと軌を一にしている。

時代は下って昭和五五年（一九八〇）、ＷＨＯ（世界保健機構）は天然痘患者が地球上から根絶したとの宣言をしているが、その前年に委員会は宣言文を作成し、そこには委員全員の自筆署名が残されている。この時に使用された用箋は獣皮紙であった。気になっているのは用箋の素材のことではなく、筆記材のことである。というのは、その時の署名はすべてペンによる筆記でインクによっている。署名や付記の文字は薄化していて、現在では一部は判読し難くなっている。この褪色はインクの性質によることではないと思う。それは次のような経験をしているからである。ほぼ百五十年ほど前にドイツに留学した日本人研究者の帰国に際して、指導にあたったドイツ人教師が自らの顔写真（単色印刷）に自筆の署名を添えて記念品として与えている。帰国後は自研究室に飾り、代々研究室に掲げられてきたようである。その写真部分はやや褪色しているが、署名部分は墨痕鮮やかな色調を残している。署名全体は見事なまでの黒調を残しているが、詳細に見れば部分的には色分離をしていると判る。ペン等で筆記をするとき用箋の上でインクが色分離するのを洋紙ではしばしば見ることがある。科学的にはペーパークロマトの原理で、紙箋の上でインクが分離された、との説明は可能であろう。日本では古来文書は炭素粒子からなる筆墨で書き残すのを常としてきた。ある時期以前の、それも形式を重んじた文書では右記のような事例に遇うことはほとんどない。一方で、一六世紀半ばのポルトガル人の来航以来、外国文書も国内に残されているが、その文書は筆墨で書かれたものではない。このような経験から、記録媒体においては紙質だけでなく素材についても考慮しなければならないことを知った。後考を俟つ、としておきたい。

（1）『正倉院紀要』三四〜三五号、二〇一五〜一六年

(2) 山崎一雄は、顔料として代用群青を挙げている。それは藍の色素成分は酸化によって溶媒不溶の化合物となることから顔料としたが、化学的には有機化合物である。

(3) 彩色品を解析し、その産地や製作技術などを明らかにすることは顔料・染料などの交易の実態を知る資料にもなる。たとえば、蘇芳の場合、天平勝宝五年(七五三)の渡航で来日した鑑真和上は四度目の航海時に、海南島に漂着し、保護された素封家の庭先に積み上げられた蘇芳の山に驚く様が『唐大和上東征伝』に語られている。蘇芳は正倉院宝物に限らず、古来多くの財物の彩色材として利用されている。安土桃山時代には媒染剤を工夫することが一般的なこととなって、蘇芳は茶、紫などの染色材として繁用され、現代にいたるまで絶えることなく色彩文化に多大の貢献をしてきた。蘇芳は我が国に産したことはなく、現在にあってもすべてを東南アジアからの輸入に依存している。このように古来蘇芳を海外に求めてきたことは、我が国と南アジア各国との交易史を語る恰好の素材とされ、ひいては文明史を語る資料とも評価されている。正倉院には「蘇芳」と題箋された木片がある。

(4) R・J・ゲッテンスとG・L・スタウトは『絵画材料事典』で、顔料とは微粒の着色料である、と定義している。我が国では古来無機素材の微粉末であって、その応用が化粧料に始まったことの名残であると理解されている。それは塗布中には変色しないし、脱離が容易なことを含めている。その意味では、藍など建て染めで染色する色素剤も該当すると思う。建て染めの材料は有機物である。これについては、山崎一雄は『古文化財の科学』(思文閣出版、一九八七年)一四二頁で代用群青の名を与えているが、醍醐寺五重塔や鳳凰堂壁画から見出したとされているもので、ともに一〇世紀以降のものである。

(5) 柏木希介編『歴史的にみた染織の美と技術』、丸善、一九九六年、二七〇頁

(6) 『正倉院紀要』「年次報告」、三〇巻、二〇〇八年。以降続刊

(7) 「久保田・大宮　正倉院薬物整理始末書」副写本。同本は第一次調査に際して正倉院から提供された謄写印刷版で、筆者はこれを史料とした。

(8) 上村六郎、林孝三らは昭和二〇年代から相次いで化学的に分析調査を進めている。それらの結果は発刊間もない『古文化財の科学』や所属大学の紀要などに相次いで報告されている。すべてを列挙するのは困難なことから、概容だけを紹介するにとどめた。

（9）『正倉院紀要』第三三号、二〇一一年
（10）『書陵部紀要』第四号、一九五四年
（11）殷代の絹糸が飼養のカイコガか野蚕、それもどの種から得たものかは承知しないが、その後の拡がりを考慮すればカイコガの絹糸としてもよいだろう。
（12）筆者は先にインドシナ半島で植物資源を活用した文化や産業の調査に従事したことがある。その折に山間各地で多くの絹製品に出会った。山岳地での耕地面積は限られ、栽培生産が行われていたのは食糧資源であって、衣や住の資材は天然林からの採取に依存していて、その一つとして野蚕（野生繭）の採取があった。野蚕とは人為的な飼養によることなく自然状態で産出される昆虫の繊維質の蛹衣のこと。野蚕からの絹糸の生産は古来主要な生業であって、地域によっては現在でも重要な収入源である。
（13）『正倉院紀要』第二〇号、一九九八年
（14）ちなみに現在の洗濯作業ではこのような現象を回避しラウジネスをほとんど生じない方法として、洗浄は非水性の洗剤で行っている。
（15）注（13）に同じ
（16）『生薬学雑誌』第四二号、一九八八年
（17）現在は東京国立博物館の法隆寺宝物館にて保存されている。
（18）Edward.A.Gant. A. *History of Assam*, Appenndix D. Calcutta & Scimla, 1926, P.375.

第五章　香薬の材質調査から保存へ

はじめに

天平勝宝八歳（七五六）、聖武帝の崩御から四十九日にあたる六月二一日に聖武天皇ゆかりの品々七百点ほどが東大寺盧舎那仏に献納され、「東大寺献物帳」と題箋される二幅の巻子が添えられている。そこには献納物の名称、数量、材質、容器、由来などが記載されている。記された宝物の多くが現在に伝存し、昭和二四年（一九四九）に始まって以来絶えることなく開催される「正倉院展」を通じて我々は宝物を直に拝見してきた。同時にその歴史は正倉院宝物の材質調査の歴史でもあった（現在では特別調査としている）。現在にあって公開された宝物を拝見する時、献納当時の姿を彷彿させるとのことは広く知られている。それはひとえに保管保存の技術が素晴らしかったことにほかならない。しかし、宝物は現在にあってもその数とともに多種多様であるだけに、保存に際していかなる配慮がなされてきたのかが気になっていた。正倉院宝物のように永年にわたって、しかも大量を一か所に集中して保管してきた例を他に知らない。筆者には多種多様で多量としか表現できないが、そんな宝物の保存にいかなる配慮がなされてきたのだろう。正倉院薬物の第二次調査は結果報告を提出した時点で終えている。しかし、庫内にあって香薬を実視したとき、やはり保存のことが気になった。第二次調査中には保存のことに関しての調査を進める余裕はなかった。本調査の終了後に「薬塵」（北倉一三五）の調査に限定して追加調査をさせていただいた。「薬塵」は、廃棄される可能性さえある断片を集めたものである。「薬塵」からは、長時間の保存による変化変質に関する理化学データも得られるかもしれない、との思いがあった。そのためには、調査とともに、庫内での保存の歩みを知りたいとの思いが強くなった。関係者ではない筆者には深奥のことは理解できないが、唯一無二の宝物であるだけに梗概だけでもとの思いから、本章を設定した。

「国家珍宝帳」には六百五十余の財物が官物として記されている。もう一点の献納帳である「種々薬帳」には六〇種の薬物が資財として記されている。正倉院宝物は一括して献納はされたが、官物と資財に分けて扱うことを認めている。官物、資財のことは律令に明記されていることで、官物は永久保存財を意図し、資財は流動財であると理解している。薬物を資財とすることをもう少し詳しく見ておこう。

「種々薬帳」の巻末には「もし病人がいてこの薬を欲するなら、僧綱に願い出て出蔵をしてもよい」と出蔵を可能としている。さらに後の曝涼帳の記文にも見ることができる。たとえば、「延暦六年（七八七）曝涼使解」と題箋される曝涼帳の巻頭は欠損が多く判読できないが、巻末に「以前依太政官今月十三日符曝涼香薬并雑物……」と記している。さらに延暦一二年（七九三）の曝涼帳にあっては巻頭に「東大寺使解　中曝涼香薬等事合壹佰肆拾伍種　納厨子貳口韓櫃参拾合……」とある。さらに弘仁二年（八一一）の曝涼帳にあっても、巻末には「右被太政官今月七日符偁為検彼寺資財并官物差件人等充使……弘仁二年九月廿五日資財官録」とある。香薬は資材であって、出蔵（庫）があるものなればこそ、「曝涼」と呼ぶ点検事業を定期的に行う必要があった。「曝涼」は庫内の全宝物を点検することであったろうが、「種々薬帳」に記載の薬物を主体に数量の点検が行われていたことは、その記録である曝涼帳からうかがうことができる。

資財なれば庫内では減量し亡佚することもあろう。資財とはいえ可能な限り伝存すべき物、との姿勢を記録から読むことができる。点検調査の関係者が悉く同じ思いで後世に伝存すると意識していたことには違いはないだろう。

斉衡三年（八五六）の点検以降、薬物の出入りは極端に少なくなっている。この頃には香薬をはじめとして文物の交易は民間に広がり、遣唐使の派遣が中止されたことと連動するのかもしれない。しかし、献納薬物であっても、薬として使用可能な保存期間は長くても百年に及ぶことはない。

香薬の検査、調査の歩みは第一章で述べた通りである。それらを通覧したとき、時代に応じて方法は違っているが、献納後しばしば行われた曝涼調査の伝統と精神は今に承継しているように思える。

「種々薬帳」に記す薬物は六〇種で、その選択基準は判らない。今日の医薬知識から個々の薬物の用途、用法を類推することは可能である。しかし、それでは収載薬物の選択、六〇種とした意図が不明である。

既に六世紀には漢方医療の知識や技術は渡来していた。当時の官の機関では医療や薬物知識の習得に中国の本草書や医書を教科書としていた。漢方処方とは当時我が国に伝わっていた漢方医療の根本をなすもので、薬を組み合わせてつくる規矩でもある。規矩とは高度の治療効果を得るために、数種の薬物を組み合わせ、それぞれの薬量を指示する、いわば手本、指針となるものである。ところが「種々薬帳」に記載の六〇種の薬物だけでは処方はほとんど組み立てられない(1)。

奈良時代以前に漢方医療の知識は伝来し、診断・施療・施薬などの一連の技術をこなしていただろう。当時、医療を担うのは東大寺など大寺院の僧侶であった。漢方医療の伝来から数十年を経て医療知識は大きく変わっていたが診療、施薬などの技術的なことはどうであったろうか。しかし、どんな医療であろうとも、人々は薬物の確保を求めてきた。このことを如実に示しているのが薬物の出蔵例である。曝涼帳の記録をたどったところで、漢方療法の一端をもうかがうことはできない。古記文から都合のいい部分だけを引き出すことは許されないが、『続日本紀』などからは、薬物知識が時間の経過とともに深淵化し、利用法自体も変容していたことがわかる。

献納薬物を漢方医療と切り離し、伝統医療で使用する薬物と視点を変えると、六〇種の薬物をいくつかの群に分け、おぼろげながら献納の趣旨を推察できる。

たとえば人参、甘草、大黄、桂心など五種の薬物は古来有名なこともあるだろう、それぞれの献納量は一〇〇～二五〇キロ余にも達している。それらは当時から繁用されていた薬物であると判る。「種々薬帳」の末尾に記された願文には病人があれば求めに応じて出庫することを許している。とすれば、正倉院は当初から宝物や香薬の収蔵庫として、治療など要に応じるための貯蔵、保管も目的にあったと推察した。

同時に、医療知識や技術の変革も考慮しなければならないが、それを裏付ける医人の記録はない。ただ、『続日本紀』などには遣唐使の派遣に際しての舶載品が書き連ねてある。その中に薬物の記載もある。遣唐使の派遣は長期になることから、医人の帯同を求め、薬物の携行があったのだろう。薬物献納にほど近い、第十次（天平勝宝三年＝七五一）、第十一次（天平宝字三年＝七五九）の遣唐使の派遣時に携行した薬物に較べて、天応元年（七八一）の第十三次遣唐使、延暦二三年（八〇四）の第十四次の遣唐使の携行品に見る薬物は大きく様変わりをしていて、漢方などの規矩に則った薬物もなかには用意されるようになっている。

正倉とともに保管技術の素晴らしさについては繰り返す必要はないだろう。千二百余年もの年数が経過した今日にあっても、多くの宝物は献納当初の状況をとどめているようである。その間に、その時々に行われてきた管理、保管、保存の詳細はわからないが、施策が有効であったことは疑う必要はない。その技術を評価し、宝物の庫内での変化を検証し、保存の経緯を見直すことは今後における保存を探求するために重要である。千二百年余も経過した薬物を直接化学的に、可能な限りの手段を用いて調査した。対象物が多く、個人の力では及ぶところは少なかったが、それでも新しい事実を知ることができた。

正倉院の香薬を保存の視点からも検討することは、第一次調査以来の課題であった。財物を保存する研究はどの面からみても新しいことで、まして有機物の調査研究となれば先例はほとんどなく、方策すら判らない。それだけに、庫内の香薬を考えられる範囲で調査研究は行ったが、どのように調査し報告すればよいのかが判らない。まして保存の意義を併せて考えるにはどのように向き合えばよいのかも判らないままであった。筆者は庫内の香薬の分析調査を行ったにすぎず、それとても一部でしかなく、完了にはほど遠い状況にあっては保存のことまで言及はできないが、化学的性質の現状、それが一部だけでも知りたいとの思いは強くあった。

調査にあたって、様々なことで指導を戴いた先生方が一様に気にされていたことは、正倉院薬物は変質しているはずなのだが保存のことはどうなんだ、とのことでのお尋ねであった。今、その先生方の多くとは幽冥境を異にし、明日は我が身と思えば調査からの結論でなく、現在にいたるまでのことを記録しておくことは何らかの意義もあるはずとの思いから香薬に関することを記したにすぎない。乞うご寛容を。

一　正倉の構造

正倉は南北三室に分けられている。宝物類はそれぞれの献納時の趣旨によって収納する倉を異にしている。以前には北、中倉は勅封倉として管理していたようであるが、現在では南倉も併せて収納物は「正倉院宝物」として区別することなく一律に管理されている。

正倉は寄棟本瓦葺きの一棟三倉式の倉庫である。南北に伸びる間口は約三三メートル、東西の奥行きは約九・三九メートル、床下約二・七二メートル、総高一四・二メートルの建物で、間口方向に一〇列、奥行き方向に四列の自然石（複輝石安山岩）の上に四〇本の束柱を立て宝庫を支えている。この束柱はおおよそ六四センチの径を有し、中程がやや膨らんだ円柱である。このような柱の造りは東南アジア各地の建造物に見ることができる。当時としては一般的な建築法であったのだろう。

束柱のうち一〇本あまりには鉄の帯が巻かれている。その目的は、柱が長期の時間の経過とともに自然にやせ細りが生じることからその対策として行われたものと思われる。鉄の輪を巻いた後にも柱のやせ細りは続いているようで、現在では柱との間に少なからず隙間が認められる。この柱のやせ細りは南側の柱ほど顕著に認められ、周辺部に較べれば中の柱ではそれほどではない。建長六年（一二五四）の夏には落雷が宝庫を襲い、六本の柱を取り替えたとされている（『東大寺続要録』）。たしかに取り替えたものと思われる六本の柱は木肌からみて、他の柱に較べて新しいことは外観からも判る。

次に、収納本体の倉では、左右両端の北倉と南倉は校倉造りである。中倉の北壁・南壁は北倉と南倉のそれぞれの壁を共有し、前面（東側）と背面（西側）には板がはめ込まれた板倉となっていて、南北の倉とは外観が異なる。屋根および屋根裏は北倉・中倉・南倉に通してかかる単層で、特に区分はない。各倉には東面のみに入口が設けられている。内部は三層構造になっている。もしここに畳を敷けば、一階に一七一畳、二階に一五五畳、屋根裏部屋に一五二畳、合計約四八〇畳となるようである。高床式、本瓦葺き総檜造りの倉庫で、そこには外部につながる窓はなく、開扉しない限り採光はない。こと光はほぼ完全に遮断されていたとしてよいだろう。

古代には、大寺院等には正倉の設置が求められていて、現在でも東大寺や唐招提寺には校倉作りの経倉などが残されている。『大宝律令 倉庫令』（七〇一年）には、寺倉の設置にあっては「凡ソ倉ハ、ミナ高燥處ニ置キ、側ニ池渠ヲ設ケ」とある条文に従うことを要求している。この目的は、倉蔵が保管や保存を目的としたもので火災や盗難から保護することにあった。正倉について「この点で正倉院の正倉を眺めると、若草山山系の北端の扇状地を削った山裾にあり、その南北は小さな谷間となっているし、かっての東大寺の西端にあたる転害門のあたりでは正倉から一〇メートルほどにも低くなっている。まさに風通しや日当たりの良い「高燥の処」の地形が選ばれている」と木村法光が明快に説明している(2)。

正倉の建物としての創建年時には諸論がある。天平勝宝八歳（七五六）一〇月三日に双倉の北（正倉の北倉）から人参が出用された記録から、それ以前には建立されていたのだろう。聖武天皇ゆかりの宝物類を最初にして最大量の献納をされたのは天平勝宝八歳六月二一日のことで、当初から正倉の中で保管されてきたとしてよいようである。なお、平成一二年（二〇〇〇）に正倉の柱を選び、年輪年代法で宝庫の建築年代を調査し、宝物を献納した七五六年以前に用意されていた柱が存在することが確認されている。このことから、既に正倉は建築されていたと推測することは可能なようである(3)。

長年宝物を保存してきた正倉は木造である。部分的な修理や屋根の葺き替えなどによる改装は幾度か行っている。しかし、戦後には宝物の安全な保存のために新たな宝庫の建設が望まれていた。空調設備の完備した西宝庫が完成したのは昭和三八年（一九六三）であった。その前に鉄筋コンクリート製の東宝庫が作られている。これは西宝庫建築までの試験段階の建築例であったと記されている(4)。当初、そこには空調設備はなく、昭和三九年にいたって設置されたこともその一環だとみれば、きわめて慎重に調査を行い様々な角度からの調査データを積み重ねて西宝庫は建築されたようである。

ところで、東西両宝庫の空調条件だが、湿度は年間を通じ六〇%を維持し、室温は最高二八度を超えることはなく、最低も五度以下にならないようで、正倉の現在地の自然状態に近い形であるとされている。保存条件を設定するためには様々な角度からの解析が必要で、その根拠に明治時代以来校倉造りの正倉での気候調査は続けられていて、その厖大な実績があったからである。そのデータを解析し、保存への配慮を様々な角度から考察されてきたことであろうことは、想像に難くない(5)。

現在、宝物は正倉から西庫へ移し、西庫を正式の宝庫としている。東庫にも一部が保存されているが、多くは調査の途中段階の財物である。西宝庫の構造は校倉の正倉を忠実に再現しており、北、中、南倉と独立した三部屋に分け、それぞれは面積・高さともに正倉と同一の空間、造りとして同容積を確保しているようである。正倉に倣って個々に扉が設置されている。さらにその庫全体を覆うように外層を設け、東側には前室を設け、最外層の壁面に扉を設けている。西宝庫の正式な扉は中にある個々の倉に設けられた扉であって、現在も続く勅封の儀をはじめ様々なことは新宝庫においても厳守されている。ここで忘れてはならないことは、正倉院では重要なのは宝物の保存を第一に、正倉は保管のための建屋であったことである。

こんな自明の理をここで持ち出したのは、最近の文化財の保存に対する世間の風潮への懸念からである。近年のことだが、財物保存のためとして建築された施設を各地に見るが、多くの施設ではしかるべき財物は乏しく、それさえ守り伝える人材も少ない。保存の知識も経験もないままに、建屋ができたことで、ある日突然財物を管理することを求められることになった人々が少なくない。そこには、建屋こそが重要であって、財物への配慮を微塵も感じることがない。博物館にしろ財物を保存する公共の施設が作られたのは明治以降のことで百年余にすぎない。しかし、多くの施設に伝存する財物は、どの建屋の期間に比するまでもなく長大な時間を経過している。その財物への尊敬も配慮もなくては、管理することだけになってしまう。薬物標本室の保存を経験してきた人間が、僭越なことと承知して望むことはただ一つ。どんな財物であれ保存を考えるとき、はじめには財物の内実を知って欲しいことである。

正倉院宝物を調査する目的は継承することにあって、適切に保存することと信じている。「献納帳」「曝涼帳」に始まる各種の正倉院文書はその時代に応じた調査記録であって、保存のことを語りかけ、現在の我々の眼前に実物の提供を可能としている。それだけに、正倉院にあっては頑なまでに伝統の儀を守ってきた。これを儀礼的なこととするのではなく、宝物を保存する上で必要かつ最大の役割を果たしてきた儀礼であることと認めるべきだろう。

ところで、香薬は明治一五年（一八八二）以来、校倉の北倉階下西棚に収納・陳列されていたとのことである。西宝庫では校倉の部屋割りに倣って、同じ階の同じ位置に設けた戸棚に配置保存されている。現在では薬物の多くは蓋付きの気密性に富んだガラス瓶に容れられている。大量にある薬物や大型の香薬などはその時に収納されていた布製の帒（袋）ごとに分けられ、大きな木箱や櫃などに収納されている。現在にあっても定例となった秋の開封後、ほぼ二か月間を曝涼期間として宝物の点検や特別調査を行っている。なお、恒常的に秋季に開催される正倉院展への出品も開封期間中のことである。その期間以外は施錠のもと固く閉ざされ、外部から隔絶して保管されている。

校倉造りと高床式

宝物が西宝庫にあるのは、正倉院千二百五十年余のうちのわずか五十年余であって、大半は木造の正倉で保存されてきた。その正倉での保存について考察した。

高床式の建築は床下の通風量は大きく、倉全体を湿気から守り、損傷を少なくし、同時に昆虫や小型生物の寄害をなくしている。高床式の工法は多湿気候の地域では通常に見られる工法である。北欧など長期にわたる積雪期を避けることができない地域でも高床式の建築を採用していて、今日でも高床様式の建造物を世界各地に見ることができる。我が国にあっては奄美大島、沖縄をはじめ琉球列島、鹿児島、八丈島などでも多くの高床式の倉を見る。高床造りは概して森林の多い地域に見られる。ラオス、ベトナム、タイなどの山間部の調査時には、伝統的な建築の中に校倉と高床式の家屋を見ることがしばしばある。その目的は穀類などの食品の貯蔵、保存である。高床式にして地表から高い位置に保存することは食品を高く位置づけようとした精神面でのこととも聞くが、単に実利的なことであったとしてもよいのではないだろうか。高床工法は湿潤時やその地域にあっては優れた保

存法である。(6)

正倉の大きな特徴は校倉の造り、用材にあると思う。組み合わされた木材の断面は長さ三〇センチの長底辺、二等辺三角形の頂点までは三一センチあり、倉の内壁に長辺がくるようにして、校木を積み上げた接合部分にあたる積み代は九センチに及んでいる。

この校倉造りに関連して、かって「蔵の内側にある校木の面は木材の呼吸によって倉の内部の湿気を調節するのに役立っており、校木の外側は面積を多くして校木の乾燥を防ぎ……」との説明があった。この説は江戸時代の考証学者や国学者の説に始まったとか、近代初期の建築学の専門家が提唱したなどの諸説があるが詳細は承知しない。その後に建築史家の一部が支持したことで通説となったようである。今日ではこれらの説は専門家の調査で書き換えられている。しかし、このことが周知されるのには時間がかかりそうである。総檜造りの正倉であれば建築当初は息苦しいまでの芳香に包まれていたかもしれない。しかし、現在の正倉にはそのような香りはない。まして長年の風雪に耐えて、随所で用材間に隙間や空隙さえ認める。長さで三三メートル余にも及ぶ壮大な建物だけに、外壁面には長さ一〇メートル以上にも及ぶ木材がふんだんに使用されている。それだけにほころびを避けることはできなかったと推測していた。この視点から正倉を見たとき、確かに外面の劣化は確認できる。しかし、建屋内の内面のこととなると一見しただけでは劣化の有無さえ判らない。先に筆者は「白檀」の調査で、薄片での変質から表面では確実に変質を生じているが、内実では変質はないだろうとした。正倉の木材は十分な径や充実度を持った用材で、内実で変質があったとしてもわずかなことと推測している。正倉の内部は外部とは異なった環境下にある。正倉の木材についての精査も必要かもしれない。

さらに、第二章で「白檀」や「丁香」の精油成分は保存中に変成して、変化は紫外線などの短波長光や新鮮な空気、酸素の供給が劣化を加速させることを指摘した。その対策として、収納・保存容器は密閉度を高めることが求められる。それは外界からの気流を遮断することであって、宝物類が新しい酸素や光などと直接接触するのを避けることとなる。正倉院の香薬の保存では包装は紙、布、箱、壺、金器、木器などで二重三重と包装され、さらに辛櫃などに納められてきた。保存容器の中はほぼ密閉状態で、開封時を除いて外気と接触することはほとんどない。それらを考慮すると、正倉は遮光をほぼ完全なまでに可能とする倉蔵であって、幾重にも宝物を包装してきた容器の最外層の役目を併せ持っていた、と理解している。

二　香薬の収納と包装

宝物や薬物は個々に包装され容器に納めて櫃ごとにまとめられてきた。その古櫃は全体で一六六合が現存している。当初からの櫃ばかりではないようで、江戸時代には徳川家康をはじめとする歴代の将軍によって、折にふれて唐（辛）櫃が寄進されてきたことが知られている。平成一二年（二〇〇〇）に行われた年輪年代法の調査によって、櫃の製造年代がいくつもの代にわたっているのが確認されたことでも判る。[7]これは正倉院宝物の保存に歴代の為政者が並々ならない関心を払ってきたことの証で、保存を考慮する上できわめて重要な事蹟である。ところで、薬物は総量を量目で示し、個数で示すことが少ないのは今も変わらない。薬物には大小があり、その個数となれば多くなる。そのため、薬物の名称ごとに分類し、薬物の性状に応じて紙や布袋、木箱、壺、須恵器、大布などによって包装して、唐櫃に納めている。そのことを示す付箋や紙片など容器とともに多く残されている。その容器については『図説　正倉院薬物』に精しいが、数点について見ておこう。[8]

「種々薬帳」記載の六〇種の薬物は二一合の唐櫃に納められ、さらに布（麻布）や絁《あしぎぬ》（絹の類）からなる帒（袋）、あるいは須恵器や金属製の容器に容れられていた。まずは櫃から見てみよう。櫃は杉板製で素地を蘇芳で赤く染め、全体に生漆を塗ったいわゆる赤漆塗りのものである〔図1〕。脚と稜角には黒漆を塗り、四本の脚を

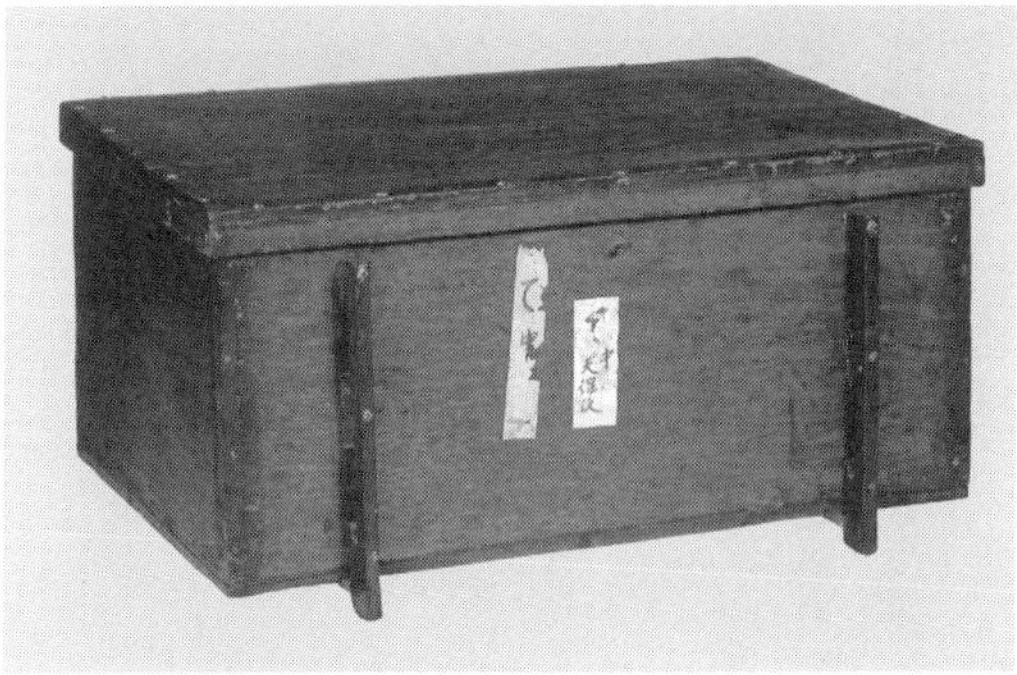

図１　「唐櫃」

もち、金銅製で星形の鋲を各接合部に打つ立派な唐櫃で一五〜一七櫃あり、「国家珍宝帳」や「種々薬帳」に記された「漆櫃」にあたるとされている。櫃の大きさは、概ね縦六六、横九八、総高四三センチである。(9)

そのうち薬物の収納に関する櫃は「種々薬帳」によれば当初二一櫃があった。第一櫃には三〇種を、第二櫃には八種、第三から五櫃には「桂心」を、第六から八櫃には「芫花」、第九から十一櫃には「人參」、第十二から十四櫃には「大黄」、第十五と十六櫃には「臈蜜」、第十七から十九櫃には「甘草」、第二十櫃には一四種、第二十一櫃には「狼毒」と「冶葛」を納めていた。その後薬物の出入りや点検の度に、その容器である漆櫃のいくつかに他の宝物を併せて収納するなどして転用したようで、空櫃となったものの記載はない。「桂心」「人參」「大黄」「甘草」には櫃ごと正倉から取り出されたとの記録もある。現存する古櫃類が献物帳にいう第何櫃にあたるのかは判然としないが、中には側面に近世以降に貼られたと思われる「薬種」「北倉　古櫃三號　大黄／芫花」との貼り紙が見える櫃がある。また別に「薬種」「北倉（印）古櫃四號　桂心　遠志　甘草　蘇芳／木香　丁香　人参　巴豆」の墨書のある貼り紙が付された古櫃が一合ある。近年まで薬物を収納するなど、使用されていたのであろうが、その経緯は判っていない。櫃に薬物が納められていたが、保存量の減少に従って統合や移動を繰り返したことを薬物の保存の変遷とした資料がある。それはすべてを一括した記録ではないが、三宅久雄は古文書を丹念に調査をして、整理し表記している。(10)

「種々薬帳」によれば薬物は漆櫃に納めるが、それぞれは嚢や壺、さらには帒や裹とする布帛の袋類や紙片に

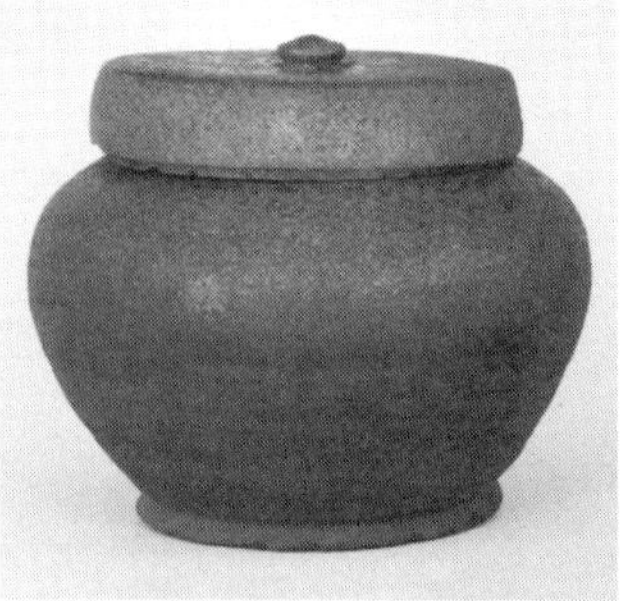

図２　「薬壺」（北倉106）

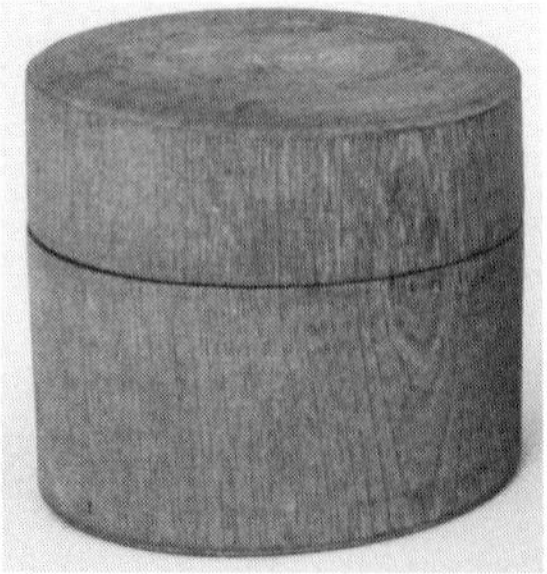

図３　「槻薬合子」（北倉110）

包み分納されたことを記していて、最も多いのは「并帒」との記載で、三八件を認める。「帒」は方形あるいは長方形で一方に口を開けたもので現在の袋にあたる形状であろう。それに対し、「裹」は現在の風呂敷状のものとされているが、「種々薬帳」に「裹」に納めるとした薬種は二点のみで、一つは「麝香」で「卌剤　重卌二両并帒及裹小已下並同」とあり、二つは「内薬」で「并裹」との記載がある。現在「麝香」には包装はなく、「内薬」は亡佚とされ、それぞれの包装を確認することはできない。「種々薬帳」では布帛製の納袋は帒や裹とは区別せずに一律に「帒」と記載していたと解析する向きもある。しかし、帒と裹とあることから、銘文に従って区別して呼び分けるのが普通である。材質は小型のものは織密度の細かい裹で、大型の香薬は織密度の粗い麻布製のものに納められていた。現在ではいずれの香薬も納袋とは別として、ガラス瓶や木箱に容れて保管されている。

　庫内には香薬の包装布が数多く残されている。そこに書かれた銘文は「絁」「布」と記すもの、記載のないものの三種がある。さらに、「種々薬帳」の「芒消」の「并帒及壷」、「治葛」は「并壷」、「狼毒」は「并帒及壷」などとともに一〇種の薬物は「并壷」との記載がある。「芒消壷」「戎塩壷」「冶葛壷」と記す三口が現存し、この三壺には表記名と一致する薬物が蔵されている。他に壺は五口と残欠二口分があるが、表記も納物もない。なお、確認される壺はいずれも須恵器で自然釉がかかっている(11)〔図２〕。

「種々薬帳」には、「蔗糖」のみは「薬碗」に納めたと記している。延暦六年（七八七）、同一二年（七九三）

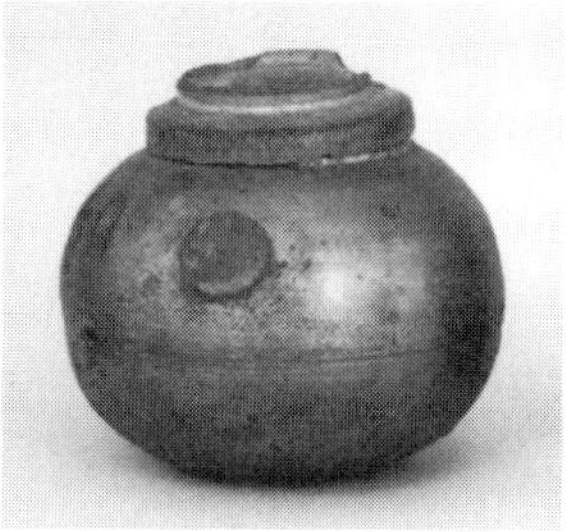

図４　「薬壺」（北倉128）

の曝涼使解および弘仁二年（八一一）の勘物使解の記録には「蔗糖」「石塩」「新羅羊脂」「内薬」なども碗に納めたとある。現存する碗は二口と残欠五口分があり、これらには薬物を納めていたと推測することは可能であるが、現存の壺には内容物はない。「種々薬帳」には「紫雪」を壺と合子に納めたとある。合子とは木製の蓋付きの密閉容器のことで、宝庫には少なからずある。天平宝字三年（七五九）の文書には「紫雪」は合子とともに出蔵されたとあるが、薬物や容器はともに宝庫では確認されていない。これとは別に、薬の文字を冠した「黒漆槻薬合子」一合と、「槻薬合子」一七合、「檜薬合子」一〇合が現存している〔図３〕。いずれも欅（槻）または檜を縦方向に木取りし、轆轤で挽き、円形印籠蓋造りの合子に仕上げたものである。一点は黒漆で塗りあげているが、他はみな素木のままの合子である。これらの木製の合子が薬物の容器であったかは判定できない。明治時代に行われた宝物の整理時には、合子には若干の残存物を確認しているが、それが薬物なのかどうかは判らない。

また、「錫薬壷」と題箋する小壺が三口伝わっている〔図４〕。同型、同大にして錫製の容器で鋳造、轆轤仕上げで、蓋には環状のつまみが付いている。合子には銘文はない。第一次調査では、大きさや形・材質などから「紫雪」「内薬」「戎塩」などの吸湿性の高い製剤や薬材を納める容器であった可能性を指摘している。他に同類の宝物の記録はない。

帳外薬物にも「帒」「裹」「合子」などが付属して残されている。「帒」と記す二九点は絁や布製の袋状であって、「裹」と記すのは二点、「槻薬合子」とするのは三点ある。これらの表記がいつの頃に書かれたのか筆者には判らない。

三　材質調査は保存のため

正倉の東側には本倉から突出した梁がある。かって正倉に宝物が保管されていた時には、開封時には臨時に梯子を掛け、梁上に板を渡して廊下状にとり設け、幔幕を張り巡らしてその中で調査を行っている。手許に第一次の薬物調査の記録映画がある。そこには、この張り出しの上部で調査が行われている様が記録されている。雨天は言うまでもなく、風の吹く日も強弱によっては梁の上での調査は中止し、開扉も中断したことを第一次調査に従事された方々から伺ったが、当然の処置だったと理解できた。同様に過去には曝涼時の諸事を臨時の回廊で行っていたのであろう(12)。

正倉にあって、臨時の空間を確保するために必要であった梁の部分は、新しい西倉では板張りの前室となっている。第二次調査はこの前室で行った。その結果、第二次調査ではデジタルカメラや拡大鏡、大型カメラなどが前室に持ち込まれ、十分に活用できた。それは第一次調査では必要な機器類でも、正倉の構造からは設置場所の確保が不可能であっただけに、第二次調査は出発点から第一次調査とは違っていたためである。

第一次調査に従事された先生方は事あるごとに正倉院の薬物をカラー写真にて公開したいとの思いを度々話された。香薬に限らず宝物の調査には現状を正確かつ緻密に記録し公表することは必要である。そのこともあって第二次調査の報告書『図説　正倉院薬物』には調査をした香薬のカラー写真の添付を果たしている。第一次調査時からの積年の願望をやっと果たすことができたとの思いがある。ちなみに、第一次調査に従事された先賢達は代替として専門家によって撮影されたモノクロ写真に彩色を施して、『正倉院薬物』に掲載している。少しでも多くの情報を伝えようとの努力なのであろう。

現在にあっては写真に限らず調査報告書もデジタル化が進行している。情報が消耗品とされつつあるのかもしれない。その結果、かなりの情報が関係者のみに占有されることとなって、後続の者にはだんだん縁遠くなりつつある。第一次調査からわずか六、七〇年で千年余の財物についての保存の判断はできない。単に記録するだけでなく、いかにその時点での状況を正確かつ詳細に記録し、加えて保存を可能とする方策を探ることは、財物の調査に関係する者には喫緊の最重要課題であろう。

ちなみに、筆者が見た限りでは正倉院宝物を調査し図を残している最初の例は、江戸時代の元禄五年（一六九二）の調査報告書である。記録された宝物は多くはなく穂井田忠友の『観古雑帖』には劣るが、彩色画として精細であることから、形を異にする写本が各地に伝えられている。正倉院の宝物を最初に写真撮影をしたのは明治五年（一八七二）のことで、世に「壬申検査社寺宝物調査」と呼ばれる調査時のことである。その調査記録の一環として撮影された写真は、イタリアのキヨッソーネによって撮影された写真であるという(13)。

西庫に宝物が移管されて以来、材質調査は西庫の前室で行うのが常のようである。その材質調査は臨時の調査で、調査担当者は短期間であっても万全の注意を払うことが求められる。入庫に際しては、入口に設けられた消毒液で手を清め、既に滅菌室で数日間は紫外線に晒した白衣をまとい、薄手の手袋を着用する。さらに作業効率や安全確保のために専用の上履きに代えた。このことは第一次の薬物調査時の記録写真や映像で採用していることを確認できた。このような作業は過重な対策であるとの批判を聞くことがある。いつ、どのような意図でそのような手順が行われるようになったかは判らないが、筆者にはきわめて重要な作業手順が踏まれていることに敬服している。それは最近のようにＤＮＡに限らずごく微量の付着物でさえ鑑定可能なほどに分析技術が進歩していては、調査員が手袋を装着するのは必須のこととなる。当時にあってはＤＮＡほどではなくとも微量物の分析など想像すらできなかったはずであるが、宝物の汚損は人から受ける影響が最も大きいとの認識があったからなのだろう。映像記録は調査の原点を語り伝えている。第二次調査に必要な道具、機器、筆記具は正倉院事務所で用意されたものを使用した。すべての準備や調査の作法が常勤の職員と同様であるのは、第二次調査において経験したことである。

ことほどさようなことを行う必要があったのか、また、その効果は如何ほどかとの議論もあろう。たとえば微生物学の専門家の眼からみれば、入庫前の手の洗浄は微生物対策としては気休め程度にも……と言われる。病院などでの無菌室（手術室など）の洗浄などを経験してきた者としては、微生物への対策としての効果がどの程度のことなのか判らないのではない。しかし、汚損は人為的な面が大きい。宝庫を開扉し人員が出入りした時点ですでに多様な損壊や汚損が始まっている。その原因、実態が判っていなくても、損壊や汚損は可能な限り回避しなければならない。しかし、そのための手引きや手順に規矩はない。手を洗浄し、白衣に着替えるなど一連の作業を全員が通り抜けたとしても、精神的な構えを築いているにすぎないだろう。精神的な構えから準備することは継続可能な保存作業である。このようなことを日常のこととしたから、宝物の保存に関わる意識が殊更のこととなるのではない。繰り返しこそが結果として保存へのたゆみない行動と意識を次代に継続し、常のこととしてきたのである。わずかな期日の調査経験ではあったが、戦後営々として積み重ねてきた特別調査の経験をも体感し得たことは少なくない。文化財の保存には財物に対する心構えの構築とその教育こそが重要なのである、と再認識させていただいた。

四　庫内の微小生物の調査

第一次薬物調査時に庫内の微小生物についての調査を行っている。昭和二四〜二五年（一九四九〜五〇）の曝涼期間中の一〇〜一一月のことで、二年間で四度にわたって行われたことが記録されている。そのとき、昆虫の死骸ならびに微生物で発見された種は次表に示すとおりである。

表1　昭和二〇年代　正倉院旧宝庫（校倉正倉）で発見された昆虫の死骸

存在	昆虫名	数量	発見場所	原産地（参考）
薬用	インクフシバチ	個体数	没食子	地中海沿岸
	ラックカイガラムシ	個体数	紫鉱	タイ、インド、中国
寄虫害	コクヌスト	多数	大黄塵、薬塵	汎世界
	セマルヒョウホンムシ	多数	芫花	汎世界
	クスリヤナカセ	多数	芫花、薬塵	汎世界
	ナガヒョウホンムシ	破片11	大黄、甘草、芫花ほか	日本、中国
	シバンムシの一種	1	薬塵	汎世界
	シナヒラタキクイムシ	破片3	甘草	中国北部
	ヒメカツオブシムシ	破片3	薬塵ほか	東北アジア
	マルカツオブシムシの一種	破片8		汎世界
	イガ	幼虫巣	毛氈	汎世界
	コメノシマメイガ	蛹破片、繭	芫花	アジア東部、インド
夾雑虫	コアオハナムグリ	個体4	芫花	アジア各地
	マグソコガネ	個体3	芫花	アジア東部
	エンマコオロギの一種	破片	薬塵	日本、中国
	イネゾウムシ	個体3	薬塵	東アジア

（『正倉院薬物』より）

宝庫で発見された昆虫は危害虫ばかりではない。「種々薬帳」に記載の「無食子」は、インクフシバチが植物に寄生してできた虫瘤で、「紫鉱」はラックカイガラムシが樹枝上に分泌してできた巣で硬化したものである。それらの薬物中に虫体が存在している。原体は寄生昆虫が産卵し、幼虫から蛹化期を過ごすもので、採取期は幼虫期であったにすぎない。薬として調製する一段階に蒸乾がある。その時点で屍体となっていて、薬物となった後に侵入したものではない。

しかし、「芫花」には薬種とは関係のない多数の昆虫が混入していた。生物学的にはほとんど一種のみであった。第一次調査では「生薬はセマルヒョウホンムシによって完全に食い尽くされていた」と記録している[14]。しかし、現在にあっても「芫花」はほぼ完全な状況で残されており、昆虫の屍体は多量が混入はしているが食害をそれほど与えたとは判断できない。また、当時セマルヒョウホンムシと判定された昆虫種は、第二次調査でニセセマルヒョウホンムシであるとしている[15]。

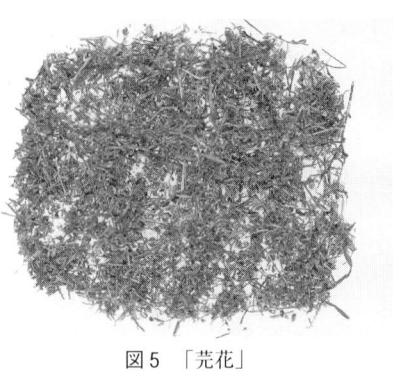

図5 「芫花」

これら二種は形状が類似するだけでなく昆虫学的にきわめて近縁の種であって、しばしば混同される。寄害のことではそれほどの違いはない。なお、これら二種の分布はアジアの温帯南部であって広範であるが地域的には限られ、我が国でも確認はされているがその量数は多くはない。大学にあって薬物資料の収集保存に従事してきた経験からしても、保存室内でセマルヒョウホンムシやその仲間の昆虫の寄生を確認したことはない。それ故、なぜ「芫花」のみに大量の虫体が見られるのかの推測はできていない。

寄生害虫の多くの種は我が国を含めて東南アジアに広く分布することから、宝庫での保存中に寄生したのか、原産地で既に混入していたのかなどの判断はできない。たとえば、シナヒラタキクイムシの場合、中国北部に分布し、我が国ではきわめて少ない種であることから、献納以前から寄生し付着していた可能性は否定できない。また、ここで発見された昆虫類がすべて屍体やその破片であり、外観からしても相当時間を経過している。さらに、その数がきわめて少ないことから、偶然の混入であったとしてもよいだろう。そのことでの傍証例に、毛氈からは一個体にしろ幼虫の巣が発見されたと記録されているが、他に同様のことを見ないようである。先の「芫花」の中の虫体にしろ、いずれにあっても庫内で世代交代を繰り返した形跡はないようである。

庫内に繊維製品の断片が多く存在するのは、昆虫などによる損傷よりも付着した代謝物の酸化物や分解物が繊維を脆弱化させ、崩壊したものが多いためなのでは、と推測している。

さらに、庫内の細菌類などの微生物についても、調査は行われており、第一次調査時の細菌などの微生物調査結果（『正倉院薬物』）が報告されている。その後に行われた調査結果と比較したとき、菌類の出現頻度や菌相に若干の変動はあるようだが、大綱において大きな違いや変動はないようである。

細菌類はバチルスが主であって、種数は多くはない。球菌類は開封後に多くなることが認められている。一般に球菌類は塵埃とともに持ち込まれる事例が多いことから、開封による人的な移動がもたらした可能性は考慮されるべきであるが、報告された菌数からみれば、環境中に常在する菌種や数値に大きな違いはない。

酵母類はサッカロマイセスなどが少量認められるがその数量は少ない。併せてMucorやRhizopusなどの接合菌などもきわめて少ないことから、宝庫はかなり良好な乾燥状態を保っていたと推測できる。なお、庫内での菌数に若干の変動が見られたが同時に庫外でも行われた調査結果と連動しており、宝庫の周辺の微生物のフローラ（細菌叢のこと）と密に関係していると推測できることから、細菌類による損壊はほとんどなかったと推察している。昆虫や細菌カビなどに対してきわめてよく管理されてきたことに敬服している。

曝涼期間中は年中では比較的乾燥した時期を目途としている。開封期間中であっても雨天時は言うまでもなく、湿度が上昇すると閉扉するなど開封後にあっても厳しく対処する心構えが必要なのであろう。

五　保存への提言例――中尾万三の調査報告から――

庫内に伝存する財物は多様であるが、その中で薬物について調査実績をふまえて保存のことを正面から提案した報告書がある。それは昭和四～五年（一九二九～三〇）に中尾万三が正倉院薬物の調査を行い、提出した報告書である。報告書は総論と各論から成り立ち、個々の薬物に関しては各論に詳述しているが、保存に関してはその総論部分に調査を終えての所感を交えて自らの提言を記している。その報告は本書中で度々引用してきたが、記述には見るべきことが多いと信じ、許可を得て保存に関する提言部分を記しておきたい。なお、文は連続して書かれていることから、段落や句読点、余白の付与を最小限にしろ筆者の責任において行ったことをお断りしておきたい。

正倉院宝庫漢薬調査報告（抜粋）

薬学博士　中尾万三

昭和四年度並に昭和五年度正倉院宝庫御曝涼に際し現存せる漢藥を拝見し其の調査を為せるが、昭和四年度に於ては現存品の大半を拝見し、昭和五年度に於ては前年度見残しの分を拝見せり。

両年度の調査に因りては現存品の品種並に外形の大躰を知り得たる程度にして未た充分なりと謂ふを得ず。品種に就きては尚ほ疑義の存するものありて此等は今後の調査續行を要するも會々此調査により

（一）種々藥帳中の献物にして従来不明なりしものが現存品中に存在せる事

（二）現存品に附せらるゝ題箋と現品とは異れるもの有る事

を発見し得たるは幸いなりとす。

又両年度調査により現存品の保管方並に一般拝観方に就き現品の調査報告と共に鄙見を述むと欲す。

（中略）

○宝庫薬品の保存と拝観

宝庫に諸種の漢薬が腐朽せずして現存せるは従来の保管方法が其保存に極めて適当なりしを証明するものとす。

現今は御曝涼に際して拝観を許さるゝ為め往昔と其保管の方法を異にするが如し。

従前の保管方法は或者は合子に納れ、或物は裹或は袋に納れ、或は陶製壺に納められ更に夫等を韓櫃に納められたるものゝ如し。

其内合子に納める如きは外気の乾湿の度に応じて木合子は此を適度に調節し、又た日光に當らざるを以て貯蔵には適当せるものとす。但し現存せる木合子は殆と蓋と身と気密に合はざるもの多きが故に唯だ日光を遮る外、湿気に對しては殆と用をなさゝるものと考へられる。又若新しき木合子を用ひ納むるものとせば木合子の有する水分に對し深く注意し数年の経過を見て後に始て此を納め得る事となるべし、故に此に就ては述べず現に硝子瓶、或は木箱に納めらるゝものに就き此を述べむと欲す。

諸御物薬品の保存を計るに就ては（一）拝観を曝涼の際に許さる分と（二）永く原形を保存せらるゝ分とに区別するを可とすべしと思惟せらる。

特に調査研究の必要を認められざる限り薬品の拝観は夫等各個の全量を見るに及ばず各薬品の標本的幾分かを拝見せば足れりとす。故に此の如きものは拝観向きとして古薬を見知し得る幾分かを一とまとめと為し置かるゝ方反て好都合に非ずやと思惟せらる。

永久的に保存せらるゝものに就ては日光を遮断し変質変色の惧れを少なくし、濕度に注意して保存せらる可きものとかと考へらる。

現に硝子瓶に保存せらるゝ方法が最善の方法なりや否やに就ては論ぜず。硝子瓶に貯ふる場合に於て余り気密なる時は此に納入したるものゝ水分或は瓶夫れ自身の水分に就て考慮するを要す。若し内容器にして水分を含み、気温上昇し、密栓さるゝ如き場合に於ては自個の水分により自個の分解を早むる事無きを保せず故に瓶中に納めらるるものに就ては常に此点に注意するを要すべし。分瓶中のものを拝見するに変質せる如きものを認めず故に瓶中に納入せらるる薬品は充分に乾燥し目下の処変質の恐れ無きものとして其保存方法を考ふるに、曝涼の際日光を見るは変色を早むる恐れあり故に「第一」に日光を遮断すべし。次に塵粉の付着は分解を速成する恐れあり故に「第二」に塵粉を除去し別に分ち完全形に近きものをのみ保存する要あるべし。次に虫害に就ては樟脳の如きものを用ひ其絶滅を期すべし。

即ち「第一」の日光に對しては黒布の充分乾燥せるものに包み更に瓶中に納むるを要すべく、更に韓櫃中に納むれば尚ほ可なるべし。布は麻布が宝庫中に於て殆と変化なく保存せらるゝを見れば此を黒く染むるを可とす、黒染も亦墨の如き変化を他に及ぼさゞるものを以て染むるが可なるべく、此に就ては研究を要す。

「第二」の粉塵と分つに就ては、篩過し得るものは篩過し丁寧に筆或は刷毛にて粉を去るを要す。

「第三」の虫害を除くに就ては一應日光に照し虫を除き、樟脳を加へて更に其発生を防く可く。瓶中並に韓櫃中にも樟脳を加へ置く必要あるべし。又た樟脳に對し感ぜざるものに對しては他の方法を必要とす。

右は主として硝子瓶入りのものに就ての保管なるが硝子を嵌めたる箱に納めらるるものに就ても同様の注意を要す。此等は更に虫害と濕気に就き一層の注意を要すべし。宝庫中の硝子張り箱に就て謂ふに非れども此の如き種のものは新造の当時に於て箱の木材或は納品の含有する水分が硝子の内面に露をなし或は曇りをなして溜る事あり、若し此の如きものを保存せば其物の分解を急速ならしむ、故に此の如き場合は充分に此を乾燥せしむるを要す。

陶器に納めらるゝものは現状に於て不変質のものなるを以て此に就ては述べず

次に拝観用のものとして保存せらるゝものと区別せば可ならむと思はるゝものに就き鄙見を述ぶるに左の如し

（甲）日を見て変質せずと思はるゝもの

（イ）龍骨 龍歯 龍角　元のまゝ陳列し置かるゝも可ならむ
或は龍歯のみ元のまゝとし龍骨龍角の幾部分かを陳列せらるも可ならむ

（ロ）鍾乳床 理石　鍾乳床は元のまゝとし理石の瓶入りを「鑛石数種」中より分ち理石と題箋して陳列されては如何

（ハ）寒水石 禹余糧 赤石脂 雲母　此等何れも元のまゝにて陳列さるも可なれども寒水石、赤石脂、の如きは少部分を分ちても可ならむ。

（ニ）芒硝 戎塩　壺の中に在りて拝見出来ず　少部分を試験管或は瓶入として陳列されては如何

以上　薬帳の薬

滑石 青礞石　此等の内青礞石を鑛石数種中より分ち陳列されては如何

白石英
雄黄
胡粉
代赭
丹

此等は白色粉とある題箋を胡粉に紫色粉とあるを代赭に代へて陳列されては如何。丹は拝見出来ず瓶或は試験管に納れて陳列されては如何

以上　薬帳以外の薬

（乙）日を見て変質するもの

（ト）犀角器――曝涼後黒布に包む要あるべし。

麝香
（チ）麝香皮
内薬

獣胆と題箋せらるるものを麝香とし、麝香皮と共に陳列されては如何。内薬は薬塵中より分け試験管に入れ右と共に陳列されては如何。

畢撥薐
鬼臼
黒黄連
（リ）芫花
狴核
巴豆
雷丸

畢撥は畢撥薐即ち畢撥根なる旨を記す題箋を付し。

鬼臼は畢撥根中より撰出し鬼臼なる題箋を付し。

黒黄連は紫鑛中より撰出して黒黄連なる題箋を付し。

狴核は草根木実中より其瓶を分ちて多量あるもの、幾分を取り狴核と題箋し。

無食子は無食子之属とある題箋を無食子とし、其幾分を取り。芫花。巴豆。雷丸は現存品の幾分を取り陳列されては如何。

無食子
人参
（ヌ）甘草　此等は其幾分を取り陳列されては如何
遠志　遠志は原形の完全なるを陳列せらるゝのみにて如何
大黄
（ル）厚朴　此等も其一束を陳列さるだけにて可ならむ
桂心
紫鑛
（オ）蜜臈　紫鑛、蜜臈、胡桐律何れも幾分を陳列さるだけにて可ならむ
胡桐律

以上　種々薬帳の薬

（ワ）小草　小草は原植物を知り得る如く擴げて其幾分を。
竹節人参　竹節人参も形の完全なるものを幾分陳列されては如何

右は薬帳中の薬なるや否や不明

（カ）青木香　共に幾分かを陳列さるのみにて可ならむ。
木香
丁香　丁香は其幾分を。
香附子　香附子は「草根木実」中より分ち香附子と題箋し陳列されては如何
（ヨ）沈香　相思子は無食子とある題箋を去り相思子とし其幾分を。

白檀　┐　沈香、白檀は沈香及雑塵とある題箋を沈香及白檀として陳列されては如何
想思子

（タ）薫陸　┐　両者共幾分かを陳列されて可ならむ。
琥珀

（レ）烏藥　┐　烏藥は烏藥の属とあるを烏藥と題箋し、其幾分を。
蘇芳　　　蘇芳も亦其一束を陳列さるのみにて可ならむ

以上　藥帳外の藥

（乙）の品は保存するに黒布にて包み、又曝凉後には黒布にて被ひて保存するを要すべし。

又（甲）（乙）の藥共に上記の如く類を分ち献物帳のものと其以外のものを区別し拝観を許さるものとせば観る者は一目して古来よりの来歴を知り得べきかと思惟せらる。

此を要するに従来の保存は脚を有する韓櫃の如きものに納められたる如きを以て　例令ひ隈に置かるゝも空気の流通よく、濕気によりて蒸さるゝを防ぎ今に至りて尚ほ腐朽し易き漢藥が保存せらるゝものと觀察せらる。此に由りて觀れば容器を直接宝庫の床上に置くが如きは保管上適当の事に非るべし。故に若し現に床上に直接置かるゝ如きものあれば　適当の台を造り　容器周囲の空気の流通を計るを要すべく、殊に日を見て変色の恐れある（乙）類に於て然りとなす。此の如きは啻に濕氣を防ぎ得るのみならず虫害に對しても有効なる手段なる可し、濕気と日光とは保存に對して殊に注意を要するものにして乾燥に過ぐる恐れは現下の状態にては非るべしと思考せらる。

（完）

この提案は保存の立場からみると薬物にかぎらず宝物一般に及ぶ点で貴重である。しかし、正倉院宝物は必ずしも複数個あるとは限らない。一個体のみしか伝わっていないものが、圧倒的に多い。正倉院では千二百年余にわたって、ほとんど人目に触れることもなく保存されてきたことから、今後もそのような保存方法も可能ではあると思う。しかし、宝物が人類共通の財産であると考えれば、公開しない方法が本当に宝物を保存し管理する方法として許されることなのかとの思いはある。

第二次薬物調査にあたって、正倉院から提示された課題の第四項目に「薬物の特質を出来るだけ多面的に調査を行い、将来の宝物の保存・管理に備える」とあった。第一次薬物調査の基本方針の第四項目にも「薬物の保存方法の改善の要否を研究」とあった。第二次調査においてこの基本方針の継承は肝に銘じていたつもりである。

宝物や文化財は、原形のまま後世に伝えられるべき運命にある。それだけに、形あるものを人為的に加工したり、損傷したりして変形することは考え難い。しかし、我々は理化学調査のために微小とはいえ、切削などの損傷を行っている。それは香薬には「本来は……」という固定した形状・性状のない素材であり、保存対象外の薬塵であるからこそできたことである。原形を損なうことが許される調査試料の中で、香薬は最大の素材であった。そしてさらに弁解するなら、「種々薬帳」の末尾に示された、求めに応じて出用を許された願文の記文があった。正倉院宝物の材質調査が薬物調査に始まったことは理解しやすいものであった。

筆者は中尾万三のご孫子から、幾点かの薬学資料や書籍を受け継いだ。その中に正倉院薬物の調査メモも残されていた。さらに木村康一のご令息からも、第一次調査の報告書（副本）をはじめ関係書類や調査報告の原稿、報告、関係雑誌での別刷りなどを受け継いだ。さらに木島正夫からも正倉院薬物への想いを記した未発表原稿を多数受け継いだ。それだけに自らが行った調査のことだけでなく、先輩諸氏の思いを書き残しておかねばならないが、自身の調査結果を記すことでさえできないでいる。

筆者が関与し調査し得た香薬の材質、さらには関連物の調査から、何かを提言できるかと問われれば、心許ない。

今、正倉院薬物の調査のことを思い返したとき、文化財の次世代への継承に必要なことは、保存と修復、との語で総括してもよいのかもしれない。香薬は動植鉱物など自然三界から得た物で、多くは素材の性状を持ったまま利用したことで、今に素材としての姿を伝えている。同時に香薬は有機物で、その内部では形状をなす組織や構造だけでなく含有成分も常に変容、変成を繰り返している。現在ではその結果しか見ることができない、材質の現状を正確に把握することは、財物の当初の内質を知ることでもある。理化学者が文化財の調査に関係するようになって新しいと言われるが、経過した時日は短くはない。ただ、無機物からなる財物の調査事例に較べて、有機物からなる財物の調査事例は少ない。それは基礎となる理科学調査データの蓄積の違いであった。そんな事情の許にありながら、筆者はあえて保存の視点から、財物の内部で生じている変化、変質を理科学的に分析して考究した。薬物化学の専門家からみれば噴飯物であろう。しかし、公私を問わず財物を保有し展示を行うなどあらゆることでの管理をする研究機関では、財物に直接関わる人々に文系出身の方が多いのが現状である。それだけに理化学からのアプローチの一端でも知って欲しいとの思いで、本書をまとめてみた。表現が稚拙なのは筆者の能力が乏しいことである。研究者の数が少ないことを言い訳にするつもりはないが、乞うご寛容を。

六　文化財(材)の保存とは

財物の保存との視点からは、寺院やその経蔵は建立当初から保存のための施設・設備であったが、いつの頃からか本尊をはじめとする諸像や各種の財物を展示し公開している。神社における絵馬札や絵額の展示もその範囲内にあるが、保存に及ぶことはなかった。しかし、近代にいたり、札や額にもそれなりに配慮するようになってきた。社中に絵馬堂を建立し保存を進めている例は少なくない。ところで、寺院には書院の間がある。始まりは僧達の読書の場であったとされている。やがてそこは来客の対応の場となり、会所としての意義を持ち始めると、書院に美術工芸品などを飾り、その場に座す者に公示することを意識するなど変遷をしている。やがて、書院は寺院から貴族や上級武士達の居宅へと広がっていった。そこには収納の棚が設えられ、公開の便を計ることで、書院自体がしばしば保存の役目を担っている。その結果、書院での財物が当時の姿のまま、現在に伝わっている例は少なくない。そこは我々が住まいする場の一部であって、保存されてきた財物は視認ができるできないにしろ何らかの変化、変質を内蔵している。このように伝存する財物は希有なことではない。

　財物を調査する一方で、近代にあっては文化財への姿勢の特徴に、公開展示のことがある。展示会や展覧会は全国各地で公私を問わず多くの機関で開催され、年間でどの程度の数字になるのかさえ解らない。文化財は公共の所有物であって、広く国民に識ってもらうべきであるとの考えが根底にあるのだろう。そんな展示会を主宰するのは所蔵し保存を担う人達であって、先述の寺院での寺宝の公開に始まった。現代では博物館がその機能を担い、その数や規模は時間を経るにつれて増大している。

　文物を収集し保管することに始まった倉庫もやがて公開展示を志向し始めた。西欧ではギリシャ・ローマ時代に遡り、戦闘における勝者が戦利品を集めて陳列し、自己の力を誇示したことが始まりであるとは容易に察しがつく。その後、中世には各王家は美術価値の高い文物を意図して収集しコレクションとすると同時に宮殿に展示し、博覧会場の様相を併せ持つようになっている。このように収集と展示の機能を併せ持つことから博物館は生まれた。当初、そこは保存・保管を意識した場ではなかったと思う。

　世界の公共博物館は、オックスフォード大学に設置されたアシュモリアン博物館に始まるとされている。イギリスの多くの探検家が集めた世界の珍貴なものを集め、一六八三年に公開・展示することで始まったという。日本では明治四年（一八七一）に東京・湯島聖堂で博覧会を開いている。会場となったのは大成殿で、当時としては展覧場としての施設・面積を提供できる数少ない建物であった。明治新政府は、翌年には大成殿を我が国初の財物を陳列し公開する恒常施設としたことで、この時（明治五年）を我が国の公共博物館の始まりとしている。十年後の明治一六年に現在の上野公園内に博物館が新築し、移転したことで大成殿は博物館から本来の聖堂の本殿に復している。その後博物館は拡張されることはあっても移動することはなく、現在の東京国立博物館にその伝統が受け継がれている。

当初の博物館に博覧会場としての性格が強かったのは、パリの万国博覧会などへの参加経験から得たことが基礎にあったのだろう。その後、国立の博物館は奈良と京都に開かれ、平成一四年（二〇〇二）にいたって四番目の国立博物館が九州太宰府に開設された。それぞれの博物館は文化財に対する姿勢に個性がある。さらに文化財の調査研究を目的に東京では博物館に研究組織（現 東京文化財研究所）を併設し、そして奈良には独立機関として奈良文化財研究所を開いている。なお、京都と九州では博物館内組織として調査研究を事業としている。文化財の規定や意義は時代とともに変化しているが、このように、我が国では収集だけでなく、保管・保存、財物の調査研究などの任を博物館や美術館が担ってきた。

そんななかで、近年の新たな動きとして各地の大学では、蓄積されてきた研究素材を集積し、細分化し、多様化する研究方向を横断的に支援する組織として、大学内に学術博物館を設置している。大学は多種多様に行われてきた研究の過程で収集するだけでなく、自らがつくり出したものが、広い意味での〝文化材〟（財ではない）であると認識されたことによるものである。大学が所蔵する標本・資料は、そこで行われる教育研究に資するために集積されたものであり、従来の文化財の概念では一括りにできない。大学に伝存する品々で財物と評価できるものも少なくないが、多くは研究資材であって〝文化材〟とする方がよいと考えられる。〝文化材〟とは地球上の自然誌（史）資料を中心とする標本・資料（動物、植物、鉱物）等の博物資料や標本、それらの加工物のことであるとすれば判りやすい。

しかしながら、研究過程で生まれた研究素材等が研究・教育において使命を終えたとき、保存ではなく廃棄されることが多かった。そのことの反省から我が国においても、この十五年ほどの間に各地の大学に博物館が開設され、保存が図られた。とはいえ博物学や博物館学に従事する者にとって、標本や資料は自らの研究に資するなど直接関与するものだけが興味を惹くものである。素材学において文化材科学の旗は立ったが、どのような方向に行くのか判らない。

七　文化財の理科学調査

文化財の理科学調査の始まりは、一八世紀末のドイツの化学者クラプロート（一七四三～一八一七）が行った調査研究で、一七九五年に古代ローマやギリシャの古代貨幣を、九八年には古代ローマガラスを理化学的に分析し報告している。ほぼ時を同じくしてポンペイの遺跡の科学調査も行われ、壁画の顔料の分析結果が報告されている。これらのことから、文化財や美術品の理化学調査への関心は急速に広がった。それは一八世紀末から一九世紀にかけてめざましく発展した無機化学分野での研究情報の蓄積や技術の進展と軌を一にしている。

我が国での古文化財の理科学的な調査も銅鐸や古貨幣の分析調査に始まっている。時は明治維新後で、担当したのはいわゆる「お雇い外国人」教師と称された外国人研究者たちであって、その研究成果が発表されたのは国内ではない。アメリカの地質学者マンロー（一八五〇～一九三三）は一八七五年から二年間にわたって東京で銅鐸の化学分析を行い、調査結果を七七年にニューヨークで発表している。その四年後には、アメリカの動物学者モース（一八三九～一九二五）も銅鐸の分析結果を同じくニューヨークで発表している。我が国の研究者による研究報告は一九〇〇年に辻元謙之助が「青銅製品の成分分析」を、甲賀宣政が自ら蒐集した和同開珎などの古貨幣の分析結果を「古銭貨の実質及分析」(『水曜会誌』第八号、一九一一年)、「古銭分析表」(『考古学雑誌』第九号、一九一九年)として発表したことに始まるとしてよいだろう。

ところが、明治初年に我が国の博物館および博物館科学のことで、気になる動きが大阪であった。それは幕末期に長崎にあった海軍伝習所の一組織であった分析窮理所の教官として来日していた外人教師を、明治維新後の変革の中で大阪に招き舎密局《セイミキョク》として開設したことである。個人的なことだが筆者が教員として直近の時期を過ごしてきた大阪大学医学部の淵源と繋がるだけでなく、文化財の科学調査史においても看過できないと思い、ふれておきたい。

(1) 大阪舎密局と博物館学

明治維新後、新政府は教育体制の変革を図り、その一環として明治元年(一八六八)一〇月二〇日に次のような布告を出している。

此度追手前ニ於テ新大学校取建ニ相成、舎密術ヲ始メ英学、佛学、蘭医学、数学、法学等学術御開御用ニ相成候付……

その意図は大阪に舎密(現在の化学のこと)術や蘭医学の教育機関を設置するとの布達である。その結果、明治二年二月には大阪医学校の施設としての仮病院を開き、そして五月には大阪の舎密局を開設している[16]。それぞれには既に長崎の海軍伝習所の病院からオランダ人軍医ボードインを、また伝習所に附属する分析窮理所からオランダ人医師ハラタマ(ガラタマともいう)を外人教師として招き、新たに実験を伴った医学、理科学特に化学の教育を始めている。ハラタマは伝習所以来我が国最初に理化学教育を行った外人教師である。

舎密局の開設時の資料としては関係者の集合写真や建物の外観写真、さらにはその錦絵などが国内や和蘭に残されていて、どのような機関であったかはある程度は推測できる。施設など詳細図は残されていない。ところが、舎密局を開設するにあたり、東京から田中芳男（一八三八〜一九一六）らが大阪へ派遣され、その時田中が描いた舎密局の構想図が東京国立博物館に残されている。それを見るとき、当初構想された舎密局の様相とは異なっていることが判る。

田中は我が国の博物学、博物館学の歴史を語るとき不可欠の人物である。伝統的な本草学に発する博物学を学び植物学を専門としていた。化学に直に関与したことはほとんどないはずであるが、明治元年六月に開成所御用掛に任じられ、九月には大阪に開設を準備していた舎密局の御用掛として舎密局の開設準備のため大阪に向かっている。その目的は東京の開成所内にある理化学校を大阪に移すことにあったとされている。その大阪にあって舎密局の構想図を描いたのであろう。その構想図とともに残した覚え書きには、舎密局を舎密（化学）のみでなく、理学も研究する施設としての「博物館」と呼べる機関にしたいとしている。田中の考える博物館とは博物学（植物園、動物園）と舎密学（化学分析室）を兼備し、理科学に基づく研究施設であった。

田中は慶応三年（一八六七）にパリで開催された万国博覧会に派遣されている。展示用に昆虫をはじめ各種の博物標本を持参している。パリ滞在中には植物園、動物園、人類標本の陳列館、博物館研究施設などを見学し、交流を重ねて多くの情報を得、見聞を広めていた。田中は博物館とは博物学と理科学を融合して研究・教育の場とするための場であると理解していたのだろう。舎密局構想図には、田中の博物館への思いや構想が余すところなく表されている。

化学に関する施設はハラタマの宿舎・教場を含めて全体の四分の一を占めている。注目すべきはハラタマの居室と並んで舎密局があることだ。そこは同一敷地内の学校とは異なった化学専用教場で、ハラタマの実験場でもあったのだろう。しかし、舎密局開設の陣頭指揮を執るはずだった田中らは大阪赴任からわずか二か月後の明治元年一一月には東京へ呼び戻され、大阪を離任している。このときには舎密局はまだない。

明治二年五月にいたってハラタマを校長として舎密局は開設されたが、これはハラタマの住居と化学教場のみであって、そこには博物学の教育・研究の場はない。その後、田中が大阪の博物館に関与することはなかった。ちなみに田中が東京へ召還されたのは、明治三年（一八七〇）に設置された高等教育の管理元である大学南校が翌四年に我が国初の博覧会を東京で行うための準備にあったとされている。その時、大学南校が管理する局の一つが物産局で、博覧会の名称は大学南校物産会としている。

舎密局の開校にあたって、ハラタマは記念講演を行っている。その全容は『舎密局開講の説』とする講演録（和訳文）として残されている。

また舎密局では、舎密局の学生とともに大阪医学校の医学生達にも化学は必須のこととしてハラタマは授業を行っていた。その時のカリキュラムとして金石類の分析の講義を行い、その一端は『理化新説』として刊行されている。当然実験も行ったと思われるが詳細な記録はない。同時に、その時大阪に開かれていた造幣局でも舎密局と同じく、ハラタマは化学の講義をしている。その時の一部が、舎密局の後身である大阪開成学校から明治五年に『金銀精分』と題する書として刊行されている。そこからは、金属類の分析に際しては当時国外で行われていた技術に遜色はなく、より精密さが求められていることが読み取れる。世界的に見ても、当時の財物の理化学的な調査の対象物は貨幣などの金属製品であった。ハラタマが行おうとしていたことは、当時としては最先端の文化財の理化学調査であった。

ハラタマは長崎の海軍伝習所に着任以来、五年にわたり我が国の医学・理化学の教育に努めてきたが、幕府から維新政府に引き継がれた雇用契約は明治二年一二月に満了となり、翌年五月にオランダに帰国している。後任にはオランダ人のリッテルが着任している。それからまもない明治三年には舎密局は改組され大阪開成所となった。その時、明治新政府は外人教師としてのリッテルをはじめ日本人理化学専門の教師だけでなく、舎密局開設以来のオランダ渡りの化学実験の器具や設備・書籍など理化学に関する一切を東京へ移す挙に出た。このことで、開成所は理化学、その実践教育を切り離した洋学の教育機関になった(17)。

舎密局での化学教育の期間は短かったが、教育は大阪医学校に受け継がれ、技術の伝承は大阪の造幣局で行われている。適塾から大阪舎密局と場を変えて教育を受けた岸本一郎は、英国留学を経て帰国後は大阪造幣局に配置されている。そこには海外留学の経験を持つ幾多の俊秀が迎えられ、理化学知識を応用した実務・技術を幅広く運用し発展させるなど、我が国の化学工業技術の進展に大いに貢献している。

田中の構想した博物館での財物の理化学調査は、先にも紹介したように明治一〇年に開設された東京帝国大学理学部に招かれた「お雇い外国人」教師モースらを迎えて、大学機能として出発している。

財物の理化学調査は「お雇い外国人」教師によって始まり、そこでは設備・道具は揃ったであろうが、日本人学生にとって技術の修得・受容はどのようであったろうか。日本人研究者が文化財の調査のことで経験を積み、独り立ちできるまでにはさらなる時間が必要であった。

(2) 理化学調査の歩みとその特徴

大正一二年（一九二三）と時代は下るが、考古学と化学技術について、文化財科学の始まりの人と評される浜田耕作（青陵、一八八一～一九三六）は次のような文を残している(18)。

考古學と化學（Chemistry）とは一見關係深からざるか如く思ふ人あらんも、其の實は決して然らず。金属器陶器の成分、其他あらゆる物質的資料の本質は、単に顕微鏡を以て検し、重量比重を明にする等の、物理學的方法以外に、化學の知識方法により、研究するに非すんば、到底之を明確にすることを得ざる可し。而かも此等は遺物の眞偽、時代の相違、製作方法の變遷等を知る可き基礎的知識を與ふるものなり。固より化學的方法によりて闡明するを得る以外に、或は其の以上に、他の方法によりて考察を進む可きは論を俟たずと雖、斯の如き科學研究の結果に背反するの研究は、決して存立し得可きに非ず。從來考古學者が此の基礎的研究を等閑に附したる觀あるは、我国學界に於いて特に其の感深しとなす。吾人は近重博士等と共に「化學的考古學」(Chemical Archaeology)とも称す可き研究の益、盛ならむことを希望して已まざるなり

それから九十余年が経った。

文化財や美術品の理化学調査や研究の成果を持ち寄った国際的な研究集会が、一九三〇年に「美術品の検査と保存に関する科学的応用に関する国際集会」と銘打ってローマで開かれている。この研究集会の後、世界各地の美術館や博物館では、美術品や文化財などの所蔵品の科学的な調査や研究を行うための研究機関が相次いで設置されている。東京ではその年(昭和五年)帝国美術院を開設し、附属美術研究所を設けている。昭和二七年(一九五二)には国立博物館に附設する東京文化財研究所となり、翌年には国立となった。ちなみに奈良文化財研究所が開設されたのも昭和二七年であった。

我が国における美術品についての組織だった理科学調査は、大正五年(一九一六)に法隆寺壁画保存方法調査委員会が設置され、壁画保存の方法を研究したことに始まるとしてよいだろう。美術品の調査としては本格的な規模でおこなわれた事業である。その過程で、顔料などの分析調査の必要から、化学者の近藤真澄の参加を得て化学的に分析が行われている。この調査報告は『法隆寺壁画保存調査報告書』として大正九年に文部省から出版され、法隆寺の壁画について広く知られることとなった。昭和九年(一九三四)には法隆寺国宝保存協議会が発足し、同一四年に壁画保存調査会が設立され、第二部会の理化学部会には、化学・物理・植物(博物)・建築な

どの研究者が委員として参加し、その他の専門調査員の協力を得て、法隆寺の壁画の科学的な調査が開始された。その後、第二次世界大戦中も絶えることなく調査は行われ、戦後に引き継がれている。

法隆寺の壁画に対して行われた科学的な調査研究の目的は、顔料の組成を調査することにあった。近年にあっても、顔料の分析調査は我が国の遺物・遺跡の調査には欠かせず、最近では明日香村の高松塚古墳やキトラ古墳、また九州一円でみられる装飾古墳の調査でも、壁画の図像学的調査とともに顔料の化学分析が行われている。[19]

法隆寺国宝保存協議会の発足する一年前の昭和八年には、滝精一のもとで古美術保存協議会が立ち上がっている。この時には美術史（滝精一）、化学（松原行一、柴田雄次）、物理学（中村清二）、植物学（柴田桂太）、建築学（内田祥三）等の諸分野からそれぞれの専門家が参集している。手始めとして、表装糊の化学的特性、保存用の桐箱の防湿効果、刀剣のさびなどについての検討を行っている。その後の歩みは我が国の文化財科学の変遷の歴史であろう。概要は山崎一雄によって幾度か報告されているので改めて触れない。[20]

なお、古美術保存協議会は昭和一三年に「古美術自然科学研究会」、さらに「古文化資料自然科学研究会」と改称し、同二六年には『古文化財の科学』を機関研究誌として創刊している。このような学術的調査・研究があるにしろ、第二次世界大戦の終了時まで法隆寺壁画の調査の他には、国内で目立った文化財の総合学術調査は行われていない。

ところで、この時顔料の分析を実質担当した山崎一雄が、戦後には正倉院薬物の第一次調査員として参加したことは『正倉院薬物』に見ることができる。そして山崎の総括的な思いは『文化財保存修復学雑誌』『古文化財の科学』をはじめとする学会誌において発表されている。その他、自らが行った文化財の分析調査のうち主な論著をまとめて『古文化財の科学』（思文閣出版、一九八七年）として刊行している。

なお、文化財の理化学調査の報告書としては江崎理雄『文化財をまもる』[21]『考古学のための化学十章』[22]『考古学と化学を結ぶ』[23]『考古学・美術史の自然科学的研究』[24]などの論攷集が相次いで刊行され、現在では月刊・季刊の研究誌も少なくない。多くの文化財研究雑誌や個々の財物の調査報告書は、現在ではどれくらいの数量になるのか承知しない。

八　有機素材からなる文化財の材質調査

一般に文化財と総称するものは多様で、その素材となると複雑である。財物は表5に示すように多種多様の素材を複数種組み合わせて加工したもので、それらは計り知れない時間を経ている。多かれ少なかれ当初の状態からは変質をし、劣化・老化・疲弊などの脆弱化を招いている。そのため、修復や補修によって原形に近い性状を維持してきた物は多い。修復や補修はどの程度の作業なら許されるのか、との議論はある。壮大な建築物から小さな細工物にいたるまで、部分的にしろ素材の取り替えを行わないことが原則であるとしてしまうと、後世に承継することが困難となる財物は多い。人為的な作為がなくても天災などで多くの財物は損壊し、失われてきた歴史もある。保存中に損壊・崩壊等が生じることは避けられない。それでも補修などを一切行わないのが最も望ましいことなのかもしれない。

しかし、筆者はその時々の様相をできるだけ忠実に伝え、しかも後世の調査に支障をきたさない範囲内で修復や補修は許されると信じている。修復、補修、復元は管理・保存の事業である。文化財個々の素材、その材質、加工や製作などに応用されている多くの技術などを把握し、併せて変質・変成のことを承知しておく必要がある。文化財の保存とは、素材のことに通暁することに極まる。しかし、国内にある財物の素材は海外からの渡来物が少なくない。それらの材料を巧みに組み合わせて、固有の技法を駆使して製品に仕上げてきた。それだけに、材質の判断は複雑で困難である。作製当事者以外には外観からだけの判断は困難であることが多く、財物の材質調

表5　文化財の素材

分類	内容	材質
建造物	社寺、茶室、民家、材部など	木材、金属、塗料、顔料、粘土、固着剤など
絵画	絵画（紙本、絹本、版画など） 障壁画（襖絵、板絵） 模型、模写、模造 油絵	紙、絹糸、植物繊維、顔料 膠着剤、顔料、染料、紙、絹、繊維、木材、漆 木材、金属、土、顔料、膠着剤、油料 顔料、カンバス、漆喰、木材、紙、木材、顔料、染料、油料
彫刻	版画 木彫り（仏像、神像） 乾漆 金銅仏 石像 テラコッタ	木材、金属、顔料、染料 紙、繊維、漆、木材、顔料 銅合金、金、漆、漆喰、顔料 各種石材、金属 粘土、顔料、石材 粘土、顔料
工芸品	塑像 各種什器、仏具、文具、家具 衣服、服飾品、装飾品、陶磁器	木材、繊維、漆、象牙、角、皮革 金属、宝石、ガラス、粘土 接着剤、天然樹脂
書籍・文書	古文書、経巻、諸記録、書冊	紙、繊維、金属、顔料、木材、接着剤、墨
刀剣・武具	刀、鞘、鎧、弓矢	木材、金属、漆、皮革、繊維
考古資料	各種什器、手工芸品、金属器 土器、服飾品、埴輪、石器等	木材、繊維、金属、漆、角、象牙 皮革、ガラス、粘土類、接着剤
工作機器	大工道具、工具、農具、器具	金属、木材
医療文化材	機器、書籍、香薬、絵画、彫刻、塑像、工芸品	

査は素材の解明が確かでないと進まない。時には原産地での加工やその技術などの調査に訪ねることも必要となる。そのための調査方法や趣旨に公式や定理はない。それは財物が多種多様で、素材の原産地が特定できないのが普通のことだからである。それらを踏まえてもなお困難なのは、財物は経年したものであって、そこに施された技法も道具も変遷していることである。

香薬の場合、古代から現代にいたるまで原材料の多くを海外からの供給に依存してきた。医方や医療法は時代と共に進展し、薬物の事情は変遷する。医療には長い歴史があり、常に変化を続けている。それに対応して使用する香薬も用法だけでなく、製法をも進展させている。薬方名だけを記した古文献を読むだけでは知り得ることは少ない。たとえば、江戸時代には洋医方の導入もあって医療は拡大し、同時に大衆のものとなった。その時にあっては医方・薬方は多様化し、専門家も常に学習することを求められていた。そのことに気づいた医人薬人達は勉強会を開いている。新着の薬物のことでは用法を修学し、医人だけでなく薬物の需給に携わる人々にまで周知する必要があった。その薬物のこと、素材のことを学修する場は薬品会と称し、それぞれが入手し得た薬物を持ち寄り、実物を眼前に提示しての勉強・教育を実践する場であった。

薬品会は物産会、本草会、産物会などとも称されるが、名は違っても会の趣旨に違いはない。会は主宰者に限らず関係者が所蔵する内外の新着の薬物だけでなく、古伝の医薬関係品をも展示公開している。好事家も自らが所蔵する博物資料を持ち寄り、薬物の周辺知識などについても情報交換を行っている。薬品会は薬品の素材や関連物への理解を深めることが眼目であった。そこで基本とした教科書は内外の本草書であって、蘭書も参考として出展している。主宰者は出展物についての情報や知識だけでなく、時には図入りとするなど詳細な記録を残している。中には書として公刊されたものもある。その代表は平賀源内の『物類品隲』(宝暦一三年＝一七六三)であろう。これは前年に源内が会主として湯島で開いた第五回薬品会(東都薬品会)の記録である。今日にあってもしばしば復刻され、江戸時代の薬物事情を知る上で薬物史を学ぶには必読の書である。このような薬品会について、貝原益軒は自著の『大和本草』の中で「ものを集めてただその名称を知るだけでなく、物の理にたちいる事が必要である」と記している。

一八世紀半ばから百年ほどの間だけでも薬品会は江戸（七〇回）、京（九三回）、大坂（二一回）、名古屋（一五回）、その他の都市（一四回）で行われている[25]。

ちなみに、薬品会に展示された品々は、事後出品者へ返され、集積して伝存する例は知らない。

素材に有機物が多いのは我が国の財物の特徴であって、大型の遺物には木本性素材が繁用されてきた。建造物などの場合には裸子植物の材がほとんどであるが、材種は限られている。そのこともあるのだろう、財物の素材を理科学的な調査・研究の報告例からみた時、木質材についての調査実績は質量ともに最も豊富である。

調度品や彫像などでは被子植物を素材とする例が多く、その材種は多い。この点は、正倉院宝物を素材の視点から見れば判りやすい。宝物の種数が多いほど、由来する植物種も多くなっている。本書で対象とした香材（香木・樹脂など）・薬木・染色材・繊維材等に木質材の応用例は少なくはないが多くは被子植物である。しかし、それ以上に草本性植物に由来する素材の作例は多く認めることができる。さらに木材種であっても用部が木材部でなく、樹皮種子や種実などである事例も多い。以上の背景があるが、木質材以外での理科学的な調査実績は少なく、草本性植物材についての研究報告は薬物や食用種以外では数えるほどしかない。

それだけに、正倉院薬物を理化学的に調査することは、調査方針の確定から始める必要があった。天産の香薬を理科学的に調査し、基原やその生態を調査した経験はあるが、正倉院の香薬はそれだけでは対応できる財物ではない。薬物調査にあたっての基本計画の立案時に参考としたのは、木質材の調査実績とその報告書であった。

(1) 木質材の調査事例

正倉院は正倉その物が木質建造物で、宝物の収納箱、そして調度品をはじめとして木質材からなる宝物は少なくない。さらに香薬類にも「沈香」「白檀」等の香木、「厚朴」「蘇芳」など木質材は少なくない。性状・形状などの調査は調査先例の報告に倣って進めた。なお、香薬の大半を占めるのは草質材であるが、性状・形状については木質材の調査と共通することは多く、先の報告との比較を可能とするためにも、新たな試験法を採用することはしなかった。

木質材の調査は素材の由来・樹種を同定し確認することから始まる。樹材は針葉樹材と広葉樹材に大きく分類される。構造上での違いは広葉樹は道管を持ち、針葉樹は仮道管を持つことである。両者は木口面をルーペ等で観察し確認するだけで、分別確認できるほど特異的であるが、それだけでは種の決定まではできない。ただ、植物界にも例外はあって、ヤマグルマ、ヤブコウジなどは道管を持たない広葉樹であるが、加工材としてこれらを材部に利用することはない。

樹種の同定（鑑別）は、熟練者が外観を目視することで鑑定する例がほとんどである。国内産の樹種に限れば、多くは目視で鑑定できる。しかし、海外からもたらされた木質材では樹種の判別の根拠となる樹材に関する情報は少なく、比較検討を可能とする標本もほとんどない。正確を期し、調査結果を普遍化するには難点が多い。樹種の同定とは材に対して三方向（接線、放射、横切）の断面を作製し、顕微鏡下で観察することで、樹木の解剖学的特徴から樹種を同定することである。近年その経験者が少なく、その手法をこなせる人材は極端に減少している。

古代の財物にあっては建築材とともに造仏材の調査のことも大きな課題である。我が国の造仏材としてはヒノキ（檜）が最も多く、カヤ（榧）、ケヤキ（欅）、クス（楠）などが一般的ではあるようだ(26)。また、奈良時代以前には仏身には楠を、光背や台座にはヒノキ（檜）を用いた事例など、部位に応じて用材を異にしている例も報告されている。さらに東北地方などではカツラ（桂）を仏身に用いた例が平安時代以降には多くなると報告されているように、樹種を異にする材を組み合わせた造物は少なくない。

国内で造された仏像は多いが、古代には仏像が海外から渡来していたことにも配慮する必要がある。たとえば檀像と称される像が国内には少なくない。白檀を使った一木造りの仏身を化学的に精査したことがある。多くは白檀で造仏されたことを確認できたが、化学的な特徴をほとんど残していない仏像があった。仏像は完整されたもので、調査に供試できる材片を多く得ることは難しい。時には像の内腔部や裏面の剥傷部分から微小片でも得ることはあるが、試料としては少なく、繰り返しの実験調査を行うことはさらに難しい。分析は行ったが白檀の芳香成分を検出することはなかった。それ故、材種が異なるのか、白檀が変容してしまったためなのか、などと考慮するあまり樹種の決定ができなかった。しかし、第二次薬物調査に際して、「白檀」片を調査することができた。その結果、香気成分が化学的に経時変化することを明らかにすることができた（第二章「白檀」の項を参照）。このことから、現在なら像が白檀で造仏されたことの当否の判定なら化学的な分析調査で確認できることは判った。しかし、先の失敗に懲りて、再調査の申し入れはできないままでいる。

(2) 木材の構造

樹木に限らず植物の伸長および生長は細胞分裂によって増加した細胞が蓄積することである。細胞は集合して組織となり、それぞれが器官を形成する。組織の構成・形状・配列・大きさなどは樹種によって異なり、それらの特徴から樹種を同定することができる。

木材の性質を考える場合、組織構造とともに、細胞レベルに戻って考える必要がある。植物細胞は細胞膜の外側に細胞壁があることで、動物細胞とは大きく異なる。その細胞壁は顕微鏡で見ると層構造をとっていることが判る。多くは樹木としての形状を維持するために必要な機械組織であって、それを構成する細胞の膜壁は硬化し、ほとんど失活しているように見える細胞で、物質の代謝など生命活動に関与している。

細胞壁を構成する主成分は、セルロース、ヘミセルロースならびにリグニンである。セルロースは繊維状のミクロフィブリルを形成し、螺旋状に巻きつくような形になっている。ヘミセルロースとリグニンはミクロフィブリルのまわりを取り囲む層状となって互いに接している。外観だけでも各層に違いがあり、各成分量の多寡に因ることが多い。最も異なっているのはミクロフィブリルの巻きつく角度（フィブリル傾角）である。

セルロースは自然界においては植物が作り出す高分子化合物であり、その構成単位はグルコースで、木材では概ね千個程度が結合している。その数は、植物の種類により異なっている。セルロースには酸素と水素からなる水酸基が多く水との親和性が高い。そしてグルコースがβ1・4結合という単一の様式でグルコース同士で結合し、規則的な配列となっている。この配列がセルロースの強度につながっている。

ヘミセルロースはグルコース以外にもマンノース、キシロース、ガラクトースおよびアラビノースなど数種の糖から構成されている。ヘミセルロースも水酸基が多く、水との親和性は高い。しかしながら、構成糖が複数種であることで単一の結合様式を摂ることはなく、セルロースとは異なっている。リグニンはフェニルプロパン構造を基本単位として、三次元的に重合した複雑な構造である。リグニンの水酸基はフェノール性水酸基で糖類の水酸基とは異質である。

木材中では、それぞれの成分はセルロースが約五〇％、ヘミセルロースが約二〇～三〇％、リグニンが約二〇～三〇％となっている。

(3) 吸湿と乾燥

セルロースとヘミセルロースは、水との親和性はよい。そのため、木材は周囲の環境の湿度変化に応じて水分の吸収、放出を頻繁に繰り返す。これを木材の吸脱湿性と称することがある。化学的には多糖類の水酸基は乾燥状態ではお互いに水素結合で引き合っているが、湿度が高くなると水の分子が侵入して多糖類の水素結合は切れ、水酸基の間に水分子が介在する。したがって、多糖類と多糖類の間が水によって押し広げられ、いわゆる膨潤が生じる。乾燥状況では逆のことが生じ、木材は収縮する。木材の膨潤・収縮は細胞壁の膨潤・収縮によるところが大きい。

ヒノキを多用するのにはそれなりの特性が期待されるからである。ヒノキは伐採後二百年くらいまでは強度を増し、以後は徐々に減弱するようで、一千年ほどを経て伐採時とほぼ同じ程度の強さになる、と古来宮大工の言として語り継がれている。木材研究者はこのことに関心を寄せ、各種の実験を行い、広く確認している。ヒノキの材は通直で、光沢があり、成木も華麗な林様を提供する樹種である。強度においても辺材は心材より、広葉樹は針葉樹より、早材は晩材より劣ることは木材の物理特性から推測しても理解しやすい。

同時に化学的な特性にも注目しておきたい。ヒノキは精油成分に富んでいて豊かな香りを有している。精油の主な構成成分はムロロール、αカジノール、ヒノキチオールなどで、ともに強力な抗蟻作用を有している（抗蟻作用とは①忌避作用、②摂食後餓死にいたらしめる摂食阻害作用、③摂食、接触、吸入などの後に短時間に殺蟻作用などを発現することに分類される）。これらは殺蟻成分では一千年を経た古材の中にも残留していることを確認している。ヒノキは日本南部に多く分布する種で、本州北部では類似するヒバ（アスナロ・翌檜）を多く用いてきた。植物分類学上では同科同属だが別種である。アスナロの香気がヒノキと異なるのは精油成分の組成の違いであって、材の堅牢さでは変わらない。同様に建築用材として用いられてきた。古来、津軽をはじめ各地にはヒバの純林が育成され、江戸時代からは保護林とされ、現在も各地にヒバの美林あることが知られている。ヒバを用いた代表的な建造物としては中尊寺の金色堂が知られる。世上では「青森ヒバで家を建てると虫が入らない」などとして広く、伝統的に珍重されてきたことの証左であろう。イヌマキのことについてもふれておきたい。イヌマキは木棺や橋桁などによく使用されてきたが、強力な抗蟻成分を含んでいる事が判明している。その本体はイヌマキラクトンAという化合物である。その他にもハリギリ、モッコクなども抗蟻成分を含むが、その作用機作は摂食阻害ではないかと思われる。

木質材の劣化は化学変化で、防御手段として取り得るのはその後の劣化の進行速度を遅らせることだけで、停止させたり元に戻したりすることはできない。材質を原状に復するには変質した部分を取り替える以外には手段はない。修復や改修に際しての許容範囲のことは現代にあっても困難な課題である。

また、我が国の気候条件の特徴に、冬期の乾燥と夏期の湿潤のことがある。動植物はその水分を利用し保持することで生命を維持している。水分の維持機能を失ったとき、多くは乾燥する。我々が利用するのはその乾燥体である。しかし、乾燥体となっても周辺の環境に応じて、乾湿を繰り返す。そのときすべての組織が均等に膨潤や収縮を繰り返すのではない。植物体は厚壁細胞や薄壁細胞からなる組織が複雑に絡み合っている。膜壁の厚さや強度の違いから組織は乾湿への対応に違いが生じ、結果として薄壁性の柔組織は崩落することがある。その事例は、第三章にて詳述したが「大黄」「甘草」「人參」など草本性植物では、膜壁の厚い細胞群（木化組織など）は比較的原型をとどめており、薄壁性の柔細胞群は、乾湿を繰り返すことで自然に崩壊し粉塵となるのを確認することで、検証ができた。

九　素材の劣化とその対策

⑴ 紫外線による劣化

建物などの木材では表面が銀灰色になり、干割れを生じることをしばしば見るのは、太陽光線中に存在している紫外線による材の劣化である。紫外線は細胞壁を構成する多糖類とリグニンではリグニンを優先的に分解する傾向がある。

木材が堅硬化することは、リグニンやポリフェノールなどの高分子化合物が細胞の膜壁に沈積することである。これらの化合物は芳香環構造を持ち、化学構造上の特性として、共通して紫外線を吸収しやすいことがある。紫外線はこれらの高分子化合物を徐々に分解し、分解産物は降雨により木材の表面から溶出・流失し、やがて表面は銀灰色化し干割れが生じ、順次内部へと移行する。このことを木材の風化と表現することもある。また、木材の表面では黒褐色部と銀白色の部分が交互に入り組み、波状になっている例を多々見る。それは厚壁部を残して柔組織が減衰した事例である。これは木材における早材部を中心に劣化が生じたことで、風化とする現象である。針葉樹の材では柔組織がほとんど認められないことから、風化の速度は百年で五～六ミリのこととされ、短期間に急激に進むことはない。それに対し、広葉樹では柔組織が大きくなることから、風化は短期間に顕著に現れる。

このことから、紫外線による香薬の変質を経時的に検討し、変質のシミュレーション図の作製を試みた〔第二章「白檀」の項を参照〕。対象は精油成分でしかないが、紫外線を照射することで顕著に千二百年間の変成を再現することができた。しかし、正倉の中に光はほとんどない。その中で千二百余年も保存されてきた宝物の変質を、数か月の試験で確認できたことは、財物の保存に紫外線が与える影響を考える大きな一歩となった。

(2) 大気汚染物質による劣化

戦後、我が国の大気には種々の化学物質が含まれ、いわゆる大気汚染を招いていたことが問題となった。それらが財物の材質に多大な影響を及ぼしたことは疑うべくもない。当時問題となった主なことは次の通りである。

①フロンガス、臭化メチルなどによる成層圏におけるオゾン層の破壊
②メタンおよび炭酸ガスによる地球全体の温暖化
③酸性雨による自然破壊
④石油・石炭・ゴミその他の燃焼で発生する大気汚染と公害

多くの博物館・美術館では早くからこのことを課題としてきた。建物の内外における酸化窒素や硫化物の濃度を直接測定したりもしている。たとえば、汚染の主役は酸化窒素であり、屋外での平均値は20~60ppbで、亜硫酸ガスの濃度は0・5~40ppbとの記録がある。館内は一般に屋外よりは低濃度であるが、館の事情で一様ではない。同時に日本の伝統的収蔵庫の土蔵内は、年間を通じて酸化窒素の濃度は低く安定していることなど、興味あることが相次いで公表されてきた。また、「蘇芳」の主色素であるブラジリンで染めた試験布を大気中で曝露し退色試験を行った結果なども報告され、酸化窒素も亜硫酸ガスには染色物に対する退色効果のあることが明らかとなった。同時に、大気汚染物質が彫像などの金属に与える影響はもっと深刻であった。その身近な事例は庭園など野外で展示されている銅像など風雨にさらされている多くの金属像で、様々な変化を視認できた。

正倉院においても、周辺の道路事情の整備に伴い、自動車の排気ガス中の各種酸化物が、建物周辺で確認され、庫内の財物への影響が懸念されたことがある。様々なメディアで取り上げられたこともあって広く関心を呼んだ。その時期に行われた所蔵庫の新造(東庫)は大気汚染への対策の意図もあったのかもしれない。その後、国内では大気の状況が改善されたことで、以前ほどに顧慮されることはない。しかし、地球規模では温暖化とともに大

気汚染は国境を越えての懸念事項へと拡大している。このことに対しては各個で対応できることではない。

揮散性の防虫剤の残留や、新建材が発する人工の化学物質によって屋内環境は変化する。現在も様々な事例が報告されている。それらについての対策も必要であるが、多くは可能なことである。これらの領域で我が国は経験者として所持している対応知識や技術は多い。ただ、その多くは予防策であって、劣損した財物の救済策ではない。

(3)　機械的な劣化

財物は物理的な外力によっても損傷する危機は常にある。たとえば、移動時には肉眼では確認できないような損傷が発生する。長期の保存中にあっても、積み重ねるだけで、財物自体の重さや、その他の加力等で生じる劣化・損壊などは不可避である。物理的な損傷の多くは人為的理由であることが多く、応分の注意を払うことで大きな損壊からは回避できる。それでも我が国が置かれた環境下では不可避なこともある。先に記したことであるが、素材は保存中の温度・湿度の変化に応じて伸縮を繰り返し、物理的な強度を変質させている。伸縮は一様でなく、伸縮度が異なる材質を組み合わせた物では内部の応力に差異が生じて素材が劣化する事例は多い。木彫物の亀裂、漆や彩色層等の塗装膜の剥離、額装飾品の劣損等もその事例である。温湿度の急激な変化から保護することが収蔵庫の要件である。公開展示場はケース内であっても保存環境は大きく変わる。調度類や絵画などの劣化とは質を異にするが、本書では「大黄」「甘草」「人參」が保存中に外部からの圧力のないままに組織が崩壊していることを実見した。

(4) 微小昆虫による劣化

木材を湿度の高い場所あるいは直接地面の上や地中など高湿度の場に長期間置いていた場合、腐朽がしばしば認められる。多くは細菌をはじめとする微小生物による分解等の損傷である。特に好気性細菌類にとって、空気の流通がある環境は生息可能となり、木材など有機質の物体は分解が促進し拡大する。その様相を外観から腐朽と表現するが、生木材の腐朽はおおまかに三型に分類できる。

①多糖類を主としてその攻撃対象とし、リグニンを食害するのは主に褐色腐朽菌である。

②多糖類とリグニンの両方を攻撃する菌は白色腐朽菌が主である。

③地中において数種の菌と共同して木材を腐朽させるのは軟腐朽菌が主である。

食物連鎖の環の中にあって、木材が朽ち果て、最終的に消滅するのは、これらの好気的な環境下における細菌などが引き起こす腐朽によることが大きい。

一方で、木材が海底や湖底あるいは地下水面下に埋没した場合などでは、大気から隔絶され、酸素がきわめて少ない環境下におかれる。大気がない環境下でも木材は腐朽を受けることがある。それは分解など自作用だけでなく、空気の少ない環境下で生息する細菌などが主要因となることがある。

文化遺跡などには木材が多く使われ、全体が木造である建造物は我が国をはじめ東南アジア各地には多い。その木材にとって最大の寄害生物は昆虫類である。寄害は生鮮な材から乾燥材にいたるまで、あらゆる状態の木材に被害を与える。建造物にとって最も大きな被害を与えるのはシロアリ類で、次いでシバンムシ類である。これらの木材害虫は消化管内に生息する微生物の助けを借りてセルロースなどを消化している。そのため、針葉樹・広葉樹を問わず寄害を与える。とくにシバンムシ類は古い木材を好む傾向があり、屋内の木造物にとっては最も大きな被害を与えるものとして知られている。古仏像や古建造物などの木材にしばしば見られる虫孔はシバンムシ類によることが多い。なお、シバンムシにはクスリヤナカセとの別称がある。それは古来我が国で使用の薬物が生薬という天産物を乾燥させただけであったことから、シバンムシには恰好の餌食であって、クスリ屋が薬物の保存に苦労してきたことを今に伝える名残でもある。同時に「死番虫」の漢字を充てているように、あらゆる生物遺体の食害虫であって、金属鉱物以外の素材には注意を払う必要がある。

虫害の予防の原則は寄害虫の発生と増殖を抑制することで①成虫の産卵防止、②幼虫の発育に必要な栄養源を絶つ、の二点にある。現在では被膜処理や殺虫剤などの薬剤処理がしばしば行われる。既に被害が発生している木材については、ガス状薬剤による燻蒸処理やエアゾール剤を注入することが多い。それは同時に施用した薬剤の効果を留保しやすいことから、事後の虫害を回避しやすいこともある。一方で、薬剤を使いたくないとの思いもある。そのため、財物を危害虫などの生息可能な温度を超えるが、素材には影響を与えない程度の高温や低温下で一定時間保管し、殺虫効果を期待している。温度変化による材質への影響の有無に関する情報は少ないが、書籍や文書類では既に応用されている。ただし、実用化には素材ごとの許容条件や範囲の設定が必要である。急激な温度の変化は水分量（湿度）を急変させ、新たな化学反応を生じたり促進させ、材質に影響を及ぼしていることは十分推測されることである。ただその方向からの研究や関連情報はほとんどない。

正倉院の年中行事の「曝涼」は財物の点検を行うことであったが、同時に防虫対策の更新時でもあった。世間では一般には「虫干し」と呼ばれ、保存物の乾燥のため、現在も端午の節句のあと人形や冬物衣料の虫干し等を行う風習に見ることができる。その時、収納中にも防虫効果を期待して香や香袋を添え置くことが伝承的に行われてきた。その例を正倉院では「裛衣香」の使用として見ることができる。「裛衣香」のことは『国家珍宝帳』に既に記されていて、香材の小片数種を組み合わせた防虫効果を期待したもので、保存のための具体的な事例である。「裛衣香」については第二章で詳述した。

ところが、近年では正倉院にあっても、一時期化学合成薬による防虫処理を試みたことがあったようである。その時期はほんの一時のことで、正倉院の歴史からみれば、一瞬でしかなかった。しかし、本調査時に庫内の蔵物からその時の残渣と推測される化学物質を確認することがあった。その使用を停止してからすでに長時間が経過している。化学者は残留どころか痕跡の存在すらも意識してこなかった。例示は各論に譲るとして、多くの蔵物を検査したが、分析例は納庫の財物のほんの一部でしかない。検出の可否は庫内での保管様式によることが判った。正倉院宝物には納庫に際して納櫃するだけでなく、蓋付きの容器、布、紙を問わない包装など何らかの形で周囲と遮絶して保管してきた。そのように保管された蔵物からは検出されなかった。検証のため新たに入手した香薬と防虫薬、そして庫内での納庫状況を念頭に再現実験（シミュレーション）を行った。その限りでは先の推察は可能であり、保存の方策を考えるうえでの一助となるだろう。理化学の進歩は人々を便利な方向へ誘惑する。検出されたのは人為的に合成された物で、現在でも広く防虫薬として利用されている。

(5) 微生物による劣化

細菌やカビなどの微生物は大気や光の嫌好に違いがある。古墳など外界と区分された空間は、一般的には光はない。その環境に対応可能な嫌光性生物種は光合成機能を持ち合わせていない。生物体は自らの体制自体が有機物の集合体で、その主構成元素のうちＨ（水素）は大気中の水分から、Ｏ（酸素）は大気から、と常在の物質から取得する。ただ、大気中からＣ（炭素）を獲得することのできる菌種もあるが、多くは他の有機物を炭素源としている。古墳内には生物の屍体や副葬品など炭素源は豊富である。長期の保存中に共存する微小生物による分解などで、内在する諸性質は大きく変化し、原形をとどめない例が多い。また、微生物の中には色素類を代謝物として産生する種もある。着色損傷は視認できるだけに、保存上での指標でもある。

近年収納庫の増大に伴って、保管庫・倉庫などを一括した殺菌・殺虫がしばしば行われている。数年前までは臭化メチルが使用されてきた。臭化メチルは揮散性が高く、地球温暖化対策の一環として使用を抑制すべき化合物として各種の規制を受けるようになり、二〇〇五年からは特殊な例を除いては使用されていない。そこで、新たな殺菌剤の可否をめぐって調査検討したことがある。たとえば、エチレンオキサイドやプロピレンオキサイドなどの場合、それらは共通して容易に揮散し、庫内全体はいうまでもなく、気圧を操作することで複雑な造形物でも倉庫内の蔵物にまでガス体を浸透させる。しかし、効率よく利用するには空気との混和が必要である。オキサイド型の化合物は混合比によっては爆発性が高くなり、実際の操作にあっては危険性が高く、高度に技術修練をする必要があった。それに加えて、試料に含まれる有機化合物との間に化学反応を生じ変質を引き起こしている例を確認することがしばしばあった。

これらの考え方の出発には医薬界の事情があった。医療に必要な器具や薬物は化学的・生物学的に清浄であることが必要である。その一つとして無菌であることが求められる。先に挙げたガス殺菌剤の応用の可否は緊要の課題として検討が重ねられていた。技術の習得は訓練で可能であろう。しかし、多くの殺菌剤は生物体の構成分、それがわずかでもその中に溶け込んだり、結合して予期しない化合物を産生することを実験段階で確認していた。これは本質への作用であって、対策は回避しかない。そんなことから、非有機性素材の道具や機器等にある種のガスを使用することはある。ただ、我が国では有機・無機の素材を組み合わせた器具や用具が多く、特殊な例を除いてはガス殺菌は勧められない。

最近では物理的な方法による殺菌・殺虫法が開発され試みられている。その主なものには次のような方法が呈示され、実施されている。

1．保存容器中の酸素を脱酸素剤で除去したり、不活性ガス（非反応性ガス）のアルゴンガスなどをはじめ、ときには窒素ガスや炭酸ガスなどと置換して封入して生物体の活動を制御する。本法は生物体には有効であるが、不活性ガスの中には財物の材質の成分と反応する例が多く知られている。ガス種の選択が重要である。

2. 多くの生物は極度の低温下で生存できない。菌や昆虫の生殖体である胞子や卵の状態では低温に強く、長期にわたる困難な環境にあっても耐えることができる。このことから、低温下に置いた後、再び常温状態に戻すことを数度にわたって繰り返すことで、生体の絶滅を期する方法である。ただ、温度変化に敏感な財物には応用できない

3. 生物体は有機化合物が規則正しく組み合わさった物である。その有機化合物の状態を攪乱させることを目的に、電磁波や放射線などで殺菌する方法でもある。ただ、文化財の材質も寄害生物と同じく有機質であることから、財物の本体成分にも何らかの変化が生じていることは十分予測される。この分野での研究例は多くはない。

いずれにしろ、現状では既存の化学物質や物理的手法で微小生物を除去することは避けるべきである。保存環境を整備することで微小生物の成育を抑制することを考えたい。

十　調査記録を残す

文化財に関する調査は、財物の存否、状態、その外観的測定の記載といった保存（キュレート）学のために必要な情報の集積であって、カードに記載し描画や写真などの画像情報を添付することで情報の集積を行ってきた。当初、デジタル化の主旨は情報の蓄積にあって、データベースとして整備構築し、様々なことでの蓄積を計ってきた。近年では厖大な調査データであっても情報処理技術の進展で処理を可能としている。最近では検索へと視

点が移行し、文化財についての情報の有り様にも大きな影響を与えている。

その一方で、文化財のデータベースの充実化は、同時にモノの計測値から眼前にバーチャルながら画像を時系列に表現することを可能とした。筆者には素材のことを考察する上で有効な技術であった。ただ、時や場などを連続し系列的に財物を見出すことは困難で、欠落を余儀なくされる。その欠落した部分を仮想にしろ図式化することで、空白を埋め、連続した流れとして捉えることを可能とした。

一方、デジタルデータを用いて、画像などの精細な複製技術が進行し、複製画像による展示（公開）が財物保存の一法として呈示され、実践されている。画像の提示は判り易く説得力は大きい。しかし、集積されたデータを公表・公開する例は少なく、その活用は一部に限られ多くは秘匿されている。今後の文化財学の重要な一手法になると考えられる領域だけに、そのギャップに戸惑っている。

技術面にあっても懸念されるのは、作成したデジタルデータを収納するメディアの保存のことがある。数年前に作成し保存したデジタルデータを改めて引き出そうとしたとき、機器のデータ処理システムが変更されていて、保存してきたメディアの再活用が困難となったことがある。さらにデータを保存しているメディアが劣化し、データの欠落が随所で確認されたが、ＩＴ知識や技術に乏しい身には何らなす術がなかった苦い経験がある。ＩＴ技術は利用し続けなければならない環境下にあることは避けられない。無知なる故の恐怖心もあるだろうが、財物の調査や保存に関係する人々は少なくない。データや情報の共同利用だけでなく保存に対しても、財物に向かい会うときと同様に大いに懸念を抱いている。しかし、保存が必要な現場では銀塩写真、デジタルデータにしろ一長一短があることを予測し、異種のメディアを組み合わせることで、資料の複製と保存を併行してきた。現状では幾重にも保存技術を図ることはやむを得ないが、この方式では人手や財政、さらには保管すること自体が大きな負担となり、すべての組織で実行できることではない。

調査データの保存と課題

第一次調査から五十年が過ぎ調査を取り巻く環境は様変わりをし、手法の進展は時には目的さえも変化させてしまう。第二次調査には経験者が同席されたことで、先の調査意義や調査報告の詳細を知ることができた。さらに調査後であったが、第一次調査時の資料や文献などを関西班長であった木村康一、木島正夫両調査員やご子息から受領した。それからまもなく、昭和四〜五年に初めて宝庫の薬物を実視された中尾万三先生のご遺族からも数は多くはないが、香薬の調査資料などを拝受した。それらが今後の調査に直接的に役立つことは少ないかもしれないが、過去の薬物調査がほぼ一本に繋がったように思う。調査結果だけではなく、それらの史資料をいかなる形でどのように伝存すればよいのだろうか。

図書館・資料館等には永久保存を必要とする史資料がある。そんな史資料は同時に公開し供覧など広く提供することが求められている。しかし、保存上から公開展示できない物は少なくない。古文書にあっては、活字に置き換える翻刻や原物の影印などの手法で複製し公開してきた。書誌学的にも研究可能な資料とすると同時に保存史料とするには、文書自体を画像として複製して保存することは現時点では最善の方法であろう。

史資料の画像化の歴史は長い。二〇世紀の主流は銀塩写真（複製写真）による作製であった。しかし、保存の視点からは銀塩写真とても万全ではない。そんな時に〝データは未来永劫不変である〟との謳い文句でデジタルデータを保存する手法が登場し、またたく間に普及した。そのため、最近では史資料や文書の画像をデジタルデータとする事例が急増している。最新の測定機器は精緻かつ巨大なデータを供給することで、記録する記憶媒体も高密化が進行している。改良には新たな素材と方式の開発が求められ、大容量化が進み、新たなメディア（記憶媒体）が様々に市場に提供され、個人でもビッグデータの保存が可能となっている。それだけに、情報をデジタル化することですべて良しとする風潮がある。

一方で、データの保存のことでの懸念もある。数年前に一般的であったメディアが、その後の機器では判読を拒否されるだけでなく、保存している記憶媒体の不全に遭遇している。身近な例は第二次調査時にあって、調査前に用意した資料を調査時に際して心新たに用意した最新の器機では判読不可能なことに遭遇した。データを作製し判読可能なシステムや設備は更新され、市場が激変していたからである。デジタルデータは不変であることは理解できるが、データを保持するメディアの保存能のこととは別である。少なくとも我々が経験し、伝存してきた各種の文化財の永劫性とは比較することはできない。保存のことでは　現況は脆弱であるとしか言えない。

このような指摘をすると、それは民生用の領域のことで専門領域のことではない、との反論があるのは承知している。しかし、過去において文化財の調査を行い、関連データの蓄積・保存を担ってきたのは常にアナログ社会の民生域の人々であって、ビッグデータの担い手であることを忘れないで欲しい。蛇足ながら、保存メディアに関しては民生用と専門職業用とではメディア素材そのものにはほとんど差異はないはずである[27]。

附　地下埋蔵物の発掘と保存例

本書の趣旨は地上空間での保存を考えることにあって、地下空間に限らず埋蔵財物について考える意はない。しかし、埋蔵財物にも有機素材は少なくない。筆者が過去に調査などの経験をした埋蔵物には有機性素材からなる物は少なくなかった。そのことから得たことで、埋蔵物にとって、地下埋蔵は変質を防ぐ方策として有効なのかどうかについては気になっていた。

過去に墳墓などからの発掘に従事した人々から、発掘時には色鮮やかであったものが、見ているうちに変色してしまったとか、研究室に持ち込まれた発掘物がいつの間にか変化してしまったとのことをしばしば耳にした。変色を肉眼で確認できるなら、内面では大きな変化があるはずである。小生にとってもこのような事例を経験したことはあるが、実験試料とし得る発掘物の入手の経験はなく、手許の手段や手法では検証が可能なことなのかどうかさえ判らない。

発掘以前の古墳内は外部とは隔絶された空間である。内部には光はなく、温度、湿度（水分）の量は安定し、同時に墳内に生息するカビや細菌、時には藻類などの微小生物の数量は安定した状態にある。しかし、規模の大小にかかわらず穿孔や開扉などがあったとき、瞬時にして古墳内の状況は現世の空間に引き戻される。まして埋蔵物を外部へ持ち出した時は、全く別の環境に移動させたことになり、何らかの変化を急激に生じさせていることを承知して欲しい。

埋蔵品を墳墓内から取り出した後の取り扱いについて、関係者にとって自戒すべき重大な事件は過去にも幾度となく経験しているはずだが、公開し報告される事例はきわめて少ない。

文化財の劣化の事例を一つ一つ取り上げることが適当なのか……との迷いはあるがあえて触れておきたいとの思いもあり、保存の立場から近年での経験に基づく所感を記しておきたい。

高松塚古墳の発掘調査は昭和四七年（一九七二）三月一日に始まり、三月二一日に壁画が発見され、四月下旬にいたって応急対策を施して、埋め戻したとある。高松塚古墳は、各種の情況から七世紀後半～八世紀にかけてのものと推測され、壁画をはじめとして数多くの遺物が発見されている。壁画の発掘時の状況は、作成時の様相を残した物と評価されていた。千数百年の間、壁画が現状のまま保存可能であったことは、温度、湿度、炭酸ガス濃度、微生物量等々の玄室内の環境が最適な条件に保たれていたことを示すものである。それは偶然のことであったのかもしれない。

調査のためとはいえ、それもたった一度、短時間であっても、開封したことによって保存事情や環境は一変している。さらに調査とはいえ、人間の立ち入りが行われてからは、さらに事情は大きく変化している。そこには調査に従事した者に作為はなくとも、結果として保存のためには好ましくない方向にいってしまったことがあった。そして平成一八年（二〇〇六）からは、壁画のはぎ取り保存への道を突き進むことになってしまったことは改めて記すまでもないであろう。その事実に省みて、推測の域を出ないが問題点の私見を記しておこう。

石室内での炭酸ガスの濃度は、調査開始時には一五〇〇ppmであったものが、終了時には三〇〇〇ppmに上昇していたようである。ちなみに発掘時の外気は三〇〇ppmであったと記録されている。そして、調査時に人員の立ち入りがあったときには五〇〇〇ppmをも超えたと観察されている。

フランスでの事例ではあるが、洞窟内に人間が入り込んだことで増加した炭酸ガスのために、壁の表面に新たに炭酸カルシウムの層が形成されたことが確認・報告されている。我が国ではそのような事例はないようであるが、洞窟内の壁画素材は同一でなく自然環境としても、フランスと日本では大気中の湿度や温度に大きな違いがあり、直接比較し、事例をそのまま引用することは問題もあろう。それでも高松塚古墳は密閉された空間であったことで長い年月の間にも、室内の炭酸ガスと壁の漆喰に含まれる炭酸カルシウム、墓室内の水が絶妙なバランスを保っていたはずである。漆喰も剥離することはなく、結晶が析出することもなく、壁画は細部にわたって原形と思われる画色を残していた。しかし、玄室を開封したことで、水分量は変動し空気も変成した上に、さらに人間が墓内に立ち入ったことで急激に炭酸ガスは増加し、ガス組成のバランスを崩してしまった。

同様に大気中や壁面の微生物への影響も数多の例が報告されている。塚内の微生物の数に関しても調査開始時に較べて、終了時には十倍ほどに増加していたことが確認されている。ただし、調査終了時には壁画面上には肉眼で観察できるようなカビの発生やそれによる傷害が認められなかったのは、調査時間が短く視認できるほどの変化が生じていなかっただけである。人間の動くところでは微生物もともに動くことは避けるべくもない。

平成一五年（二〇〇三）春、高松塚古墳の壁画に黒カビ（Fusarium sp.）の大量発生が確認されて以来、現地保存を第一義にその対策が急がれてきた。それに投じられた大規模な施設、対策にもかかわらず、結局解体・移動という最も初歩的な対策しかとり得なかったことは、なす術もなかったといっても過言ではない。

〝二十世紀の人間に発見されたことが、最大の悲劇であった〞との被葬者の言が聞こえるようでは困る。

(1) 馬王堆墳墓の発掘

二〇世紀後半の中国では考古遺物の発掘・発見が相次ぎ、関係者にはそれらすべてをフォローすることは困難であった。そんな中で、様々な分野の研究者にとって驚愕の思いで受け止められたのが、一九七〇年に中国湖南省長沙で行われた馬王堆墳墓の発掘のことであった。出土した品々は大量で、屍体（湿性ミイラ）をはじめ土器、木器、布帛類とともに、布帛に書きとどめられた医学知識や数種の薬物があった。その薬物の調査に関与することができた。筆者の許に届いた薬物は少量であっても、全形を推察するには十分な量であった。拡大鏡などでの非破壊調査は行い得たが、いささかなりとも破壊を伴う化学分析を行うことは叶わず、見つめることしかできなかった。現時点で顧みたとき、仮に化学試験に供したとしてもその時我々が用意できた技術や機器では、何を知り得ただろうか、との思いがあり、安堵する気持ちもある。

一方で、屍体は医学者によって解剖に付され、死因を推定し、存命中の持病についても明らかにし、食性などを推測している。さらに併葬された文書の解読は日中の学者によって進められ、現在もその成果の発表が相次いでいる。それらの研究の一方、発掘物は当初は公開され、広く研究者の参加を可能として、教育にも資していた。

そんな折、二十年余も過ぎた頃から、公式ではないが伝わってくることは発掘物の変容のことである。発掘物はその当時考え得る限りの手段を講じて保存していた。それでも変容は避けられなかったようである。発掘時の姿を知るものには、その変容に驚嘆となることは少なくない。

馬王堆の発掘物はほとんどが有機物である。発掘当時、保存の適切な方法等に関する研究情報は乏しかった。しかし、発掘によって多種多様な品物が次々と眼前に提供されたことは、研究する者には無上の喜びであったが、発掘物にとっては無上の災難であったのかもしれない。地下埋蔵物を取り扱うことの困難さを呈示したことであったにしろ、思いは複雑である。変容の詳細をここに記す必要はないと思う。

(2) 十三陵・定陵の発掘

一九七二年一一月に初めて中国北京を訪れたとき、中国は文化大革命の最中であって、旧来の王侯貴族などブルジョアジーに関することがことごとく否定されていた時期であった。そんな折の訪中であったが、北京の西北に位置する明の十三陵を訪れ、その一つ定陵の玄室に案内された。玄室には石棺以外埋葬物はなかったが、陵内の通路には金石類の宝物が硝子ケースに収められ展示されていた。その後訪れた北京の故宮内ではガラスケースの中に展示されていた財物が定陵での発掘物だと説明を受けた。でも多くの遺物はしかるべき所へ移され、厳重に保管されているとの説明であった。当時の状況では博物館なども政治宣伝の場として利用され、人々に見学は必要とされていたが、内部でどのような博物館活動が行われていたかを識ることはなかった。

発掘が始まったのは一九五〇年代初頭のことであった。この発掘にいたる経過については、その後の一九九五年に公刊された『定陵発掘――明十三陵――』に詳しい。さらに同時に公売されたＤＶＤには、発掘の模様が映像とともに詳細に記録されている。それらの詳細を述べる必要はないだろうが、その中に注目する記事を見つけた。

当初の発掘計画は、十三陵中最大の長陵を発掘することにあった。しかし、発掘を初めて行い、従事する者も発掘経験がない者が多いとあっては、長陵に較べれば遥かに小さな定陵で発掘の予行演習を行うこととした。発掘は難渋したが、それなりの発掘の成果を挙げたという。発掘物は多種多様で、その数は夥しい。それらの調査だけでも、どれだけの時日を要するかは想像を絶するであろうことは、映像からも十分に理解できた。従事した研究者に限らず関係者すべてにとって大いなる経験を得たことであったのだろうと思う。そのとき発掘に従事した研究者の思いは、映像から羨ましいばかりのこととして伝わってくる。しかし、その後の調査結果の報告は多くはない。確かに中国では文化大革命の嵐に巻き込まれ、定陵を守ってきた人々や発掘関係者が命を落とす事態になったこともあったようである。そんな中で、調査を継続することなど、不可能であったろうし望むべくもなかっただろう。長陵の発掘が行われることはなく、計画もないのだろうか。

その後も中国を訪れるたびに定陵の展示室には寄ってきた。最初に定陵を訪れてから、二十五年後の一九九九年に定陵の博物館で定陵から発掘した香木二材を実見する機会を得た。筆者としては、香や香材の調査時であった。実見した香材は調査経験をしてきた素材と同類であることは判った。香炉のいくつかは先に見ていただけに、やはり香材はあった。そんな中で、定陵発掘の関係者との談話の機会を得た。発掘状況や発掘品の概要を伺うことができた。今後の発掘への思いは次のように伺った。

〝定陵の遺物で数が多いものに布帛類がある。発掘後は地上空間にて保存されてきたが、それは変容し、発掘当初の姿形に思いが及ぶことはない。発掘することは容易であるが、保存が難しく、具体的にどうすればいいのか判らない。これらを保存するための適切な方法が見つかるまで、発掘などせずに現状のままで置いておくのが最良の保存法では……。明の陵墓は造られてからすでに四百年余の時日を経ている。発掘を急ぐ理由はあるのか、もしあるとしても自分たちには、それは判らない〟との話は、きわめて明瞭であった。この言を財物の保存に関心のある各位はどのように受け止められるだろうか。

その後も、筆者は幾度か中国の遺跡や発掘物を見る機会があった。漢の武王の墳墓の壁画に初めて出会ったのは三十年近くも前のことであった。すでにそのとき壁画は本来の場から外されていた。今、墳墓で見ることができたのは、発掘まもなくに描かれた複製である。現在ではそれとても相当傷んでいる。別に保存されている原物と比較するまでもない。このことでの個人的な思いを録する必要はないだろう。

（1）漢方処方中には薬物一味だけでつくる処方はある。たとえば種々薬帳に記載の人参は独参湯、甘草は甘草湯などの処方はある。これくらいしかできない。
（2）『図説 正倉院薬物』、一九六頁
（3）『正倉院紀要』第二四号、二〇〇一年
（4）和田軍一『正倉院東西宝庫建設を回顧する』、一九七九年
（5）調査は今も続けられており、『保存環境の調査』として『正倉院年報』第一号（一九七九年）以来、『正倉院紀要』と名称が変わっても絶えることなく報告されている。
（6）石田茂作『校倉の研究』（一九五一年）、清水真一『校倉』（『日本の美術』第四一九号、至文堂、二〇〇一年）、冨山操『日本古代正倉建築の研究』（法政大学出版局、二〇〇四年）
（7）『正倉院紀要』第二三号、二〇〇〇年
（8）木村法光「正倉院薬物の保存と管理」（『図説 正倉院薬物』、二〇〇〜二〇三頁）
（9）関根真隆「正倉院古櫃考」（正倉院事務所編『正倉院の木工』、一九七八年）
（10）三宅久雄「正倉院薬物の歴史」（『図説 正倉院薬物』、一九四・一九五頁）
（11）碗の文字は他の文字と異なり、太字で大きいことから後に記されたのではとの懸念も聞くが、「種々薬帳」を見る限り「御名御璽」の印判が碗の字上に認められることから、後記されたものではない。
（12）第一次薬物調査時には調査の記録映画が作製されている。調査風景の画像は『正倉院薬物』のほか、岩波写真文庫『正倉院　Ⅰ』（岩波書店、一九五〇年）に数点の写真が収載されている。
（13）蜷川式胤『奈良の筋道』、一八七二年（米崎清美編、中央公論美術出版、二〇〇五年）

(14)『正倉院薬物』、二五〇・四三五頁

(15)『図説 正倉院薬物』、八四頁

(16)舎密局の名は既に文久二年（一八六二）に長崎にあって写真の開祖として知られる上野俊之丞の子息、上野彦馬が『舎密局必携』と題箋する書を上梓している。

(17)大阪開成所は、その後大阪洋学校と統合され、教師学生は移動した。さらに洋学校は第四大学校第一番中学、開明学校、大阪外国語学校と変遷し、明治一九年（一八八六）に第三高等中学校として京都へ移設され、明治二七年に第三高等学校、明治三〇年京都大学へと発展した。このような経緯から舎密局に関する史資料など多くは京都大学文書館で継承・保存されている。

(18)浜田耕作『通論考古学』。原著は大正一一年（一九二二）発行であるが、筆者が所持するのは昭和六一年第二刷（雄山閣）であって、それから引用した。

(19)山崎一雄『古文化財の科学』、思文閣出版、一九八七年。本書は著者の既報告のうち関係原報告の集成書である。原報告は本書に付記の文献目録を参照されたい。

(20)山崎一雄、『文化財保存修復学雑誌』第四三号（一九九九年）、同第四八号（二〇〇四年）など。

(21)アグネ技術センター、一九九三年

(22)東京大学出版会、正：一九八一年、続：一九八六年

(23)東京大学出版会、二〇〇〇年

(24)学術振興会、丸善、一九八〇年

(25)磯野直秀『日本博物史総合年表』、平凡社、二〇一二年

(26)小原二郎「日本彫刻用材調査資料」（『美術研究』第二二九号、一九六四年）、『木の文化』鹿島出版会、一九七二年

(27)最近数億年の保存が可能と謳ったメディアが開発されたとも聞くが、その意義は十分理解できていない。現在の記憶媒体にはＨＨＤ（ハードディスク）、ＦＤ（フロッピーディスク）に始まって、ＭＯ、ＣＤ（コンパクトディスク）、ＤＶＤ（デジタルビデオディスク）、ＢＤ（ブルーレイディスク）、ＳＳＤ（ハードディスク、ＵＳＢメモリーをはじめとする）など様々あるが、それらの製造に使用されている材質は、ここ三、四十年の間に登場した新たな化学素材であり、

一様ではない。データの作成とデータベースの構築が優先し、メディアの大容量化が叫ばれ、次々と新しい素材で作られたにすぎない。製造元からデータの保存の永続性のことで情報提供された事例はほとんどない。ただしデータ保存用の各種メディアの推定寿命が公開提示されたことはあった。それによれば、温湿度や光量を最良としている状況下での保存であって、それでも、せいぜい三十～五十年とはあるが、希望的観測からの可能性を示した数字であると付記している。これらのメディアは古くても四十年ほどしか経過していない。極論だとの非難はあろうが、利便性を享受するとともに保存のことでは危惧していることを理解して欲しい。

正倉院宝物の特別調査（材質調査）一覧

調査項目	調査項目	報告書
薬物（一次）	昭和23（一九四八）～26年	『正倉院薬物』（植物文献刊行会、昭和30年）
楽器	昭和23～27年	『正倉院の楽器』（日本経済新聞社、昭和42年）
建築	昭和24・30年	『書陵部紀要』7（昭和31年）
金工（一次）	昭和25～27年	『書陵部紀要』5（昭和30年）
密陀絵	昭和25～28年	『書陵部紀要』4（昭和29年）
漆工（一次）	昭和28～30年	『書陵部紀要』9・11（昭和33・35年）
材質	昭和28～30年	『書陵部紀要』8（昭和32年）
古裂（一次）	昭和28～37年	『書陵部紀要』7～13（昭和31～37年）
絵画	昭和31～33年	『正倉院の絵画』（日本経済新聞社、昭和43年）
書蹟	昭和31～34年	『正倉院の書蹟』（日本経済新聞社、昭和39年）
ガラス	昭和34～36年	『正倉院のガラス』（日本経済新聞社、昭和40年）
紙（一次）	昭和35～37年	『正倉院の紙』（日本経済新聞社、昭和45年）
陶器	昭和37～39年	『正倉院の陶器』（日本経済新聞社、昭和46年）
羅	昭和37～43年	『正倉院の羅』（日本経済新聞社、昭和46年）
大刀外装	昭和38～40年（41年実測）	『正倉院の大刀外装』（小学館、昭和52年）
古裂（二次）	昭和38～47年	『書陵部紀要』11・14・19・26（昭和34・37・42・49年）
伎楽面	昭和40～42年	『正倉院の伎楽面』（平凡社、昭和47年）
刀身	昭和41～43年	『正倉院の刀剣』（日本経済新聞社、昭和49年）
組紐	昭和43～45年	『正倉院の組紐』（平凡社、昭和48年）
漆工（二次）	昭和43～45年（48年補足）	『正倉院の漆工』（平凡社、昭和50年）
金工（二次）	昭和45～47年	『正倉院の金工』（日本経済新聞社、昭和51年）

木工	昭和47～49年（50年補足）	『正倉院の木工』（日本経済新聞社、昭和53年）
木材材質	昭和51～53年	『正倉院年報』3（昭和56年）
竹	昭和54～56年	『正倉院年報』6（昭和59年）
植物（雑）	昭和57～58年	『正倉院年報』9（昭和62年）
石製宝物	昭和59～60年	『正倉院年報』10（昭和63年）
瑠璃	昭和61～62年	『正倉院年報』13（平成3年）
真珠	昭和63～平成元年（一九八九）	『正倉院年報』14（平成4年）
繊維	平成2～3年	『正倉院年報』16（平成6年）
螺鈿	平成4～5年	『正倉院年報』18（平成8年）
薬物（二次）	平成6～7年	『正倉院年報』18（平成8年）
		『図説 正倉院薬物』（中央公論新社、平成10年）
鳥	平成8～9年	『正倉院紀要』22（平成12年）
年輪年代	平成10～11年	『正倉院紀要』23（平成13年）
刺繍	平成12～13年	『正倉院紀要』25（平成15年）
皮革	平成14～16年	『正倉院紀要』28（平成18年）
紙（二次）	平成17～20年	『正倉院紀要』33（平成23年）
毛（二次）	平成21～25年	『正倉院紀要』37（平成27年）

（『正倉院紀要』から抜粋）

正倉院香薬とその関連年表

本年表は、古代日本の薬物に関する事項と正倉院香薬の出蔵と管理を中心に、香薬の調査に必要な古典・本草書・医書等の文献の歴史を軸にして、博物学的事項等を含めて年表としたものである。したがって、年代は六世紀の初めにさかのぼる。八、九世紀は正倉院、殊に正倉院香薬の出蔵に最も関係の深い時代である。さらに、一〇世紀から江戸時代末までは正倉院香薬の公式出蔵はない。正倉院香薬の調査資料となる日中の本草書を中心とした。中国、外国に関する記事は［　］で示し、年号を表記しない。出典には〈　〉を用いた。なお、明治以後はその後の正倉院の変遷と香薬の整理・薬物調査とその報告を、そして最後に第一次、第二次の正倉院薬物調査の経過を記した。

西暦	年号	事象
五〇〇		［この頃、梁の陶弘景『本草経集注』三巻を成す（のち七巻に改める）］［弘景が復元編集した『神農本草経』、自著『名医別録』から採録して編し、「注」を加えたもので、後世の歴代本草書の基本となる］
五〇二		『本草経集注』日本に伝えられる。
五三六		［陶弘景没］
五五二		一〇月　百済・聖明王らを遣わして仏像と経論とを献ずる。〈書紀〉（仏教の伝来）
五五三		六月　百済に医（くすし）、易（やく）、暦（こよみ）などの博士（はかせ）の交番来日を求める。〈書記〉
五五四		二月　百済が貢進の医博士、採薬師が来日する。〈書紀〉
五六二		呉人・知聡が来日し、内外典薬の書『明堂図等』一六四巻等を献ずる。のち帰化する。〈新撰姓氏録〉
五九四	（推古）二	四天王寺に施薬院、悲田院、療病院、敬田院をおく。
五九八	六	薬草の採取を恒例とする。
六〇二	一〇	一〇月　百済の僧・観勒が来日し、暦本、天文地理書、遁甲方術などの書を貢進する。このとき書生を観勒に学修させる。そのうちで山背臣日並立は方術を学び業とする。

六〇三	一一	〈書紀〉 太秦の首長秦河勝、広隆寺の造営に着手。
六〇四	一二	聖徳太子「憲法十七条」を発布する。
六〇七	一五	聖徳太子、法隆寺を建立。 第一次遣隋使を派遣
六〇八	一六	第二次遣隋使を派遣
六一一	一九	五月五日　推古天皇、大和菟田野に薬猟（くすりがり）をする。〈書紀〉
六一四	二二	五月五日　推古天皇、薬猟をする。〈書紀〉 第三次遣隋使を派遣
六一八		［隋が滅び、唐が興る］
六二三	三一	薬師恵日と倭漢直福因、学問僧らとともに唐から帰る。
六三〇	（舒明）二	八月　第一次遣唐使を派遣。薬師恵日、大使に随い渡海する。
六四五	大化　一	一二月　都を難波、長柄、豊碕宮に移す。（難波遷都）
六四六	二	正月　改新の詔を発布する。（大化の改新）
六四七	三	善那使臣（五六二年、来日帰化した呉の智聡の子）が牛酪を献じ、和薬使臣の姓を賜う。善那、本方の書百三十巻、明堂の図一巻、薬臼一、伎楽一具を奉わり、それらは大寺（現在の大安寺）に納められた。〈新撰姓氏録〉
六五〇		［この頃、孫思邈の『千金方』三〇巻成る］
六五三	白雉　四	五月　第二次遣唐使を派遣
六五四	五	二月　第三次遣唐使を派遣
六五九	斉明　五	七月　第四次遣唐使を派遣 ［蘇敬が勅を奉じて『新修本草』を撰述。本文、目録とも二〇巻、薬図二〇巻（二六巻とも）、薬経（薬図）の説明七巻。収載薬品数はおよそ八五〇種。『唐本草』と通称する］
六六五	天智　四	第五次遣唐使を派遣
六六八	七	五月五日　天智天皇、近江の蒲生野に薬猟を行う。

六六九	八	七月	越の国より燃土（アスファルト）、燃水（石油、瀝青のことか）を献上する。
			第六次遣唐使を派遣
六七一	一〇	一〇月	天智天皇、使いを遣わし、象牙、沈水香、栴檀香、その他の珍宝を法興寺に奉納する。（法興寺は五九六年飛鳥に竣工、後七一八年平城京に移る。南都七大寺の一つ、元興寺となる）
六八五	天武一三	一〇月	百済僧法蔵、優婆塞益田直金鐘らを美濃国に遣わして白朮を煎（ね）らせる。〈書紀〉
六八六	一四	四月	新羅が朝貢する。貢物に良馬一疋、騾一頭、犬二頭、虎および豹の皮、薬物の類合せて百余種があった。〈書紀〉
六九四	持統八	一二月	都を藤原宮に移す。
六九八	文武二	九月	伊勢国に朱砂と雄黄を、常陸・備前・伊予・日向の諸国に朱砂を、安芸・長門の二国に金青と緑青を、豊前国に真朱を献ぜしめる。〈続日本紀〉
六九九	三		下野国より雌黄を献ずる。
七〇一	大宝一		大宝律令成る。典薬寮に内薬司を置く。医生は甲乙経、脈経、本草を習うことに。
七〇二	二		第七次遣唐使を派遣（奈良時代以前に日本に渡来した漢籍は論語、千字文、爾雅など、本草関係では山海経二一巻、枹朴子内篇二一巻、外篇五〇巻、張華博物誌一〇巻、古今注三巻、斉民要術一〇巻など）
		奈良時代	
七一〇	和銅三		都を平城（現在の奈良市西部）に移す。
七一二	五		太安万侶が『古事記』を撰上する。
七一三	六		諸国に『風土記』の編纂を命ず
七一七	養老一		第八次遣唐使を派遣。吉備真備・阿倍仲麻呂・玄昉らの留学生および留学僧らが随行。
七一八	二		「養老令」制定。宮内省に典薬寮をおき、職員に薬園師二人・薬園生六人を置く。薬園師は薬園生に『本草経集注』を読ませ、諸薬の採取、採種の法を教えることを定める。また、医針生（医生と針生）の教育も司る。

七二五	神亀二	この年（唐・開元六年＝七一八）に書写されたことを示す『本草経集注』を一九一四年に敦煌千仏洞石室において大谷探検隊が発見した。（龍谷大図書館蔵） 唐から初めて甘子（柑子＝蜜柑）が渡来した。これを植えて実を結ばせたという。〈続日本紀〉
七二九	天平一	藤原光明子を皇后に立つ。
七三〇	二	皇后宮職に施薬院をおく。
七三二	四	物部韓国広足、典薬頭となる。（典薬頭のはじめ）
七三三	五	第九次遣唐使を派遣
七三八	一〇	吉田連宜（僧・恵俊）を典薬頭に任ず。
七三九	一一	渤海使節来日し、図書および貢物（虎の皮、熊の皮各七張、豹の皮六張、人参三〇斤、蜜三斛など）を献上。 ［唐・陳蔵器『本草拾遺』成る］
七四三	一五	一〇月一五日　聖武天皇、大仏造立の詔を発する。
七四七	一九	東大寺・盧舎那大仏の鋳造に着手。
七四八	二〇	『写章疏目録』（正倉院文書）に「新修本草二帙二十巻」との記載がある。
七四九	天平勝宝一	東大寺・盧舎那大仏鋳造なる。
七五一	三	七月二日　聖武天皇、譲位し、孝謙天皇が即位する。
七五二	四	第十次遣唐使を派遣 四月九日　東大寺・盧舎那大仏開眼供養が行われる。 ［唐・王燾『外台秘要』四〇巻成る］
七五三	五	三月二九日　東大寺・仁王会のとき、「全浅香」等を献じる。 一二月　鑑真和上、薩摩国阿多郡秋妻屋浦（現　鹿児島県南さつま市坊ノ津町）に来着。時に六六歳。
七五四	六	鑑真和上、平城京に入京。
七五六	八	五月二日　聖武太上天皇、崩御。 六月二一日　光明皇太后、聖武太上天皇の七七忌（四十九日）忌辰にあたりその冥福を東

		大寺の盧舎那仏（大仏）に祈願し、天皇遺愛の品々六〇〇点余の国家の珍宝（『国家珍宝帳』）とともに六〇種の薬物（『奉盧舎那仏種々薬帳』）を東大寺大仏に献納、東大寺正倉院の北倉に納めた。 一〇月三日　「人參」五〇斤が施薬院の合薬料として秦牛甘に施与される。 一二月一六日　「冶葛」三両、飯高命婦の宣によって内裏に進める。 第十一次遣唐使を派遣
七五八		三月二五日　「桂心」一〇〇斤が施薬院に下付される。
七五九	天平宝字二	八月　唐招提寺　創建。（開山・鑑真和上）
七六〇	三	六月七日　光明皇太后、崩御。
七六一	四	三月二九日　「防葵」一斤八両、「金石陵」一斤一四両、「蜜陀僧」二斤四両、「紫雪」三斤、同一斤二両、「胡同律」六斤、新羅羊脂」一二両、「石水氷」六両、「檳榔子」三五〇枚、「鍾乳床」四斤一四両、「呵梨勒」二〇〇枚、「宍縦容」一斤四両、「犀角」六斤一三両、「理石」二斤八両二分、「麝香」一四両二分（一〇剤）、「胡椒」一斤一二両二分、「蕤核」二斤三両、「寒水石」五斤一〇両、「雷丸」二斤四両、「鬼臼」六両、「狼毒」三斤一五両、「冶葛」三斤を内裏に付献した。 「猬皮」一両を安寛師に、また「呵梨勒」一〇枚、「檳榔子」五枚、「芒消」四両の三種を曇静師に、「朴消」一両を法進師に、「芒消」一斤七両、「呵梨勒」五〇枚、「檳榔子」二〇枚、「宍縦容」二斤、「無食子」二〇枚、「麝香」六両（八剤）の六種を諸人の料に、「鬼臼」一両を明智師に施与される。薬物のうち「桂心」「人參」、「大黄」「甘草」の各一辛櫃分を双倉の中間（中倉）に移す。 〔注〕このときの出蔵は前後を通じて最も多種、多量の薬物が出庫された例である。その理由については判らない。ちなみに薬物を施与された曇静師、法進師は鑑真和上と共に来朝した唐僧である。
七六三	五	五月六日　鑑真和上、唐招提寺にて没す。七七歳。
七六四	七	七月二七日　「桂心」一五〇斤が施薬院に合薬料として施与される。
七六八	八	四月二六日　裹衣香を量る。（中倉「裹衣香袋」に墨書）

七七七	神護景雲二	第十二次遣唐使を派遣
七七九	宝亀　八	一二月六日「冶葛」四両を親王禅師に付与する。
七八〇	一〇	第十三次遣唐使を派遣
七八一	一一	六月二五日　羽栗翼を難波に遣わし「朴消」を錬らせる。〈続日本紀〉
	天応　一	八月一八日「桂心」一〇斤、「人參」一〇斤、「芒消」三斤、「呵梨勒」三〇〇枚、「檳榔子」五〇枚、「畢撥」一〇両、「紫雪」一〇両を出蔵して造東大寺司に与える。
七八四	延　暦　三	一一月　桓武天皇、長岡京に遷る。
七八五	四	一〇月二日　大黄を量る。（北倉・大黄袋に墨書）
七八七	六	五月一五日　典薬寮は「蘇敬の『新修本草』は陶隠居の『神農本草経集注』に較べ、一百余条が増え、今採って用いる草薬は蘇敬の説に合うのでこれを用いたい」と請願し許可を得る。典薬寮では『本草経集注』に代え『新修本草』を用いることに。〈続日本紀〉
		六月二六日　曝涼使解、宝庫を開封して薬物と宝物を曝涼し、点検記録を作成。
七九三	一二	六月一一日　曝涼使解、宝庫を開封して薬物と宝物を曝涼し、点検記録を作成。
		〔注〕第一回目の曝涼・点検は七八六（延暦五）、第二回目の七九三（延暦一二）六月一一日の曝涼・点検までの六年間、宝庫から薬物が出蔵された記録は何もない。「人參」は二三六斤七両一分が二〇五斤八両と著しく減量していて（虫喫下品）と注釈されている。また、「芫花」「大黄」にも（虫喫中品）あるいは（虫喫上品）と注釈されており、この二品はわずかに増量しているがこれは計量の誤差と思われる。その他の薬物の検量の数量は全く同じである。
七九四	一三	四月二五日　「甘草」「大黄」「人參」「呵梨勒」「檳榔子」を藤原小黒麻呂に売却する。
		四月二七日　「麝香」一〇剤、「犀角」一枚（重さ二斤一三両）、「甘草」一〇〇斤、「檳榔子」一二〇枚（丸?）、「宍縦容」四両、「人參」一〇〇斤、「大黄」一〇〇斤、「紫雪」（数量不明）などを内裏に進める。同時に「大黄」を藤原内麻呂と菅野真道に各一斤ずつ給している。
		六月一三日　「檳榔子」を内裏に進める。

九月一三日「檳榔子」一〇〇枚、「呵梨勒」一〇〇枚、「人參」二斤、「大黄」三斤、「甘草」三斤を内裏に進める。

平安時代

七九四	延暦一三	一〇月二二日　桓武天皇、平安京に遷都（山背国葛野郡宇多野の地）山背を山城と改める。
七九七	一六	二月　『続日本紀』成る。 崑崙人（マレー地方の住民）三河国に漂着、草綿の種子を伝える。紀伊、淡路、阿波、讃岐、伊予、土佐、太宰府の諸国にて播種させる。
七九九	一八	一一月八日　太政官符によって一一月一一日「大黄」二〇〇斤、「甘草」二五〇斤、「小草」二斤四両。「檳榔子」七四丸、「桂心」八〇斤、「呵梨勒」二〇〇顆、「麝香」五剤を漆塗の辛櫃二合に納めて内裏に進める。 典薬頭・和気広世撰『薬経太素』（上下二巻）が成る。伝存の書は平安初期の書ではなく、後世の写本で加添があり偽作という。
八〇二	二一	一一月一八日　太政官符によって同年一一月二一日「大黄」六〇斤、「甘草」六〇斤、「人參」一斤、「呵梨勒」一〇〇顆、「宍縦容」一四両を内裏に進める。
八〇三	二二	一月二三日　東大寺三綱の要請により、衆僧病料として「大黄」「桂心」「甘草」それぞれ六斤ずつを施与する。
八〇四	二三	第十四次遣唐使を派遣 『大同類聚方』百巻成る。（勅を奉じ、安倍朝臣真直、侍居兼典薬助出雲広貞らの撰。日本古医方の集成書であるが、原書は伝わっていない。伝写の書は後人の写本で加添があり偽作という）
八〇五	二四	一一月一五日　大仏の山形を固め、彩色、その他の所用のために、「臈蜜」六〇斤を造寺所に与える。同時に病料として「桂心」「甘草」各九斤を三綱所に下付する。
八一一	弘仁二	九月二五日　開封して、薬物と宝物を曝涼し、点検記録を作成する。
八一三	四	二月　九日「犀角」を出蔵し、藤原緒嗣に売却。
八一四	五	六月一七日「麝香」六剤、「犀角」九両三分（四枚）を三綱所に下付する。「犀角坏」「犀角」などを内裏に売却。

八一五		六	七月二九日　前項の出蔵された「麝香」六剤を返納し、病僧に施すために、「桂心」「人參」「大黄」「甘草」各九斤「無食子」一〇〇丸、「呵梨勒」三三枚、「胡椒」一斤一二両三分を出蔵する。 畿内、近江、丹波、播磨の諸国に命じて茶（これは桑茶か）を植えさせ、毎年それを献上させる。〈類聚国史〉
八二〇		一一	勅して針生五人を置き、『新修本草』『明堂経』などを読ませる。 〔医生だけではなく針生にも『新修本草』を読ませる〕〈日本後紀〉
八二二		一三	三月二六日　「鏡」五面、「浅香」八斤四両、「紫鑛」八斤四両、「麝香」九両二分などを「行法之所」に出蔵する。「紫鑛」八斤四両、「麝香」九両二分などを、灌頂行法に用いる「五色紋条」二条を付与する。
八二六	天長	三	四月二六日　太政官符の旨によって同年五月六日衆僧の病を治療するため「甘草」「人參」「桂心」「遠志」「大黄」各九斤、「畢撥根」一〇両、「無食子」二〇〇枚を出蔵する。 八月一四日　太政官牒の旨によって、九月一日衆僧の病を治療するため「甘草」（斤数不明）、「人參」五斤、「大黄」三斤、「桂心」五斤、「宍縦容」一斤、「大一禹餘粮」一斤、「遠志」一斤、「密陀僧」七両が施与される。
八二八		五	皇后宮亮、大枝朝臣総成が芝草四株を献上。
八三二		九	五月二五日　「薫陸」と「雑香」を大仏殿読経所の料として出蔵する。
八三八	承和	五	第十五次遣唐使船を派遣（最終次となる）
八三九		六	東鴻臚院の地二丁を典薬寮にあて、薬園とする。〈続日本後紀〉
八五六	斉衡	三	六月二五日　開封して薬物と宝物を曝涼し、点検記録を作成する。〈雑財物実録〉 〔注〕宝庫を開封して薬物と宝物を曝涼し、点検検量した公式記録（正倉院文書）は、この時が最後となっている。
八五九	貞観	一	前年即位した清和天皇は典薬頭・出雲岑嗣に命じて備中国へ向かわせ石鐘乳を採らせる。（備中国（現岡山県）新見市の東部地区は石灰岩地帯で、多くの鐘乳洞が散在する）
八六〇		二	八月一四日　「紫鑛」六斤を出蔵する。（正倉院文書の出入蔵記録の最後）

八六八		一〇		菅原美祢嗣（出雲岑嗣）、勅を奉じて三名の医師と『金蘭方』五〇巻を撰進、と伝えるが原書は伝存しない。
八八八	仁和	四	八月	仁和寺の金堂が落成供養。（仁和寺は中国伝来の多くの医書、本草書の伝存に大きな役割を果たす）
八九四	寛平	六		菅原道真を遣唐大使に任命したが、道真の建言によって、遣唐使派遣は中止。遣唐使制度も廃止。（唐船の来船が多くなり、便乗も可能となって、使節の派遣制度の存在理由がなく中止。唐土の政情不安も原因であった）
八九八	昌泰	一		僧昌住、撰集『新撰字鏡』十二巻成る。（八九八～九〇〇年）（日本最古の辞書、約二〇九四〇の漢字に字音と語訳、和訓を付ける。木・草・鳥などの各部には『新修本草』から採録した動植物名が多数あり、中国本草の影響が見られる） 『日本国見在書目録』成る。医薬書は凡そ一三〇〇巻を著録している。（これ以後、江戸時代末までの七五〇有余年の間に、正倉院では度々宝物の出し入れが記録され、勅封倉の開封、宝物の点検、目録作成等は行われたが、「種々薬帳」に記載の薬物の出庫に関する記事は全く見られない）
九〇五	延喜	五		勅命によって、左大臣藤原時平ら『延喜式』の撰定に着手する。
九一八		一八		深根輔仁『本草和名』一八巻を著す。
九二七	延長	五	一二月二六日	『延喜式』五〇巻完成。 医生は『新修本草』を必読（三一〇日間）等と定める。
九三一	承平	一		源順『倭名類聚抄』一〇巻完成。［日本最古の国語辞典、その後も平安朝末期まで増補され二〇巻となる］
九三四				［五代・後蜀（九三四～九六五）の頃 韓保昇ら『蜀本草』二〇巻を著す］
九五〇	天暦	四		東大寺羂索院双倉の納物を正倉院南倉に移す。
九六〇				［宋興る］
九七三				［宋・劉翰ら『開宝本草』二一巻を著す］
九七四				［宋・劉翰、馬志ら『開宝重定本草』二一巻を著す］
九八一	永観	二		針博士丹波康頼は『医心方』三〇巻を著す。

一〇六〇		［宋・掌禹錫ら『嘉祐補注神農本草』二〇巻、目録一巻を著す］
一〇六一		［宋・蘇頌ら『本草図経』二〇巻、目録一巻を著す］
一〇七九	承暦 三	八月二八日　勅封倉の破損を修理する。このとき宣旨によって「麝香」五剤を内裏に進め、代わりに銀提子を施入する。 〔注〕薬帳の「麝香」は斉衡三年（八五六）六月二五日の曝涼記録には見えない。
一〇八二		［宋・唐慎微『経史証類備急本草』三一巻を著す］（証類本草のはじめ）
一〇九二		［宋・陳承『重広補注神農本草并図経』二二巻刊行］
一一〇八		［宋・艾晟『経史証類大観本草』三一巻刊行］
一一一五		［金建国］
一一一六		［宋・曹孝忠『政和新修経史証類備用本草』三〇巻、寇宗奭『本草衍義』二〇巻刊行］
一一五九		［宋・王継先『紹興校定経史証類備急本草』三一巻刊行］
鎌倉〜江戸時代		
一一九三	建久 四	八月二五日　勅封倉の修理のため、宝物を綱封倉に移し、目録を作成する。
一二〇六		［蒙古建国］
一二三七	嘉禎 三	六月二日　開封して宝物を点検する。
一二七一		［蒙古は国号を元と改める］
一三六八		［明国建国］
一三八五	元中 二	八月三〇日　足利義満、三倉の宝物を見る。
一四二九	永享 一	九月二二日　足利義教、正倉院宝物を見、碁石、香三切れを拝領する。
一四六五	寛正 六	九月二四日　足利義政、宝物を見る。このとき「蘭奢待」（黄熟香）を截り、拝領する。
一五〇五		［明・劉文泰ら『本草品彙精要』四二巻が成る］（その時には刊行されず）
一五七四	天正 四	三月二八日　織田信長、多聞山城に「蘭奢待」を運ばせ截る。ついで宝物を見る。
一五九六		［明・李時珍『本草綱目』五二巻、図二巻を刊行］
一六〇二	慶長 七	六月一一日　徳川家康、正倉院宝庫修理下見のため本多正純らを遣わして開検をする。
一六〇三	八	二月二五日　徳川家康、宝庫を修理し、長持三二個を献納。
一六一二	一七	一一月一三日　宝庫に盗難のあることがわかり、開封して宝物を点検し、点検記録を作成す

		る。
		この間に、本草家・吉田宗恂（一五五八～一六一九）は徳川家康から東大寺勅封庫（正倉院北倉）の薬物四種（人參、甘草、龍骨、白龍骨）を下賜されたという。（後に丹波（多紀）元堅（一七九五～一八五七）の『時還読我書』や小島宝素（一七九七～一八四八）の著書に記録がある。江戸時代初期には薬物が出蔵されたとするが、正倉院の正式記録にはない。出蔵の年月日、数量などは確認し得ない）
一六四四		[明が亡び、清が興る]
一六六六	寛文　六	三月四日　開封して宝物を点検し、点検記録を作成する。このとき北倉と南倉で宝物の一部を相互に移す。
一六九三	元禄　六	五月一六日　宝庫破損のため開封して点検する。このとき「全浅香」「黄熟香」の櫃、その他の箱を新調する。
一八三三	天保　四	一〇月一八日　宝庫を開封して点検する。
		明治時代～現在
一八七二	明治　五	八月一二日　開封して宝物を点検し、初めて宝物の写真撮影を行う。
一八七五	八	三月一日　大仏殿で開催の第一回奈良博覧会に宝物を出陳（～五月二〇日）。（以後明治九、一一～一三年の博覧会に出陳）
		三月　正倉院を内務省の所管とする。
一八七七	明治一〇	二月九日　明治天皇、正倉院に行幸して、宝物を見る。このとき「蘭奢待」を截る。
一八七九	一二	この年勅旨により「蘭奢待」を截る。
一八八三	一六	七月　年に一度の定期曝涼の制度が定められる。
一八八四	一七	五月　正倉院を宮内省の所管とする。
一八九二	二五	六月　宮内省に正倉院御物整理掛を置き、宝物の整理や復元修理を始める。
	（年不詳）	伊藤圭介『奈良正倉院宝庫現存薬名考』を著す。（「種々薬帳」の漢名を文献学的に考証）
一九〇一	三四	七月　『大日本古文書――正倉院文書等――』刊行される。
一九〇八	四一	四月　正倉院を帝室博物館の所管とし、東京帝室博物館（現在の東京国立博物館）に正倉

		院宝庫掛を置く。 一〇月　宮内省宝器主管から帝室博物館に引き継ぎ宝物全体を網羅した『正倉院御物目録』（宝器主管目録）を作成。
一九一三	大正　二	一二月　宝庫の解体修理を行う（～三年）。
一九一四	三	九月　奈良帝室博物館（現在の奈良国立博物館）に正倉院掛を置く。
一九二五	一四	曝涼時、市村塘が特別拝観し、『正倉院御物薬品に就いて』を著す。
一九二六	一五	土肥慶蔵は正倉院の薬物を歴史的に研究。『正倉院薬種の史的考察』（英文）を著す。
一九二七	昭和　二	一一月　一か年薬物を出蔵して久保田鼎、大宮武麿は整理を加え、報告書を作成。（『正倉院薬物整理始末書（薬品類）』）
一九二九	四	この年から二年にわたり、曝涼時に中尾万三氏が薬物調査（肉眼による観察）を行う。
一九三〇	五	中尾万三『正倉院宝庫漢薬調査報告』を提出。
一九四七	二二	三月　正倉院を宮内府図書寮（現在の宮内庁書陵部）の所管とする。 曝涼時、木村康一拝観。肉眼的観察による論考。（次年度からの薬物の総合調査の予備調査となった） 木村康一『正倉院御物中の漢薬』を著す。
一九四八	二三	九月二八日　宮内府図書頭から東京大学名誉教授朝比奈泰彦宛、正倉院御物中の薬物につき調査を委嘱。 一〇月一六～二〇日　第一回薬物調査を正倉院宝庫において行う。宝庫内の薬物を調査。
一九四九	二四	九月二八日　宮内庁書陵部長から朝比奈泰彦宛に、正倉院御物中の薬物の調査を前年に引き続き委嘱。 一一月一～六日　第二回薬物調査を正倉院宝庫において行う。第一回に引き続き主として宝庫内の薬物について調査。
一九五〇	二五	六月三〇日　正倉院薬物調査の中間報告として、映画「正倉院薬物調査」完成。一件書類と共に宮内庁に提出。 一一月一三・一四日　第三回薬物調査を正倉院宝庫において行う。
一九五一	二六	一〇月二八～三一日　第四回薬物調査を正倉院宝庫において行う。主として「夾雑物」を調

		査。
一九五二	二七	四月一〇日　正倉院御物中の薬物の調査答申書を宮内庁長官宛に提出。 五月二一日　新宝庫（現在の東宝庫）落成。
一九五三	二八	一一月　初めて花氈、尺八、唐櫃のガス殺虫を行う。
一九五五	三〇	一二月一三日　朝比奈泰彦編修『正倉院薬物』を刊行。 （この外、調査員各位による正倉院薬物の調査は継続され、個別に学会誌等に報告されてきた）
一九六三	三八	五月　西宝庫の完成に伴い、宝物を正倉から西宝庫に移納する。
一九九四	平成　六	八月　宮内庁長官から東京大学名誉教授柴田承二を代表とし、ほか六名に正倉院薬物の第二次特別調査を委嘱。 一〇月二四～二八日　第一回薬物調査を正倉院西宝庫において行う。主として植物性薬物について調査。
一九九五	七	九月一六日　第一回調査報告書を正倉院事務所長宛に提出。 一〇月二三～二七日　第二回薬物調査を正倉院西宝庫において行う。第一回に引き続き主として植物性薬物について調査。
一九九六	八	一一月一日　第二回調査報告書を正倉院事務所長宛に提出。 一二月七日　大阪にて調査報告をかねて「正倉院薬物フォーラム」を開催。
一九九七	九	五月　正倉院正倉が国宝に指定される。
一九九八	一〇	三月三一日　柴田承二代表は正倉院薬物第二次調査報告の概要を『正倉院紀要』第二〇号に報告。
二〇〇〇	一二	一二月二〇日　柴田承二監修『図説　正倉院薬物』刊行。 一二月二日　正倉院正倉が世界文化遺産に登録。

おわりに

筆者は大学において、医薬に関する歴史とともに医薬品の原材料について資源、材質を専攻してきた薬学徒である。大学の四回生として分属した研究室で初めて与えられた課題が狼毒の調査で、同時に与えられた文献が『正倉院薬物』の抜刷であった。調査は素材の素性を明らかにすることとは判ったが、方法が判らない。

香薬は原材料を動植鉱物の三界に広く求めてきた。物質としては無機物・有機物を問わず、この地球上のあらゆる物が対象である。だがそのまま使用するのではなく、当初は乾燥するだけでも、より有効性を確保するために各種の加工技術を施してきた。そんな香薬を眼前に呈示されても姿や形だけでは原形に及ぶことはない。

香薬の素材を調査することではあったが、文化材(財)の多くが天産物、それも有機物を素材としていることを知った。個人としての研究対象は当初の領域にとどまらなくなった。その結果、正倉院の香薬類をはじめ、古刹に伝存する香薬、さらには江戸〜明治時代の香薬や関連する各種の文化財の調査に従事してきた。同時に文化財の調査は決して個人の力だけでできることではないことを知った。たとえば、正倉院の両種の御香（蘭奢待と全浅香）をはじめとする香や香材の調査・研究には多くの分野の人々が伝存する貴重な資料の分与を受け、そして自らの経験や様々な情報を教示いただいた。そして自らが行ったのは理化学調査ではあるが、調査機器の進化はめざましく、そこから提供される情報をよくは理解できないことが多かった。幸いなことに多くの専門家からは調査だけでなく、データの解説をも得て調査を進めることができた。深く感謝している。

今後の研究・調査にあっても、あらゆる力を総合的に集結して対処すべきであることを痛感している。

小生にとって財物を理科学的に調査することでの準備期間は短くはなかった。昭和四〇年頃には、大阪羽曳野市内の野中古墳から出土の棺材や兜の装飾材の鑑定などで調査班のお手伝いをしたことがはじまりで、昭和五〇年には中国馬王堆の墳墓から発掘された植物性遺体の調査に関与した。このようにはじまりは地下埋蔵物の調査であった。その後、香薬の調査を進める中で、試料としたのは上方に限らず各地の旧家に伝存する貴重品で地上空間にあって保存されてきたものであった。しかし、地上空間に伝存する財物を理科学的に調査した報告は少なく、あっても一、二の財物についてのことであった。それを覆したのが昭和二三～二六年の本調査と引き続いての二年間の追加調査からなる調査報告書『正倉院薬物』（昭和三〇年）の発刊であった。

小生が正倉院薬物の実物に向かいあったのは第二次調査が始まった時で、それは平成六年秋のことであった。調査は理科学調査を旨とし、正倉院外の調査員は理科系のみで小生もその一人であった。正倉院薬物を前にしてもなんら違和感はないが、墳墓からの発掘物の調査経験にはつながらない。正倉院薬物の調査は考古学の調査とは違う。そこで、遺物の理科学調査の先達でもある濱田耕作（青陵）氏の論著を読み返したとき、その著すところは今なお筆者には新鮮なこととして受けとめることができた。濱田が調査対象とし、念頭にあったのは無機物からなる出土品であった。しかし、筆者が向かいあったのは有機物からなる財物であった。有機と無機では学術流儀は異なる。有機化学は二〇世紀半ばから進展した学問であって、一次調査時にはその走りとも言うべき一端が応用されたにすぎない。

小生にとって、保存のことを考えるにいたった歴史は長い。世界各地の民族薬や薬用植物、その他の関連する資史料の収集を、国内外の各地へ同行を許され薬物の現場でご指導をいただいたのは高橋真太郎、木村康一、木島正夫をはじめとする先輩諸氏のおかげである。正倉院薬物の調査に絞れば、中国各地、東南アジア各地、シベリア、中央アジア、南太平洋各地での調査経験が大いに役だった。シルクロードは度々訪れているが、何しろ地域が広すぎて、旅行者の限界を感じることばかりである。その中で、木村先生や木島先生の該地域での調査記録や経験談、さらには中尾万三先生が蒐集・所持されてきた資料の一部にしろ御子孫から小生に託されたことは、身の引き締まる思いであった。昭和初期にまで遡ってのことだけに、小生如きがどの程度まで理解できたか、心許ない次第であった。それでも、正倉院の場に立った時、初めての場なのにそのように思えないほどに、強く心に焼き付いていた。

香薬の調査にあっては長年にわたって多くの先輩諸氏の熱心な指導と協力をいただいた。既に故人となられた方は多い。個人的なことではあるが、大学にあって主任教官の入院は大学院生の途中で職に就くことを余儀なくされ、ほどなく師を失った。まるで学界の孤児となったとき、分野を超えた方々の援助や指導があったからこそ、大学人として過ごすことができた最大の力であったと感謝している。一分野にとどまらない人々との交流は最大の資産であった。藤野恒三郎先生は国交回復直後の中国への旅に同行を仰せつけられ、道中で伺った学問を職業とする者の心構えを説かれた。それから四十年を経た今も、私の人生の指針である。その後、歴史と薬学、異なる領域の研究を結びつけ、素材の研究の道を歩むことの大きな障害を取り除いていただいたのも藤野先生であった。

薬学にあって、歴史調査の意義だけでなく楽しさを教えていただいたのは、最初にして最後の上司であった高橋真太郎先生である。学部、大学院のわずか四年の事であった。素材を見つめ、本草書を読み詰され、自らの病身を押して、そのとき中国産薬物の最大の市場であった香港での薬物事情の調査に帯同を下命され、現場で実物を手に実地指導を受けたことがあった。その時に受けた本草学・薬物学が小生の研究の基本となった。先生は三十代にして『明治前日本薬物学史』の執筆者に指名されるほどの知識と考えをお持ちだったのだろうが、その時は思いも至らなかったことで、今さらながらお詫びをしている。

小生が四回生の時、高橋先生から与えられた卒業研究のテーマは狼毒の調査であって、正倉院薬物の一つであった。その狼毒はきわめて難解な薬物でしばしば行き詰まっていた。何しろ稀用の薬物だけに試料の収集で難渋していた。ちょうどその頃、東京大学薬学部で大学全体が保有する学術標本を集中して教育研究に資する標本館建設（後に幾度か変遷があったが、現在の東京大学総合博物館に発展）が構想されていた。東大の薬学部は標本館開設に参加の方針を決定したことで、開学以来の薬物標本を整理し鑑定する必要があった。その時、薬物標本の管理を担当されていた柴田承二先生から、小生ごときに鑑定、整理のことで依頼があった。数は多くはないが幕末期に収集された標本に始まる調査は楽しいことであった。その中に小生の研究テーマ、狼毒に関する貴重な標本があった。整理を終え報告書の提出に伺ったとき、狼毒の標本のさらなる調査の許可をお願いした。柴田先生からは、標本は保存するだけではなく活用することが必要、との言を添えて分与していただいたことはまさに望外のことであった。このこともあって狼毒の研究は学位論文の一端を構成するにいたった。第二次調査は、柴田承二（代表）、木島正夫（顧問）両先生の指導のもと調査を進めたが、気がかりは「狼毒」のことが今なお結論として言い切れていないことである。小生の研究生活は今なおその線から抜け出ていない。

本書をまとめるに際してはご指導をいただいたすべての先生方の名を挙げて自らの歩みを辿るのが筋であるが、既に故人となられた方も多い。個々の名を挙げることはしないが、心から感謝している旨を記したい。

それらの多くの方々に小生は自らの現状や今後の研究の一端を報告してきたつもりではいたが、その人々から強く勧められ、求められたことは調査の経験を記録として残すことであった。特に、正倉院薬物は平成六年から第二次調査が行われたにしろ第一次調査から五十年近くが経っていた。

第二次調査が終了した時点で柴田承二代表は、班員各位の報告書をまとめて正倉院事務所に提出され、平成一〇年には『正倉院紀要』第二〇号に概要を報告された。その間には、調査成果の発表を目的に公開フォーラムも開催した。さらに概要であっても図版を付すことでより詳細な公表となると信じて平成一二年には柴田承二監修、正倉院事務所編集として『図説 正倉院薬物』（中央公論新社）を発刊したことで第二次調査は終えることとした。その後の調査と報告は各調査員の責務となった。

第一次調査の設定課題であった薬物（宝物全体であるが）を保存するという観点からの研究は進まないままであった。そんな時に、大きく心を動かしたのは、古文化財の科学研究の泰斗、山崎一雄先生のご指導であった。先生は無機化学を専攻され、無機素材の文化財を化学調査され、多くの報告をされる一方で、正倉院薬物の第一次調査時には支援研究員の一人として参加されている。『正倉院薬物』への寄稿だけでなく『古文化財の科学』（単著、思文閣出版、昭和六二年）として自らの研究やその関係報告をまとめて刊行されている。山崎先生は戦後には文化財保存修復学会を立ち上げられた。その機関誌には、号数は違えど第一次調査の一端を朝比奈泰彦代表は第四号に、山崎先生は第七号に寄稿・報告されている。山崎先生は重鎮として六十有余年もの長期にわたって学会を引っ張ってこられた。先生は学会でお会いするたびに小生如きに、文化財の保存と調査について話され、有機物の調査のことを質されたことはしばしばであった。第二次調査の調査データや結果などを携帯用パソコンの画面で見ていただきながらお話申し上げることは、学会の場でお会いした時の常であった。同時に先生の経験談を伺うことは学会参加の楽しみであった。最後はいつも、「有機性財物では保存中に内部で何か起こっているはずだが誰も知らない。その視点から調査した対象物は限られていても、現時点で判っていることだけでも公表しておくことは、調査を行った者の責務である。同時に調査班は第一次調査から理科系学者ばかりである。異分野の研究者が理解できるように工夫して欲しい」との重いご教示をいただくことであった。「まとまっていなくてもいい、判ったことだけでもよい。調査研究に参加した者の義務と責務を忘れないように」と繰り返し叱咤激励された。小生の調査は途中であって、判らないことだらけであるだけに躊躇する気持ちは今もある。加えて生来の筆無精で時間は経過するばかりであった。山崎先生とは幽明境を異にしてしまった。悔悟の念ばかりである。

遺漏は多々あるし、訂正されるべきことはそれ以上にあるだろう。お詫びする以外に何もない。このような経緯に免じ、なにとぞご寛容のほどをお願いする。

なお、最後に本書を作成する中で最も苦労した事を記して言い訳としたい。

それは、過去の報告を含めて香薬個々の理化学実験の結果やデータの伝え方であった。本書の意図は「材質調査から保存へ」にある。香薬の変質を知るには実情（材質）調査のデータを横断的に解析する必要から、過去の香薬の分析調査結果を再検討する必要があった。ところが、庫内の沈香やその類はほとんど変質を確認しない希有な例であった。そのため本書では現状を理科学的に報告した拙稿『正倉院紀要』第二二号の報告を本書の主意にそって部分的に書き直し、転載することができた。しかし、このような香薬の事例は他にない。

変質を検討する時、千二百年前の財物と現在のものとの時間差を埋める資料が欲しい。それを埋めたのが第三章附章の「ある蘭方医の薬箱に見る保存例」である。その基礎としたのは拙著『洪庵のくすり箱』（大阪大学出版会、初版二〇〇一年）、および拙稿「シーボルト記念館所蔵の点眼筐の調査報告」（『鳴滝紀要』第一二号、二〇〇二年）に掲載の記事であって、それぞれを一部改変した。

それ以外の香薬について、関係する報告については各章末の注に記載したが、多くは新たに記載したものである。

本書には多くの理化学実験の結果やデータを記している。小生の研究室は小さく、設備や機器は豊かではなく、先端機器もない。それらを駆使して実験を進めてくれたのは研究室の教職員、そして大学院生や学部学生の諸君である。そしてそれらは調査に関係した人々との討論の場へ移行した。度重ねて討論していただき、多大のご指導をいただいた正倉院事務所の歴代の所長、所員の方々には重ねて御礼を申し上げたい。

本書を成すには以上のように多くの人々の協力を得てきた。全ての人の名を紹介し謝意を表すべきであろうが、正直なところ、遺漏なく記す自信はない。意をおくみいただきご寛容のほどをお願いしたい。感謝！

平成二七年九月吉日

米田該典

◎著者略歴◎

米田　該典　（よねだ・かいすけ）

1943年，兵庫県神戸市生まれ．
大阪大学薬学部卒業．同大学院薬学研究科博士課程中退．
薬学博士．
大阪大学薬学部同大学総合学術博物館を経て，現在，大阪大学医学部医学史料室．
緒方洪庵記念財団・除痘館記念資料室専門委員．

正倉院《しょうそういん》の香薬《こうやく》　材質調査《ざいしつちょうさ》から保存《ほぞん》へ

2015（平成27）年10月22日発行

定価：本体10,000円（税別）

編著者　米田該典
発行者　田中　大
発行所　株式会社　思文閣出版
〒605-0089　京都市東山区元町355
電話　075-751-1781（代表）

印刷・製本　亜細亜印刷株式会社

ISBN978-4-7842-1821-9　C3020

索　　引

【人　名】

あ行

か行

さ行

【書　名】

あ行

か行

さ行

た行

な行

は行

ま行

や・ら行